全国高等医学院校规划教材精讲与习题
丛书编委会

全国高等医学院校规划教材精讲与习题

诊断学

Diagnostics

周爱琴 叶 军 刘先发 主编

化学工业出版社

·北京·

本书共分 8 篇，篇、章、节编排与规划教材基本一致。每章先列出学习目标，强调本章需要重点掌握、熟悉和了解的内容；内容精讲对本章的学习内容和知识点进行了提炼、归纳和总结，重点内容用★号标出，特别需要强调的重点、难点与考点内容用点线明示，以提醒学生注意掌握、记忆；章后设同步练习和参考答案。书后附四套综合模拟测试卷，以供学习者检查自己对知识的掌握程度。

本书适用于高等医学院校临床、妇幼、预防、五官、口腔、检验及护理学等本科学生使用，也可作为报考研究生的专业课复习及教师教学的参考用书。

图书在版编目（CIP）数据

诊断学/周爱琴，叶军，刘先发主编. —北京：化学
工业出版社，2019.9
全国高等医学院校规划教材精讲与习题
ISBN 978-7-122-34800-5

Ⅰ.①诊…　Ⅱ.①周…②叶…③刘…　Ⅲ.①诊断学-
医学院校-教学参考资料　Ⅳ.①R44

中国版本图书馆 CIP 数据核字（2019）第 135947 号

责任编辑：邱飞婵　满孝涵　　　　　　文字编辑：吴开亮
责任校对：王　静　　　　　　　　　　装帧设计：刘丽华

出版发行：化学工业出版社（北京市东城区青年湖南街 13 号　邮政编码 100011）
印　　刷：三河市延风印装有限公司
装　　订：三河市宇新装订厂
787mm×1092mm　1/16　印张 22¾　字数 596 千字　2019 年 10 月北京第 1 版第 1 次印刷

购书咨询：010-64518888　　　　　　售后服务：010-64518899
网　　址：http://www.cip.com.cn
凡购买本书，如有缺损质量问题，本社销售中心负责调换。

定　　价：55.00 元　　　　　　　　　　　　　　　　版权所有　违者必究

编写人员名单

主　　编　周爱琴　叶　军　刘先发
副 主 编　赖庆文　汤显湖　江丽霞
编　　者（以姓氏笔画为序）
　　　　　　叶　军　刘　铮　刘先发
　　　　　　江丽霞　汤显湖　周序锋
　　　　　　周爱琴　赖庆文　廖跃光

前言

  诊断学是运用医学基本理论、基本知识和基本技能对疾病进行诊断的一门课程，是基础医学向临床医学过渡的桥梁课程，是医学专业学生必须精读的主干课程之一。

  本书是国家卫生健康委员会《诊断学》第9版规划教材的精华版，编写时依据规划教材内容，紧扣教学大纲的要求，坚持了基础理论、基础知识、基本技能为重心的"三基"原则，突出本门课程的重点，全面、系统、简要地介绍了本课内容。

  全书分8篇，篇、章、节编排与教材基本一致。每章分四部分："学习目标""内容精讲""同步练习"和"参考答案"。在每章开始处明确指出本章需要重点掌握、熟悉和了解的内容。行文中重点内容用★在开始位置标出，并在特别需要强调处（重点、难点、考点）用点线明示。章后设"同步练习"和"参考答案"。书后附四套综合模拟测试卷，以供学习者检查自己对知识的掌握程度。

  本书采用精简、实用的风格，力争减轻学生的学习负担，激发学生的学习兴趣，让学生用较少的时间掌握和记住教材的内容，帮助学生对教材理论知识进行准确的理解和全面复习，训练学生比较、归纳、综合问题及表达问题的能力，轻松学好本课程。本书适用于高等医学院校临床、妇幼、预防、五官、口腔、检验及护理学等本科学生，也可作为报考研究生的专业课复习及教师教学的参考用书。

  由于编者水平有限，加之编写时间较仓促，不足之处在所难免，敬请本书使用者不吝指正。

编者

2019 年 3 月

目录

绪　　论

学习目标

1. **掌握**　诊断学的概念。
2. **熟悉**　诊断学的学习内容。
3. **了解**　学习诊断学的要求。

内容精讲

诊断学是运用医学基础理论、基础知识和基本技能对疾病作出诊断的一门学科，是为医学生从学习基础医学各门学科包括解剖学、生理学、生物化学、微生物学、组织胚胎学、病理生理学及病理学等课程，过渡到学习临床医学各学科而设立的一门必修课。

★一、　诊断学的学习内容

1. 病史采集　即问诊，是通过医生与病人进行提问与回答的形式收集疾病相关资料的过程，目的是了解疾病发生与发展的过程，为诊断提供依据。这一过程涉及很多交流沟通的基本技能，并体现了对病人的人文关怀。

2. 常见症状　症状是病人患病后对机体生理功能异常的自身体验和感觉。

3. 体格检查　是医生用自己的感官或传统的辅助器具（听诊器、血压计、体温计等）对病人进行系统地观察和检查，揭示机体正常和异常征象的临床诊断方法，主要包括视诊、触诊、叩诊和听诊等。

4. 体征　体征是病人的体表或内部结构发生可察觉的改变，如皮肤黄染、肝脾大、心脏杂音和肺部啰音等。

5. 实验室检查　是通过物理、化学和生物学等实验室方法对病人的血液、体液、分泌物、排泄物、细胞取样和组织标本等进行检查，从而获得病原学、病理形态学或器官功能状态等资料。

6. 辅助检查　指临床上常用的各种诊断操作技术如心电图、肺功能和各种内镜检查等。

7. 病历书写　病历是医务人员在诊疗工作中形成的文本形式的各种资料，其书写有相关的法律、学术、格式和内容要求。

8. 临床诊断思维　是医生通过符合科学的逻辑思维，对病人的各种资料进行分析、评价、整理，以达到作出诊断的目的。

★二、　学习诊断学的要求

（1）能独立进行全面系统的问诊，掌握基本的交流沟通技能，掌握常见症状、体征及其临床意义。

（2）能以规范化手法进行系统、全面、重点、有序的体格检查。

（3）掌握常用临床检验项目的选择依据，掌握检查结果对疾病的诊断意义；熟悉血、尿、粪等常规项目实验室检查的操作技术；了解自动生化分析仪器的操作程序及原理。

（4）掌握心电图机的操作程序，熟悉正常心电图及异常心电图图像分析的基本步骤；能辨认心肌供血不足、心肌梗死、房室肥大、期前收缩、心房颤动、心室颤动和传导阻滞等常见的心电图。

（5）能将问诊和体格检查资料进行系统的整理，写出格式正确、文字通顺、表达清晰、字体规范、符合要求的病历。

（6）能根据病史、体格检查、实验室检查和辅助检查所提供的资料，运用疾病诊断的基本步骤和临床诊断思维进行分析，作出初步诊断。

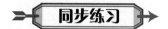

简述诊断学的学习内容。

参考答案

答：病史采集，常见症状，体格检查，体征，┃实验室检查，辅助检查，病历书写，临床诊断思维。

第一篇

常见症状

第一节 发 热

📑 内容精讲

发热是指机体在致热原作用下或各种原因引起体温调节中枢的功能障碍时，体温升高超出正常范围。正常人的体温受体温调节中枢所调控，并通过神经、体液因素使产热和散热过程呈动态平衡，保持体温在相对恒定的范围内。

【正常体温与生理变异】

正常人体温一般为 36～37℃，可因测量方法不同而略有差异。正常体温在不同个体之间略有差异，且常受机体内、外因素的影响而稍有波动。

【发生机制】

在正常情况下，人体的产热和散热保持动态平衡。由于各种原因导致产热增加或散热减少，则出现发热。

1. 致热原性发热

（1）外源性致热原 外源性致热原的种类多，多为大分子物质，不能通过血-脑屏障直接作用于体温调节中枢，而是通过激活血液中的中性粒细胞、嗜酸性粒细胞和单核-巨噬细胞系统，使其产生并释放内源性致热原，通过下述机制引起发热。

（2）内源性致热原 又称白细胞致热原，一方面可通过血-脑脊液屏障直接作用于体温调节中枢的体温调定点，使调定点上升，代谢增加，或通过运动神经使骨骼肌阵缩（临床表现为寒战），产热增多；另一方面可通过交感神经使皮肤血管及竖毛肌收缩，停止排汗，散热减少。这一综合调节作用使产热大于散热，体温升高引起发热。

2. 非致热原性发热

（1）体温调节中枢直接受损 如颅脑外伤、出血、炎症等。

（2）引起产热过多的疾病 如癫痫持续状态、甲状腺功能亢进症等。

（3）引起散热减少的疾病 如广泛性皮肤病、心力衰竭等。

★**【病因与分类】**

1. 感染性发热 各种病原体如病毒、细菌、支原体、立克次氏体、螺旋体、真菌、寄生虫等引起的感染，不论是急性、亚急性或慢性，局部性或全身性，均可出现发热。

2. 非感染性发热

（1）**血液病**　如恶性组织细胞病、白血病、淋巴瘤等。

（2）**结缔组织疾病**　如系统性红斑狼疮、皮肌炎、硬皮病和类风湿关节炎等。

（3）**变态反应性疾病**　如风湿热、血清病、药物热、溶血反应等。

（4）**内分泌代谢疾病**　如甲状腺功能亢进症、甲状腺炎、重度脱水、痛风等。

（5）**血栓及栓塞疾病**　如心肌梗死、肺梗死、脾梗死和肢体坏死等。

（6）**颅内疾病**　如脑出血、脑震荡、脑挫伤等。

（7）**皮肤病变**　如广泛性皮炎、鱼鳞癣及慢性心力衰竭等。

（8）**恶性肿瘤**　各种恶性肿瘤。

（9）**物理及化学性损害**　如中暑、大手术后组织损伤、内出血、大血肿、大面积烧伤、重度安眠药中毒等。

（10）**自主神经功能紊乱**　①原发性低热；②感染治愈后低热；③夏季低热；④生理性低热。

★**【临床表现】**

1. 发热的分度　以口腔温度为标准，可将发热分为以下几类。

（1）**低热**　37.3～38℃。

（2）**中等度热**　38.1～39℃。

（3）**高热**　39.1～41℃。

（4）**超高热**　41℃以上。

2. 发热的临床过程及特点

（1）**体温上升期**　常有疲乏无力、肌肉酸痛、皮肤苍白、畏寒或寒战等现象。该期产热大于散热，体温上升。体温上升有两种方式。

①**骤升型**：体温在几小时内达39～40℃或以上，常伴有寒战。小儿易发生惊厥。见于疟疾、大叶性肺炎、败血症、流行性感冒、急性肾盂肾炎、输液或某些药物反应等。

②**缓升型**：体温逐渐上升在数日内达高峰，多不伴寒战。如伤寒、结核病、布鲁氏菌病等所致的发热。

（2）**高热期**　指体温上升达高峰之后保持一定时间，持续时间的长短可因病因不同而有差异。产热与散热过程在较高水平保持相对平衡。

（3）**体温下降期**　由于病因的消除，体温中枢的体温调定点逐渐降至正常水平，产热相对减少，散热大于产热，使体温降至正常水平。此期表现为出汗多，皮肤潮湿。体温下降有两种方式。

①**骤降**：指体温于数小时内迅速下降至正常，有时可略低于正常，常伴有大汗淋漓。常见于疟疾、急性肾盂肾炎、大叶性肺炎及输液反应等。

②**渐降**：指体温在数天内逐渐降至正常。常见于伤寒、风湿热等。

★**【热型及临床意义】**

将发热病人在不同时间测得的体温数值记录在体温单上并连接起来，即为体温曲线。该曲线的不同形态称为热型。

1. 稽留热　指体温恒定地维持在39～40℃以上的高水平，达数天或数周，24h内体温波动范围不超过1℃。常见于大叶性肺炎、斑疹伤寒及伤寒高热期等。

2. 弛张热　又称败血症热型。体温常在39℃以上，波动幅度大，24h内波动范围超过2℃，但都在正常水平以上。常见于败血症、风湿热、重症肺结核及化脓性炎症等。

3. 间歇热　体温骤升达高峰后持续数小时，又迅速降至正常水平，无热期（间歇期）可持续1天至数天，高热期与无热期反复交替出现。常见于疟疾、急性肾盂肾炎等。

4. 波状热　体温逐渐上升达39℃或以上，数天后又逐渐下降至正常水平，持续数天后又逐渐升高，如此反复多次。常见于布鲁氏菌病等。

5. 回归热　体温急剧上升至39℃或以上，持续数天后又骤然下降至正常水平。高热期与无热期各持续若干天后规律性交替一次。可见于回归热、霍奇金病等。

6. 不规则热　发热的体温曲线无一定规律。可见于结核病、风湿热、支气管肺炎、渗出性胸膜炎等。

但必须注意：①由于抗生素的广泛应用，及时控制了感染，或因解热药或糖皮质激素的应用，可使某些疾病的特征性热型变得不典型或呈不规则热型；②热型也与个体反应的强弱有关，如老年人休克型肺炎时可仅有低热或无发热，而不具备肺炎的典型热型。

【伴随症状】

1. 寒战　常见于大叶性肺炎、败血症、急性胆囊炎、急性肾盂肾炎、流行性脑脊髓膜炎、疟疾、钩端螺旋体病、药物热、急性溶血或输血反应等。

2. 结膜充血　常见于麻疹、流行性出血热、斑疹伤寒、钩端螺旋体病等。

3. 单纯疱疹　口唇单纯疱疹多出现于急性发热性疾病，常见于大叶性肺炎、流行性脑脊髓膜炎、间日疟、流行性感冒等。

4. 淋巴结肿大　常见于传染性单核细胞增多症、风疹、淋巴结结核、局灶性化脓性感染、丝虫病、白血病、淋巴瘤、转移癌等。

5. 肝脾肿大　常见于传染性单核细胞增多症、病毒性肝炎、肝及胆道感染、布鲁氏菌病、疟疾、结缔组织病、白血病、淋巴瘤、黑热病及急性血吸虫病等。

6. 出血　发热伴皮肤黏膜出血可见于重症感染及某些急性传染病，如流行性出血热、病毒性肝炎、斑疹伤寒、败血症等。也可见于某些血液病，如急性白血病、重症再生障碍性贫血、恶性组织细胞病等。

7. 关节肿痛　常见于败血症、猩红热、布鲁氏菌病、风湿热、结缔组织病、痛风等。

8. 皮疹　常见于麻疹、猩红热、风疹、水痘、斑疹伤寒、风湿热、结缔组织病、药物热等。

9. 昏迷　先发热后昏迷者常见于流行性乙型脑炎、斑疹伤寒、流行性脑脊髓膜炎、中毒性菌痢、中暑等。先昏迷后发热者常见于脑出血、巴比妥类药物中毒等。

同步练习

1. 非感染性发热的病因有哪些？
2. 稽留热的定义及其临床意义？

参考答案

1. 答：非感染性发热的病因包括：①血液病；②结缔组织疾病；③变态反应性疾病；④内分泌代谢疾病；⑤血栓及栓塞疾病；⑥颅内疾病；⑦皮肤病变；⑧恶性肿瘤；⑨物理及化学性损害；⑩自主神经功能紊乱。

2. 答：稽留热是指体温恒定地维持在39~40℃以上的高水平，达数天或数周，24h内体温波动范围不超过1℃。常见于大叶性肺炎、斑疹伤寒及伤寒高热期等。

第二节 皮肤黏膜出血

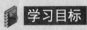 **学习目标**

1. **掌握** 皮肤黏膜出血的临床表现及伴随症状。
2. **熟悉** 皮肤黏膜出血的病因与发生机制。

内容精讲

皮肤黏膜出血是由机体止血或凝血功能障碍所引起，通常以全身性或局限性皮肤黏膜自发性出血或损伤后难以止血为临床特征。

【病因与发生机制】

皮肤黏膜出血的基本病因有以下三个因素。

1. 血管壁功能异常

（1）遗传性出血性毛细血管扩张症、血管性假性血友病等。

（2）过敏性紫癜、单纯性紫癜、老年性紫癜及机械性紫癜等。

（3）严重感染、化学物质或药物中毒及代谢障碍，维生素 C 或维生素 B_3（烟酸）缺乏、尿毒症、动脉硬化等。

2. 血小板异常

（1）血小板减少 ①血小板生成减少；②血小板破坏过多；③血小板消耗过多。

（2）血小板增多 ①原发性：原发性血小板增多症；②继发性：继发于慢性粒细胞白血病、脾切除后、感染、创伤等。

（3）血小板功能异常 ①遗传性：血小板无力症、血小板病等；②继发性：继发于某些药物使用、尿毒症、肝病、异常球蛋白血症等。

3. 凝血功能障碍

（1）遗传性 包括血友病、凝血因子缺乏症等。

（2）继发性 包括严重肝病、尿毒症、维生素 K 缺乏等。

（3）循环血液中抗凝物质增多或纤溶亢进等。

★【临床表现】

皮肤黏膜出血表现为血液淤积于皮肤或黏膜下，分为瘀点、紫癜和瘀斑。

血小板减少性出血的特点为同时有出血点、紫癜和瘀斑、鼻出血、牙龈出血、月经过多、血尿及黑便等，严重者可导致脑出血。血小板病病人的血小板计数正常，出血轻微，以皮下、鼻出血及月经过多为主。

因血管壁功能异常引起的出血特点为皮肤黏膜的瘀点、瘀斑。

因凝血功能障碍引起的出血常表现为内脏出血、肌肉出血、关节腔出血等。

★【伴随症状】

（1）四肢对称性紫癜伴有关节痛、腹痛、血尿者，见于过敏性紫癜。

（2）紫癜伴有广泛性出血者，如鼻出血等，见于血小板减少性紫癜等。

（3）紫癜伴有黄疸者，见于肝脏疾病。

（4）皮肤黏膜出血伴贫血和（或）发热者，见于白血病等。

（5）自幼有轻伤后出血不止，且有关节肿痛或畸形者，见于血友病。

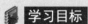
同步练习

1. 简述皮肤黏膜出血伴随症状的临床意义。
2. 皮肤黏膜出血的基本病因有哪些？

参考答案

1. 答：①四肢对称性紫癜伴有关节痛、腹痛、血尿者，见于过敏性紫癜；②紫癜伴有广泛性出血者，如鼻出血等，见于血小板减少性紫癜等；③紫癜伴有黄疸者，见于肝脏疾病；④皮肤黏膜出血伴贫血和(或)发热者，见于白血病等。⑤自幼有轻伤后出血不止，且有关节肿痛或畸形者，见于血友病。

2. 答：皮肤黏膜出血的基本病因有：①血管壁功能异常；②血小板异常；③凝血功能障碍。

第三节 水 肿

学习目标

1. **掌握** 水肿的病因及伴随症状。
2. **熟悉** 水肿的发生机制及临床表现。

内容精讲

水肿是指人体组织间隙有过多的液体积聚使组织肿胀，可分为全身性与局部性。

【发生机制】

在正常人体中，血管内液体不断地从毛细血管小动脉端滤出，又不断从毛细血管小静脉端回吸收入血管中，两者经常保持动态平衡。保持这种平衡的主要因素有：①毛细血管内静水压；②血浆胶体渗透压；③组织间隙机械压力；④组织液胶体渗透压。当维持体液平衡的因素发生障碍，即出现组织间液的生成大于回吸收时，则可产生水肿。

产生水肿的机制有如下几类。

1. 毛细血管血流动力学改变 ①毛细血管内静水压增加；②血浆胶体渗透压降低；③组织液胶体渗透压增高；④组织间隙机械压力降低；⑤毛细血管通透性增强。

2. 钠水潴留 ①肾小球滤过功能降低；②肾小管对钠水的重吸收增加。

3. 静脉、淋巴回流障碍 多产生局部性水肿。

★【病因与临床表现】

1. 全身性水肿

（1）心源性水肿 主要是右心衰竭的表现。水肿程度可因心力衰竭程度而有所不同，可自轻度的踝部水肿直至严重的全身性水肿。水肿特点是首先出现于身体低垂部位，水肿为对称性、凹陷性。

（2）肾源性水肿 可见于各型肾炎和肾病。水肿特点是疾病早期晨间起床时有眼睑与颜面水肿，以后很快发展为全身水肿，常有尿常规改变、高血压及肾功能损害的表现。

（3）肝源性水肿 肝硬化是肝源性水肿最常见的原因。主要表现为腹腔积液，也可先出现踝部水肿，逐渐向上蔓延，而头、面部及上肢常无水肿。

（4）内分泌代谢疾病所致水肿 包括：①甲状腺功能减退症；②甲状腺功能亢进症；③原发

性醛固酮增多症；④库欣综合征；⑤腺垂体功能减退症；⑥糖尿病。

（5）营养不良性水肿　由于慢性消耗性疾病长期营养缺乏等所致的水肿。水肿发生前常有体重减轻表现。

（6）妊娠性水肿　大多数妇女在妊娠的后期出现不同程度的水肿，其中多数属于生理性水肿，待分娩后水肿可自行消失，部分妊娠妇女的水肿为病理性。

（7）结缔组织疾病所致水肿　见于系统性红斑狼疮等。

（8）变态反应性水肿　常见的致敏原有致病微生物、动植物毒素等。

（9）药物所致水肿　①药物过敏反应；②药物性肾脏损害；③药物使用致内分泌紊乱。

（10）经前期紧张综合征　育龄妇女在月经来潮前7～14天出现眼睑、下肢水肿等。

（11）特发性水肿　原因不明性水肿。

（12）功能性水肿　包括：①高温环境引起的水肿；②肥胖性水肿；③老年性水肿；④旅行者水肿；⑤久坐椅者水肿。

2. 局部性水肿　局部性水肿常见的有：①炎症性水肿；②淋巴回流障碍性水肿；③静脉回流障碍性水肿；④血管神经性水肿；⑤神经源性水肿；⑥局部黏液性水肿。

【伴随症状】

1. 伴肝大　可分为心源性、肝源性与营养不良性，而同时有颈静脉怒张者为心源性。

2. 伴重度蛋白尿　常为肾源性。

3. 伴呼吸困难与发绀　常提示由于心脏病等所致。

4. 伴心跳缓慢、血压偏低　可见于甲状腺功能减退症。

5. 伴消瘦、体重减轻　可见于营养不良。

6. 水肿与月经周期有明显关系　可见于经前期紧张综合征。

同步练习

1. 全身性水肿的常见病因有哪些？
2. 水肿伴随肝大的病因有哪些？

参考答案

1. 答：①心源性水肿；②肾源性水肿；③肝源性水肿；④内分泌代谢病所致水肿；⑤营养不良性水肿；⑥妊娠性水肿；⑦结缔组织疾病所致水肿；⑧变态反应性水肿；⑨药物所致水肿；⑩经前期紧张综合征；⑪特发性水肿；⑫功能性水肿。

2. 答：①心源性；②肝源性；③营养不良性。

第四节　咳嗽与咳痰

学习目标

1. **掌握**　咳嗽与咳痰的临床表现。
2. **熟悉**　咳嗽与咳痰的病因。
3. **了解**　咳嗽与咳痰的发生机制及伴随症状。

内容精讲

咳嗽是一种反射性防御动作，通过咳嗽可以清除呼吸道分泌物及气道内异物。咳嗽也有不利的一面，例如，咳嗽可使呼吸道内感染扩散，剧烈的咳嗽可能会导致呼吸道出血，甚至诱发自发性气胸等，频繁的咳嗽也会影响工作与休息。

【发生机制】

咳嗽是因延髓咳嗽中枢受刺激而引起。

咳痰是一种病态现象。当呼吸道发生炎症时，黏膜充血、水肿，黏液分泌增多，毛细血管壁通透性增加、浆液渗出，渗出物与黏液、吸入的尘埃和某些组织破坏物等混合而形成痰，随咳嗽动作排出。在肺淤血和肺水肿时，肺泡和小支气管内有不同程度的浆液漏出，也可引起咳痰。

【病因】

1. 呼吸道疾病　鼻咽部至小支气管整个呼吸道黏膜受到刺激均可引起咳嗽。如咽喉炎、喉结核、喉癌、气管-支气管炎、支气管扩张、支气管哮喘、支气管结核，各种物理（包括异物）、化学、过敏因素对气管、支气管的刺激，肺部细菌、结核菌、真菌、病毒、支原体或寄生虫感染以及肺部肿瘤均可引起咳嗽和（或）咳痰。而呼吸道感染则是引起咳嗽、咳痰最常见的原因。

2. 胸膜疾病　如各种原因所致的胸膜炎、胸膜间皮瘤、自发性气胸或胸腔穿刺等。

3. 心血管疾病　二尖瓣狭窄或其他原因所致左心衰竭引起肺淤血或肺水肿时；右心或体循环静脉栓子脱落造成肺栓塞时。

4. 中枢神经因素　如皮肤受冷刺激或三叉神经分布的鼻黏膜及舌咽神经支配的咽峡部黏膜受刺激时，可反射性引起咳嗽。脑炎、脑膜炎时也可出现咳嗽。

5. 其他因素所致慢性咳嗽　如服用血管紧张素转化酶抑制剂后咳嗽、胃食管反流病所致咳嗽和习惯性及心理性咳嗽等。

★**【临床表现】**

1. 咳嗽的性质　①咳嗽无痰或痰量极少，称为干性咳嗽，常见于急性或慢性咽喉炎、喉癌、急性支气管炎初期、气管受压、支气管异物、支气管肿瘤、胸膜疾病、原发性肺动脉高压以及二尖瓣狭窄等；②咳嗽伴有咳痰称为湿性咳嗽，常见于慢性支气管炎、支气管扩张、肺炎、肺脓肿和空洞型肺结核等。

2. 咳嗽的时间与规律　①突发性咳嗽常由于吸入刺激性气体或异物、淋巴结或肿瘤压迫气管或支气管分叉处所引起；②发作性咳嗽可见于百日咳、支气管结核以及以咳嗽为主要症状的支气管哮喘（变异性哮喘）等；③长期慢性咳嗽多见于慢性支气管炎、支气管扩张、肺脓肿及肺结核等；④夜间咳嗽常见于左心衰竭和肺结核等。

3. 咳嗽的音色　①咳嗽声音嘶哑，多为声带的炎症或肿瘤压迫喉返神经所致；②鸡鸣样咳嗽，表现为连续阵发性剧咳伴有高调吸气回声；③金属音咳嗽，常见于因纵隔肿瘤、主动脉瘤或支气管癌直接压迫气管所致的咳嗽；④咳嗽声音低微或无力，见于严重肺气肿、声带麻痹及极度衰弱者等。

4. 痰的性质和痰量　痰的性质可分为黏液性、浆液性、脓性和血性等。

（1）黏液性痰　多见于急性支气管炎、支气管哮喘及大叶性肺炎的初期，也可见于慢性支气管炎、肺结核等。

（2）浆液性痰　见于肺水肿等。

（3）脓性痰　见于化脓性细菌性下呼吸道感染等。

（4）血性痰　因呼吸道黏膜受侵害、损害毛细血管或血液渗入肺泡所致。

（5）恶臭痰　提示有厌氧菌感染。

（6）铁锈色痰　为典型肺炎球菌肺炎的特征。

（7）黄绿色或翠绿色痰　提示铜绿假单胞菌感染。

(8) **痰白黏稠且牵拉成丝难以咳出** 提示有真菌感染。

(9) **大量稀薄浆液性痰伴粉皮样物** 提示棘球蚴病（包虫病）。

(10) **粉红色泡沫痰** 肺水肿的特征。

(11) **日咳数百至上千毫升浆液性泡沫痰** 需考虑肺泡癌的可能。

【伴随症状】

1. 伴发热 多见于急性上（下）呼吸道感染、肺结核、胸膜炎等。

2. 伴胸痛 常见于肺炎、胸膜炎、支气管肺癌、肺栓塞和自发性气胸等。

3. 伴呼吸困难 见于喉水肿、喉肿瘤、支气管哮喘、慢性阻塞性肺疾病、重症肺炎、肺结核、大量胸腔积液、气胸、肺淤血、肺水肿及气管或支气管异物等。

4. 伴咯血 常见于支气管扩张、肺结核、肺脓肿、支气管肺癌、二尖瓣狭窄、支气管结石、肺含铁血黄素沉着症等。

5. 伴大量脓痰 常见于支气管扩张、肺脓肿、肺囊肿合并感染和支气管胸膜瘘等。

6. 伴有哮鸣音 多见于支气管哮喘、慢性喘息性支气管炎、心源性哮喘、弥漫性泛细支气管炎、气管与支气管异物、支气管肺癌等。

7. 伴有杵状指（趾） 常见于支气管扩张、慢性肺脓肿、支气管肺癌和脓胸等。

◆▶═ 同步练习 ═◀◆

1. 痰的性质有多少种？

2. 咳嗽与咳痰的病因有哪些？

◆▶═ 参考答案 ═◀◆

1. 答：①黏液性痰；②浆液性痰；③脓性痰；④血性痰；⑤恶臭痰；⑥铁锈色痰；⑦黄绿色或翠绿色痰；⑧痰白黏稠且牵拉成丝难以咳出；⑨大量稀薄浆液性痰伴粉皮样物；⑩粉红色泡沫痰。

2. 答：①呼吸道疾病；②胸膜疾病；③心血管疾病；④中枢神经因素；⑤其他因素所致慢性咳嗽(如药物使用、心理因素、胃食管反流等)。

第五节 咯 血

📚 学习目标

1. 掌握 咯血的病因、临床表现；咯血与口腔、鼻腔出血及呕血的鉴别。

2. 熟悉 咯血的发生机制。

3. 了解 咯血的伴随症状。

📖 内容精讲

★喉及喉以下的呼吸道任何部位的出血，经口腔咯出均称为咯血。咯血需与口腔、鼻腔、上消化道出血进行鉴别。鉴别时须先检查口腔与鼻咽部，观察局部有无出血灶。鼻出血多自前鼻孔流出，常在鼻中隔前下方发现出血灶。同时要检查鼻腔后部。鼻腔后部出血，尤其是出血量较多时，易误认为咯血，但此时病人有血液经后鼻孔沿软腭与咽后壁下流出，用鼻咽镜检查即可确诊。其次，咯血还需要与呕血进行鉴别（表 1-1）。

表 1-1　咯血与呕血的鉴别

鉴别点	咯血	呕血
病因	肺结核、支气管扩张、肺癌、肺炎、肺脓肿、心脏病等	消化性溃疡、肝硬化、急性胃黏膜病变、胆道出血、胃癌等
出血前症状	喉部痒感、胸闷、咳嗽等	上腹部不适、恶心、呕吐等
出血方式	咯出	呕出，可为喷射状
出血颜色	鲜红	暗红色、棕色，有时为鲜红色
血中混合物	痰、泡沫	食物残渣、胃液
酸碱反应	碱性	酸性
黑便	无，若咽下血液量较多时可有	有，可为柏油样便，呕血停止后仍可持续数日
出血后痰的性状	常有血痰数日	无痰

【病因与发生机制】

1. 支气管疾病　常见有支气管扩张、支气管肺癌、支气管结核和慢性支气管炎等；少见的有支气管结石、支气管腺瘤、支气管黏膜非特异性溃疡等。

2. 肺部疾病　常见有肺结核、肺炎、肺脓肿等；较少见于肺淤血、肺栓塞、肺寄生虫病、肺真菌病、肺泡炎、肺含铁血黄素沉着症和肺出血-肾炎综合征等。

3. 心血管疾病　较常见于二尖瓣狭窄，其次为先天性心脏病所致肺动脉高压或原发性肺动脉高压，另有肺栓塞、肺血管炎、高血压病等。

4. 其他　血液病、某些急性传染病、风湿性疾病或气管、支气管子宫内膜异位症等。

★【临床表现】

1. 年龄　青壮年咯血常见于肺结核、支气管扩张、二尖瓣狭窄等。40 岁以上有长期吸烟史者，应高度注意患支气管肺癌的可能性。儿童慢性咳嗽伴少量咯血与低色素贫血，须注意患特发性含铁血黄素沉着症的可能。

2. 咯血量　一般认为每日咯血量在 100ml 以内为小量，100～500ml 为中等量，500ml 以上或一次咯血 100～500ml 为大量。

3. 颜色和性状　肺结核、支气管扩张、肺脓肿和出血性疾病所致咯血，其颜色为鲜红色；铁锈色血痰可见于典型的肺炎球菌肺炎，也可见于肺吸虫病和肺泡出血；砖红色胶胨样痰见于典型的肺炎克雷伯杆菌肺炎；二尖瓣狭窄所致咯血多为暗红色；肺栓塞引起的咯血为黏稠暗红色血痰。

【伴随症状】

1. 伴发热　多见于肺结核、肺炎、肺脓肿、流行性出血热、肺出血型钩端螺旋体病、支气管肺癌等。

2. 伴胸痛　多见于肺炎球菌肺炎、肺结核、肺栓塞（梗死）、支气管肺癌等。

3. 伴呛咳　多见于支气管肺癌、支原体肺炎等。

4. 伴脓痰　多见于支气管扩张、肺脓肿、空洞性肺结核继发细菌感染等。其中干性支气管扩张仅表现为反复咯血而无脓痰。

5. 伴皮肤黏膜出血　可见于血液病、风湿病及肺出血型钩端螺旋体病和流行性出血热等。

6. 伴杵状指（趾）　多见于支气管扩张、肺脓肿、支气管肺癌等。

7. 伴黄疸　须注意钩端螺旋体病、肺炎球菌肺炎、肺栓塞等。

同步练习

1. 简述咯血颜色和性状的临床意义。

2. 咯血与呕血的鉴别要点？

 参考答案

1. 答：①肺结核、支气管扩张、肺脓肿和出血性疾病所致咯血，其颜色为鲜红色；②铁锈色血痰可见于典型的肺炎球菌肺炎，也可见于肺吸虫病和肺泡出血；③砖红色胶胨样痰见于典型的肺炎克雷伯杆菌肺炎；④二尖瓣狭窄所致咯血多为暗红色；⑤肺栓塞引起的咯血为黏稠暗红色血痰。

2. 参考答案见《诊断学》第 9 版教材第 18 页。

第六节 发 绀

学习目标

1. **掌握** 发绀的病因与分类。

2. **熟悉** 发绀的发生机制。

3. **了解** 发绀的伴随症状。

内容精讲

发绀也称紫绀，指血液中还原血红蛋白增多使皮肤和黏膜呈青紫色改变的一种表现。常发生在皮肤较薄、色素较少和毛细血管较丰富的部位，如口唇、指（趾）、甲床等。

★【病因与分类】

1. 血液中还原血红蛋白增加（真性发绀）

（1）中心性发绀 表现为全身性发绀，除四肢及颜面外，也累及躯干，但受累部位的皮肤是温暖的。发绀的原因可分为：①肺性发绀，即由呼吸功能不全、肺氧合作用不足所致。常见于各种严重的呼吸系统疾病，如喉、气管、支气管的阻塞，肺炎，阻塞性肺气肿，弥漫性肺间质纤维化，肺淤血，肺水肿，急性呼吸窘迫综合征，肺栓塞，原发性肺动脉高压等。②心性混合性发绀，由于异常通道分流，部分静脉血未通过肺进行氧合作用而进入体循环动脉，如分流量超过心排血量的1/3，即可出现发绀。常见于发绀型先天性心脏病，如法洛四联症、Eisenmenger 综合征等。

（2）周围性发绀 常由周围循环血流障碍所致。其特点为发绀常出现于肢体的末端与下垂部位。这些部位的皮肤是冷的，但若给予按摩或加温，使皮肤转暖，发绀可消退。此特点亦可作为与中心性发绀的鉴别点。此型发绀可分为：①淤血性周围性发绀，常见于引起体循环淤血、周围血流缓慢的疾病，如右心衰竭、渗出性心包炎心脏压塞、缩窄性心包炎、血栓性静脉炎、上腔静脉阻塞综合征、下肢静脉曲张等；②缺血性周围性发绀，常见于引起心排血量减少的疾病和局部血流障碍性疾病，如严重休克、暴露于寒冷中和血栓闭塞性脉管炎、雷诺病、肢端发绀症、冷球蛋白血症等。

（3）混合性发绀 中心性发绀与周围性发绀同时存在。可见于心力衰竭等。

2. 血液中存在异常血红蛋白衍生物

（1）高铁血红蛋白血症 包括先天性和后天获得性。当血中高铁血红蛋白量达到 30g/L（3g/dl）时可出现发绀。常见于苯胺、硝基苯、伯氨喹、亚硝酸盐、磺胺类等中毒。

（2）硫化血红蛋白血症 为后天获得性，当血液中硫化血红蛋白达到 5g/L（0.5g/dl）即可发生发绀。

【发生机制】

发绀是因血液中还原血红蛋白的绝对量增加所致。当毛细血管内的还原血红蛋白量超过 50g/L（5g/dl）时（即血氧未饱和度超过 6.5vol/dl），皮肤黏膜可出现发绀。在临床上所见发绀，并不能全部确切反映动脉血氧下降的情况，如血红蛋白增多症、贫血。病人吸入氧能满足 120g/L 血红蛋白氧合时，病理生理上并不缺氧。而若病人血红蛋白量增多达 180g/L 时，虽然 $SaO_2 > 85\%$ 亦可出现发绀。而严重贫血（Hb$<$60g/L）时，虽 SaO_2 明显降低，但常不能显示发绀。

【伴随症状】

1. 伴呼吸困难 常见于重症心、肺疾病及急性呼吸道梗阻、大量气胸等。

2. 伴杵状指（趾） 主要见于发绀型先天性心脏病及某些慢性肺部疾病。

3. 伴意识障碍及衰竭 主要见于某些药物或化学物质中毒、休克、急性肺部感染或急性心力衰竭等。

➤➤ 同步练习 ➤➤

1. 简述中心性发绀的原因及特点。

2. 周围性发绀的原因有哪些？

➤➤ 参考答案 ➤➤

1. 答：中心性发绀的原因可分为：①肺性发绀，即由呼吸功能不全、肺氧合作用不足所致；②心性混合性发绀，由于异常通道分流，部分静脉血未通过肺进行氧合作用而进入体循环动脉，如分流量超过心排血量的1/3，即可出现发绀。此类发绀的特点为：全身性发绀，除四肢及颜面外，也累及躯干和黏膜的皮肤，但受累部位的皮肤是温暖的。

2. 答：①淤血性周围性发绀；②缺血性周围性发绀。

第七节 呼吸困难

 学习目标

1. 掌握 呼吸困难的发生机制及临床表现。

2. 熟悉 呼吸困难的病因。

3. 了解 呼吸困难的伴随症状。

内容精讲

呼吸困难是指病人主观感到空气不足、呼吸费力，客观上表现为呼吸运动用力，严重时可出现张口呼吸、鼻翼扇动、端坐呼吸甚至发绀、呼吸辅助肌参与呼吸运动，并且可有呼吸频率、深度、节律的改变。

【病因】

1. 呼吸系统疾病 常见于：①气道阻塞：如喉、气管、支气管的炎症，水肿、肿瘤或异物所致的狭窄或阻塞，支气管哮喘、慢性阻塞性肺疾病等；②肺部疾病：如肺炎、肺脓肿、肺结核、肺不张、肺淤血、肺水肿、弥漫性肺间质疾病、细支气管肺泡癌等；③胸壁、胸廓、胸膜腔疾病：如胸壁炎症、严重胸廓畸形、胸腔积液、自发性气胸、广泛胸膜粘连、结核、外伤等；④神经肌肉疾病：如脊髓灰质炎病变累及颈髓、急性多发性神经根神经炎和重症肌无力累及呼吸肌，药物使用导致呼吸肌麻痹等；⑤膈运动障碍：如膈麻痹、大量腹腔积液、腹腔巨大肿瘤、胃扩张和妊娠末期。

2. 循环系统疾病 常见于各种原因所致的左心和（或）右心衰竭、心脏压塞、肺栓塞和原发性肺动脉高压等。

3. 中毒 如糖尿病酮症酸中毒、吗啡类药物中毒、有机磷杀虫剂中毒、氰化物中毒、亚硝酸盐中毒和急性一氧化碳中毒等。

4. 神经精神性疾病 如脑出血、脑外伤、脑肿瘤、脑炎、脑膜炎、脑脓肿、癔症等。

5. 血液病 常见于重度贫血、高铁血红蛋白血症、硫化血红蛋白血症等。

★【发生机制及临床表现】

1. 肺源性呼吸困难 主要由呼吸系统疾病引起。

（1）吸气性呼吸困难 表现为吸气显著费力，严重者吸气时可见"三凹征"，表现为胸骨上窝、锁骨上窝和肋间隙明显凹陷，可伴有高调吸气性喉鸣。常见于喉部、气管、大支气管的狭窄与阻塞。

（2）呼气性呼吸困难 表现为呼气费力、呼气缓慢、呼吸时间明显延长，常伴有呼气期哮鸣音。主要因肺泡弹性减弱和（或）小支气管的痉挛或炎症所致。常见于慢性支气管炎（喘息型）、慢性阻塞性肺气肿、支气管哮喘、弥漫性泛细支气管炎等。

（3）混合性呼吸困难 表现为吸气期及呼气期均感呼吸费力、呼吸频率增快、深度变浅，可伴有呼吸音异常或病理性呼吸音。主要因肺或胸膜腔病变使肺呼吸面积减少导致换气功能障碍所致。常见于重症肺炎、重症肺结核、大面积肺栓塞（梗死）、弥漫性肺间质疾病、大量胸腔积液、气胸、广泛性胸膜增厚等。

2. 心源性呼吸困难 主要由左心衰竭和（或）右心衰竭引起。

左心衰竭引起的呼吸困难特点为：①有引起左心衰竭的基础病因；②呈混合性呼吸困难，活动时呼吸困难出现或加重，休息时减轻或消失，卧位明显，坐位或立位时减轻，当病人病情较重时，往往被迫采取半坐位或端坐体位呼吸；③两肺底部或全肺出现湿啰音；④应用强心剂、利尿剂和血管扩张剂改善左心功能后，呼吸困难症状随之好转。

严重右心衰竭和急性或慢性心包积液引起呼吸困难的原因为体循环淤血。

3. 中毒性呼吸困难

（1）代谢性酸中毒 因血中代谢产物增多，刺激颈动脉窦、主动脉体化学受体或直接兴奋刺激呼吸中枢引起呼吸困难。其主要表现为：①有引起代谢性酸中毒的基础病因；②出现深长而规则的呼吸，可伴有鼾音，称为酸中毒大呼吸（Kussmaul 呼吸）。

（2）药物中毒 某些中枢抑制药物和有机磷杀虫剂中毒时，由抑制呼吸中枢而引起呼吸困难。其主要特点为：①有药物或化学物质中毒史；②呼吸缓慢、变浅伴有呼吸节律异常的改变，如潮式呼吸或间停呼吸。

（3）化学毒物中毒 可导致机体缺氧引起呼吸困难，常见于一氧化碳中毒、亚硝酸盐和苯胺类中毒、氰化物中毒等。

4. 神经精神性呼吸困难

（1）神经性呼吸困难 主要是由于呼吸中枢受增高的颅内压和供血减少的刺激，使呼吸变为慢而深，并常伴有呼吸节律的改变。常见于重症颅脑疾患，如脑出血、脑炎、脑膜炎、脑脓肿、脑外伤及脑肿瘤等。

（2）精神性呼吸困难 主要表现为呼吸频率快而浅，伴有叹息样呼吸或出现手足搐搦。常见于癔症、焦虑症病人等。

5. 血源性呼吸困难 多由红细胞携氧量减少、血氧含量降低所致。表现为呼吸浅、心率快。常见于重度贫血、高铁血红蛋白血症、硫化血红蛋白血症等。

【伴随症状】

1. 发作性呼吸困难伴哮鸣音 多见于支气管哮喘、心源性哮喘。突发性重度呼吸困难见于急性喉水肿、气管异物、大面积肺栓塞、自发性气胸等。

2. 伴发热 多见于肺炎、肺脓肿、肺结核、胸膜炎、急性心包炎等。

3. 伴一侧胸痛 见于大叶性肺炎、急性渗出性胸膜炎、肺栓塞、自发性气胸、急性心肌梗死、支气管肺癌等。

4. 伴咳嗽、咳痰 见于慢性支气管炎、阻塞性肺气肿继发肺部感染、支气管扩张、肺脓肿等；伴大量泡沫痰可见于有机磷中毒；伴粉红色泡沫痰见于急性左心衰竭。

5. 伴意识障碍 见于脑出血、脑膜炎、糖尿病酮症酸中毒、尿毒症、肺性脑病、急性中毒、休克型肺炎等。

同步练习

1. 简述左心衰竭引起的呼吸困难的特点。

2. 呼吸困难分哪几类？

参考答案

1. 答：①有引起左心衰竭的基础病因；②呈混合性呼吸困难，活动时呼吸困难出现或加重，休息时减轻或消失，卧位明显，坐位或立位时减轻，当病人病情较重时，往往被迫采取半坐位或端坐体位呼吸；③两肺底部或全肺出现湿啰音；④应用强心剂、利尿剂和血管扩张剂改善左心功能后，呼吸困难症状随之好转。

2. 答：①肺源性呼吸困难；②心源性呼吸困难；③中毒性呼吸困难；④神经精神性呼吸困难；⑤血源性呼吸困难。

第八节 胸 痛

学习目标

1. 掌握 胸痛的临床表现。

2. 熟悉 胸痛的病因。

3. 了解 胸痛的发生机制与伴随症状。

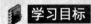

内容精讲

胸痛是临床上常见的症状，主要由胸部疾病所致，少数由其他疾病引起。

【病因与发生机制】

1. 胸壁疾病 急性皮炎、皮下蜂窝织炎、带状疱疹、肋间神经炎、肋软骨炎、流行性肌炎、肋骨骨折、多发性骨髓瘤、急性白血病等。

2. 心血管疾病 冠状动脉粥样硬化性心脏病（心绞痛、心肌梗死）、肥厚型心肌病、主动脉狭窄、急性心包炎、胸主动脉夹层动脉瘤、肺梗死、肺动脉高压等。

3. 呼吸系统疾病 胸膜炎、胸膜肿瘤、自发性气胸、血胸、支气管炎、支气管肺癌等。

4. 纵隔疾病 纵隔炎、纵隔气肿、纵隔肿瘤等。

5. 其他 过度通气综合征、痛风、食管炎、食管癌、食管裂孔疝、膈下脓肿、肝脓肿、脾梗死以及神经症等。

各种化学、物理因素及刺激因子均可刺激胸部的感觉神经纤维产生痛觉冲动，并传至大脑皮质的痛觉中枢引起胸痛。另外，除患病器官的局部疼痛外，还可见远离该器官某部体表或深部组织疼痛，称放射痛或牵涉痛。其原因是内脏病变与相应区域体表的传入神经进入脊髓同一节段并在后角发生联系，故来自内脏的感觉冲动可直接激发脊髓体表感觉神经元，引起相应体表区域的痛感。

★【临床表现】

1. 发病年龄 青壮年胸痛多考虑结核性胸膜炎、自发性气胸、心肌炎、心肌病、风湿性心瓣膜病等，40岁以上则须注意患心绞痛、心肌梗死和支气管肺癌的可能性。

2. 胸痛部位 大部分疾病引起的胸痛常有一定部位。①胸壁疾病所致的胸痛常固定在病变部位，且局部有压痛，若为胸壁皮肤的炎症性病变，局部可有红、肿、热、痛表现；②带状疱疹所致胸痛，可见成簇的水疱沿一侧肋间神经分布伴剧痛，疱疹不超过体表中线；③肋软骨炎引起胸痛，常在第1、2肋软骨处见单个或多个隆起，局部有压痛但无红肿表现；④心绞痛及心肌梗死的疼痛多在胸骨后方和心前区或剑突下，可向左肩和左臂内侧放射甚至达无名指与小指，也可放射于左颈或面颊部，误认为牙痛；⑤夹层动脉瘤引起疼痛多位于胸背部，向下放射至下腹、腰部与两侧腹股沟和下肢；⑥胸膜炎引起的疼痛多在胸侧部；⑦食管及纵隔病变引起的胸痛多在胸骨后；⑧肝胆疾病及膈下脓肿引起的胸痛多在右下胸，侵犯膈肌中心部时疼痛放射至右肩部；⑨肺尖部肺癌引起疼痛多以肩部、腋下为主，向上肢内侧放射。

3. 胸痛性质 胸痛的程度可分剧烈、轻微和隐痛。胸痛的性质可有多种多样。如带状疱疹呈刀割样或灼热样剧痛；食管炎多呈烧灼痛；夹层动脉瘤常呈突然发生的胸背部撕裂样剧痛或锥痛；肺梗死亦可突然发生胸部剧痛或绞痛，常伴呼吸困难与发绀。

4. 疼痛持续时间 平滑肌痉挛或血管狭窄缺血所致的疼痛为阵发性；炎症、肿瘤、栓塞或梗死所致疼痛为持续性。

5. 影响疼痛的因素 主要为疼痛发生的诱因、加重与缓解的因素。

不同疾病的胸痛特点见表1-2。

表1-2 不同疾病的胸痛特点

疾病	年龄	疼痛部位	疼痛性质	影响疼痛因素
自发性气胸	青壮年	病侧胸部	呈撕裂样疼痛	因咳嗽或呼吸而加剧
结核性胸膜炎、心包炎	青壮年	病侧胸部、腋下	呈隐痛、钝痛、刺痛	因咳嗽或呼吸而加剧

续表

疾病	年龄	疼痛部位	疼痛性质	影响疼痛因素
心绞痛	40 岁以上	胸骨后或心前区	呈绞榨样痛、窒息感	时间短暂,休息或含服硝酸酯类药后缓解
心肌梗死	40 岁以上	胸骨后或心前区	呈绞榨样痛、濒死感	持续时间长,休息或含服硝酸酯类药后不易缓解
肋间神经痛	不定	沿肋间神经呈带状分布	刀割样、触电样灼痛	服用镇痛药可短暂缓解
支气管肺癌	40 岁以上	胸膜或胸壁	持续、固定、剧烈	因咳嗽或呼吸而加剧
食管疾病	不定	食管或胸骨后	呈隐痛	进食时发作或加剧,服用抗酸剂和促动力药物可减轻或消失

【伴随症状】

1. 伴有咳嗽、咳痰和（或）发热 常见于气管、支气管和肺部疾病等。

2. 伴呼吸困难 常提示病变累及范围较大,如大叶性肺炎、自发性气胸、渗出性胸膜炎和肺栓塞等。

3. 伴咯血 主要见于肺栓塞、支气管肺癌等。

4. 伴苍白、大汗、血压下降或休克 多见于心肌梗死、夹层动脉瘤、主动脉窦瘤破裂和大块肺栓塞等。

5. 伴吞咽困难 多提示食管疾病,如反流性食管炎等。

同步练习

1. 胸痛时应注意哪些因素?

2. 胸痛的常见原因有哪些?

参考答案

1. 答:①发病年龄;②胸痛部位;③胸痛性质;④疼痛持续时间;⑤疼痛发生的诱因、加重与缓解的因素。

2. 答:①胸壁疾病;②心血管疾病;③呼吸系统疾病;④纵隔疾病;⑤其他原因。

第九节 心 悸

学习目标

1. 掌握 心悸的概念、病因。

2. 了解 心悸的发生机制、伴随症状。

内容精讲

★心悸是一种自觉心脏跳动的不适感或心慌感。当心率加快时感到心脏跳动不适,心率缓慢时则感到搏动有力。

★【病因】

1. 心脏搏动增强

（1）生理性者　见于：①健康人在剧烈运动或精神过度紧张时；②饮酒、喝浓茶或咖啡后；③应用某些药物，如肾上腺素、麻黄碱、咖啡因、阿托品、甲状腺素片等；④妊娠。

（2）病理性者　见于：①心室肥大，如高血压性心脏病、主动脉瓣关闭不全、二尖瓣关闭不全、动脉导管未闭、室间隔缺损、脚气性心脏病等；②甲状腺功能亢进症；③贫血；④发热；⑤肾上腺素释放增多，如低血糖症、嗜铬细胞瘤等。

2. 心律失常　①心动过速：窦性心动过速、阵发性室上性或室性心动过速等；②心动过缓：高度房室传导阻滞（二、三度房室传导阻滞）、窦性心动过缓或病态窦房结综合征等；③其他心律失常：期前收缩、心房扑动或颤动等。

3. 心力衰竭　各种原因引起的心力衰竭。

4. 心脏神经官能症　由自主神经功能紊乱所引起，心脏本身并无器质性病变。

5. β-受体亢进综合征　与自主神经功能紊乱有关，易在紧张时发生，表现除心悸、心动过速、胸闷、头晕外还可有心电图的一些改变，易与心脏器质性病变混淆。

6. 更年期综合征　绝经前后出现一系列内分泌与自主神经功能紊乱症状，包括心悸。

7. 其他　胸腔大量积液、高原病、胆心综合征等。

【发生机制】

心悸发生机制尚未完全清楚，一般认为心脏活动过度是心悸发生的基础，常与心率、心律、心肌收缩力及心搏出量改变有关。

【伴随症状】

1. 伴心前区痛　见于冠状动脉粥样硬化性心脏病（如心绞痛、心肌梗死）、心肌炎、心包炎、心脏神经官能症等。

2. 伴发热　见于急性传染病、风湿热、心肌炎、心包炎、感染性心内膜炎等。

3. 伴晕厥或抽搐　见于高度房室传导阻滞、心室颤动、阵发性室性心动过速、病态窦房结综合征等。

4. 伴贫血　见于各种原因引起的急性失血，此时常有虚汗、脉搏微弱、血压下降或休克。如为慢性贫血，心悸多在劳累后较明显。

5. 伴呼吸困难　见于急性心肌梗死、心肌炎、心包炎、心力衰竭、重症贫血等。

6. 伴消瘦及出汗　见于甲状腺功能亢进症。

7. 伴发绀　见于先天性心脏病、右心功能不全和休克等。

➤➤ 同步练习 ➤➤

1. 简述心悸的病因。

2. 病理性心脏搏动增强导致的心悸有哪些病因？

➤➤ 参考答案 ➤➤

1. 答：①心脏搏动增强；②心律失常；③心力衰竭；④心脏神经官能症；⑤β-受体亢进综合征；⑥更年期综合征；⑦其他，如胸腔大量积液、高原病、胆心综合征等。

2. 答：①心室肥大；②甲状腺功能亢进症；③贫｜血；④发热；⑤肾上腺素释放增多。

第十节　恶心与呕吐

学习目标

1. **掌握**　恶心、呕吐的概念、发生机制。
2. **熟悉**　恶心、呕吐的病因、临床表现。
3. **了解**　恶心、呕吐的伴随症状。

内容精讲

恶心与呕吐是临床常见症状。恶心为上腹部不适和紧迫欲吐的感觉，可伴有迷走神经兴奋的症状，如皮肤苍白、出汗、流涎等。恶心后随之呕吐，也可仅有恶心而无呕吐，或有呕吐而无恶心。呕吐是通过胃的强烈收缩迫使胃或部分小肠的内容物经食管、口腔而排出体外的现象。

★【病因】

1. 反射性呕吐

（1）咽部受到刺激　如吸烟、剧咳等。

（2）胃、十二指肠疾病　急、慢性胃肠炎，功能性消化不良等。

（3）肠道疾病　急性阑尾炎、各型肠梗阻等。

（4）肝、胆、胰疾病　急性肝炎、肝硬化、胰腺炎等。

（5）腹膜及肠系膜疾病　如急性腹膜炎等。

（6）其他疾病　如肾输尿管结石、急性盆腔炎、异位妊娠破裂等。急性心肌梗死早期、青光眼等亦可出现。

2. 中枢性呕吐

（1）神经系统疾病

① 颅内感染，如各种脑炎、脑膜炎等。

② 脑血管疾病，如脑出血、脑栓塞等。

③ 颅脑损伤，如脑挫裂伤、颅内血肿等。

④ 癫痫，特别是持续状态。

（2）全身性疾病　尿毒症、肝昏迷、糖尿病酮症酸中毒及早孕等。

（3）药物　如某些抗生素、抗癌药等。

（4）中毒　乙醇、一氧化碳、有机磷农药、鼠药等中毒。

（5）精神因素　胃神经官能症、癔症等。

3. 前庭障碍性呕吐　伴有听力障碍、眩晕等症状需考虑前庭障碍性呕吐，常见疾病有迷路炎等。

【发生机制】

呕吐过程可分三个阶段，即恶心、干呕与呕吐。恶心时胃张力和蠕动减弱，十二指肠张力增强；干呕时胃上部放松而胃窦部短暂收缩；呕吐时胃窦部持续收缩，贲门开放，腹肌收缩，腹压增加，迫使胃内容物急速而猛烈地向上反流而后排出体外。反食指无恶心与呕吐的协调动作而胃内容物经食管、口腔溢出体外。

呕吐中枢位于延髓，它有两个功能不同的机构，一是神经反射中枢，即呕吐中枢，接受来自消化道、大脑皮质、内耳前庭以及化学感受器触发带的传入冲动，直接支配呕吐的动作；二是化学感受器触发带，接受各种外来的化学物质或药物的刺激，并由此引发出神经冲动，传至呕吐中枢再引起呕吐。

【临床表现】

1. 呕吐的时间 育龄妇女晨起呕吐见于早期妊娠，亦可见于尿毒症、慢性酒精中毒等；夜间呕吐见于幽门梗阻。

2. 呕吐与进食的关系 如进食过程中呕吐可能为幽门管溃疡或精神性呕吐；餐后1h以上呕吐，提示胃张力下降或胃排空延迟；餐后较久或数餐后呕吐，见于幽门梗阻；餐后近期呕吐，特别是集体发病者，多由食物中毒所致。

3. 呕吐的特点 如进食后即呕吐，吐后又可进食为神经官能性呕吐。喷射状呕吐多为颅内高压性疾病。

4. 呕吐物的性质 带发酵、腐败气味提示胃潴留；带粪臭味提示低位小肠梗阻；不含胆汁说明梗阻平面多在十二指肠乳头以上。

【伴随症状】

1. 伴腹痛、腹泻 多见于急性胃肠炎。

2. 伴右上腹痛及发热、寒战或有黄疸 应考虑胆道疾病。

3. 伴头痛及喷射性呕吐 常见于颅内高压症。

4. 伴眩晕、眼球震颤 见于前庭器官疾病。

5. 应用阿司匹林、某些抗生素及抗癌药物 可能与药物副作用有关。

6. 已婚育龄妇女早晨呕吐 应注意早孕。

同步练习

1. 何谓恶心、呕吐？
2. 呕吐与反食的区别是什么？

参考答案

1. 答：恶心为上腹部不适和紧迫欲吐的感觉。呕吐是通过胃的强烈收缩迫使胃或部分小肠的内容物经食管、口腔而排出体外的现象。

2. 答：呕吐与反食不同，呕吐是通过胃的强烈收缩迫使胃或部分小肠的内容物经食管、口腔而排出体外的现象，反食是指无恶心与呕吐的协调动作而胃内容物经食管、口腔溢出体外。

第十一节 吞咽困难

学习目标

1. **掌握** 吞咽困难的概念。
2. **熟悉** 吞咽困难的病因和发生机制、临床表现。
3. **了解** 吞咽困难的伴随症状。

![内容精讲]

吞咽困难是指食物从口腔至胃的过程中受阻而产生的梗阻停滞感觉，可伴有胸骨后疼痛。

★【病因与分类】

1. 机械性吞咽困难

（1）腔内因素　食团过大或食管异物。

（2）管腔狭窄

① 口咽部炎症：咽炎、扁桃体炎等。

② 食管良性狭窄：良性肿瘤、食管炎症等。

③ 恶性肿瘤：舌癌、咽部肿瘤、食管癌等。

④ 食管蹼：缺铁性吞咽困难。

⑤ 黏膜环：食管下端黏膜环。

（3）外压性狭窄　咽后壁肿块或脓肿、纵隔占位病变、左房肥大、主动脉瘤等。

2. 动力性吞咽困难

（1）吞咽启动困难　口咽肌麻痹、唾液缺乏。

（2）咽、食管横纹肌功能障碍　延髓麻痹、运动神经元疾病、重症肌无力、多发性肌炎等。

（3）食管平滑肌功能障碍　食管痉挛、贲门失弛症等。

（4）其他　狂犬病、破伤风、肉毒杆菌食物中毒、缺铁性吞咽困难、某些精神心理疾病等。

【发生机制】

分为机械性与运动性两类。

1. 机械性吞咽困难　指吞咽食物的管腔发生狭窄引起的吞咽困难。正常食管壁具有弹性，管腔直径可扩张至 4cm 以上，如直径小于 1.3cm 时，必然存在吞咽困难。常见原因有食管壁病变及外压性病变导致的狭窄等。

2. 运动性吞咽困难　指随意的吞咽动作发生困难，伴随一系列吞咽反射性运动障碍，使食物从口腔不能顺利运递至胃。最常见的原因是各种延髓麻痹。

以上两种吞咽困难有时可存在于同一疾病当中，但以其中某一机制为突出。

【临床表现】

口咽性吞咽困难主要由吞咽中枢至控制口咽部横纹肌的运动神经节病变引起，其特点为食物由口腔进入食管过程受阻，常见疾病有脑血管病变、帕金森病、脊髓灰质炎等。食管性吞咽困难主要由食管肿瘤、狭窄或痉挛等引起，表现为吞咽时食物阻于食管某一段，进食过程受阻。食管癌的吞咽困难呈进行性。动力性吞咽困难无液体、固体之分。吞咽反射性动力障碍者吞咽液体食物比固体食物更加困难。延髓麻痹者饮水自鼻孔反流并伴有呛咳、呼吸困难等症状。

★【伴随症状】

1. 伴声嘶　多见于病变压迫喉返神经。

2. 伴呛咳　见于脑神经疾病、食管憩室和贲门失弛症致潴留食物反流等。

3. 伴呃逆　病变多位于食管下端。

4. 伴吞咽疼痛　见于口咽炎或溃疡等。

5. 伴胸骨后疼痛　见于食管炎、食管溃疡、食管异物等。

6. 伴反酸、烧心　提示胃食管反流病。

7. 伴哮喘和呼吸困难　见于病变压迫食管及大气管。

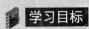

1. 吞咽困难的发生机制有哪些?

2. 食管癌吞咽困难的临床表现有哪些?

参考答案

1. 答:吞咽困难的发生机制分为机械性与运动 | 2. 答:进行性吞咽困难。

性两类。

第十二节　呕　血

学习目标

1. **掌握**　呕血的概念、临床表现。

2. **熟悉**　呕血的病因。

3. **了解**　呕血的伴随症状。

内容精讲

呕血是上消化道疾病,包括食管、胃、十二指肠、肝、胆、胰及胃空肠吻合术后的空肠上段疾病或全身性疾病所致的上消化道出血,血液经口腔呕出,常伴有黑便,严重时可有急性周围循环衰竭的表现。

★**【病因】**

1. 消化系统疾病

(1) 食管疾病　反流性食管炎、食管癌、食管异物、食管贲门黏膜撕裂综合征等。

(2) 胃及十二指肠疾病　最常见消化性溃疡,其次有急性糜烂性出血性胃炎、胃癌等。

(3) 门静脉高压　引起食管-胃底静脉曲张破裂或门静脉高压性胃病出血。

2. 上消化道邻近器官或组织的疾病　胆道疾病出血,血液流入十二指肠导致呕血。此外,还有主动脉瘤破入食管等。

3. 全身性疾病

(1) 血液系统疾病　血小板减少性紫癜、过敏性紫癜等。

(2) 感染性疾病　流行性出血热、败血症等。

(3) 结缔组织病　系统性红斑狼疮、皮肌炎累及上消化道等。

(4) 其他　尿毒症、肺源性心脏病、呼吸衰竭等。

呕血的原因以消化性溃疡最为常见,其次为食管或胃底静脉曲张破裂,再次为急性糜烂性出血性胃炎和胃癌。

★**【临床表现】**

1. 呕血与黑便　其颜色视出血量的多少、血液在胃内停留时间的长短以及出血部位不同而异。呕血的同时因部分血液经肠道排出体外,可形成黑便。

2. 失血性周围循环衰竭　出血量占循环血容量10%以下时,病人一般无明显临床表现;占循环血容量10%~20%时,可有头晕、无力等症状;达20%以上时,则有冷汗、心慌、脉搏增快等急性失血症状；达 30％以上，则有神志不清、面色苍白、心率加快、脉搏细弱、血压下降、呼吸急促等急性周围循环衰竭的表现。

3. 血液学改变　早期可无明显血液学改变，出血 3～4h 以后由于组织液的渗出及输液等情况，血液被稀释，血红蛋白及血细胞比容逐渐降低。

4. 其他　大量呕血可出现氮质血症、发热等表现。

【伴随症状】

1. 伴上腹痛　慢性反复发作的上腹痛，有一定周期性与节律性，多为消化性溃疡；中老年人慢性上腹痛，应警惕胃癌。

2. 伴肝脾大　提示肝硬化、肝癌等。

3. 伴黄疸　伴黄疸、寒战、发热及右上腹绞痛并呕血者，可能由胆道疾病引起；黄疸、发热及全身皮肤黏膜有出血者，见于某些感染性疾病。

4. 伴皮肤黏膜出血　常与血液疾病及凝血功能障碍性疾病有关。

5. 伴头晕、黑矇、口渴、冷汗　提示血容量不足。

6. 其他　近期有服用非甾体抗炎药史、酗酒史、大面积烧伤、颅脑手术、脑血管疾病和严重外伤。

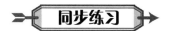

简述呕血的三大原因。

答：呕血的原因以消化性溃疡最为常见，其次为食管或胃底静脉曲张破裂，再次为急性糜烂性血性胃炎和胃癌。

第十三节　便　血

学习目标

1. **掌握**　便血的概念、病因、临床表现。
2. **熟悉**　便血的伴随症状。

内容精讲

便血是指消化道出血，血液由肛门排出。便血颜色可呈鲜红、暗红或黑色。少量出血不造成粪便颜色改变，需经隐血试验才能确定者称为隐血。

★**【病因】**

常见的有下列疾病。

1. 下消化道疾病

（1）小肠疾病　肠结核、急性出血性坏死性肠炎、钩虫病、Crohn 病、小肠肿瘤等。

（2）结肠疾病　急性细菌性痢疾、阿米巴痢疾、结肠憩室炎、结肠癌等。

（3）直肠肛管疾病　直肠息肉、直肠癌、痔、肛裂等。

（4）血管病变　血管瘤、血管畸形、血管退行性变等。

2. 上消化道疾病　可表现为便血或黑便。

3. 全身性疾病　白血病、血小板减少性紫癜等。

★【临床表现】

便血颜色可因出血部位不同、出血量的多少以及血液在肠腔内停留时间的长短而异，可为鲜红色、暗红色，可与粪便混合或于排便后滴血。

【伴随症状】

1. 伴腹痛　慢性反复上腹痛，呈周期性和节律性，出血后疼痛减轻，见于消化性溃疡；上腹绞痛或伴有黄疸者，应考虑胆道出血；腹痛时排血便或脓血便，便后腹痛减轻，见于细菌性痢疾等。

2. 伴里急后重　提示肛门、直肠疾病，见于直肠炎及直肠癌等。

3. 伴发热　常见于传染性疾病，也见于部分恶性肿瘤。

4. 伴全身出血倾向　见于急性传染性疾病及血液疾病等。

5. 伴皮肤改变　见于肝硬化门静脉高压、遗传性毛细血管扩张症等。

6. 伴腹部肿块　应考虑结肠癌、肠结核、肠道恶性淋巴瘤病、肠套叠及 Crohn 病等。

同步练习

1. 简述隐血的概念。

2. 便血伴腹部肿块应考虑哪些疾病（最少三个）？

参考答案

1. 答：少量出血不造成粪便颜色改变，需经隐血试验才能确定者称为隐血。

2. 答：应考虑结肠癌、肠结核、肠道恶性淋巴瘤病、肠套叠及 Crohn 病等。

第十四节　腹　痛

学习目标

1. 掌握　腹痛的发生机制。

2. 熟悉　腹痛的病因。

3. 了解　腹痛的临床表现和伴随症状。

内容精讲

腹痛多由腹部脏器疾病引起，但腹腔外疾病及全身性疾病也可引起。腹痛的性质和程度既受病变性质和程度影响，也受神经和心理因素影响。一般分为急性腹痛和慢性腹痛。

【病因】

1. 急性腹痛

（1）腹腔器官急性炎症　急性胃肠炎、急性胰腺炎等。

（2）空腔脏器阻塞或扩张　肠梗阻、胆道结石、泌尿系统结石等。
（3）脏器扭转或破裂　肠扭转、卵巢囊肿蒂扭转、异位妊娠破裂等。
（4）腹膜炎症　多由胃肠穿孔引起。
（5）腹腔内血管阻塞　腹主动脉瘤、门静脉血栓形成等。
（6）腹壁疾病　腹壁挫伤及腹壁皮肤带状疱疹等。
（7）胸腔疾病所致的腹部牵涉痛　大叶性肺炎、心肌梗死等。
（8）全身性疾病所致的腹痛　腹型过敏性紫癜、卟啉病等。

2. 慢性腹痛

（1）腹腔脏器慢性炎症　慢性胃肠炎、胰腺炎、结核性腹膜炎等。
（2）消化道运动障碍　功能性消化不良等。
（3）消化道溃疡　胃、十二指肠溃疡。
（4）腹腔脏器扭转或梗阻　慢性胃扭转、十二指肠壅滞症等。
（5）脏器包膜的牵张　肝淤血、肝脓肿、肝癌等。
（6）中毒与代谢障碍　铅中毒、尿毒症等。
（7）肿瘤浸润　以恶性肿瘤居多。

★【发生机制】
腹痛的发生机制可分为三种：内脏性腹痛、躯体性腹痛和牵涉痛。

1. 内脏性腹痛　特点为：①疼痛部位不确切；②疼痛感觉模糊；③常伴恶心、呕吐、出汗等自主神经兴奋症状。

2. 躯体性腹痛　特点是：①定位准确；②程度剧烈而持续；③有局部腹肌强直；④腹痛可因咳嗽、体位变化而加重。

3. 牵涉痛　指内脏性疼痛牵涉到身体体表部位，即内脏痛觉信号传至相应脊髓节段，引起该节段支配的体表部位疼痛。特点是：①定位明确；②疼痛剧烈；③有压痛、肌紧张及感觉过敏等。

临床上不少疾病的腹痛涉及多种机制。

【临床表现】
1. 腹痛部位　一般腹痛部位多为病变所在部位。
2. 诱发因素　胆囊炎或胆石症、急性胰腺炎、肝、脾破裂均由不同诱因所致。
3. 腹痛性质和程度　突发中上腹剧烈刀割样痛或烧灼样痛，多为胃、十二指肠溃疡穿孔；中上腹持续性隐痛多为慢性胃炎或胃、十二指肠溃疡；上腹部持续性钝痛或刀割样疼痛伴阵发性加剧多为急性胰腺炎；持续性、广泛性剧烈腹痛伴腹壁肌紧张或板样强直，提示急性弥漫性腹膜炎；胆石症或泌尿系统结石常为阵发性绞痛。
4. 发作时间　餐后疼痛可能因胆胰疾病、胃部肿痛或消化不良所致；子宫内膜异位症者腹痛与月经来潮相关。
5. 与体位的关系　胃黏膜脱垂病人左侧卧位疼痛可减轻；胰腺癌病人仰卧位时疼痛明显。
【伴随症状】
1. 伴发热、寒战　提示有炎症存在。
2. 伴黄疸　可能与肝胆胰疾病有关。
3. 伴休克　同时伴有贫血可能是腹腔脏器破裂；无贫血者则见于胃、肠穿孔等。
4. 伴呕吐、反酸　提示食管、胃肠病变。
5. 伴腹泻　提示消化吸收障碍或肠道炎症、溃疡或肿瘤等。

6. 伴血尿 可能为泌尿系疾病。

同步练习

1. 简述腹痛的发生机制。

2. 何谓牵涉痛?

参考答案

1. 答：腹痛的发生机制分为三种：内脏性腹痛、躯体性腹痛和牵涉痛。

2. 答：牵涉痛指内脏性疼痛牵涉到身体体表部位，即内脏痛觉信号传至相应脊髓节段，引起该节段支配的体表部位疼痛。

第十五节　腹　泻

学习目标

1. **掌握** 腹泻的发生机制。

2. **熟悉** 腹泻的病因。

3. **了解** 腹泻的临床表现、伴随症状和体征。

内容精讲

　　腹泻指排便次数增多，粪质稀薄或带有黏液、脓血或未消化的食物。分为急性腹泻与慢性腹泻两种，超过 2 个月者属慢性腹泻。

★**【病因】**

1. 急性腹泻

（1）肠道疾病　由病毒、细菌、真菌、原虫、蠕虫等感染所引起的肠炎。

（2）急性中毒　食用毒蕈、鱼胆及化学药物如砷等引起的腹泻。

（3）全身性感染　败血症、伤寒或副伤寒、钩端螺旋体病等。

（4）其他　变态反应性肠炎、过敏性紫癜；服用某些药物；某些内分泌疾病等。

2. 慢性腹泻

（1）消化系统疾病

① 胃部疾病：慢性萎缩性胃炎、胃大部切除术后。

② 肠道感染：肠结核、慢性细菌性痢疾、慢性阿米巴痢疾等。

③ 肠道非感染性疾病：Crohn 病、溃疡性结肠炎等。

④ 肠道肿瘤：结肠绒毛状腺瘤、肠道恶性肿瘤等。

⑤ 胰腺疾病：慢性胰腺炎等。

⑥ 肝胆疾病：肝硬化、慢性胆囊炎与胆石症等。

（2）全身性疾病

① 内分泌及代谢障碍疾病：甲状腺功能亢进症、肾上腺皮质功能减退症等。

② 其他系统疾病：系统性红斑狼疮、放射性肠炎等。

③ 药物副作用：甲状腺素、洋地黄类、某些抗肿瘤药物和抗生素等。

④ 神经功能紊乱：如肠易激综合征。

★【发生机制】

1. 分泌性腹泻 由肠道分泌大量液体超过肠黏膜吸收能力所致，如霍乱等。

2. 渗出性腹泻 肠黏膜炎症渗出大量黏液、脓血而致腹泻，如放射性肠炎等。

3. 渗透性腹泻 由肠内容物渗透压增高，阻碍肠内水分与电解质的吸收而引起，如乳糖酶缺乏。

4. 动力性腹泻 由肠蠕动亢进致肠内食糜停留时间缩短，未被充分吸收所致的腹泻，如甲状腺功能亢进症等。

5. 吸收不良性腹泻 由肠黏膜吸收面积减少或吸收障碍引起，如小肠大部分切除术后等。

腹泻往往不是单一的机制致病，可涉及多种原因，仅以其中之一机制占优势。

【临床表现】

1. 起病及病程 急性腹泻起病急、病程短，多为感染或食物中毒所致。慢性腹泻起病缓慢，病程较长，多见于慢性感染、肠道肿瘤或神经功能紊乱等。

2. 腹泻次数及粪便性质 急性感染性腹泻常有不洁饮食史，于进食后24h内发病，每天排便数次甚至数十次，多呈糊状或水样便，少数为脓血便。慢性腹泻表现为每天排便次数增多，可为稀便，亦可带黏液、脓血。

3. 腹泻与腹痛的关系 急性腹泻常有腹痛，尤以感染性腹泻较为明显。小肠疾病的腹泻，便后腹痛缓解不明显。结肠病变便后疼痛常可缓解。

★【伴随症状和体征】

1. 伴发热 可见于急性细菌性痢疾、伤寒、肠结核、败血症等。

2. 伴里急后重 提示病变以直肠乙状结肠为主。

3. 伴明显消瘦 提示病变位于小肠。

4. 伴皮疹或皮下出血 见于败血症等。

5. 伴腹部包块 见于胃肠道恶性肿瘤等。

6. 伴重度失水 常见于分泌性腹泻。

7. 伴关节痛或关节肿胀 见于 Crohn 病、溃疡性结肠炎等。

同步练习

1. 简述腹泻的发生机制。

2. 腹泻伴发热见于哪些疾病？

参考答案

1. 答：腹泻的发生机制：分泌性腹泻、渗出性腹泻、渗透性腹泻、动力性腹泻、吸收不良性腹泻。

2. 答：见于急性细菌性痢疾、伤寒、肠结核、败血症等。

第十六节　便　秘

学习目标

1. 掌握 便秘的概念、病因。

2. 熟悉 便秘的发生机制、临床表现。

3. 了解 便秘的伴随症状。

内容精讲

便秘是指大便次数减少,一般每周少于3次,伴排便困难、粪便干结。

【病因】

1. 功能性便秘

① 进食量少、食物缺乏纤维素或水分不足,对结肠运动的刺激减少。

② 因工作紧张、生活节奏过快等干扰了正常的排便习惯。

③ 结肠运动功能紊乱,由结肠及乙状结肠痉挛引起。

④ 腹肌及盆腔肌张力差,排便推动力不足,难以将粪便排出体外。

⑤ 滥用泻药,形成药物依赖,造成便秘。

⑥ 老年体弱,活动过少,肠痉挛致排便困难。

⑦ 结肠冗长。

2. 器质性便秘

① 直肠与肛门病变引起肛门括约肌痉挛,排便疼痛,造成惧怕排便。

② 局部病变导致排便无力:如大量腹腔积液、膈肌麻痹等。

③ 结肠完全或不完全性梗阻:结肠良、恶性肿瘤等。

④ 腹腔或盆腔内肿瘤压迫:如子宫肌瘤。

⑤ 全身性疾病使肠肌松弛、排便无力:尿毒症、糖尿病、甲状腺功能减退症等。

⑥ 卟啉病及铅中毒引起肠肌痉挛,亦可导致便秘。

⑦ 药物副作用:应用吗啡类药、神经阻滞剂、镇静药、抗抑郁药等引起便秘。

【发生机制】

就排便过程而言,生理活动包括:①粪团在直肠膨胀的刺激下引起便意和排便反射及肌肉活动;②直肠平滑肌的推进性收缩;③肛门内、外括约肌松弛;④腹肌与膈肌收缩,腹压升高,排出粪便。

便秘发生机制中,常见的因素有:①摄入食物过少,特别是纤维素和水分摄入少,不足以刺激肠道的正常蠕动;②各种原因引起的肠肌张力减低和蠕动减弱;③肠蠕动受阻致肠内容物滞留而不能下排;④排便过程的神经及肌肉活动障碍。

【临床表现】

急性便秘者多有腹痛、腹胀,甚至恶心、呕吐,多见于各种原因的肠梗阻;慢性便秘多无特殊表现,部分病人诉口苦、食欲减退、腹胀或有头痛、疲乏等神经紊乱症状。

【伴随症状】

1. 伴呕吐、腹胀、肠绞痛 可能为各种原因引起的肠梗阻。

2. 伴腹部包块 应注意结肠肿瘤、肠结核及 Crohn 病。

3. 便秘与腹泻交替 应注意溃疡性结肠炎、肠易激综合征等。

4. 随生活环境改变、精神紧张出现 为功能性便秘。

同步练习

1. 简述便秘的发生机制。

2. 简述排便过程的生理活动。

参考答案

1. 答：①摄入食物过少，特别是纤维素和水分摄入少，不足以刺激肠道的正常蠕动；②各种原因引起的肠肌张力减低和蠕动减弱；③肠蠕动受阻致肠内容物滞留而不能下排；④排便过程的神经及肌肉活动障碍。

2. 答：①粪团在直肠膨胀的刺激下引起便意和排便反射及肌肉活动；②直肠平滑肌的推进性收缩；③肛门内、外括约肌松弛；④腹肌与膈肌收缩，腹压升高，排出粪便。

第十七节　黄　疸

学习目标

1. **掌握**　黄疸的概念及胆红素正常值。
2. **熟悉**　黄疸的辅助检查和临床表现。
3. **了解**　胆红素代谢过程；黄疸的伴随症状。

内容精讲

★黄疸是由于血清中胆红素升高致使皮肤、黏膜和巩膜发黄的症状和体征。正常血清总胆红素为 $1.7\sim17.1\mu mol/L(0.1\sim1mg/dl)$，其中结合胆红素（CB）$0\sim3.42\mu mol/L$，非结合胆红素（UCB）$1.7\sim13.68\mu mol/L$。胆红素在 $17.1\sim34.2\mu mol/L(1\sim2mg/dl)$ 称为隐性黄疸，超过 $34.2\mu mol/L(2mg/dl)$ 时出现临床可见黄疸。

【胆红素的正常代谢】

正常血液循环中衰老的红细胞经单核-巨噬细胞破坏，降解为血红蛋白，血红蛋白在组织蛋白酶的作用下形成血红素和珠蛋白，血红素在催化酶的作用下转变为胆绿素，后者再经还原酶还原为胆红素，占总胆红素来源的 $80\%\sim85\%$。另外还有旁路胆红素。

上述胆红素称为 UCB，不溶于水，不能从肾小球滤出。UCB 通过血循环运输至肝脏，经葡萄糖醛酸转移酶的催化作用与葡萄糖醛酸结合，形成 CB。CB 为水溶性，可从尿中排出。

结合胆红素从肝排入肠道后，在肠道经细菌酶的分解与还原作用，形成尿胆原，大部分从粪便排出，称为粪胆原。小部分经肠道吸收，通过门静脉血回到肝内，其中大部再转变为结合胆红素，又随胆汁排入肠内，形成所谓"胆红素的肠肝循环"。被吸收回肝的小部分尿胆原经体循环由肾排出体外。

【分类】

1. 按病因学分类

（1）溶血性黄疸。

（2）肝细胞性黄疸。

（3）胆汁淤积性黄疸。

（4）先天性非溶血性黄疸。

2. 按胆红素性质分类

（1）以 UCB 增高为主的黄疸。

（2）以 CB 增高为主的黄疸。

【病因、发生机制和临床表现】

1. 溶血性黄疸　由于大量红细胞的破坏，形成大量的非结合胆红素，超过肝细胞的摄取、结合与排泄能力。皮肤黏膜呈浅柠檬色，不伴皮肤瘙痒。急性溶血时可有发热、寒战、头痛等，并有不同程度的贫血和血红蛋白尿，严重者可有急性肾衰竭。

实验室检查血清 UCB 增加为主，CB 基本正常。由于血中 UCB 增加，故 CB 形成也代偿性增加。血液检查除贫血外尚有网织红细胞增加、骨髓红细胞系列增生旺盛等。

2. 肝细胞性黄疸　由于肝细胞损伤致肝细胞对胆红素的代谢能力降低，血中的 UCB 增加。而未受损的肝细胞仍能将部分 UCB 转变为 CB。CB 部分反流入血循环中，致血中 CB 亦增加。皮肤、黏膜浅黄至深黄色，可伴有轻度皮肤瘙痒及原发病的表现。

实验室检查血清中 CB 与 UCB 均增加，有不同程度的肝功能损害。

3. 胆汁淤积性黄疸　由于胆道阻塞，阻塞上方胆管内压力升高，胆管扩张，致小胆管与毛细胆管破裂，胆汁中的胆红素反流入血。皮肤呈暗黄色，严重者呈黄绿色，并有皮肤瘙痒及心动过缓，尿色深，粪便颜色变浅或呈白陶土色。

实验室检查血清 CB 增加为主，尿胆红素阳性，尿胆原及粪胆原减少或缺如。血清碱性磷酸酶及总胆固醇增高。

4. 先天性非溶血性黄疸　由肝细胞对胆红素的摄取、结合和排泄有缺陷所致的黄疸。

综上所述，溶血性黄疸一般程度较轻，慢性溶血者黄疸呈波动性，临床症状较轻。肝细胞性与胆汁淤积性黄疸鉴别常有一定困难，胆红素升高的类型与血清酶学改变的分析最为关键。应特别注意直接胆红素与总胆红素的比值，胆汁淤积性黄疸比值多在 50% 以上，甚至高达 80% 以上。肝细胞性黄疸则偏低，但二者多有重叠。血清 ALT 和 AST 反映肝细胞损害的严重程度。ALP 和 GGT 反映胆管阻塞。

【辅助检查】

1. B 型超声波检查　了解肝脏的大小、形态、有无占位、胆囊大小及胆道系统有无结石及扩张。

2. X 线腹部平片及胆道造影　可发现胆道结石、胰腺钙化等病变。

3. 逆行胰胆管造影（ERCP）　可直接观察壶腹区与乳头部有无病变，可区别肝外或肝内胆管阻塞的部位。

4. 经皮肝穿刺胆道造影（PTC）　能清楚显示整个胆道系统，可区分肝外阻塞性黄疸与肝内胆汁淤积性黄疸。

5. 上腹部 CT 扫描　能显示肝、胆、胰等部位的病变。

6. 放射性核素检查　对鉴别肝外阻塞性黄疸与肝细胞性黄疸有一定帮助。

7. 磁共振胰胆管成像（MRCP）　对各种原因引起的梗阻性黄疸胆道扩张情况可以作出比较客观的诊断。

8. 肝穿刺活检及腹腔镜检查　对疑难黄疸病例的诊断有重要帮助。

★【伴随症状】

1. 伴发热　见于急性胆管炎、急性溶血性贫血等。

2. 伴上腹剧烈疼痛　见于胆道疾病。

3. 伴肝大　见于病毒性肝炎、原发或继发性肝癌、肝硬化等。

4. 伴胆囊肿大　提示胆总管有梗阻。

5. 伴脾大　见于病毒性肝炎、各种原因引起的溶血性贫血。

6. 伴腹腔积液　见于重症肝炎、失代偿期肝硬化等。

同步练习

1. 何谓黄疸?
2. 黄疸的病因分类有哪些?

参考答案

1. 答:黄疸是由于血中胆红素升高致使皮肤、黏膜和巩膜发黄的症状和体征。正常血清总胆红素为 1.7～17.1μmol/L(0.1～1mg/dl)。

2. 答:按病因学分类:①溶血性黄疸;②肝细胞性黄疸;③胆汁淤积性黄疸;④先天性非溶血性黄疸。

第十八节　腰背痛

学习目标

1. **掌握** 腰背痛的伴随症状、临床表现及特点。
2. **熟悉** 腰背痛的病因及分类。

内容精讲

腰背痛是常见的临床症状之一。许多疾病可以引起腰背痛,其中局部病变占多数,邻近器官病变波及或放射性腰背痛也极为常见。

【病因及解剖部位分类】

(一) 按病因分类

1. **外伤性** ①急性损伤;②慢性损伤。

2. **炎症性** ①感染性炎症;②无菌性炎症。

3. **退行性变** 由胸腰椎的退行性改变引起。

4. **先天性疾病** 最常见于腰骶部,是引起下腰痛的常见病因。常见的有隐性脊柱裂、腰椎骶化、椎管狭窄等。

5. **肿瘤性疾病** 原发性或转移性肿瘤对胸腰椎及软组织的侵犯。

(二) 按引起腰背痛的原发病解剖部位分类

1. **脊椎疾病** 包括脊柱骨折、椎间盘突出、增生性脊柱炎、脊柱肿瘤等。

2. **脊柱旁软组织疾病** 包括腰肌劳损、腰肌纤维组织炎等。

3. **脊神经根病变** 包括脊髓压迫症、脊髓炎、腰骶神经根炎等。

4. **内脏疾病** 包括呼吸系统疾病、泌尿系统疾病、盆腔炎等,均可引起放射性腰背部疼痛。

★【临床表现及特点】

引起腰背痛常见疾病的临床特点有以下几种。

1. **脊椎病变**

(1) **脊椎骨折** 有明显的外伤史,骨折部有压痛和叩痛,并有活动障碍。

（2）椎间盘突出　常有搬重物或扭伤史，可突发或缓慢发病，表现为腰痛和坐骨神经痛。

（3）增生性脊柱炎　又称退行性脊柱炎，多见于中年及以上人群，晨起时感腰痛而活动不便，活动腰部后疼痛好转，但过多活动后腰痛又加重。

（4）结核性脊椎炎　背部疼痛常为结核性脊椎炎的首发症状。伴有低热、盗汗、乏力、纳差。晚期可有脊柱畸形，脊髓压迫等症状。

（5）化脓性脊柱炎　感剧烈腰背痛，伴畏寒高热等全身中毒症状。

（6）脊椎肿瘤　以转移性恶性肿瘤多见，表现为顽固性腰背痛，并有放射性神经根痛。

2. 脊柱旁组织病变

（1）腰肌劳损　自觉腰骶酸痛、钝痛，休息时缓解，劳累后加重。

（2）腰肌纤维炎　慢性劳损所致腰背部筋膜及肌肉组织水肿，纤维变性。腰背部弥漫性疼痛，晨起时加重，活动数分钟后好转。

3. 脊神经根病变

（1）脊髓压迫症　见于椎管内肿瘤、硬膜外脓肿或椎间盘突出等。表现为疼痛剧烈，呈烧灼样或绞榨样痛，脊柱活动、咳嗽、喷嚏时加重，可伴感觉障碍。

（2）蛛网膜下腔出血　蛛网膜下腔所出的血液刺激脊膜和脊神经后根时可引起剧烈的腰背痛。

（3）腰骶神经根炎　主要为下背部和腰骶部疼痛，并有僵直感，疼痛向臀部及下肢放射，严重时伴节段性感觉障碍、下肢无力、肌萎缩、腱反射减弱等。

4. 内脏疾病引起的腰背痛

（1）泌尿系统疾病　多种肾脏疾病可引起腰背痛。肾炎呈深部胀痛，肾盂肾炎腰痛较明显，肾脓肿多为单侧腰痛，肾结石多为绞痛，肾肿瘤引起的腰痛多为钝痛。

（2）盆腔器官疾病　男性前列腺炎和前列腺癌常引起下腰骶部疼痛，妇科疾病也可引起腰骶部疼痛。

（3）消化系统疾病　胃、十二指肠溃疡，后壁慢性穿孔时引起腰背肌肉痉挛出现疼痛；急性胰腺炎，常有左侧腰背部放射痛；溃疡性结肠炎常伴有下腰痛。

（4）呼吸系统疾病　胸膜炎、肺结核和肺癌等可引起后胸部、侧胸和肩胛部疼痛。

【伴随症状】

1. 伴脊柱畸形　脊柱骨折、错位等。

2. 伴有活动受限　脊柱外伤等。

3. 伴发热　伴长期低热者见于脊柱结核；伴高热者见于化脓性脊柱炎。

4. 伴尿频、尿急及排尿不尽　尿路感染；腰背剧痛伴血尿，见于肾或输尿管结石。

5. 伴嗳气、反酸、上腹胀痛　胃、十二指肠溃疡或胰腺病变。

6. 伴腹泻或便秘　溃疡性结肠炎或 Crohn 病。

7. 下腰痛伴月经异常、痛经　妇科炎症等。

同步练习

1. 腰背痛按病因分为哪几类？

2. 腰背痛按引起的原发病解剖部位分为哪几类？

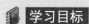

1. 答：①外伤性：包括急性损伤、慢性损伤；②炎症性：包括感染性炎症、无菌性炎症；③退行性变：由胸腰椎的退行性改变引起；④先天性疾病；⑤肿瘤性疾病。

2. 答：①脊椎疾病；②脊柱旁软组织疾病；③脊神经根病变；④内脏疾病。

第十九节　关节痛

学习目标

1. **掌握**　关节痛的伴随症状及临床表现。
2. **熟悉**　关节痛的病因及发生机制。

内容精讲

关节痛是关节疾病最常见的症状。关节痛分为急性和慢性两类。急性关节痛以关节及其周围组织的炎性反应为主，慢性关节痛则以关节囊肥厚及骨质增生为主。

【病因及发生机制】

1. 外伤性　①急性损伤；②慢性损伤。

2. 感染性　细菌直接侵入关节内，常见的病原菌有葡萄球菌、肺炎链球菌等。

3. 变态反应和自身免疫性　因病原微生物及其产物、药物等与血液中的抗体形成免疫复合物，流经关节沉积在关节腔引起组织损伤和关节病变。包括：①变态反应性关节炎；②自身免疫性关节炎。

4. 退行性关节病　又称增生性关节炎或肥大性关节炎。分原发性和继发性两种，原发性无明显局部病因，常有多关节受累。继发性多有创伤、感染或先天性畸形等基础性病变。

5. 代谢性骨病　维生素D代谢障碍所致的骨质软化性骨关节病，嘌呤代谢障碍所致的痛风，某些代谢内分泌疾病如糖尿病性骨病、皮质醇增多症性骨病、甲状腺或甲状旁腺疾病引起的骨关节病。

6. 骨关节肿瘤　良性骨肿瘤和恶性骨肿瘤等。

★**【临床表现】**

1. 外伤性关节痛　急性外伤性关节痛常在外伤后出现关节疼痛、肿胀和功能障碍。慢性外伤性关节炎有明确的外伤史，反复出现关节痛，常于过度活动、负重及气候寒冷等刺激时诱发。

2. 化脓性关节炎　起病急，早期则有畏寒、寒战和高热，体温高达39℃以上。病变关节红肿热痛，伴功能严重障碍，各个方向的被动活动均引起剧烈疼痛。

3. 结核性关节炎　脊柱最常见，其次为髋关节和膝关节。早期症状和体征不明显。活动期常有疲劳、低热、盗汗及食欲下降。病变关节肿胀疼痛，活动后疼痛加重，晚期有关节畸形和功能障碍。

4. 风湿性关节炎　起病急剧，以膝、踝、肩和髋关节多见。病变关节出现红肿热痛，呈游走性。

5. 类风湿关节炎　以手中指指间关节首发疼痛，继则出现其他指间关节和腕关节的肿胀疼痛，也可累及踝、膝和髋关节，常为对称性。病变关节活动受到限制，有僵硬感，可伴有全身发热。晚期因病变关节附近肌肉萎缩、关节软骨增生而出现畸形。

6. 退行性关节炎　早期表现为步行、久站和天气变化时病变关节疼痛，休息后缓解。晚期病变关节疼痛加重，持续并向他处放射，关节有摩擦感，活动时有响声，关节周围肌肉挛缩常呈屈曲畸形，病人常有跛行。

7. 痛风关节炎　常在高嘌呤饮食后急起关节剧痛，局部皮肤红肿灼热。晚期可出现关节畸形、皮肤破溃，有白色乳酪状分泌物流出。

★**【伴随症状】**

1. 伴高热、畏寒、局部红肿灼热　见于化脓性关节炎。

2. 伴低热、乏力、盗汗、消瘦、食欲下降　见于结核性关节炎。

3. 全身小关节对称性疼痛伴有晨僵和关节畸形　见于类风湿关节炎。

4. 关节疼痛呈游走性，伴有心肌炎、舞蹈病　见于风湿热。

5. 伴有血尿酸升高、局部红肿灼热　见于痛风。

6. 伴有皮肤红斑、光过敏、低热和多器官损害　见于系统性红斑狼疮。

7. 伴皮肤紫癜、腹痛、腹泻　见于过敏性紫癜。

同步练习

1. 急、慢性关节痛的区别是什么？

2. 关节痛的病因有哪些？

参考答案

1. 答：急性关节痛以关节及其周围组织的炎性反应为主，慢性关节痛则以关节囊肥厚及骨质增生为主。

2. 答：①外伤性；②感染性；③变态反应和自身免疫性；④退行性关节病；⑤代谢性骨病；⑥骨关节肿瘤。

第二十节　血　尿

学习目标

1. **掌握**　血尿的临床表现及病因。

2. **熟悉**　血尿伴随症状的意义。

内容精讲

血尿包括镜下血尿和肉眼血尿。前者尿色正常，须经显微镜检查方能确定，通常离心沉淀后的尿液镜检每高倍视野有红细胞 3 个以上；后者为肉眼可见洗肉水色或血色的血尿。

★【病因】

1. 泌尿系统疾病 肾小球疾病如急、慢性肾小球肾炎，各种间质性肾炎，尿路感染，泌尿系统结石，多囊肾，血管异常，先天性畸形等。

2. 全身性疾病

（1）感染性疾病 败血症、流行性出血热、钩端螺旋体病等。

（2）血液病 白血病、再生障碍性贫血、血小板减少性紫癜、过敏性紫癜和血友病等。

（3）免疫和自身免疫性疾病 系统性红斑狼疮、结节性多动脉炎、皮肌炎、类风湿关节炎、系统性硬化症等。

（4）心血管疾病 亚急性感染性心内膜炎、急进性高血压、慢性心力衰竭、肾动脉栓塞和肾静脉血栓形成等。

3. 尿路邻近器官疾病 生殖系统（前列腺炎、盆腔炎等）及消化系统疾病（阑尾炎、肠癌等）。

4. 化学物品或药品对尿路的损害 如磺胺药、环磷酰胺、重金属等对肾小管的损害；抗凝剂使用过量也可出现血尿。

5. 功能性血尿 健康人突然加大运动量可出现运动性血尿。

★【临床表现】

1. 尿颜色的改变 血尿的主要表现是尿颜色的改变，肉眼血尿根据出血量多少而呈不同颜色。出血严重时尿呈血液状；肾脏出血时尿呈暗红色；膀胱或前列腺出血时呈鲜红色，时有血凝块。但红色尿不一定是血尿，需仔细辨别，镜检无或仅有少量红细胞，见于血红蛋白尿、卟啉尿，或服用某些药物如大黄、利福平等。进食某些红色蔬菜也可排红色尿。

2. 分段尿异常 将全程尿分段观察颜色，即尿三杯试验。起始段血尿提示病变在尿道；终末段血尿提示出血部位在膀胱颈部、三角区或后尿道的前列腺和精囊腺；三段尿均呈红色，提示血尿来自肾脏或输尿管。

3. 镜下血尿 尿颜色正常，但显微镜检查可确定血尿，并可判断是肾性或肾后性血尿。镜下红细胞大小不一、形态多样为肾小球性血尿；如镜下红细胞形态单一，为均一型血尿，提示血尿来源于肾后。

4. 症状性血尿 血尿的同时伴有全身或局部症状。如伴有肾区钝痛或绞痛提示病变在肾脏；膀胱和尿道病变则常有尿频、尿急和排尿困难。

5. 无症状性血尿 部分病人血尿既无泌尿道症状也无全身症状，见于某些疾病的早期，如肾结核、肾癌或膀胱癌早期等。

【伴随症状】

1. 伴肾绞痛 见于肾或输尿管结石。

2. 伴尿流中断 见于膀胱和尿道结石。

3. 伴尿流细和排尿困难 见于前列腺疾病。

4. 伴尿频、尿急、尿痛 见于尿路感染。

5. 伴有水肿、高血压、蛋白尿 见于肾小球肾炎。

6. 伴肾肿块 单侧肿大可见于肾积水等；双侧肿大见于先天性多囊肾。触及移动性肾脏见于肾下垂或游走肾。

7. 伴有皮肤黏膜及其他部位出血 见于血液病、某些感染性疾病等。

8. 合并乳糜尿 见于<u>丝虫病、慢性肾盂肾炎</u>等。

同步练习

1. 血尿的常见病因有哪些?
2. 简述镜下血尿显微镜检查的意义。

参考答案

1. 答：①泌尿系统疾病：肾小球疾病、泌尿系统结石等；②全身性疾病：感染性疾病、血液病、免疫和自身免疫性疾病、心血管疾病；③尿路邻近器官疾病；④化学物品或药品对尿路的损害；⑤功能性血尿。

2. 答：尿颜色正常，但显微镜检查可确定血尿，并可判断是肾性或肾后性血尿。镜下红细胞大小不一、形态多样为肾小球性血尿；如镜下红细胞形态单一，为均一型血尿，提示血尿来源于肾后。

第二十一节 尿频、尿急与尿痛

学习目标

1. **掌握** 尿频、尿急与尿痛的病因与临床表现。
2. **熟悉** 尿频、尿急与尿痛的伴随症状的意义。

内容精讲

尿频是指单位时间内排尿次数增多。正常成人白天排尿 4～6 次，夜间 0～2 次。尿急是指病人一有尿意即迫不及待需要排尿，难以控制。尿痛是指病人排尿时感觉耻骨上区、会阴部和尿道内疼痛或烧灼感。<u>尿频、尿急和尿痛合称为膀胱刺激征。</u>

★【病因与临床表现】

1. 尿频

（1）生理性尿频 因饮水过多、精神紧张或气候寒冷时排尿次数增多，属正常现象。

（2）病理性尿频

① 多尿性尿频：见于糖尿病、尿崩症、精神性多饮、急性肾衰竭的多尿期。

② 炎症性尿频：见于膀胱炎、尿道炎、前列腺炎等。

③ 神经性尿频：见于中枢及周围神经病变，如神经源性膀胱。

④ 膀胱容量减少性尿频：见于膀胱占位性病变；妊娠子宫增大或卵巢囊肿等压迫膀胱；膀胱结核引起膀胱纤维性缩窄等。

⑤ 尿道口周围病变：尿道口息肉等刺激尿道口引起尿频。

2. 尿急

（1）炎症 见于急性膀胱炎、前列腺炎等。

（2）结石和异物 见于膀胱和尿道结石或异物等。

（3）肿瘤 见于膀胱癌和前列腺癌等。

（4）神经源性 见于精神因素和神经源性膀胱。

（5）尿液高度浓缩 酸性高的尿可刺激膀胱或尿道黏膜产生尿急。

3. 尿痛 引起尿急的病因几乎都可以引起尿痛，疼痛部位多在耻骨上区、会阴部和尿道内，尿痛性质可为灼痛或刺痛。尿道炎多在排尿开始时出现疼痛；后尿道炎、膀胱炎和前列腺炎常出现终末性尿痛。

【伴随症状】

1. 尿频伴有尿急和尿痛 见于尿路感染。

2. 尿频、尿急伴有血尿、午后低热、乏力盗汗 见于膀胱结核。

3. 尿频不伴尿急和尿痛，但伴有多饮、多尿和口渴 见于糖尿病等。

4. 尿频、尿急伴无痛性血尿 见于膀胱癌。

5. 老年男性尿频伴有尿线细、进行性排尿困难 见于前列腺增生。

6. 尿频、尿急、尿痛伴有尿流突然中断 见于膀胱结石。

同步练习

1. 病理性尿频包括哪些原因？

2. 尿急的病因包括哪些？

参考答案

1. 答：多尿性尿频、炎症性尿频、神经性尿频、膀胱容量减少性尿频、尿道口周围病变。

2. 答：炎症、结石和异物、肿瘤、神经源性、尿液高度浓缩。

第二十二节 少尿、无尿与多尿

学习目标

1. 掌握 少尿、无尿与多尿的病因与发生机制。

2. 熟悉 少尿、多尿伴随症状的意义。

内容精讲

正常成人 24h 尿量为 1000～2000ml。如 24h 尿量少于 400ml，或每小时尿量少于 17ml 称为少尿；如 24h 尿量少于 100ml，12h 完全无尿称为无尿；如 24h 尿量超过 2500ml 称为多尿。

★**【病因与发生机制】**

1. 少尿、无尿

（1）肾前性 ①有效血容量减少；②心脏排血功能下降；③肾血管病变。

（2）肾性

① 肾小球病变：重症急性肾炎、急进性肾炎和慢性肾炎肾功能急剧恶化等。

② 肾小管病变：急性间质性肾炎、急性肾小管坏死、严重的肾盂肾炎并发肾乳头坏死等。

（3）肾后性

① 尿路梗阻：如结石等阻塞输尿管、膀胱进出口或后尿道。

② 尿路的外压：如肿瘤、腹膜后纤维化、前列腺肥大等。

③ 其他：输尿管手术后等瘢痕挛缩、肾扭转、神经源性膀胱等。

2. 多尿

（1）暂时性多尿　摄入过多水分、使用利尿药等。

（2）持续性多尿

① 内分泌代谢障碍：垂体性尿崩症、糖尿病、原发性甲状旁腺功能亢进症、原发性醛固酮增多症。

② 肾脏疾病：肾性尿崩症、肾小管浓缩功能不全。

③ 精神因素：精神性多饮病人常自觉烦渴而大量饮水引起多尿。

【伴随症状】

（一）少尿

1. 伴肾绞痛　见于肾动脉血栓形成、肾结石等。

2. 伴心悸、气促、胸闷、不能平卧　见于心功能不全。

3. 伴大量蛋白尿、水肿、高脂血症和低蛋白血症　见于肾病综合征。

4. 伴有乏力、纳差、腹水和皮肤黄染　见于肝肾综合征。

5. 伴血尿、蛋白尿、高血压和水肿　见于急性肾炎等。

6. 伴有发热腰痛、尿频、尿急、尿痛　见于急性肾盂肾炎等。

7. 伴有排尿困难　见于前列腺肥大等。

（二）多尿

1. 伴有烦渴、多饮、低比重尿　见于尿崩症。

2. 伴有多饮、多食和消瘦　见于糖尿病。

3. 伴有高血压、低血钾和周期性瘫痪　见于原发性醛固酮增多症。

4. 伴有酸中毒、骨痛和肌麻痹　见于肾小管性酸中毒。

5. 少尿数天后出现多尿　可见于急性肾小管坏死恢复期。

6. 伴神经症状　可能为精神性多饮。

同步练习

1. 少尿、无尿的病因有哪些？

2. 持续性多尿的原因有哪些？

参考答案

1. 答：①肾前性：有效血容量减少、心脏排血功能下降、肾血管病变；②肾性：肾小球病变、肾小管病变；③肾后性：尿路梗阻、尿路的外压、其他（如输尿管手术后、神经源性膀胱等）。

2. 答：①内分泌代谢障碍：垂体性尿崩症、糖尿病、原发性甲状旁腺功能亢进症、原发性醛固酮增多症；②肾脏疾病：肾性尿崩症、肾小管浓缩功能不全；③精神因素：精神性多饮病人常自觉烦渴而大量饮水引起多尿。

第二十三节　尿失禁

 学习目标

1. **掌握**　尿失禁的临床表现及伴随症状。
2. **熟悉**　尿失禁的病因及发生机制。

 内容精讲

尿失禁是由于膀胱括约肌损伤或神经功能障碍导致排尿自控能力下降或丧失，使尿液不自主地流出。

【病因及分类】

1. **病因**　①先天性疾病；②创伤；③手术；④神经源性膀胱。

2. **分类**　①暂时性尿失禁；②长期性尿失禁。

【发生机制】

1. **尿道括约肌受损**　正常男性的尿液控制依靠近端尿道括约肌和远端括约肌的作用，如近端及远端括约肌同时受损可出现尿失禁。对于女性，当膀胱颈功能完全丧失时会引起压力性尿失禁。糖尿病性膀胱常伴有括约肌损伤，出现尿失禁。

2. **逼尿肌无反射**　逼尿肌收缩力及尿道闭合压力降低，当残余尿量过多、尿道阻力降低时可有压力性尿失禁。

3. **逼尿肌反射亢进**　在膀胱贮尿期，出现膀胱逼尿肌不自主收缩，引起膀胱内压增高，从而出现尿失禁。

4. **逼尿肌和括约肌功能协同失调**　一类是在逼尿肌收缩过程中外括约肌出现持续性痉挛而导致尿潴留，随后引起充盈性尿失禁；另一类是由上运动神经元病变引起的尿道外括约肌突然发生无抑制性松弛而引起尿失禁。

5. **膀胱膨出**　是女性生殖系统损伤的一种，膀胱向阴道前壁膨出。

★【临床表现】

1. **持续性溢尿**　见于完全性尿失禁。

2. **间歇性溢尿**　膀胱过度充盈而造成尿不断溢出。

3. **急迫性溢尿**　尿意强烈，有迫不及待排尿感，尿液自动流出。

4. **压力性溢尿**　当腹压增加时即有尿液流出。

【伴随症状】

1. **伴膀胱刺激征及脓尿**　见于急性膀胱炎。

2. **伴排便功能紊乱**　见于神经源性膀胱。

3. **伴进行性排尿困难**　见于前列腺疾病。

4. 伴有肢体瘫痪及有病理反射 见于上运动神经元病变。

5. 伴有慢性咳嗽、气促 多为慢性阻塞性肺疾病所致的腹内压过高。

6. 伴有多饮、多尿和消瘦 见于糖尿病性膀胱。

同步练习

1. 尿失禁的临床表现有哪些?

2. 尿失禁的病因有哪些?

参考答案

1. 答:持续性溢尿、间歇性溢尿、急迫性溢尿、压力性溢尿。

2. 答:①先天性疾病;②创伤;③手术;④神经源性膀胱。

第二十四节 排尿困难

学习目标

1. **掌握** 排尿困难伴随症状的意义。

2. **熟悉** 排尿困难的病因、发生机制、临床表现及特点。

 内容精讲

排尿困难是指排尿时须增加腹压才能排出,病情严重时增加腹压也不能将膀胱内的尿排出体外,而形成尿潴留的状态,可分为急性尿潴留和慢性尿潴留。

【病因及发生机制】

1. 阻塞性排尿困难

(1) 膀胱颈部病变 ①膀胱颈部阻塞;②膀胱颈部受压;③膀胱颈部器质性狭窄。

(2) 后尿道疾病 见于前列腺疾病、后尿道本身炎症、水肿、结石等。

(3) 前尿道疾病 见于前尿道狭窄、结石、肿物、异物等。

2. 功能性排尿困难 ①神经受损;②膀胱平滑肌和括约肌病变;③精神因素。

【临床表现及特点】

1. **膀胱颈部结石** 在排尿困难出现前下腹部有绞痛史,伴有血尿或尿潴留。

2. **膀胱内血块** 常继发于血液病或外伤引起的膀胱出血。

3. **膀胱肿瘤** 排尿困难逐渐加重,伴有无痛性血尿。

4. **前列腺良性肥大和前列腺炎** 尿频、尿急为首发症状,后出现排尿困难及尿失禁。

5. **后尿道损伤** 会阴区外伤后出现,常伴有尿潴留。

6. **前尿道狭窄** 常由尿道瘢痕、结石、异物等引起。

7. **脊髓损害** 除排尿困难、尿潴留外,还有运动和感觉障碍。

8. **隐性脊柱裂** 幼年尿床时间长,腰骶椎 X 线片异常。

9. 糖尿病神经源性膀胱　有糖尿病史，血糖、尿糖高。

10. 药物　有明确使用阿托品、麻醉药物史。

11. 低血钾　有低钾表现，补钾后症状消失。

★【伴随症状】

1. 伴有尿频、尿急、排尿无力等　见于良性前列腺增生。

2. 伴有血尿　见于膀胱结石、后尿道损伤、血液病等。

3. 伴有下腹绞痛　见于膀胱颈部结石。

4. 伴有运动及感觉障碍　见于脊髓损伤。

5. 伴有血糖、尿糖升高　见于糖尿病神经源性膀胱。

同步练习

1. 阻塞性排尿困难有哪些原因？

2. 功能性排尿困难有哪些原因？

参考答案

1. 答：①膀胱颈部病变：膀胱颈部阻塞、膀胱颈部受压、膀胱颈部器质性狭窄；②后尿道疾病；③前尿道疾病。

2. 答：①神经受损；②膀胱平滑肌和括约肌病变；③精神因素。

第二十五节　肥　胖

学习目标

1. 掌握　肥胖的测量。

2. 熟悉　肥胖的病因和临床表现。

3. 了解　肥胖的发生机制和伴随症状。

内容精讲

肥胖是体内脂肪积聚过多而呈现的一种状态，按病因分为：①原发性肥胖；②继发性肥胖。按脂肪在身体分布分为：①普遍型肥胖；②腹型肥胖；③臀型肥胖。

★【肥胖的测量】

1. 按身高体重计算　超过标准体重的 10％ 为超重，超过标准体重的 20％ 为肥胖。简单粗略计算标准体重，体重（kg）＝身高（cm）－105。

2. 体重指数　体重指数（BMI）＝体重（kg）/身高的平方（m²）。我国标准 BMI18.5～23.9 为正常，BMI≥24～27.9 为超重，BMI≥28 为肥胖。

★【病因与发生机制】

单纯性肥胖多与遗传、生活方式等有关；继发性肥胖多与多种内分泌代谢性疾病有关，对肥胖有影响的内分泌激素有肾上腺糖皮质激素、甲状腺素、性激素、胰岛素等。

1. **遗传因素**　主要通过增加机体对肥胖的易感性起作用，有家族史。

2. **内分泌因素**　包括下丘脑疾病、垂体疾病、库欣综合征等。

3. **生活方式**　不良生活方式可引起肥胖。

4. **药物因素**　长期使用糖皮质激素等可引起肥胖。

5. **脂肪细胞因子**　均参与了胰岛素抵抗的发生机制，也是肥胖的发生机制。

【临床表现】

肥胖以体重增加为最主要的临床表观。

1. **单纯性肥胖**　最常见的一种肥胖，有下列特点：①有家族史或营养过度史；②为均匀性肥胖；③无内分泌代谢等疾病。

2. **继发性肥胖**　常继发于以下几种疾病：①下丘脑性肥胖；②间脑性肥胖；③垂体性肥胖；④库欣综合征；⑤甲状腺功能减退症；⑥肥胖型生殖无能症；⑦双侧多囊卵巢综合征等；⑧性幼稚-色素性视网膜炎-多指（趾）畸形综合征；⑨性腺性肥胖；⑩痛性肥胖综合征；⑪颅骨内板增生症；⑫肥胖-通气不良综合征。

【伴随症状】

1. **伴有家族史或营养过度**　常为单纯性肥胖。

2. **伴有饮水、进食、睡眠及智力精神异常**　见于下丘脑性肥胖。

3. **伴有食欲波动、血压易变、性功能减退及尿崩症**　见于间脑性肥胖。

4. **伴有溢乳、闭经**　见于垂体性肥胖。

5. **伴有满月脸、多血质外貌的向心性肥胖**　见于库欣综合征。

6. **伴有颜面、下肢黏液性水肿**　见于甲状腺功能减退症。

7. **伴有性功能丧失、闭经不育**　见于肥胖型生殖无能症、双侧多囊卵巢综合征。

同步练习

1. 肥胖的标准是什么？
2. 单纯性肥胖的特点有哪些？

参考答案

1. 答：①按身高体重计算：超过标准体重的10%为超重，超过标准体重的20%为肥胖。简单粗略计算标准体重，体重(kg)＝身高(cm)－105；②体重指数：体重指数(BMI)＝体重(kg)/身高的平方(m²)。我国标准：BMI 18.5～23.9为正常，BMI≥24～27.9为超重，BMI≥28为肥胖。

2. 答：①有家族史或营养过度史；②为均匀性肥胖；③无内分泌代谢等疾病。

第二十六节　消　瘦

 学习目标

1. **掌握**　消瘦的概念、病因与发生机制、伴随症状。
2. **熟悉**　消瘦的临床表现。

 内容精讲

消瘦是由于各种原因造成体重低于正常低限的一种状态。通常认为，体重低于标准体重的

10%为消瘦。目前国内外多采用体重指数（BMI）判定消瘦，BMI＜18.5为消瘦。

★【病因与发生机制】

引起消瘦的病因有下列几种。

1. 营养物质摄入不足 营养物质是指糖类、蛋白质和脂肪，各种原因引起摄入不足均可导致消瘦，如口腔疾病、食管疾病、神经性厌食、胰腺炎、慢性萎缩性胃炎、心功能不全、慢性肾功能不全等。

2. 营养物质消化、吸收障碍 如胃癌、肝癌、各种肠道疾病、慢性胰腺炎、慢性胆囊炎等。

3. 营养物质利用障碍 如糖尿病。

4. 营养物质消耗增加 如甲状腺功能亢进症、重症结核病、大面积烧伤、高热等。

5. 减肥。

6. 体质性消瘦。

【临床表现】

以体重减轻为最主要表现，有以下几方面表现。

1. 消化系统疾病 有食欲缺乏、恶心呕吐、腹泻等症状。

2. 神经系统疾病 表现为厌食、吞咽困难等。

3. 内分泌代谢疾病 伴有畏热多汗、性情急躁、心悸、多尿、多饮、多食等。

4. 慢性消耗性疾病 结核病可伴有低热、盗汗等；肿瘤可有特有的症状和体征。

5. 神经精神疾病 有情绪低落、思维缓慢、睡眠障碍等症状。

★【伴随症状】

1. 伴有吞咽困难 见于口、咽及食管疾病。

2. 伴有上腹部不适、疼痛 见于胆囊、胰腺等疾病。

3. 伴有下腹部不适、疼痛 见于肠结核及肿瘤等。

4. 伴有黄疸 见于肝、胆、胰等疾病。

5. 伴有腹泻 见于慢性肠炎、慢性痢疾、肠结核等。

6. 伴有咯血 见于肺结核、肺癌等。

7. 伴有发热 见于慢性感染、肺结核及肿瘤等。

8. 伴有多尿、多饮、多食 见于糖尿病。

9. 伴有情绪低落、自卑、食欲缺乏 见于抑郁症等。

同步练习

1. 消瘦的发生机制有哪些？

2. 内分泌代谢疾病引起消瘦的临床表现有哪些？

参考答案

1. 答：引起消瘦的病因有下列几种：①营养物质摄入不足；②营养物质消化、吸收障碍；③营养物质利用障碍；④营养物质消耗增加；⑤减肥；⑥体质性消瘦。

2. 答：伴有畏热多汗、性情急躁、心悸、多尿、多饮、多食等。

第二十七节 头 痛

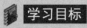

学习目标

1. **掌握** 头痛的病因和临床表现。
2. **熟悉** 头痛的伴随症状。
3. **了解** 头痛的发生机制。

内容精讲

头痛指外眦、外耳道和枕外隆突连线以上范围内的疼痛。

【病因】

原发性头痛的病因较为复杂，其发生机制尚不清楚。继发性头痛存在明确的病因，其分类也以病因为主要依据。

1. 颅脑病变

（1）感染 脑膜炎、脑膜脑炎及脑炎等。

（2）血管病变 蛛网膜下腔出血、脑出血、脑梗死等。

（3）占位性病变 脑肿瘤、颅内转移瘤、颅内寄生虫病等。

（4）颅脑外伤 脑震荡、脑挫裂伤、颅内血肿、脑外伤后综合征等。

（5）其他 腰椎穿刺后、自发性低颅压症等。

2. 颅外病变

（1）颅骨疾病 颅底凹入症、颅骨肿瘤等。

（2）颈椎疾病 颈椎病及其他颈部疾病。

（3）神经痛 三叉神经痛、舌咽神经及枕神经痛等。

（4）其他 屈光不正、青光眼、中耳炎、鼻窦炎和牙髓炎等。

3. 全身性疾病

（1）急性感染 上呼吸道感染、流感、肺炎、细菌性痢疾、伤寒等。

（2）心血管疾病 高血压病、心力衰竭等。

（3）内分泌和代谢障碍 肺性脑病、尿毒症、低血糖、贫血、月经期头痛等。

（4）中毒 铅、酒精、一氧化碳、有机磷农药、药物等中毒。

（5）其他 中暑、高原病等。

4. 精神心理因素 神经衰弱、焦虑、抑郁等。

【发生机制】

头部对疼痛敏感的结构有：①静脉窦及脑皮质静脉；②颅底动脉；③硬脑膜；④脑神经（第5、9、10 三对脑神经）；⑤脊神经（颈1～3 神经分支）。当以上结构受到各种病因刺激时均可引起头痛，而五官和颈椎病变的疼痛牵涉到头部或神经功能紊乱时亦可产生头痛。

【临床表现】

1. 头痛起病情况 ①急性起病：伴有发热的常由感染性疾病引起，不伴发热的提示蛛网膜下腔出血；②慢性起病：进展性并伴颅高压症状多为占位性病变，持续性而无颅内压增高多为紧张性头痛或神经症性头痛；③反复发作的搏动性头痛：见于偏头痛。

2. 头痛发生的时间及持续时间 清晨加重者多为颅内占位性病变、鼻窦炎；丛集性头痛多在夜间发作；女性偏头痛常在经期及其前后发作；脑肿瘤、紧张性头痛多为持续性；偏头痛可有缓解间歇性。

3. 头痛的部位 ①全头痛：急性感染性疾病、高血压；②单侧头痛：偏头痛、丛集性头痛；③深在性头痛：颅内病变；④额颞部疼痛：小脑幕上病变；⑤后枕部疼痛：小脑幕下病变；⑥伴颈部剧烈疼痛：蛛网膜下腔出血、脑膜炎、急性颈肌炎等。

★4. 头痛的性质与程度 ①搏动性：偏头痛、高血压及感染性疾病；②电击样、灼烧样痛或刺痛：神经痛；③紧箍样、钳夹样或重压样：紧张性头痛。头痛的程度不一定与病情的严重性呈平行关系，偏头痛、三叉神经痛、蛛网膜下腔出血及脑膜炎的头痛最为剧烈，脑肿瘤的头痛多为中度或轻度。

5. 头痛加重与减轻因素 咳嗽、打喷嚏、摇头、俯身等活动可使偏头痛、颅高压性头痛、颅内感染性头痛及脑肿瘤性头痛加重。低颅压性头痛可在坐位或立位时出现，卧位时减轻或缓解。颈部活动及按摩可使紧张性头痛减轻，使颈肌急性炎症的头痛加重。

【伴随症状】

1. 伴发热 感染性疾病，包括颅内感染和全身性感染。

2. 伴剧烈呕吐 颅内高压、偏头痛等。

3. 伴眩晕 后颅凹病变、后循环缺血等。

4. 伴有视力障碍 青光眼、脑肿瘤、偏头痛等。

5. 伴脑膜刺激征 蛛网膜下腔出血、脑膜炎等。

6. 伴癫痫发作 脑炎、脑肿瘤、脑血管病或脑内寄生虫等。

7. 伴有其他神经科体征 脑肿瘤、脑血管病等。

8. 伴神经症状 脑炎、脑血管病、脑肿瘤等。

9. 伴自主神经症状 偏头痛、神经症性头痛等。

10. 头痛突然加重伴意识障碍 提示脑疝可能。

同步练习

1. 简述头痛的性质与临床意义。
2. 继发性头痛的常见病因有哪些？

参考答案

1. 答：①搏动性：偏头痛、高血压及感染性疾病；②电击样、灼烧样痛或刺痛：神经痛；③紧箍样、钳夹样或重压样：紧张性头痛。

2. 答：①颅脑病变；②颅外病变；③全身性疾病；④精神心理因素。

第二十八节 眩 晕

学习目标

1. **掌握** 眩晕的病因和临床表现。
2. **熟悉** 眩晕的伴随症状。
3. **了解** 前庭系统的组成；眩晕的发生机制。

内容精讲

眩晕是病人感到自身或周围环境物体旋转、倾倒或摇晃、起伏的一种主观感觉障碍，是一种运动性或位置性错觉，常伴有客观的平衡障碍，一般无意识障碍。临床上将眩晕分为：①前庭系统性眩晕；②非前庭系统性眩晕。

【病因与发生机制】

1. 周围性眩晕（耳性眩晕）

（1）梅尼埃病。

（2）迷路炎。

（3）前庭神经元炎。

（4）药物中毒　链霉素、庆大霉素、氯丙嗪等。

（5）位置性眩晕。

（6）晕动病。

2. 中枢性眩晕（脑性眩晕）

（1）颅内血管性疾病　见于脑动脉粥样硬化、椎-基底动脉供血不足等。

（2）颅内占位性病变　见于听神经瘤、小脑肿瘤、第四脑室肿瘤等。

（3）颅内感染性疾病　见于颅后凹蛛网膜炎、小脑脓肿等。

（4）颅内脱髓鞘病变及变性疾病　见于多发性硬化、延髓空洞症。

（5）癫痫。

（6）其他　如脑震荡、脑挫伤及脑寄生虫病等。

3. 全身疾病性眩晕

（1）心血管疾病　见于高血压、低血压、心律失常等。

（2）血液病　见于各种原因所致贫血、出血等。

（3）中毒性疾病　见于急性发热性感染、尿毒症、重症肝炎、重症糖尿病等。

4. 眼源性眩晕

（1）眼病　见于先天性视力减退、屈光不正等。

（2）屏幕性眩晕。

5. 神经精神性眩晕　见于神经官能症、更年期综合征、抑郁症等。

【临床表现】

1. 周围性眩晕

（1）梅尼埃病　发作性眩晕伴耳鸣、听力减退及眼球震颤。

（2）迷路炎　症状同上，检查发现鼓膜穿孔。

（3）前庭神经元炎　多在发热或上呼吸道感染后突然眩晕，伴恶心、呕吐，一般无耳鸣、听力减退。

（4）药物中毒　渐进性眩晕伴耳鸣、听力减退，常先有口周及四肢发麻等。

（5）位置性眩晕　头部处在一定位置时发作，多数不伴耳鸣、听力减退。

（6）晕动病　见于晕船、晕车等，常伴恶心、呕吐、面色苍白、出冷汗等。

2. 中枢性眩晕

（1）颅内血管性疾病　多有眩晕、头痛、耳鸣等症状。

（2）颅内占位性病变　常有进行性耳鸣、听力减退、头痛、复视等。

（3）颅内感染性疾病　尚有感染症状。

（4）颅内脱髓鞘病变及变性疾病　常以肢体疼痛、感觉异常及无力为首发症状。

（5）癫痫　有些病人出现眩晕发作。

3. 全身疾病性眩晕

（1）心血管疾病　出现血压、心率、心律变化的同时伴有眩晕。

（2）血液病　出现眩晕及贫血、出血等表现。

（3）中毒性疾病　眩晕是症状之一。

4. 眼源性眩晕　表现为视力减退、屈光不正、眼肌麻痹等。

5. 神经精神性眩晕　可出现头晕、头痛、失眠多梦、胸闷等。

【伴随症状】

1. 伴耳鸣、听力下降　见于药物中毒、前庭器官疾病、前庭蜗神经病及肿瘤等。

2. 伴恶心、呕吐　见于梅尼埃病、晕动病等。

3. 伴共济失调　见于小脑、脑干等颅后凹病变等。

4. 伴眼球震颤　见于脑干病变、梅尼埃病等。

5. 伴听力下降　见于药物中毒。

同步练习

1. 眩晕的分类有哪些？

2. 简述眩晕的病因。

参考答案

1. 答：①前庭系统性眩晕；②非前庭系统性眩晕。

2. 答：①周围性眩晕(耳性眩晕)；②中枢性眩晕

(脑性眩晕)；③全身疾病性眩晕；④眼源性眩晕；⑤神经精神性眩晕。

第二十九节　晕　厥

学习目标

1. **掌握**　晕厥的病因和临床表现。

2. **熟悉**　晕厥的伴随症状。

3. **了解**　晕厥的发生机制。

内容精讲

晕厥是指一过性广泛脑供血不足所致短暂的意识丧失状态。发作时病人因肌张力消失不能保持正常姿势而倒地。一般为突然发作，迅速恢复，很少有后遗症。

【病因】

1. 血管舒缩障碍　单纯性晕厥、直立性低血压、颈动脉窦综合征、排尿性晕厥等。

2. 心源性晕厥　阵发性心动过速、阿-斯综合征、主动脉瓣狭窄、急性心肌梗死等。

3. 脑源性晕厥　短暂性脑缺血发作、高血压脑病、基底型偏头痛等。

4. 血液成分异常　低血糖、通气过度综合征、重症贫血及高原晕厥等。

【发生机制和临床表现】

1. 血管舒缩障碍

（1）血管抑制性晕厥　又称血管迷走性晕厥，发作前有明显诱因。晕厥前可有头晕、眩晕、恶心、上腹不适、面色苍白、肢体发软、坐立不安和焦虑等，持续数分钟继而突然意识丧失，常伴有血压下降、脉搏微弱，持续数秒或数分钟可自然苏醒。

（2）直立性低血压　主要是由卧位或蹲位突然站起时发生晕厥。

（3）颈动脉窦综合征　由于颈动脉窦附近病变致迷走神经兴奋、心率减慢、心排血量减少、血压下降致脑供血不足。

（4）排尿性晕厥　排尿中或排尿结束时发作，持续 1～2min，自行苏醒。

（5）咳嗽性晕厥　剧烈咳嗽后发生。

（6）舌咽神经痛性晕厥　疼痛刺激迷走神经所致。

（7）其他因素　如剧烈疼痛、锁骨下动脉盗血综合征、下腔静脉综合征等。

2. 心源性晕厥　心排血量突然减少或心脏停搏导致脑组织缺氧而发生晕厥。

3. 脑源性晕厥　由于脑部血管或主要供应脑部血液的血管发生循环障碍导致。

4. 血液成分异常

（1）低血糖综合征　由于血糖低而影响大脑的能量供应所致。

（2）通气过度综合征　由于呼吸性碱中毒所致。

（3）哭泣性晕厥　由于屏气，脑缺氧所致。

（4）重症贫血　由于血氧低下而在用力时发生晕厥。

（5）高原晕厥　由于短暂缺氧引起。

【伴随症状】

1. 伴有明显的自主神经功能障碍　单纯性晕厥或低血糖性晕厥。

2. 伴有面色苍白、发绀、呼吸困难　急性左心衰竭。

3. 伴有心率和心律明显改变　心源性晕厥。

4. 伴有抽搐　中枢神经系统疾病、心源性晕厥。

5. 伴有头痛、呕吐、视听障碍　中枢神经系统疾病。

6. 伴有发热、水肿、杵状指　心肺疾病。

7. 伴有呼吸深而快、手足发麻、抽搐　通气过度综合征、癔症等。

8. 伴有心悸、乏力、出汗、饥饿感　低血糖性晕厥。

 同步练习

1. 晕厥的病因有哪几类？
2. 简述心源性晕厥的发生机制。

 参考答案

1. 答：①血管舒缩障碍；②心源性晕厥；③脑源性晕厥；④血液成分异常。

2. 答：心排血量突然减少或心脏停搏导致脑组织缺氧而发生晕厥。

第三十节　抽搐与惊厥

学习目标

1. **掌握**　抽搐与惊厥的病因和临床表现。
2. **熟悉**　抽搐与惊厥的伴随症状。
3. **了解**　抽搐与惊厥的发生机制。

内容精讲

抽搐是指全身或局部骨骼肌非自主地抽动或强烈收缩，常可引起关节运动和强直。当肌群收缩表现为强直性和阵挛性时，称为惊厥。惊厥表现的抽搐一般为全身性、对称性，伴有意识障碍。惊厥与癫痫大发作的概念相同。

【病因】

惊厥与抽搐的病因可分为特发性和症状性。特发性常由先天性脑部不稳定状态所致。症状性病因有如下几类。

1. 脑部疾病

（1）感染 病毒性脑炎、结核性脑膜炎、脑型疟疾、脑囊虫病等。

（2）外伤 硬膜下出血、硬膜外血肿、脑挫裂伤、颅内血肿等。

（3）肿瘤 脑胶质瘤、脑膜瘤、肺癌脑转移等。

（4）血管疾病 脑梗死、脑出血、蛛网膜下腔出血、颅内动脉瘤、动静脉畸形等。

（5）其他 灰质易位症、结节性硬化、播散性硬化、核黄疸等。

2. 全身性疾病

（1）感染 急性胃肠炎、中毒型菌痢、败血症、狂犬病、破伤风等。

（2）内分泌及代谢障碍 甲状旁腺功能减退症、低血糖症、低钙、尿毒症、肝性脑病等。

（3）心血管疾病 高血压脑病、阿-斯综合征、心律失常等。

（4）中毒 酒精、苯、铅、砷、阿托品、樟脑、白果、毒鼠强、有机磷等中毒。

（5）风湿病 系统性红斑狼疮、结节性多动脉炎、韦格纳肉芽肿病、白塞综合征病等。

（6）其他 热射病、溺水、窒息、电击、酒精戒断、突然撤停安眠药及抗癫痫药等。

3. 精神心理因素 如癔症性抽搐和惊厥等。

【发生机制】

惊厥与抽搐的发生机制非常复杂，至今尚未完全明了，认为可能是由于神经元膜电位不稳定引起的高度同步化异常放电所致。

根据引起肌肉异常收缩的兴奋信号的来源不同，可分为两种情况：①大脑功能障碍，如癫痫等；②非大脑功能障碍，如破伤风、番木鳖碱中毒、低钙血症性抽搐等。

【临床表现】

1. 全身性抽搐 以全身骨骼肌痉挛为主要表现，多伴意识丧失。如：①癫痫大发作；②肌阵挛发作；③破伤风；④癔症性发作。

2. 局限性抽搐 以身体某一局部连续性肌肉收缩为主要表现，大多见于口角、眼睑、手足等。如低钙性手足搐搦症，呈"助产士手"表现。

【伴随症状】

1. 伴发热 小儿急性感染，也可见于胃肠功能紊乱、重度失水等。

2. 伴血压增高 高血压病、肾炎、子痫等。

3. 伴脑膜刺激征 脑膜炎、蛛网膜下腔出血、颅内高压等。

4. 伴瞳孔扩大与舌咬伤 癫痫大发作。

5. 惊厥发作前有剧烈头痛 高血压、急性感染、蛛网膜下腔出血、脑肿瘤等。

6. 伴意识丧失 癫痫大发作、脑卒中、缺血缺氧性脑病等。

同步练习

1. 惊厥与抽搐的病因是什么？

2. 何为惊厥？

参考答案

1. 答：惊厥与抽搐的病因分特发性和症状性，前者常由先天性脑部不稳定状态所致，后者有：①脑部疾病，如感染、外伤、肿瘤、血管疾病等；②全身性疾病，如感染、内分泌及代谢障碍、心血管疾病、中毒、风湿病等。

2. 答：当肌群收缩表现为强直性和阵挛性时，称为惊厥，是抽搐的严重类型。惊厥一般为全身性、对称性的抽搐，伴有意识障碍。惊厥与癫痫大发作的概念相同。

第三十一节 意识障碍

学习目标

1. **掌握** 意识障碍的病因和临床表现。
2. **熟悉** 意识障碍的伴随症状。
3. **了解** 意识障碍的发生机制。

内容精讲

意识是指人对周围环境以及自身状态的感知能力，是大脑功能活动的综合表现。当高级神经中枢功能活动受损时可引起意识障碍，分为觉醒度下降和意识内容变化两方面，表现为嗜睡、昏睡、昏迷及意识模糊、谵妄。

【病因】

1. 颅内疾病

（1）脑血管病　脑出血、蛛网膜下腔出血、短暂性脑缺血发作等。

（2）颅内占位性病变　原发性或转移性颅内肿瘤、脑脓肿、脑内寄生虫等。

（3）颅脑外伤　脑震荡、脑挫裂伤、弥漫性轴索损伤等。

（4）颅内感染性疾病　脑炎、脑膜炎、颅内静脉窦感染等。

（5）脱髓鞘性病变　多发性硬化、急性播散性脑脊髓炎等。

（6）癫痫。

2. 全身性疾病

（1）重症急性感染性疾病　败血症、痢疾、伤寒等。

（2）内分泌与代谢性疾病　低血糖、甲状腺功能减退症、肝性脑病等。

（3）心血管疾病　阿-斯综合征、重度休克等。

（4）外源性中毒　一氧化碳、杀虫剂、安眠药、酒精等。

（5）水、电解质平衡紊乱　高渗或低渗性昏迷、高钠或低钠血症、低钾血症等。

（6）物理性损害　热射病、电击伤、溺水、高原病等。

【发生机制】

由于脑缺血、缺氧、葡萄糖供给不足、酶代谢异常等因素可引起脑细胞代谢紊乱，从而导致网状结构功能损害和脑活动功能减退，均可产生意识障碍。

★【临床表现】

1. 嗜睡　表现为过度睡眠，陷于持续的睡眠状态，可被唤醒，能正确回答及配合检查，但停止刺激后又立即进入睡眠状态。

2. 意识模糊　是意识水平轻度下降，较嗜睡为深的一种意识障碍，病人能保持简单的精神活动，但对时间、地点、人物的定向能力发生障碍。

3. 昏睡　病人处于沉睡状态，不易唤醒，要强烈刺激如大声呼唤、摇晃、压迫眶上神经等方能唤醒，回答含糊不清或答非所问。

4. 谵妄　是一种以兴奋性增高为主的高级神经中枢急性活动失调状态，表现为意识模糊、定向力丧失、感觉错乱、躁动不安、言语杂乱。

5. 昏迷　是最严重的意识障碍，表现为意识活动完全丧失。按严重程度分为三阶段。

（1）轻度昏迷　意识大部分丧失，无自主运动，对声、光刺激无反应，对疼痛刺激可有痛苦表情及肢体退缩等防御反应。

（2）中度昏迷　对周围事物及各种刺激均无反应，对于剧烈刺激可出现防御反射。

（3）深度昏迷　对各种刺激皆无反应，全身肌肉松弛，深、浅反射均消失。

【伴随症状】

1. 伴发热　先发热后有意识障碍见于重症感染性疾病；先有意识障碍后有发热见于脑卒中、巴比妥类药物中毒等。

2. 伴呼吸缓慢　吗啡、巴比妥类、有机磷农药中毒、银环蛇咬伤等。

3. 伴瞳孔散大　颠茄类、酒精、氰化物等中毒以及癫痫、低血糖状态等。

4. 伴瞳孔缩小　吗啡类、巴比妥类、有机磷杀虫剂等中毒。

5. 伴心动过缓　颅内高压症、房室传导阻滞以及吗啡类、毒蕈等中毒。

6. 伴高血压　高血压脑病、脑卒中、肾炎尿毒症等。

7. 伴低血压　各种原因的休克。

8. 伴皮肤黏膜改变　严重感染和出血性疾病；口唇呈樱红色提示一氧化碳中毒。

9. 伴脑膜刺激征　脑膜炎、蛛网膜下腔出血等。

10. 伴瘫痪　脑卒中或颅内占位性病变。

同步练习

1. 意识障碍有哪些表现形式？
2. 什么是昏迷？按严重程度分为哪几个阶段？

参考答案

1. 答：①嗜睡；②意识模糊；③昏睡；④谵妄；⑤昏迷。

2. 答：昏迷是最严重的意识障碍，表现为意识活动完全丧失。按严重程度分为：①浅度昏迷；②中度昏迷；③深度昏迷。

第三十二节　情感症状

学习目标

1. **掌握**　抑郁和焦虑的定义、临床表现。
2. **熟悉**　抑郁和焦虑的病因。
3. **了解**　抑郁和焦虑的发生机制、相关的神经递质及问诊要点。

内容精讲

人类的精神活动是极其复杂、相互联系又相互制约的过程，是人的大脑功能的体现。异常的精神活动通过人的外显行为如语言、书写、表情、动作行为等表现出来，被称为精神症状。判断某种精神活动属于正常范围还是病态，主要从三个方面（①纵向比较；②横向比较；③结合当事人的心理背景、当时的处境）进行具体的分析研究和判断。

精神检查的方法主要是面谈和观察。精神症状有多种，常见有如下两种。

一、抑郁

【定义】

抑郁是以显著而持久的情绪低落为主要特征的综合征，其核心症状包括情绪低落、兴趣缺乏、快感缺失，可伴有躯体症状、自杀观念或行为等。

【病因与发生机制】

抑郁的病因与发生机制尚不清楚。可能有以下两类因素及机制。

1. 生物因素 家系、双生子、寄养子的研究均提示其发生与遗传因素有关。比较公认的关于抑郁的神经生化假说是单胺类神经递质假说，即因脑内 5-羟色胺、去甲肾上腺素功能活动降低导致抑郁。

2. 心理与社会因素 如应激性生活事件、人格特征、父母的养育方式、人际关系、文化宗教背景等。行为理论认为抑郁是对有压力的负性生活事件的反应。认知理论认为悲观、消极和扭曲的解释生活事件的方式影响了抑郁的发生。心理动力学理论认为童年的遭遇影响了其积极、理性的自我意识的形成，容易在成人后与他人关系出现问题时陷入抑郁。

★【临床表现】

1. 情绪低落 一种深切的悲伤，痛苦难熬，有度日如年、生不如死之感。

2. 兴趣缺乏 对以前喜欢的活动兴趣明显减退，甚至丧失。

3. 快感缺失 体会不到生活的快乐和乐趣。

4. 思维迟缓 思维联想缓慢，反应迟钝，语言慢、少及交流困难。

5. 运动性迟滞或激越 迟滞者动作缓慢，活动减少，甚至木僵状态；激越者则表现为焦躁不安、紧张、自制力减退甚至出现攻击性行为。

6. 自责自罪 夸大自己从前所犯错误，甚至感到罪孽深重。

7. 自杀观念或行为 感到生活没有意义，而死是一种解脱，即为自杀观念。有的病人甚至有自杀计划和行为。

8. 躯体症状 可表现为身体各部位的疼痛、食欲减退、性欲减退、睡眠障碍、疲乏、便秘等。

9. 其他 部分病人出现幻觉、妄想等精神病性症状，如被害妄想症等。

【问诊要点】

① 起病年龄、病前性格、有无诱因、起病形式、周期性和季节性、精神障碍家族史。

② 病前有无感染、颅脑外伤、躯体疾病病史，有无酒精或精神活性物质使用史。

③ 具体临床表现，重点了解有无自杀观念和行为。

④ 伴随症状，如认知功能、精神病性症状、躯体症状等。

二、焦虑

【定义】

焦虑是一种常见的情绪体验，当人们预感到可能出现不利情景时，会产生担忧、紧张、不安、恐惧、不愉快的综合情绪体验，即为焦虑。

病态的焦虑指在缺乏相应的客观因素情况下，表现为过度精神紧张、恐惧不安的状态，有大祸临头感、濒死感、失控感，且持续时间长，甚至对未来产生预期性的焦虑。常常伴有心悸、气急、出汗、四肢发冷、震颤等自主神经功能失调的表现。

【病因与发生机制】

病因与发生机制尚不清楚。可能有以下因素及机制。

1. 生物因素　不少研究显示遗传因素在焦虑的发生中起一定作用。与焦虑有关的神经递质有 5-羟色胺、去甲肾上腺素、γ-氨基丁酸（GABA）等。

2. 心理与社会因素　行为理论认为焦虑是因对某些环境刺激的恐惧而形成的一种条件反射；认知理论认为焦虑病人以负性自动思维的方式对环境做出反应；心理动力学理论认为焦虑源于内在的心理冲突，因个体无法找到表达本我冲动的健康途径而导致。

【临床表现】

1. 精神方面　焦虑的核心为过度担心、紧张害怕，分为：①广泛性焦虑；②预期性焦虑；③急性焦虑发作（又称为惊恐发作）。

2. 行为方面　紧张不安、来回走动、静坐不能、措手顿足、肢体震颤等。

3. 自主神经症状　头晕、心慌、胸闷、气促、口干、尿频、尿急、出汗、月经紊乱、性功能障碍等。

【问诊要点】

① 性别、性格、生活压力等（女性、敏感脆弱及完美主义者易产生焦虑）。

② 病前有无内分泌疾病、脑血管疾病、颅内感染及心脏疾病病史，有无酒精或精神活性物质使用或戒断情况。

同步练习

1. 抑郁的特征性表现有哪些？
2. 焦虑的特征性表现有哪些？

参考答案

1. 答：抑郁以显著而持久的情绪低落为主要特征。

2. 答：焦虑以过度担心、紧张害怕为主要特征。

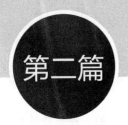

第二篇

问 诊

第一章　问诊的重要性与医德要求

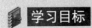

熟悉　问诊的重要性及医德要求。

第一节　问诊的重要性

问诊是医生通过对病人或相关人员的系统询问获取病史资料，经过综合分析后作出临床判断的一种诊法。问诊是病史采集的主要手段。病史的完整性和准确性对疾病的诊断和处理有很大的影响，因此问诊是每个临床医生必须掌握的基本技能。

通过问诊所获取的资料对了解疾病的发生、发展，诊治经过，既往健康状况和曾患疾病的情况，以及疾病诊断具有极其重要的意义，也为随后对病人进行的体格检查和各种诊断性检查的安排提供了最重要的基本资料。

采集病史是医生诊治病人的第一步，其重要性还在于它是医患沟通、建立良好医患关系的最重要的时机，交流与沟通技能是对现代医生重要的素质要求。

根据问诊时的临床情景和目的的不同，大致可分为全面系统的问诊和重点问诊。

第二节　问诊的医德要求

（1）严肃认真。

（2）尊重隐私。

（3）对任何病人一视同仁。

（4）对同行不随意评价。

（5）病人教育和健康指导。

第二章 问诊的内容

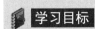

学习目标

掌握 问诊的内容。

内容精讲

★一、一般项目

一般项目包括：姓名、性别、年龄、籍贯、出生地、民族、婚姻、通信地址、电话号码、工作单位、职业、入院日期、记录日期、病史陈述者及其可靠程度等。

二、主诉

主诉为病人感受最主要的痛苦或最明显的症状或（和）体征，也就是本次就诊最主要的原因及其持续时间。主诉应当用一两句话加以概括，同时注明主诉自发生到就诊的时间。

三、现病史

现病史是病史中的主体部分，它记述病人患病后的全过程，即发生、发展、演变和诊治经过。可按以下的内容和程序询问。

1. 起病情况与患病的时间 起病情况指疾病发作的缓急；患病时间指从起病到就诊或入院的时间。

2. 主要症状的特点 包括主要症状出现的部位、性质、持续时间和程度、缓解或加剧的因素等。

3. 病因与诱因 尽可能了解与本次发病有关的病因和诱因，这有助于明确诊断与拟定治疗措施。

4. 病情的发展与演变 包括患病过程中主要症状的变化或新症状的出现。

5. 伴随症状 在主要症状的基础上同时出现的一系列其他症状。这些伴随症状常常是鉴别诊断的依据，或提示出现了并发症。

6. 诊治经过 如病人就诊前已接受过其他医疗单位的诊治，应当询问接受过什么诊治措施及其结果；若已用药则应问明使用过的药物名称、剂量、时间和疗效。

7. 病程中的一般情况 指病人患病后的精神状态、体力状态，食欲及食量的改变，睡眠与大小便的情况等。

四、既往史

既往史包括病人既往的健康状况和曾经患过的疾病（包括各种传染病）、外伤手术、预防注射、过敏，特别是与目前所患疾病有密切关系的情况。此外，还包括对病人居住或生活地区的主要传染病和地方病史的询问。

五、系统回顾

系统回顾由很长的一系列直接提问组成，用以最后一遍搜集病史资料，避免问诊过程中病人或医生有忽略或遗漏的内容。

1. 呼吸系统　有无咳嗽、咳痰、咯血、胸痛及呼吸困难等症状。

2. 循环系统　有无心悸、胸痛、呼吸困难等症状，有无风湿热、心脏疾病、高血压病、动脉硬化等病史。女性病人应询问妊娠、分娩时有无高血压和心功能不全等情况。

3. 消化系统　有无腹痛、腹泻、呕吐、呕血、食欲改变、嗳气、反酸、腹胀等症状。

4. 泌尿系统　有无尿痛、尿急、尿频和排尿困难；尿量和夜尿量，有无尿潴留及尿失禁等。

5. 造血系统　皮肤黏膜有无苍白、黄染、出血点及淋巴结、肝大、脾大等。

6. 内分泌及代谢系统　有无怕热、多汗、乏力、心悸、食欲异常、烦渴、多尿等；有无性格、智力、甲状腺、体重、皮肤、毛发的改变。有无产后大出血。

7. 神经精神系统　有无头痛、头晕、失眠、意识障碍、晕厥、痉挛、瘫痪、视力障碍、感觉及运动异常、性格改变、感觉与定向障碍。

8. 肌肉骨骼系统　有无肢体疼痛、痉挛、萎缩、瘫痪等。有无关节肿痛、运动障碍、外伤、骨折、关节脱位、畸形等。

六、 个人史

个人史是指与疾病有关的个人历史。

1. 社会经历　包括出生地、居住地和居留时间（尤其是疫源地和地方病流行区）、受教育程度、经济生活和业余爱好等。

2. 职业及工作条件　包括工种、劳动环境、对毒物的接触情况等。

3. 习惯与嗜好　起居、卫生饮食习惯，烟酒嗜好及其他异嗜物偏好等。

4. 有无冶游史　是否患过性传播疾病。

七、 婚姻史

婚姻史包括未婚或已婚、结婚年龄、配偶健康状况、性生活情况、夫妻关系等。

八、 月经史与生育史

月经史与生育史包括月经初潮的年龄、月经周期和经期天数、经血的量和颜色、经期症状、有无痛经与白带、末次月经日期、闭经日期、绝经年龄。妊娠与生育次数，避孕措施等。

九、 家族史

家族史包括询问双亲与兄弟、姐妹及子女的健康与疾病情况，特别应询问是否有与病人同样的疾病，有无与遗传有关的疾病。

第三章 问诊的方法与技巧

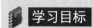
 内容精讲

★ 第一节 问诊的基本方法与技巧

（1）问诊开始，可从礼节性的交谈开始，先作自我介绍，了解病人的要求与愿望，并表示愿意解除病人的病痛和满足他的要求。尽自己所能，建立良好的医患关系，缩短医患之间的距离，使病史采集能顺利地进行下去。并注意保护病人隐私。

（2）从主诉开始，尽可能让病人充分地陈述和强调他认为重要的情况和感受。

（3）追溯首发症状开始的确切时间，直至目前的演变过程。如有几个症状同时出现，必须确定其先后顺序。虽然收集资料时，不必严格地按症状出现先后提问，但所获得的资料应足以按时间顺序口述或写出主诉和现病史。

（4）在问诊的两个项目之间使用过渡语言，向病人说明要讨论的话题及其理由，使病人不会困惑你为什么要询问这些情况。

（5）根据具体情况采用不同类型的提问。一般性提问，常用于问诊开始，可获得某一方面的大量资料。待获得一些信息后，再着重追问一些重点问题。直接提问，用于收集一些特定的有关细节，获得的信息更有针对性。询问者应遵循从一般提问到直接提问的原则。避免诱导性提问或暗示性提问、责难性提问、连续提问。诱导性提问，或叫暗示性提问，在措辞上已暗示了期望的内容，使病人易于默认或附和医生的诱问。

（6）提问时要有系统性和目的性。杂乱无章的重复提问会降低病人对医生的信心和期望。

（7）询问病史的每一部分结束时进行归纳小结，可达到以下目的：①唤起医生自己的记忆和理顺思路，以免忘记要问的问题；②让病人知道医生如何理解他的病史；③提供机会核实病人所述病情。

（8）避免医学术语。

（9）为了病史准确，有时医生要引证核实病人提供的信息。

（10）仪表、礼节和友善的举止，有助于发展与病人的和谐关系，使病人感到温暖亲切，获得病人的信任，适当的时候应微笑或赞许地点头示意。

（11）恰当地运用一些评价、赞扬与鼓励性的语言，可促进病人与医生的合作。

（12）询问病人的经济情况，关心病人有无来自家庭和工作单位经济和精神上的支持。

（13）医生应明白病人的期望，了解病人就诊的确切目的和要求。

（14）许多情况下，病人答非所问或依从性差其实是因为病人没有理解医生的意思。可用巧妙而仔细的各种方法检查病人的理解程度。

（15）如病人问到一些问题，医生不清楚或不懂时，不能随便应付、不懂装懂，甚至乱解释，也不要简单回答三个字"不知道"。

（16）问诊结束时，应谢谢病人的合作、告知病人或体语暗示医患合作的重要性，说明下一步对病人的要求、接下来做什么、下次就诊时间或随访计划等。

第二节　重点问诊的方法

重点病史采集是指针对就诊的最主要或"单个"问题（现病史）来问诊，并收集除现病史外的其他病史部分中与该问题密切相关的资料。重点病史采集的临床情况主要是急诊和门诊。重点病史采集应选择那些对解决该问题所必需的内容进行问诊，是以简洁的形式和调整过的顺序进行的。

重点问诊是通过直接提问收集有关本系统中疑有异常的更进一步的资料，对阳性的回答就应如上一章所述的方法去问诊，而阴性症状也应记录下来。

第三节　特殊情况的问诊技巧

（一）缄默与忧伤

注意观察病人的表情、目光和躯体姿势，为可能的诊断提供线索；以尊重的态度，耐心地向病人表明医生理解其痛苦，鼓励其表述。

（二）焦虑与抑郁

给予宽慰和保证应注意分寸。

（三）多话与唠叨

注意提问应限定在主要问题上；根据初步判断，在病人提供不相关的内容时巧妙地打断。

（四）愤怒与敌意

医生一定不能发怒，应采取坦然、理解、不卑不亢的态度。

（五）多种症状并存

应注意抓住关键，把握实质。

（六）说谎和对医生不信任

医生不必强行纠正，但应认识到说谎。

（七）文化程度低和语言障碍

问诊时语言应通俗易懂，减慢提问的速度，注意必要的重复及核实。

（八）重危和晚期病人

应特别关心，避免造成伤害。

（九）残疾病人

需要更多的同情、关心和耐心。

（十）老年人

用简单清楚、通俗易懂的一般性问题提问，减慢问诊进度，使之有足够的时间思索、回忆。

（十一）儿童

一般由家长代述。注意态度和蔼。

（十二）精神疾病病人

对缺乏自知力的病人，其病史是从病人的家属或相关人员中获得。

同步练习

1. 何为主诉？

2. 现病史包括哪些内容？

3. 问诊包括哪些主要内容？

4. 询问病史的每一部分结束时为什么要进行归纳小结？

5. 何为诱导性提问？

6. 什么情况下使用重点问诊？

参考答案

1. 答：主诉为病人感受最主要的痛苦或最明显的症状或(和)体征，也就是本次就诊最主要的原因及其持续时间。

2. 答：①起病情况与患病的时间；②主要症状的特点；③病因与诱因；④病情的发展与演变；⑤伴随症状；⑥诊治经过；⑦病程中的一般情况。

3. 答：①一般项目；②主诉；③现病史；④既往史；⑤系统回顾；⑥个人史；⑦婚姻史；⑧月经史和生育史；⑨家族史。

4. 答：①唤起医生自己的记忆和理顺思路，以免忘记要问的问题；②让病人知道医生如何理解他的病史；③提供机会核实病人所述病情。

5. 答：诱导性提问，或叫暗示性提问，在措辞上已暗示了期望的内容，使病人易于默认或附和医生的诱问。

6. 答：重点病史采集的临床情况主要是急诊和门诊。

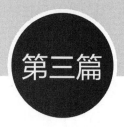

第三篇

体格检查

第一章 基本方法

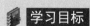

1. **掌握** 视诊、触诊、叩诊、听诊的基本方法。
2. **熟悉** 嗅诊。

第一节 视 诊

★视诊是医生用眼睛观察病人全身或局部表现的检查方法。视诊可用于全身一般状态的检查，如意识状态、发育、营养、面容、表情、体位、姿势、步态等；也可用于局部改变的检查，如皮肤、黏膜、眼、耳、鼻、口、胸廓、腹形、骨骼、关节外形等。

第二节 触 诊

触诊是医生通过手接触病人被检部位来感受并加以判断的检查方法。触诊适用范围很广，其中以腹部触诊尤为重要。

★一、 触诊方法

触诊时，由于目的不同而施加的压力有轻有重，因而可分为浅部触诊法和深部触诊法。

1. 浅部触诊法 用于体表浅在病变的检查和评估，如关节、软组织、淋巴结、阴囊、精索等。手法为：将一手置于被检部位，运用腕关节及掌指关节的协调动作，轻柔的以旋转或滑动的方式进行触诊。浅部触诊一般不引起腹肌紧张，有利于检查腹部深度1cm内有无压痛、包块、搏动、抵抗感和肿大脏器等。

2. 深部触诊法 用于深在病变的检查，如阑尾、胆囊、深部脏器、深部肿物等。手法为：单手或双手重叠由浅入深逐渐加压的方式进行触诊。主要用于腹腔病变和脏器情况的检查。有利于检查腹部深度2cm以上，有时可达4～5cm的病变。分为以下几种。

（1）深部滑行触诊法　医生以右手并拢的二、三、四指平放于病人腹壁，手指末端逐渐触向腹腔的脏器或包块，在被触及的包块上做上下左右的滑动触摸。常用于腹腔深部肿块和胃肠病变的检查。

（2）双手触诊法　医生将左手掌置于被检脏器或包块背后部，右手二、三、四指并拢平放于病人腹壁，左手将病人腹腔脏器或包块向右手处托起，配合右手深部触诊。检查应配合病人的腹式呼吸。常用于肝、脾、肾及腹腔肿物的检查。

（3）深压触诊法　用一或两个并拢的手指逐渐深压腹壁被检部位，常用于探测腹腔深在病变，可确定病变的部位或腹腔压痛点，如阑尾压痛点、胆囊压痛点、输尿管压痛点等。检查反跳痛时，在深压的基础上迅速将手抬起，并询问病人疼痛是否加重，或观察病人是否出现痛苦表情。

（4）冲击触诊法　又称浮沉触诊法。医生将右手二、三、四指并拢以 $70°\sim90°$ 角置于腹壁拟检部位，作数次急速而较有力的冲击动作，指端可有腹腔脏器或包块浮沉的感觉。一般只用于大量腹腔积液时肝、脾及腹腔包块难以触及者。

二、　触诊注意事项

①检查前医生要取得病人配合。②检查时医生手应温暖，手法应轻柔。在检查过程中，应随时观察病人表情。③病人应采取适当体位才能获得满意检查效果。④触诊下腹部时，应嘱病人排尿。⑤触诊时医生应手脑并用，边检查边思索。

第三节　叩　诊

叩诊是医生用手指叩击病人被检部位，使之震动而产生音响，通过仔细分辨震动和声响的特点来判断有无异常的一种方法。叩诊多用于心、肺的检查。

★一、　叩诊方法

分为直接叩诊法和间接叩诊法两种。

1. 直接叩诊法　医生将右手二、三、四指并拢用其掌面直接拍击被检部位，根据拍击的反响和指下震动感来判断病变情况。适用于胸部和腹部广泛病变者，如胸膜粘连、大量胸腔积液、腹水或气胸等。

2. 间接叩诊法　为应用最多的叩诊方法。医生将左手中指第二指节紧贴叩诊部位，其他手指稍微抬起，右手指自然弯曲，右手中指指端垂直叩击于左手中指末端指关节处或第二节指骨远端。叩诊时腕关节与掌指关节灵活、协调运动，避免肘关节和肩关节参与。叩击后右手中指应立即抬起，以免影响对叩诊音的判断。同一部位可连续叩击 $2\sim3$ 下，其后稍有一短暂停顿，方可再连续叩击 $2\sim3$ 下，叩击力量应均匀适中。

二、　叩诊注意事项

① 环境应安静。②根据叩诊部位不同，病人应采取适当体位，如叩诊胸部时，可取坐位或卧位；叩诊腹部时常取仰卧位；需确定有无少量腹腔积液时，可嘱病人取肘膝位。③应注意对称部位的比较与鉴别。④不仅要注意叩诊音响的变化，还要注意不同病灶的震动感差异，两者应相互配合。⑤叩诊操作应规范，用力要均匀适当。

三、　叩诊音

1. 清音　是正常肺部的叩诊音。音响较强，音调较低，振动持续时间较长的非乐性音。

2. 浊音　是叩击少量含气组织覆盖的实质性脏器时产生的声音。如心、肝与肺组织重叠处。

这是一种音响较弱，音调较高，振动持续时间较短的非乐性音。

3. 鼓音 是叩击含有大量气体的空腔脏器时出现的叩诊音。如同击鼓声，音响较清音强，振动持续时间也较长，是一种和谐的乐音。正常人体胃泡区的叩诊呈鼓音，病理情况下可见于肺内空洞、气胸、气腹的叩诊音。

4. 实音 是叩击实质性脏器所产生的音响。这是一种音响较浊音更弱，音调更高，振动持续时间更短的非乐性音。正常人体心和肝无肺脏覆盖部分叩诊呈实音。病理情况下可见于大量胸腔积液或肺实变。

5. 过清音 介于鼓音与清音之间，音响较清音更强，音调更低，为一种类乐性音。常见于叩击含气量增多、弹性减弱肺组织时，如肺气肿等。

第四节　听　诊

听诊是医生靠听觉来分辨身体各部位活动时发出的声音正常与否的一种检查方法。

★一、　听诊方法

听诊方法可分为直接听诊法和间接听诊法。

1. 直接听诊法 医生将耳直接贴于被检部位上进行听诊，目前少用，只有在某些特殊和紧急情况下才会采用。

2. 间接听诊法 医生佩戴听诊器进行听诊的一种检查方法。

二、　听诊注意事项

① 听诊时注意力要集中，听诊环境要安静。②切忌隔着衣服听诊，接触皮肤前应用手测试其温度，过凉时可用手摩擦揞热体件。③应根据病情和听诊的需要，嘱病人采取适当的体位。④要正确使用听诊器。体件有钟型和膜型两种类型，钟型体件适用于听取低调声音，如二尖瓣狭窄的隆隆样舒张期杂音，使用时应轻触体表被检查部位，但应注意避免因体件与皮肤摩擦而产生的附加音；膜型体件适用于听取高调声音，如主动脉瓣关闭不全的杂音及呼吸音、肠鸣音等，使用时应紧触体表被检查部位。⑤听诊时注意力要集中，听肺部时要摒除心音的干扰，听心音时要摒除呼吸音的干扰。

第五节　嗅　诊

嗅诊是医生通过嗅觉来辨别发自病人的异常气味，并分析其与疾病之间关系的一种方法，如嗅诊皮肤、黏膜、呼吸道、消化道、呕吐物、排泄物、分泌物、脓液和血液等的气味。

恶臭味痰液提示厌氧菌感染，多见于支气管扩张症或肺脓肿；烂苹果味见于糖尿病酮症酸中毒者；酸性汗液可见于风湿热或长期服用水杨酸、阿司匹林的病人；呼吸呈刺激性蒜味见于有机磷农药中毒者；腥臭味粪便见于细菌性痢疾病人；呕吐物出现粪便味可见于肠梗阻病人；尿呈浓烈氨味见于膀胱炎病人；氨味见于尿毒症病人；肝腥味见于肝性脑病者。

◆━━〔同步练习〕━━►

1. 触诊方法有哪些？

2. 听诊的方法有哪些？

3. 叩诊音有多少种？

参考答案

1. 答：触诊方法主要有浅部触诊法和深部触诊法，其中深部触诊法包括深部滑行触诊法、双手触诊法、深压触诊法、冲击触诊法。

2. 答：听诊方法分为直接听诊法和间接听诊法。

3. 答：叩诊音包括：①清音；②浊音；③鼓音；④实音；⑤过清音。

第二章 一般检查

📖 **学习目标**

1. **掌握** 生命体征的测量；淋巴结检查的方法。
2. **熟悉** 一般检查的内容；特殊面容、步态的意义。
3. **了解** 皮肤、淋巴结检查的临床意义。

📕 **内容精讲**

一般检查包括性别、年龄、体温、脉搏、血压、发育与营养、意识状态、面容表情、体位姿势、步态等，还有皮肤和淋巴结。以视诊为主，配合触诊、听诊及嗅诊进行检查。

第一节 全身状态检查

一、 性别

正常人的性征很明显，男女性征的出现与体内性激素有关。疾病的发生与性别有一定关系，某些疾病可引起性征发生改变。

二、 年龄

一般通过问诊便可得知。年龄与某些疾病的发生密切相关，如佝偻病、白喉、麻疹等多见于幼儿及儿童；结核多见于少年和青年；脑卒中、癌肿多见于老年人。

★三、 生命体征

包括体温、脉搏、呼吸和血压。

（一）体温

（1）口测法 正常值为 36.3～37.2℃。不能用于婴幼儿及神志不清者。

（2）肛测法 正常值为 36.5～37.7℃。肛门疾病病人不能采用。

（3）腋测法 正常值 36～37℃。该法简便、安全，且不易发生交叉感染，为最常用的体温测定方法。

（二）呼吸

观察呼吸的频率、节律，有无呼吸困难，呼吸深度等。

（三）脉搏

观察记录病人的脉搏频率、节律及强弱等。

（四）血压

观察记录动脉血压的高低数值。

四、 发育与体型

（一）发育

通过年龄、身高、体重、智力及第二性征发育状况之间的关系来判断发育情况。

（二）体型

成年人的体型可分为：①无力型（瘦长型）；②正力型（匀称型）；③超力型（矮胖型）。

五、营养状态

营养状态临床上分良好、中等、不良三个等级。①良好：黏膜红润、皮肤光泽、弹性良好，皮下脂肪丰满而有弹性，肌肉结实，指甲、毛发润泽，肋间隙及锁骨上窝深浅适中，肩胛部和股部肌肉丰满；②不良：皮肤黏膜干燥、弹性降低，皮下脂肪菲薄，肌肉松弛无力，指甲粗糙无光泽，毛发稀疏，肋间隙、锁骨上窝凹陷，肩胛骨和髂骨嶙峋突出；③中等：介于两者之间。

营养状态异常包括：①营养不良：可见于摄食障碍、消化吸收障碍、消耗增多；②营养过度：可见于原发性肥胖（为摄入热量过多所致）、继发性肥胖（为某些内分泌疾病所致）。

六、意识状态

意识障碍分觉醒障碍和意识内容障碍。觉醒障碍包括嗜睡、意识模糊、昏睡、谵妄以及昏迷；意识内容障碍包括精神错乱和谵妄状态。

七、语调与语态

语调指言语过程中的音调。语音障碍分为：失声（不能发音）、失语（不能言语，包括运动性失语和感觉性失语）和口吃。

语态指言语过程中的节奏。语态异常见于帕金森病、舞蹈症、手足徐动症等。

八、面容与表情

健康人面色红润、表情自然，某些疾病有特殊的面容和表情，对诊断有一定帮助。

1. 急性病容　面色潮红，鼻翼扇动，表情痛苦。多见于急性感染性疾病，如肺炎球菌肺炎、疟疾、流行性脑脊髓膜炎等。

2. 慢性病容　面容憔悴，面色晦暗、无华，目光暗淡。见于慢性消耗性疾病，如恶性肿瘤、肝硬化、严重结核病等。

3. 贫血面容　面色苍白，唇舌色淡，表情疲惫。见于各种原因所致的贫血。

4. 肝病面容　面色晦暗，额部、鼻背、双颊有褐色色素沉着。见于慢性肝脏疾病。

5. 肾病面容　面色苍白，眼睑、颜面水肿，舌色淡、舌缘有齿痕。见于慢性肾脏疾病。

6. 甲状腺功能亢进症面容　面容惊愕，眼裂增宽，眼球凸出，目光炯炯，烦躁易怒。见于甲状腺功能亢进症。

7. 黏液性水肿面容　面色苍黄，颜面水肿，睑厚面宽，目光呆滞，反应迟钝，眉毛、头发稀疏，舌色淡、肥大。见于甲状腺功能减退症。

8. 二尖瓣面容　面色晦暗、双颊紫红、口唇轻度发绀。见于风湿性心瓣膜病二尖瓣狭窄。

9. 肢端肥大症面容　头颅增大，面部变长，下颌增大、向前突出，眉弓及两颧隆起，唇舌肥厚，耳鼻增大。见于肢端肥大症。

10. 伤寒面容　表情淡漠，反应迟钝呈无欲状态。见于肠伤寒、脑脊髓膜炎、脑炎等高热衰竭病人。

11. 苦笑面容　牙关紧闭，面肌痉挛，呈苦笑状。见于破伤风。

12. 满月面容　面圆如满月，皮肤发红，常伴痤疮和胡须生长。见于库欣综合征及长期应用糖皮质激素者。

13. 面具面容 面部呆板、无表情，似面具样。见于帕金森病、脑炎等。

九、体位

体位是指病人身体所处的状态。常见体位有以下几种。①自主体位：身体活动自如。②被动体位：病人不能调整或变换身体的位置。③强迫体位：病人为减轻痛苦被迫采取的特殊体位。

十、姿势

姿势是指病人举止的状态。病人因受疾病的影响可出现姿势的改变。

十一、步态

步态是指病人走动时所表现的姿态。典型异常步态有下列几种。

1. 蹒跚步态 走路时身体左右摇摆。见于佝偻病、大骨节病、进行性肌营养不良或先天性双侧髋关节脱位等。

2. 醉酒步态 步态紊乱不准确如醉酒状。见于小脑疾病、酒精及巴比妥中毒等。

3. 共济失调步态 起步时一脚高抬，骤然垂落，两脚间距很宽，闭目时不能保持平衡。见于脊髓病变病人。

4. 慌张步态 起步后小步急速趋行，身体前倾，有难以止步之势。见于帕金森病病人。

5. 跨阈步态 行走时必须抬高下肢才能起步。见于腓总神经麻痹。

6. 剪刀步态 移步时下肢内收过度，两腿交叉呈剪刀状。见于脑性瘫痪与截瘫病人。

7. 间歇性跛行 步行时，因下肢突发性酸痛乏力，病人被迫停止行进，需稍休息后方能继续行进。见于高血压、动脉硬化病人。

第二节 皮 肤

皮肤检查内容包括皮肤颜色、湿度、弹性、皮疹、出血点、紫癜、水肿及瘢痕等。

（一）颜色

应注意有无苍白、黄染、发绀等。

1. 苍白 可由贫血、末梢血管痉挛或充盈不足所致，如寒冷、休克、虚脱及主动脉瓣关闭不全等。仅见肢端苍白，可能与肢体动脉痉挛或阻塞有关，如雷诺病、血栓闭塞性脉管炎等。

2. 发绀 皮肤呈青紫色，常出现于口唇、耳郭、面颊及肢端等。

3. 黄染 血清内胆红素浓度升高而使皮肤、黏膜、巩膜黄染的现象。可见于肝脏疾病、胆道疾病、溶血性贫血等。

4. 色素沉着 应注意检查关节的伸、屈面，暴露部位与非暴露部位，乳晕，腋窝，口腔黏膜等。

（二）湿度

皮肤湿度与汗腺功能有关。甲状腺功能亢进症病人常多汗，结核病病人常夜间盗汗。

（三）弹性

常检查手背或上臂内侧部位，用拇指与示指将皮肤捏起，放手后皱起的皮肤立即平复为正常。皮肤弹性与年龄、营养、皮下脂肪及组织间隙所含液体量相关。

（四）皮疹

斑疹局部皮肤发红，病灶一般不凸出皮肤表面，可见于风湿性多形性红斑；丘疹局部颜色改变，病灶凸出皮肤表面，可见于药物疹、麻疹及湿疹等；荨麻疹呈苍白或片状发红的改变，并隆起于皮肤表面，见于各种过敏反应。

（五）脱屑

米糠样脱屑常见于麻疹；片状脱屑常见于猩红热；银白色鳞状脱屑见于银屑病。

（六）皮下出血

皮下出血直径小于 2mm 称为瘀点，直径 3～5mm 称为紫癜，直径大于 5mm 者称为瘀斑。皮下出血常见于血液系统疾病、重症感染、毒物或药物中毒等。

（七）蜘蛛痣与肝掌

皮肤小动脉末端分支性扩张所形成的血管痣，形似蜘蛛，称为蜘蛛痣。多出现于上腔静脉分布的区域内，如面、颈、手背、上臂、前胸和肩部等处，其大小不等。常见于急、慢性肝炎或肝硬化。

慢性肝病病人手掌大、小鱼际处常发红，加压后褪色，称为肝掌。

（八）水肿

轻度：仅见于眼睑、眶下软组织、胫骨前、踝部皮下组织，指压后可见组织轻度下陷，平复较快。

中度：全身组织均见明显水肿，指压后可出现明显的或较深的组织下陷，平复缓慢。

重度：全身组织严重水肿，身体低位皮肤紧张发亮，甚至有液体渗出。

（九）皮下结节

无论大小结节均应触诊检查，注意其大小、硬度、部位、活动度及有无压痛等。

（十）瘢痕

可作为曾经患某些疾病的线索与证据。

（十一）毛发

受遗传、营养和精神状态的影响。

第三节　淋巴结

正常情况下，淋巴结较小，直径在 0.2～0.5cm，质地柔软，表面光滑，与邻近组织无粘连，不易触及，无压痛。

一、表浅淋巴结分布

分布于耳前、耳后、枕骨下区、颌下、颏下、颈前三角、颈后三角、锁骨上窝、腋窝、滑车上、腹股沟、腘窝等处。

★二、检查方法及顺序

（一）检查方法

（1）检查颈部淋巴结　站在被检查者背后或前面，手指紧贴检查部位，由浅入深进行滑动触诊，嘱被检查者头稍低或偏向检查侧，使肌肉松弛，便于触诊。

（2）检查锁骨上淋巴结　被检查者取坐位或卧位，头部稍向前屈，医生用左手触被检查者右侧，右手触被检查者左侧，由浅入深逐渐触摸至锁骨后深部。

（3）检查腋窝淋巴结　医生面对被检查者，被检查者前臂稍外展，医生以右手检查被检查者左侧，左手检查被检查者右侧，触诊时由浅入深至腋窝各部。

（4）**检查滑车上淋巴结**　医生以左（右）手托扶被检查者左（右）前臂，右（左）手向滑车上进行触摸。

（二）检查顺序

头颈部淋巴结的检查顺序是耳前、耳后、枕部、颌下、颏下、颈前、颈后、锁骨上淋巴结。上肢淋巴结的检查顺序是腋窝淋巴结、滑车上淋巴结。腋窝淋巴结应按尖群、中央群、胸肌群、肩胛下群和外侧群的顺序进行。下肢淋巴结的检查顺序是腹股沟淋巴结（先查上群，后查下群）、腘窝淋巴结。

三、淋巴结肿大的病因及表现

（一）局限性淋巴结肿大

1. 非特异性淋巴结炎　由引流区域的急、慢性炎症所引起。

2. 单纯性淋巴结炎　为淋巴结本身的急性炎症。

3. 淋巴结结核　质地稍硬，大小不等，可相互粘连，或与周围组织粘连。

4. 恶性肿瘤淋巴结转移　质地坚硬，与周围组织粘连，不易推动，一般无压痛。

（二）全身性淋巴结肿大

1. 感染性疾病　如艾滋病、布鲁氏菌病、梅毒等疾病等。

2. 非感染性疾病

（1）结缔组织疾病　如系统性红斑狼疮。

（2）血液系统疾病　如急、慢性白血病，淋巴瘤。

▶◀ 同步练习 ▶◀

1. 蜘蛛痣的临床意义是什么？

2. 试述表浅淋巴结的分布、局限性淋巴结肿大的原因。

3. 皮肤或黏膜下出血按出血直径如何区分？常见于什么病？

4. 试述头颈部淋巴结的检查顺序。

▶◀ 参考答案 ▶◀

1. 答：蜘蛛痣常见于急、慢性肝炎或肝硬化。

2. 答：表浅淋巴结分布于耳前、耳后、枕骨下区、颌下、颏下、颈前三角、颈后三角、锁骨上窝、腋窝、滑车上、腹股沟、腘窝等处。

局限性淋巴结肿大的原因：非特异性淋巴结炎、单纯性淋巴结炎、淋巴结结核、恶性肿瘤淋巴结转移。

3. 答：皮下出血直径小于 2mm 称为瘀点，直径 3～5mm 称为紫癜，直径大于 5mm 者称为瘀斑。皮下出血常见于血液系统疾病、重症感染、毒物或药物中毒等。

4. 答：头颈部淋巴结的检查顺序是耳前、耳后、枕部、颌下、颏下、颈前、颈后、锁骨上淋巴结。

第三章　头部检查

> 📒 **学习目标**
>
> **1. 掌握**　瞳孔、咽部检查的内容、方法及其异常状态的临床意义。
> **2. 熟悉**　头部检查的内容和方法。
> **3. 了解**　头部正常状态和异常改变的临床意义。

📖 **内容精讲**

第一节　头发和头皮

检查头发要注意颜色、疏密度、脱发的类型与特点。

头皮的检查需分开头发观察头皮颜色、头皮屑，有无头癣、疖痈、外伤、血肿及瘢痕等。

第二节　头　颅

头颅的视诊应注意大小、外形变化和有无异常活动。触诊是用双手仔细触摸头颅的每一个部位，了解其外形，有无压痛和异常隆起。头颅的大小以头围来衡量。

头颅的大小异常或畸形可成为一些疾病的典型体征，临床常见者如下。

1. 小颅　小儿囟门过早闭合可形成小头畸形，这种畸形同时伴有智力发育障碍。

2. 尖颅　头顶部尖突高起，与颜面的比例异常，见于先天性疾病尖颅并指（趾）畸形。

3. 方颅　前额左右突出，头顶平坦呈方形，见于小儿佝偻病或先天性梅毒。

4. 巨颅　额、顶、颞及枕部突出膨大呈圆形，颈部静脉充盈，对比之下颜面很小，见于脑积水。

5. 长颅　自颅顶至下颌部的长度明显增大，见于马方综合征及肢端肥大症。

6. 变形颅　发生于中年人，以颅骨增大变形为特征，见于变形性骨炎（Paget 病）。

头部的运动异常，一般视诊即可发现。头部活动受限，见于颈椎疾病；头部不随意地颤动，见于帕金森病；与颈动脉搏动一致的点头运动，称 de Musset 征，见于严重主动脉瓣关闭不全。

第三节　颜面及其器官

一、眼

眼的检查包括四部分：视功能、外眼、眼前节和内眼的检查。

（一）视功能检查

1. 视力　视力分为远视力和近视力，后者通常指阅读视力。其检测采用通用国际标准视力表进行。

远距离视力表：距视力表 5m 远，两眼分别检查。能看清"1.0"行视标者为正常视力。

近距离视力表：在距视力表 33cm 处，能看清"1.0"行视标者为正常视力。

2. 视野 是当眼球向正前方固视不动时所见的空间范围，与中心视力相对而言，它是周围视力。视野的左或右一半缺失，称为偏盲。双眼视野颞侧偏盲或象限偏盲，见于视交叉以后的中枢病变。单侧不规则的视野缺损，见于视神经和视网膜病变。

3. 色觉 色觉的异常可分为色弱和色盲两种。

（二）外眼检查

1. 眼睑

（1）睑内翻 由于瘢痕形成使睑缘向内翻转，见于沙眼。

（2）上睑下垂 双侧睑下垂见于先天性上睑下垂、重症肌无力；单侧上睑下垂见于动眼神经麻痹。

（3）眼睑闭合障碍 双侧眼睑闭合障碍可见于甲状腺功能亢进症；单侧闭合障碍见于面神经麻痹。

（4）眼睑水肿 常见于肾炎、慢性肝病、营养不良、贫血、血管神经性水肿等。

此外，还应注意眼睑有无包块、压痛、倒睫等。

2. 泪囊 挤压泪囊，若有黏液脓性分泌物流出，考虑慢性泪囊炎，有急性炎症时应避免做此检查。

3. 结膜 结膜分睑结膜、穹窿部结膜与球结膜三部分。充血时黏膜发红可见血管充盈，见于结膜炎、角膜炎；颗粒与滤泡见于沙眼；结膜苍白见于贫血；结膜发黄见于黄疸；若有多少不等散在的出血点时，可见于感染性心内膜炎；如伴充血、分泌物，见于急性结膜炎；若有大片的结膜下出血，可见于高血压、动脉硬化等。

4. 眼球 检查时注意眼球的外形与运动。

（1）眼球突出 双侧眼球突出见于甲状腺功能亢进症。病人除突眼外还有以下眼征。①Stellwag 征：瞬目（即眨眼）减少；②Graefe 征：眼球下转时上睑不能相应下垂；③Mobius 征：表现为集合运动减弱，即目标由远处逐渐移近眼球时，两侧眼球不能适度内聚；④Joffroy 征：上视时无额纹出现。单侧眼球突出，多由于局部炎症或眶内占位性病变所致，偶见于颅内病变。

（2）眼球下陷 双侧下陷见于严重脱水；单侧下陷，见于 Horner 综合征和眶尖骨折。

（3）眼球运动 主要是检查六条眼外肌的运动功能。眼球运动受动眼神经、滑车神经、展神经支配。

（4）眼压减低 双眼球凹陷，见于眼球萎缩或脱水。眼压可采用触诊法或眼压计来检查。

（5）眼压增高 见于青光眼。

（三）眼前节检查

1. 角膜 检查时用斜照光更易观察其透明度，注意有无云翳、白斑、软化、溃疡、新生血管等。

2. 巩膜 巩膜呈瓷白色。在发生黄疸时，巩膜比其他黏膜更先出现黄染而容易被发现。近角膜巩膜交界处较轻，越远离此越黄。

3. 虹膜 纹理模糊或消失，见于虹膜炎症、水肿和萎缩。形态异常或有裂孔，见于虹膜后粘连、外伤、先天性虹膜缺损等。

★4. 瞳孔　正常直径为 3~4mm。瞳孔缩小，是由动眼神经的副交感神经纤维支配；瞳孔扩大，是由交感神经支配。

（1）瞳孔的形状与大小　正常为圆形，双侧等大。病理情况下，瞳孔缩小，见于虹膜炎症、中毒（有机磷类农药）、药物反应（毛果芸香碱、吗啡、氯丙嗪）等。瞳孔扩大见于外伤、颈交感神经刺激、青光眼绝对期、视神经萎缩、药物影响（阿托品、可卡因）等。双侧瞳孔散大并伴有对光反射消失为濒死状态的表现。

（2）双侧瞳孔大小不等　常提示有颅内病变，如脑疝。

（3）对光反射　直接对光反射，通常用手电筒直接照射瞳孔，瞳孔立即缩小，移开光源后瞳孔迅速复原。间接对光反射，用手隔开两眼，光线照射一眼时，另一眼瞳孔立即缩小，移开光线，瞳孔扩大。瞳孔对光反射迟钝或消失，见于昏迷病人。

（4）集合反射　嘱病人注视 1m 以外的目标（通常是检查者的示指尖），然后将目标逐渐移近眼球（距眼球 5~10cm），正常人此时可见双眼内聚，瞳孔缩小，称为集合反射。动眼神经功能损害时，集合反射和调节反射均消失。

（四）眼底检查

需借助检眼镜才能检查眼底。检查眼底主要观察的项目有：视网膜血管、视神经盘、黄斑区、视网膜各象限，应注意视盘的颜色、形状、边缘、大小，视网膜有无出血和渗出物、动脉有无硬化等。

视盘水肿常见于引起颅内高压疾病，如颅内肿瘤、脑脓肿、外伤性脑出血、脑膜炎、脑炎等。

二、耳

耳是听觉和平衡器官，分外耳、中耳和内耳三个部分。

1. 外耳

（1）耳郭　痛风病人可在耳郭上触及痛性小结节，此为尿酸钠沉着的结果。牵拉和触诊耳郭引起疼痛，常提示有炎症。

（2）外耳道　有脓液流出并有全身症状，则应考虑急性中耳炎。有血液或脑脊液流出则应考虑到颅底骨折。

2. 中耳　观察鼓膜是否穿孔，注意穿孔位置，如有溢脓并伴有恶臭，可能为胆脂瘤。

3. 乳突　患化脓性中耳炎引流不畅时可蔓延为乳突炎，检查时可发现耳郭后方皮肤有红肿，乳突有明显压痛，有时可见瘘管。

4. 听力　粗测采用机械表或捻指声，听力正常时一般约在 1m 处可听到，精测法则采用音叉或电测听设备检查。

三、鼻

1. 鼻的外形　视诊时注意鼻部皮肤颜色和鼻外形的改变。

2. 鼻翼扇动　见于伴有呼吸困难的高热性疾病（如大叶性肺炎）、支气管哮喘和心源性哮喘发作时。

3. 鼻中隔　正常成人的鼻中隔很少完全正中，多数稍有偏曲。

4. 鼻出血　多为单侧，见于外伤、鼻腔感染、局部血管损伤、鼻咽癌、鼻中隔偏曲等。双侧出血则多由全身性疾病引起。

5. 鼻腔黏膜　急性鼻黏膜肿胀伴有鼻塞和流涕，见于急性鼻炎。慢性鼻黏膜肿胀见于各种因素引起的慢性鼻炎。鼻黏膜萎缩、鼻腔分泌物减少、鼻甲缩小、鼻腔宽大、嗅觉减退或丧失，见于慢性萎缩性鼻炎。

6. 鼻腔分泌物　清稀无色的分泌物为卡他性炎症，黏稠发黄或发绿的分泌物为鼻或鼻窦的化脓性炎症所引起。

7. 鼻窦　鼻窦炎时出现鼻塞、流涕、头痛和鼻窦压痛等症状。

四、 口

口的检查包括口唇、口腔内器官和组织以及口腔气味等。

1. 口唇　口唇苍白见于贫血、虚脱、主动脉瓣关闭不全等。口唇颜色深红见于急性发热性疾病。口唇发绀见于心力衰竭和呼吸衰竭等。唇裂为先天性发育畸形。口角糜烂见于核黄素缺乏症。口唇肥厚增大见于黏液性水肿、肢端肥大症以及呆小病等。

2. 口腔黏膜　正常口腔黏膜光洁呈粉红色。出现蓝黑色色素沉着多为肾上腺皮质功能减退症。出现黏膜下出血点或瘀斑，见于各种出血性疾病或维生素 C 缺乏。黏膜溃疡可见于慢性复发性口疮。

3. 牙　应注意有无龋齿、残根、缺牙和义齿等。

4. 牙龈　正常牙龈呈粉红色，质坚韧且与牙颈部紧密贴合，检查时经压迫无出血及溢脓。

5. 舌　观察有无舌体肿大、舌苔、色泽变化、溃疡及舌的运动等。

★6. 咽部及扁桃体　咽部分为三个部分。

（1）鼻咽　注意有无腺状体（增殖体）过度肥大及血性分泌物等。如一侧有血性分泌物和耳鸣、耳聋，应考虑早期鼻咽癌。

（2）口咽　注意有无充血、红肿，分泌物等。扁桃体增大一般分为三度：不超过咽腭弓者为 Ⅰ 度；超过咽腭弓者为 Ⅱ 度；达到或超过咽后壁中线者为 Ⅲ 度。

（3）喉咽　此部分的检查需用间接或直接喉镜才能进行。

7. 喉　急性嘶哑或失声常见于急性炎症，慢性失声要考虑喉癌。纵隔或喉肿瘤时，喉上神经或喉返神经受到损害，可引起声带麻痹以至失声。

8. 口腔的气味　健康人口腔无特殊气味。糖尿病酮症酸中毒病人可发出烂苹果味；尿毒症病人可发出氨味；肝坏死病人口腔中有肝臭味；肺脓肿病人呼吸时可发出组织坏死的臭味；有机磷农药中毒的病人口腔中能闻到大蒜味。

9. 腮腺　腮腺肿大见于急性流行性腮腺炎、急性化脓性腮腺炎、腮腺肿瘤。

同步练习

1. 瞳孔对光反射的定义及其异常有何临床意义？

2. 扁桃体增大的分度方法是什么？

3. 甲状腺功能亢进症时可有哪些眼征？

参考答案

1. 答：直接对光反射，通常用手电筒直接照射瞳孔，瞳孔立即缩小，移开光源后瞳孔迅速复原。间接对光反射，用手隔开两眼，光线照射一眼时，另一眼瞳孔立即缩小，移开光线，瞳孔扩大。瞳孔对光反射迟钝或消失，见于昏迷病人。

2. 答：扁桃体增大一般分为三度：不超过咽腭弓者为 Ⅰ 度；超过咽腭弓者为 Ⅱ 度；达到或超过咽后壁中线者为 Ⅲ 度。

3. 答：①眼球突出；②Stellwag 征；③Graefe 征；④Mobius 征；⑤Joffroy 征。

第四章　颈部检查

学习目标

1. **掌握**　甲状腺检查的方法及其异常状态的临床意义。
2. **熟悉**　颈部检查的内容和方法。
3. **了解**　颈部正常状态和异常改变的临床意义。

内容精讲

颈部的检查应手法轻柔，在平静、自然的状态下进行，被检查者最好取舒适坐位或卧位，解开内衣，充分暴露颈部和肩部。注意颈部的姿势和运动、颈部血管、甲状腺和气管。

一、颈部外形与分区

正常人颈部直立，两侧对称，静坐时颈部血管不显露。

为描述和标记颈部病变的部位，颈部每侧分为两个大三角区域。颈前三角为胸锁乳突肌内缘、下颌骨下缘与前正中线之间的区域。颈后三角为胸锁乳突肌的后缘、锁骨上缘与斜方肌前缘之间的区域。

二、颈部姿势与运动

正常人坐位时颈部直立，伸屈、转动自如。检查时应注意有无斜颈、运动受限、颈部强直，有无抬头不起。

三、颈部皮肤与包块

1. 颈部皮肤　检查时注意有无蜘蛛痣、感染及其他局限性或广泛性病变，如瘢痕、瘘管、神经性皮炎、银屑病等。

2. 颈部包块　检查时应注意其部位、数目、大小、质地、活动度、与邻近器官的关系和有无压痛等特点。

四、颈部血管

正常人立位或坐位时颈外静脉常不显露，平卧时可稍充盈，其水平仅限于锁骨上缘至下颌角距离的下 2/3 以内。异常充盈如颈静脉怒张等见于右心衰竭、缩窄性心包炎、心包积液、上腔静脉阻塞综合征等疾病，以及胸腔、腹腔压力增加等情况。颈静脉搏动可见于三尖瓣关闭不全等。平卧位时若看不到颈静脉充盈，提示低血容量状态。

如在安静状态下出现颈动脉的明显搏动，则多见于主动脉瓣关闭不全、高血压、甲状腺功能亢进症及严重贫血病人。

★五、甲状腺

甲状腺位于甲状软骨下方和两侧，表面光滑，柔软不易触及。

甲状腺检查法主要为以下两种。

1. 视诊　观察甲状腺的大小和对称性。

2. 触诊 包括甲状腺峡部和甲状腺侧叶的检查。

（1）甲状腺峡部 站于受检者前面用拇指或站于受检者后面用示指从胸骨上切迹向上触摸，可感到气管前软组织，判断有无增厚；请受检者吞咽，可感到此软组织在手指下滑动，判断有无肿大和肿块。

（2）甲状腺侧叶

① 前面触诊 一手拇指施压于一侧甲状软骨，将气管推向对侧，另一手示、中指在对侧胸锁乳突肌后缘向前推挤甲状腺侧叶，拇指在胸锁乳突肌前缘触诊，配合吞咽动作，重复检查，可触及被推挤的甲状腺。用同样方法检查另一侧甲状腺。

② 后面触诊 类似前面触诊。一手示、中指施压于一侧甲状软骨，将气管推向对侧，另一手拇指在对侧胸锁乳突肌后缘向前推挤甲状腺，示、中指在其前缘触诊甲状腺。配合吞咽动作，重复检查。用同样方法检查另一侧甲状腺。

3. 听诊 当触到甲状腺肿大时，用钟型听诊器直接放在肿大的甲状腺上，如听到低调的连续性静脉"嗡鸣"音，对诊断甲状腺功能亢进症很有帮助。另外，在弥漫性甲状腺肿伴功能亢进者还可听到收缩期动脉杂音。

甲状腺肿大可分三度：不能看出肿大但能触及者为Ⅰ度；能看到肿大又能触及，但在胸锁乳突肌以内者为Ⅱ度；超过胸锁乳突肌外缘者为Ⅲ度。引起甲状腺肿大的常见疾病有如下几种。

（1）甲状腺功能亢进 肿大的甲状腺质地柔软，触诊时可有震颤，可能听到"嗡鸣"样血管杂音，是血管增多、增粗、血流增速的结果。

（2）单纯性甲状腺肿 腺体肿大很突出，可为弥漫性，也可为结节性，不伴有甲状腺功能亢进体征。

（3）甲状腺癌 触诊时包块可有结节感，不规则，质硬。因发展较慢，体积有时不大。

（4）慢性淋巴性甲状腺炎（桥本甲状腺炎） 呈弥漫性或结节性肿大，易与甲状腺癌相混淆。由于肿大的炎性腺体可将颈总动脉向后方推移，因而在腺体后缘可以摸到颈总动脉搏动；而甲状腺癌则往往将颈总动脉包绕在癌组织内，触诊时摸不到颈总动脉搏动。二者可以此作鉴别。

（5）甲状旁腺腺瘤 甲状旁腺位于甲状腺之后，发生腺瘤时可使甲状腺突出，检查时也随吞咽移动，需结合甲状旁腺功能亢进症的临床表现加以鉴别。

六、气管

正常人气管位于颈前正中部，如大量胸腔积液、积气、纵隔肿瘤以及单侧甲状腺肿大可将气管推向健侧，而肺不张、肺硬化、胸膜粘连可将气管拉向患侧。

同步练习

1. 颈静脉怒张有何临床意义？
2. 试述甲状腺肿大的分度方法。

参考答案

1. 答：颈静脉怒张见于右心衰竭、缩窄性心包炎、心包积液、上腔静脉阻塞综合征等疾病，以及胸腔、腹腔压力增加等情况。

2. 答：甲状腺肿大可分三度：不能看出肿大但能触及者为Ⅰ度；能看到肿大又能触及，但在胸锁乳突肌以内者为Ⅱ度；超过胸锁乳突肌外缘者为Ⅲ度。

第五章　胸部检查

第一节　胸部的体表标志

学习目标

1. **掌握**　胸部的体表标志；肺部视、触、叩、听诊的检查方法、顺序及内容；能正确区分清音、过清音、鼓音、浊音和实音；气管呼吸音、支气管呼吸音、支气管肺泡呼吸音、肺泡呼吸音的正常分布；胸廓、肺部病理体征检查方法、发生机制和临床意义。
2. **熟悉**　肺部视、触、叩、听诊的正常形态及其生理变异。
3. **了解**　胸廓的正常形态及其生理变异、呼吸系统常见疾病的主要症状和体征。

内容精讲

体表标志包括胸廓上的骨骼标志、自然陷窝和一些人为划线及分区。

一、骨骼标志

1. 胸骨柄　为胸骨上端略呈六角形的骨块。

2. 胸骨上切迹　位于胸骨柄的上方。

3. 胸骨角　又称 Louis 角。位于胸骨上切迹下约 5cm，由胸骨柄与胸骨体的连接处向前突起而成。

4. 腹上角　为左右肋弓在胸骨下端会合处所形成的夹角，又称胸骨下角。

5. 剑突　为胸骨体下端的突出部分，呈三角形，其底部与胸骨体相连。

6. 肋骨　共 12 对。第 1～7 肋骨在前胸部与各自的肋软骨连接，第 8～10 肋骨与 3 个联合一起的肋软骨连接后，再与胸骨相连，构成胸廓的骨性支架。第 11～12 肋骨不与胸骨相连，其前端为游离缘，称为浮肋。

7. 肋间隙　为两个肋骨之间的空隙。

8. 肩胛骨　位于后胸壁第 2～8 肋骨之间。肩胛骨的最下端称肩胛下角。被检查者取直立位两上肢自然下垂时，肩胛下角可作为第 7 或第 8 肋骨水平的标志，或相当于第 8 胸椎的水平。

9. 脊柱棘突　是后正中线的标志。

10. 肋脊角　为第 12 肋骨与脊柱构成的夹角。

二、垂直线标志

1. 前正中线　即胸骨中线，为通过胸骨正中的垂直线。

2. 锁骨中线（左、右）　为通过锁骨中点向下的垂直线。

3. 胸骨线（左、右）　为沿胸骨边缘与前正中线平行的垂直线。

4. 胸骨旁线（左、右）　为通过胸骨线和锁骨中线中间的垂直线。

5. 腋前线（左、右）　为通过腋窝前皱襞沿前侧胸壁向下的垂直线。

6. 腋后线（左、右）   为通过腋窝后皱襞沿后侧胸壁向下的垂直线。

7. 腋中线（左、右）   为自腋窝顶端于腋前线和腋后线之间向下的垂直线。

8. 肩胛线（左、右）   为双臂下垂时通过肩胛下角与后正中线平行的垂直线。

9. 后正中线   即脊柱中线，为通过椎骨棘突或沿脊柱正中下行的垂直线。

三、 自然陷窝和解剖区域

1. 腋窝（左、右）   为上肢内侧与胸壁相连的凹陷部。

2. 胸骨上窝   为胸骨柄上方的凹陷部。

3. 锁骨上窝（左、右）   为锁骨上方的凹陷部。

4. 锁骨下窝（左、右）   为锁骨下方的凹陷部，下界为第 3 肋骨下缘。

5. 肩胛上区（左、右）   为肩胛冈以上的区域，其外上界为斜方肌的上缘。

6. 肩胛下区（左、右）   为两肩胛下角的连线与第 12 胸椎水平线之间的区域。后正中线将此区分为左右两部。

7. 肩胛间区（左、右）   为两肩胛骨内缘之间的区域。后正中线将此区分为左右两部。

四、 肺和胸膜的界限

1. 气管   自颈前部正中沿食管前方下行进入胸廓内，在平胸骨角即胸椎 4、5 水平处分为左、右主支气管分别进入左、右肺内。右主支气管粗短而陡直，左主支气管细长而倾斜。右主气管又分为 3 支，分别进入右肺的上、中、下 3 个肺叶；左主支气管又分为 2 支，分别进入左肺的上、下 2 个肺叶。以后各自再分支形成支气管、细支气管分别进入相应的肺段。

2. 肺尖   突出于锁骨之上，其最高点近锁骨的胸骨端，达第 1 胸椎的水平，距锁骨上缘约 3cm。

3. 肺上界   其于前胸壁的投影呈一向上凸起的弧线。始于胸锁关节向上至第 1 胸椎水平，然后转折向下至锁骨中 1/3 与内 1/3 交界处。

4. 肺外侧界   由肺上界向下延伸而成，几乎与侧胸壁的内部表面相接触。

5. 肺内侧界   自胸锁关节处下行，于胸骨角水平处左右两肺的前内界几乎相遇。然后分别沿前正中线两旁下行，至第 4 肋软骨水平处分开，右侧几乎呈直线继续向下，至第 6 肋软骨水平处转折向右，下行与右肺下界连接。左侧于第 4 肋软骨水平处向左达第 4 肋骨前端，沿第 4～6 肋骨的前面向下，至第 6 肋软骨水平处再向左，下行与左肺下界连接。

6. 肺下界   左右两侧肺下界的位置基本相似。前胸部的肺下界于锁骨中线处达第 6 肋间隙，腋中线处达第 8 肋间隙，肩胛线处位于第 10 肋骨水平。

7. 叶间肺界   两肺的叶与叶之间由胸膜脏层分开，称为叶间隙。叶间隙包含斜裂、水平裂。右肺上叶和中叶与下叶之间的叶间隙和左肺上、下叶之间的叶间隙称为斜裂。右肺上叶与中叶的分界呈水平位，称为水平裂。

8. 胸膜   胸膜的脏、壁两层在肺根部互相反折延续，围成左右两个完全封闭的胸膜腔。腔内为负压，胸膜腔内有少量浆液，每侧的肋胸膜与膈胸膜于肺下界以下的转折处称为肋膈窦。

第二节　胸壁、 胸廓与乳房

一、 胸壁

检查胸壁应注意营养状态、皮肤、淋巴结和骨骼肌发育，还应着重检查以下各项。

1. 静脉   正常胸壁无明显静脉可见，当上腔静脉或下腔静脉血流受阻建立侧支循环时，胸壁静脉可充盈或曲张。

2. 皮下气肿 胸部皮下组织有气体积存时谓之皮下气肿。胸部皮下气肿多发生于肺、气管或胸膜受损后，亦偶见于局部产气杆菌感染而发生。

3. 胸壁压痛 正常情况下胸壁无压痛。胸壁局部的压痛见于肋间神经炎、肋软骨炎、胸壁软组织炎及肋骨骨折。白血病病人常有胸骨压痛和叩击痛。

4. 肋间隙 吸气时肋间隙回缩提示呼吸道阻塞；肋间隙膨隆见于大量胸腔积液、张力性气胸或严重肺气肿病人用力呼气时。

二、 胸廓

正常胸廓两侧大致对称，呈椭圆形。成年人胸廓的前后径较左右径为短，两者的比例约为 1：1.5，小儿和老年人胸廓的前后径略小于左右径或几乎相等，故呈圆柱形。

1. 扁平胸 胸廓呈扁平状，其前后径不及左右径的一半。见于瘦长体型者或慢性消耗性疾病等。

2. 桶状胸 为胸廓前后径增加，有时与左右径几乎相等，甚或超过左右径，故呈圆桶状。见于严重肺气肿的病人、老年或矮胖体型者。

3. 佝偻病胸 佝偻病胸为佝偻病所致的胸廓改变，多见于儿童。有佝偻病串珠、肋膈沟、漏斗胸及鸡胸。

4. 胸廓一侧变形 胸廓一侧膨隆多见于大量胸腔积液、气胸或一侧严重代偿性肺气肿。胸廓一侧平坦或下陷常见于肺不张、肺纤维化、广泛性胸膜增厚和粘连等。

5. 胸廓局部隆起 见于心脏明显肿大、心包大量积液、主动脉瘤及胸内或胸壁肿瘤等。

6. 脊柱畸形引起的胸廓改变 脊柱前凸、后凸或侧凸，可导致胸廓两侧不对称，肋间隙增宽或变窄，常见于脊柱结核等。

三、 乳房

正常儿童及男子乳房乳头大约位于锁骨中线第 4 肋间隙。正常女性乳房在青春期逐渐增大，呈半球形，乳头也逐渐长大呈圆柱形。

乳房的检查程序，先健侧后患侧，应检查引流乳房部位的淋巴结。一般先做视诊，然后再做触诊。

（一） 视诊

1. 对称性 正常女性坐位时两侧乳房基本对称。一侧乳房明显增大见于先天畸形、囊肿形成、炎症或肿瘤等。一侧乳房明显缩小则多为发育不全之故。

2. 皮肤改变 乳房皮肤发红提示：①局部炎症，常伴局部肿、热、痛；②乳腺癌累及浅表淋巴管引起的癌性淋巴管炎，局部皮肤呈深红色、外观呈"橘皮"或"猪皮"样，不伴热痛。还应注意乳房皮肤有无溃疡、色素沉着和瘢痕等。乳房水肿见于乳腺癌和炎症。

3. 乳头 须注意乳头的位置、大小，两侧是否对称，有无乳头内陷。乳头回缩，如系自幼发生，为发育异常；如为近期发生则可能为乳腺癌或炎症病变。乳头出现分泌物提示乳腺导管有病变，分泌物可呈浆液性，黄色、绿色或血性。出血最常见于导管内良性乳突状瘤，亦可见于乳腺癌及乳腺炎的病人。妊娠时乳头及其活动度均增大。肾上腺皮质功能减退时乳晕可出现明显色素沉着。

4. 腋窝和锁骨上窝 须详细观察腋窝和锁骨上窝有无红肿、包块、溃疡、瘘管和瘢痕等。

（二） 触诊

触诊先由健侧乳房开始，后检查患侧。检查左侧乳房时由外上象限开始，然后顺时针方向进行由浅入深触诊直至 4 个象限检查完毕，最后触诊乳头。以同样方式检查右侧乳房，但沿逆时针方向进行。触诊乳房时必须注意下列物理征象。

1. 硬度和弹性 硬度增加和弹性消失提示皮下组织被炎症或新生物所浸润。当乳晕下有癌肿存在时，乳头的弹性常消失。

2. 压痛 乳房的某一区域压痛提示其下有炎症存在。月经期乳房亦有压痛，而恶性病变则甚少出现压痛。

3. 包块 触及肿块时，应注意其部位、大小、外形、硬度、压痛和活动度。

乳房触诊后，还应仔细触诊腋窝、锁骨上窝及颈部的淋巴结有否肿大或其他异常。

（三）乳房的常见病变

包含急性乳腺炎、乳腺肿瘤（应区别良性或恶性）等。

第三节　肺和胸膜

肺和胸膜的检查一般应包括视、触、叩、听四个部分。

一、视诊

（一）呼吸运动

正常男性和儿童的呼吸以膈肌运动为主，形成腹式呼吸；女性的呼吸则以肋间肌的运动为主，形成胸式呼吸。实际上该两种呼吸运动均不同程度同时存在。某些疾病可使呼吸运动发生改变，肺或胸膜疾病如肺炎、重症肺结核和胸膜炎等，或胸壁疾病如肋间神经痛、肋骨骨折等，均可使胸式呼吸减弱而腹式呼吸增强。腹膜炎、大量腹水、肝脾极度肿大、腹腔内巨大肿瘤及妊娠晚期时，膈肌向下运动受限，则腹式呼吸减弱，而代之以胸式呼吸。

上呼吸道部分阻塞病人，引起吸气性呼吸困难，出现胸骨上窝、锁骨上窝及肋间隙向内凹陷，称为"三凹征"，常见于气管阻塞，如气管肿瘤、异物等。下呼吸道阻塞病人，引起呼气性呼吸困难，常见于支气管哮喘和阻塞性肺气肿。

（二）呼吸频率

正常成人静息状态下，呼吸为 12～20 次/分。新生儿呼吸约 44 次/分，随着年龄的增长而逐渐减慢。

1. 呼吸过速 呼吸频率超过 20 次/分。见于发热、疼痛、贫血、甲状腺功能亢进症及心力衰竭等。

2. 呼吸过缓 呼吸频率低于 12 次/分。呼吸浅慢见于麻醉药或镇静药过量和颅内压增高等。

3. 呼吸深度的变化

（1）呼吸浅快　见于呼吸肌麻痹、严重鼓肠、腹水和肥胖以及肺部疾病等。

（2）呼吸深快　见于剧烈运动、情绪激动或过度紧张时，可有过度通气的现象，此时动脉血二氧化碳分压降低，引起呼吸性碱中毒，病人常感口周及肢端发麻，严重者可发生手足搐搦及呼吸暂停。当严重代谢性酸中毒时，出现深而慢的呼吸，此为库斯莫尔（Kussmaul）呼吸。

★（三）呼吸节律

正常成人静息状态下，呼吸的节律基本上是均匀而整齐的。在病理状态下，会出现各种呼吸节律的变化。常见的呼吸节律改变如下。

1. 潮式呼吸 又称陈-施（Cheyne-Stokes）呼吸。这是一种由浅慢逐渐变为深快，然后再由深快转为浅慢，随之出现一段呼吸暂停后，又开始如上变化的周期性呼吸。

2. 间停呼吸　又称比奥（Biots）呼吸。表现为有规律呼吸几次后，突然停止一段时间，又开始呼吸，即周而复始的间停呼吸。

以上两种周期性呼吸节律变化的机制是由于呼吸中枢的兴奋性降低，使调节呼吸的反馈系统失常。只有缺氧严重，二氧化碳潴留至一定程度时，才能刺激呼吸中枢，促使呼吸恢复和加强；当积聚的二氧化碳呼出后，呼吸中枢又失去有效的兴奋性，使呼吸又再次减弱进而暂停。这种呼吸节律的变化多发生于中枢神经系统疾病，如脑炎、脑膜炎、颅内压增高及某些中毒（如糖尿病酮中毒、巴比妥中毒等）。

3. 抑制性呼吸　此为胸部发生剧烈疼痛所致的吸气相突然中断，呼吸运动短暂地突然受到抑制，病人表情痛苦，呼吸较正常浅而快。常见于急性胸膜炎、胸膜恶性肿瘤、肋骨骨折及胸部严重外伤等。

4. 叹气样呼吸　表现为在一段正常呼吸节律中插入一次深大呼吸，并常伴有叹息声。此多为功能性改变，见于神经衰弱、精神紧张或抑郁症等。

二、触诊

（一）胸廓扩张度

胸廓扩张度即呼吸时的胸廓动度，于胸廓前下部检查较易获得，因该处胸廓呼吸时动度较大。若一侧胸廓扩张受限，见于大量胸腔积液、气胸、胸膜增厚和肺不张等。

★（二）语音震颤

语音震颤的强弱主要取决于气管、支气管是否通畅，胸壁传导是否良好。正常情况下，发音强、音调低、胸壁薄及支气管至胸壁的距离近者语音震颤强。

语音震颤减弱或消失：①肺泡内含气量过多，如肺气肿；②支气管阻塞，如阻塞性肺不张；③大量胸腔积液或气胸；④胸膜高度增厚粘连；⑤胸壁皮下气肿。

语音震颤增强：①肺泡内有炎症浸润，因肺组织实变使语颤传导良好，如大叶性肺炎实变期、大片肺梗死等；②接近胸膜的肺内巨大空腔，如空洞型肺结核、肺脓肿等。

（三）胸膜摩擦感

当急性胸膜炎时，可触及胸膜摩擦感，有如皮革相互摩擦的感觉，该征象通常于呼、吸两相均可触及，于胸廓的下前侧部易触及。

三、叩诊

（一）叩诊的方法

有间接和直接叩诊法两种。间接叩诊法顺序：叩诊由锁骨上窝开始，沿锁骨中线、腋前线自第1肋间隙从上至下逐一肋间隙进行叩诊。其次检查侧胸壁，最后检查背部，并作左右、上下、内外对比。

（二）影响叩诊音的因素

胸壁组织增厚，胸腔内积液，肺内含气量，肺泡的张力、弹性等，均可影响叩诊音。

★（三）叩诊音的分类

胸部叩诊音可分为清音、过清音、鼓音、浊音和实音。

（四）正常叩诊音

1. 正常胸部叩诊音　正常胸部叩诊音为清音，其音响强弱和高低与肺脏含气量的多寡、胸壁的厚薄以及邻近器官的影响有关。左侧腋前线下方有胃泡的存在，故叩诊呈鼓音，又称Traube鼓音区。

2. 肺界的叩诊

（1）肺上界　肺尖的上界，正常为4～6cm，又称Kronig峡。肺上界变窄或叩诊呈浊音，常见于肺结核所致的肺尖浸润、纤维性变及萎缩。肺上界变宽，常见于慢性阻塞性肺疾病。

（2）肺前界　正常的肺前界相当于心脏的绝对浊音界。右肺前界相当于胸骨线的位置。左肺前界则相当于胸骨旁线自第4至第6肋间隙的位置。当心脏扩大、心肌肥厚、心包积液、主动脉瘤、肺门淋巴结明显肿大时，可使左、右两肺前界间的浊音区扩大；反之，肺气肿时则可使其缩小。

（3）肺下界　正常人平静呼吸时肺下界位于锁骨中线第6肋间隙上，腋中线第8肋间隙上，肩胛线第10肋间隙上。肺下界降低见于肺气肿、腹腔内脏下垂；肺下界上升见于肺不张、腹内压升高使膈上升，如鼓肠、腹水、气腹、肝脾肿大、腹腔内巨大肿瘤及膈肌麻痹等。

3. 肺下界的移动范围　正常人肺下界的移动范围为6～8cm。一般腋中线及腋后线上的移动度最大。肺下界移动度减弱见于肺组织弹性消失，如肺气肿等；肺组织萎缩，如肺不张和肺纤维化等；肺组织炎症和水肿等。当胸腔大量积液、积气，广泛胸膜增厚粘连，膈神经麻痹病人肺下界移动度不能叩得。

4. 侧卧位的胸部叩诊　侧卧位时靠近床面的胸部可叩得一条相对浊音或实音带。

★（五）胸部异常叩诊音

正常肺脏的清音区范围内，如出现浊音、实音、过清音或鼓音时则为异常叩诊音，提示肺、胸膜、膈或胸壁有病理改变存在。异常叩诊音的类型取决于病变的性质、范围的大小及部位的深浅，一般距胸部表面5cm以上的深部病灶、直径小于3cm的小范围病灶或少量胸腔积液时，常不能发现叩诊音的改变。

1. 浊音或实音　①肺部大面积含气量减少的病变，如肺炎、肺不张、肺结核、肺梗死、肺水肿及肺硬化等；②肺内不含气的占位病变，如肺肿瘤、肺包虫或囊虫病、未液化的肺脓肿等；③胸腔积液，胸膜增厚等病变。

2. 过清音　肺张力减弱而含气量增多时，如肺气肿等。

3. 鼓音　①肺内空腔性病变且靠近胸壁时，如空洞型肺结核、液化了的肺脓肿和肺囊肿等；②胸膜腔积气，如气胸时；③空洞巨大，位置表浅且腔壁光滑或张力性气胸。

4. 浊鼓音　当肺泡壁松弛，肺泡含气量减少的情况下，局部叩诊时可呈现一种兼有浊音和鼓音特点的混合性叩诊音，如肺不张、肺炎充血期或消散期和肺水肿等。

四、听诊

被检查者取坐位或卧位。听诊的顺序一般由肺尖开始，自上而下分别检查前胸部、侧胸部和背部，要在上下、左右对称的部位进行对比。被检查者微张口进行均匀的呼吸，必要时可进行较深的呼吸或咳嗽数声后立即听诊，这样更有利于察觉呼吸音及附加音的改变。

★（一）正常呼吸音

1. 气管呼吸音　是空气进出气管所发出的声音。于胸外气管上面可听及。

2. 支气管呼吸音　为吸入的空气在声门、气管或主支气管形成湍流所产生的声音。正常人于喉部，胸骨上窝，背部第6、7颈椎及第1、2胸椎附近均可听到支气管呼吸音，且越靠近气管区，其音响越强，音调亦渐降低。

3. 支气管肺泡呼吸音　为兼有支气管呼吸音和肺泡呼吸音特点的混合性呼吸音。正常人于胸骨两侧第1、2肋间隙，肩胛间区第3、4胸椎水平以及肺尖前后部可听及支气管肺泡呼吸音。

4. 肺泡呼吸音 是由于空气在细支气管和肺泡内进出移动的结果。正常人肺泡呼吸音的强弱与性别、年龄、呼吸的深浅、肺组织弹性的大小及胸壁的厚薄等有关。

★（二）异常呼吸音

1. 异常肺泡呼吸音

（1）肺泡呼吸音减弱或消失 与肺泡内的空气流量减少或进入肺内的空气流速减慢及呼吸音传导障碍有关。发生的原因有：①胸廓活动受限，如胸痛、肋软骨骨化和肋骨切除等；②呼吸肌疾病，如重症肌无力、膈肌瘫痪和膈肌升高等；③支气管阻塞，如慢性阻塞性肺疾病、支气管狭窄等；④压迫性肺膨胀不全，如胸腔积液或气胸等；⑤腹部疾病，如大量腹水、腹部巨大肿瘤等。

（2）肺泡呼吸音增强 与呼吸运动及通气功能增强，使进入肺泡的空气流量增多或进入肺内的空气流速加快有关。发生的原因有：①机体需氧量增加，引起呼吸深长和增快，如运动、发热或代谢亢进等；②缺氧兴奋呼吸中枢，导致呼吸运动增强，如贫血等；③血液酸度增高，刺激呼吸中枢，使呼吸深长，如酸中毒等；④一侧肺胸病变引起肺泡呼吸音减弱，此时健侧肺可发生代偿性肺泡呼吸音增强。

（3）呼气音延长 ①下呼吸道部分阻塞、痉挛或狭窄，导致呼气的阻力增加，如支气管炎、支气管哮喘等；②肺组织弹性减弱，使呼气的驱动力减弱，如慢性阻塞性肺疾病等。

（4）断续性呼吸音 肺内局部性炎症或支气管狭窄，使空气不能均匀地进入肺泡，可引起断续性呼吸音，又称齿轮呼吸音，常见于肺结核和肺炎等。

（5）粗糙性呼吸音 为支气管黏膜轻度水肿或炎症浸润造成不光滑或狭窄，使气流进出不畅所形成的粗糙呼吸音，见于支气管或肺部炎症的早期。

2. 异常支气管呼吸音 在正常肺泡呼吸音部位听到的支气管呼吸音，或称管样呼吸音，可由下列因素引起：①肺组织实变，常见于大叶性肺炎的实变期；②肺内大空腔，常见于肺脓肿或空洞型肺结核；③压迫性肺不张，见于胸腔积液时。

3. 异常支气管肺泡呼吸音 为在正常肺泡呼吸音的区域内听到的支气管肺泡呼吸音。常见于支气管肺炎、肺结核、大叶性肺炎初期或在胸腔积液上方肺膨胀不全的区域听及。

（三）啰音

啰音是呼吸音以外的附加音，该音正常情况下并不存在。

★1. 湿啰音

（1）湿啰音的特点 ①断续而短暂，一次常连续多个出现；②于吸气时或吸气终末较为明显，有时也出现于呼气早期；③部位较恒定，性质不易变；④中、小湿啰音可同时存在，咳嗽后可减轻或消失。

（2）湿啰音的分类

① 按音响强度可分为响亮性和非响亮性两种。a. 响亮性湿啰音：啰音响亮，是由于周围具有良好的传导介质，如实变，或因空洞共鸣作用的结果。见于肺炎、肺脓肿或空洞型肺结核。b. 非响亮性湿啰音：声音较低，是由于病变周围有较多的正常肺泡组织，传导过程中声波逐渐减弱，听诊时感觉遥远。

② 按呼吸道腔径大小和腔内渗出物的多寡分粗、中、细湿啰音和捻发音。a. 粗湿啰音：又称大水泡音。发生于气管、主支气管或空洞部位，多出现在吸气早期。见于支气管扩张、肺水肿及肺结核或肺脓肿空洞。昏迷或濒死的病人因无力排出呼吸道分泌物，于气管处可听及粗湿啰

音。b. 中湿啰音：又称中水泡音。发生于中等大小的支气管，多出现于吸气的中期。见于支气管炎、支气管肺炎等。c. 细湿啰音：又称小水泡音。发生于小支气管，多在吸气后期出现。常见于细支气管炎、支气管肺炎、肺淤血和肺梗死等。弥漫性肺间质纤维化病人吸气后期出现Velcro啰音。d. 捻发音：细支气管和肺泡壁因分泌物存在而互相黏着陷闭，当吸气时被气流冲开重新充气，所发出细小爆裂音。常见于细支气管和肺泡炎症或充血，如肺淤血、肺炎早期和肺泡炎等。

肺部局限性湿啰音，仅提示该处的局部病变，如肺炎、肺结核或支气管扩张等。两侧肺底湿啰音，多见于心力衰竭所致的肺淤血和支气管肺炎等。如两肺野满布湿啰音，则多见于急性肺水肿和严重支气管肺炎。

★2. 干啰音

（1）干啰音的特点　①持续时间较长，吸气及呼气时均可听及，但以呼气时为明显；②干啰音的强度和性质易改变，部位易变换，在瞬间内数量可明显增减；③发生于主支气管以上大气道的干啰音，有时不用听诊器亦可听及。

（2）干啰音的分类　根据音调的高低可分为高调和低调两种。①高调干啰音：又称哨笛音。多起源于较小的支气管或细支气管。②低调干啰音：又称鼾音。多发生于气管或主支气管。

发生于双侧肺部的干啰音，常见于支气管哮喘、慢性支气管炎和心源性哮喘等。局限性干啰音，是由于局部支气管狭窄所致，常见于支气管内膜结核或肿瘤等。

（四）语音共振

语音共振减弱见于支气管阻塞、胸腔积液、胸膜增厚、胸壁水肿、肥胖及肺气肿等。

1. 支气管语音　见于肺实变等。

2. 胸语音　见于大范围的肺实变区域。

3. 羊鸣音　常在中等量胸腔积液的上方肺受压的区域听到，亦可在肺实变伴有少量胸腔积液的部位听及。

4. 耳语音　当肺实变时，可清楚地听到增强的音调较高的耳语音。

（五）胸膜摩擦音

吸气末或呼气初较为明显，屏气时消失。深呼吸或在听诊器体件上加压时，摩擦音的强度可增加。胸膜摩擦音最常听到的部位是前下侧胸壁。胸膜摩擦音常发生于纤维素性胸膜炎、肺梗死、胸膜肿瘤及尿毒症等病人。

第四节　呼吸系统常见疾病的主要症状和体征

一、大叶性肺炎

大叶性肺炎是大叶性分布的肺脏炎性病变。

1. 症状　病人多为青壮年，受凉、疲劳、酗酒常为其诱因；起病多急骤，先有寒战，继之高热，常呈稽留热。患侧胸痛，呼吸增快，咳嗽，咳铁锈色痰。

2. 体征　①视诊：病人呈急性热病容，颜面潮红，鼻翼扇动，呼吸困难，发绀，脉率增速，常有口唇疱疹；②触诊：充血期病变局部呼吸动度减弱，语音震颤稍增强；③叩诊：呈浊音或实音；④听诊：可听到支气管呼吸音、捻发音；当病变进入消散期时，支气管呼吸音逐渐减弱，代之以湿啰音；最后湿啰音亦逐渐消失，呼吸音恢复正常。

二、 慢性阻塞性肺疾病

1. 症状　主要表现为慢性咳嗽，冬季加剧，常持续 3 个月以上，晨间咳嗽加重伴咳白色黏液，合并感染时，则呈脓性。病人常觉气短、胸闷，活动时明显，并随病情进展而逐渐加重。

2. 体征　早期可无明显体征，随病情加重出现明显体征。①视诊：胸廓呈桶状胸，肋间隙增宽，呼吸动度减弱；②触诊：呼吸动度减弱，语音共振减弱；③叩诊：双肺叩诊呈过清音，肺下界下降，并移动度变小；心浊音界缩小或消失，肝浊音界下移；④听诊：肺泡呼吸音普遍性减弱，呼气相延长，双肺底时可听到湿啰音。

三、 支气管哮喘

1. 症状　多数病人在幼年或青年期发病，多反复发作。发作前常有过敏原接触史，或过敏性鼻炎症状，如鼻痒、喷嚏、流涕或干咳等黏膜过敏先兆，继之出现胸闷，并迅速出现明显呼吸困难。历时数小时甚至数日，发作将停时，咳出较多稀薄痰液后气促减轻，发作逐渐缓解。

2. 体征　缓解期病人无明显体征。发作时：①视诊：严重呼气性呼吸困难，病人被迫端坐，呼吸辅助肌参与呼吸；严重者大汗淋漓并伴发绀，胸廓胀满，呈吸气位；②触诊：呼吸动度变小，语音共振减弱；③叩诊：呈过清音；④听诊：两肺满布干啰音。

四、 胸腔积液

1. 症状　胸腔积液少于 300ml 时症状多不明显，可有刺激性干咳、患侧胸痛。当积液增多时，胸痛可减轻或消失，诉气短、胸闷。大量积液时因纵隔脏器受压而出现心悸、呼吸困难，甚至端坐呼吸并出现发绀。

2. 体征　少量积液者，常无明显体征，或仅见患侧胸廓呼吸动度减弱。中至大量积液时：①视诊：可见呼吸浅快，患侧呼吸运动受限，肋间隙丰满，心尖搏动及气管移向健侧；②触诊：语音震颤和语音共振减弱或消失；③叩诊：在积液区可叩得浊音或实音；④听诊：积液区呼吸音和语音共振减弱或消失；积液区上方有时可听到支气管呼吸音。

五、 气胸

1. 症状　病人突感一侧胸痛，进行性呼吸困难，不能平卧，或被迫健侧卧位，患侧朝上以减轻压迫症状。可有咳嗽，但无痰或少痰。大量张力性气胸者，除严重呼吸困难外，有烦躁不安、大汗淋漓、脉速、发绀，甚至呼吸衰竭。

2. 体征　少量胸腔积气者，常无明显体征。积气量多时：①视诊：患侧胸廓饱满，肋间隙变宽，呼吸动度减弱；②触诊：语音震颤及语音共振减弱或消失，气管、心脏移向健侧；③叩诊：患侧呈鼓音；④听诊：患侧呼吸音减弱或消失。

➤➤ 同步练习 ➤➤

1. 简述语音震颤减弱或消失的原因。
2. 异常肺泡呼吸音包括哪几种？
3. 试述肩胛下角的水平标志。
4. 桶状胸的定义及临床意义？
5. 简述湿啰音的特点。

1. 答：①肺泡内含气量过多，如肺气肿；②支气管阻塞，如阻塞性肺不张；③大量胸腔积液或气胸；④胸膜高度增厚粘连；⑤胸壁皮下气肿。

2. 答：①肺泡呼吸音减弱或消失；②肺泡呼吸音增强；③呼气音延长；④断续性呼吸音；⑤粗糙性呼吸音。

3. 答：被检查者取直立位两上肢自然下垂时，肩胛下角可作为第 7 或第 8 肋骨水平的标志，或相当于第 8 胸椎的水平。

4. 答：桶状胸为胸廓前后径增加，有时与左右径几乎相等，甚或超过左右径，故呈圆桶状。见于严重肺气肿的病人、老年或矮胖体型者。

5. 答：①断续而短暂，一次常连续多个出现；②于吸气时或吸气终末较为明显，有时也出现于呼气早期；③部位较恒定，性质不易变；④中、小湿啰音可同时存在，咳嗽后可减轻或消失。

第五节　心脏检查

学习目标

1. **掌握**　心脏的视、触、叩、听诊，能准确叩出心界；第一心音与第二心音的产生机制、鉴别要点及其增强与减弱的临床意义；正确测量血压的方法及其在临床应用的价值。

2. **熟悉**　心脏杂音产生的机制，区别收缩期与舒张期杂音。

3. **了解**　循环系统常见疾病的主要症状和体征。

内容精讲

在进行心脏检查时，需有一个安静、光线充足的环境，病人多取卧位（门诊条件下也可取坐位），医生多位于病人右侧。心脏检查时，视诊、触诊、叩诊、听诊依次进行，以全面地了解心脏情况。

一、视诊

★病人尽可能取平卧位，除一般观察胸廓轮廓外，必要时医生也可将视线与胸廓同高。

（一）胸廓畸形

1. 心前区隆起　多为先天性心脏病造成心脏肥大，常见胸骨下段及胸骨左缘第 3、4、5 肋间的局部隆起，如法洛四联症、肺动脉瓣狭窄等的右心室肥大。位于胸骨右缘第 2 肋间及其附近局部隆起，多为主动脉弓动脉瘤或升主动脉扩张所致，常伴有收缩期搏动。

2. 鸡胸、漏斗胸、脊柱畸形　如脊柱后侧凸可引起肺源性心脏病，鸡胸可伴有马方综合征。

（二）心尖搏动

正常成人心尖搏动位于第 5 肋间，左锁骨中线内侧 0.5～1.0cm，搏动范围以直径计算为 2.0～2.5cm。

1. 心尖搏动移位

（1）生理性因素　左侧卧位，心尖搏动向左移；右侧卧位可向右移。肥胖体型者、小儿或妊娠时心尖搏动向上外移；体型瘦长者心尖搏动移向内下。

（2）病理性因素　见表 3-5-1。

表 3-5-1　心尖搏动移位的常见病理因素

因素	心尖搏动移位	临床常见疾病
心脏因素		
左心室增大	向左下移位	主动脉瓣关闭不全
右心室增大	向左侧移位	二尖瓣狭窄
左、右心室增大	向左下移位,伴心浊音界两侧扩大	扩张型心肌病等
右位心	心尖搏动位于右侧心壁	先天性右位心
心脏以外的因素		
纵隔移位	心尖搏动向患侧移位	一侧胸膜增厚或肺不张
	心尖搏动向病变对侧	一侧胸腔积液或气胸等
横膈移位	心尖搏动向左外侧移位	大量腹水等,横膈抬高使心脏横位
	心尖搏动移向内下,可达第 6 肋间	严重肺气肿等,横膈下移使心脏垂位

2. 心尖搏动强度与范围的改变　生理情况下,心尖搏动较弱见于胸壁肥厚、乳房悬垂或肋间隙狭窄;心尖搏动增强见于胸壁薄或肋间隙增宽、剧烈运动与情绪激动。

病理情况下,心尖搏动增强见于高热、严重贫血、甲状腺功能亢进或左心室肥厚心功能代偿期。心尖搏动减弱见于:①心肌收缩力下降,如扩张型心肌病和急性心肌梗死等;②其他心脏因素,如心包积液、缩窄性心包炎等;③心脏以外的病理性因素,如肺气肿、左侧大量胸水或气胸等。

3. 负性心尖搏动　心脏收缩时,心尖搏动内陷,称负性心尖搏动。见于:①粘连性心包炎或心包与周围组织广泛粘连;②重度右心室肥厚。

（三）心前区搏动

1. 胸骨左缘第 3～4 肋间搏动　多见于先天性心脏病所致右心室肥厚,如房间隔缺损。

2. 剑突下搏动　见于右心室收缩期搏动如肺源性心脏病右心室肥大者,也可由腹主动脉搏动产生,如腹主动脉瘤。消瘦者的剑突下搏动可能来自正常的腹主动脉搏动或心脏垂位时的右心室搏动。鉴别搏动来自右心室或腹主动脉的方法有两种:其一是病人深吸气后,搏动增强则为右心室搏动,减弱则为腹主动脉搏动;其二是手指平放从剑突下向上压向前胸壁后方,右心室搏动冲击手指末端,而腹主动脉搏动则冲击手指掌面。

3. 心底部搏动　胸骨左缘第 2 肋间（肺动脉瓣区）收缩期搏动,多见于肺动脉扩张或肺动脉高压,也可见于少数正常青年人（特别是瘦长体形者）在体力活动或情绪激动时。胸骨右缘第 2 肋间（主动脉瓣区）收缩期搏动,多为主动脉弓动脉瘤或升主动脉扩张。

二、触诊

★触诊方法是检查者先用右手全手掌开始检查,置于心前区,然后逐渐缩小到用手掌尺侧（小鱼际）或示指和中指及环指指腹并拢同时触诊,必要时也可单指指腹触诊。

（一）心尖搏动及心前区搏动

①触诊可进一步确定心尖搏动和异常搏动的位置;②判断抬举性搏动,如左心室肥厚时心尖或心前区的抬举性搏动,右心室肥厚时胸骨左下缘收缩期抬举性搏动;③结合听诊确定第一、第二心音或收缩期、舒张期。

（二）震颤

震颤为触诊时手掌尺侧（小鱼际）或手指指腹感到的一种细小震动感,与在猫喉部摸到的呼吸震颤类似,又称猫喘。震颤的发生机制与杂音相同。发现震颤后应首先确定部位及来源（瓣膜、大血管或间隔缺损）,其次确定其处于心动周期中的时相（收缩期、舒张期或连续性）,最后分析其临床意义（表 3-5-2）。

表 3-5-2　心前区震颤的临床意义

部位	时相	常见病变
胸骨右缘第 2 肋间	收缩期	主动脉瓣狭窄
胸骨左缘第 2 肋间	收缩期	肺动脉瓣狭窄
胸骨左缘第 3～4 肋间	收缩期	室间隔缺损
胸骨左缘第 2 肋间	连续性	动脉导管未闭
心尖区	舒张期	二尖瓣狭窄
心尖区	收缩期	重度二尖瓣关闭不全

（三）心包摩擦感

可在心前区或胸骨左缘第 3、4 肋间触及，多呈收缩期和舒张期双相的粗糙摩擦感，以收缩期、前倾体位和呼气末（使心脏靠近胸壁）更为明显，见于急性心包炎。

三、叩诊

用于确定心界大小及其形状，包括相对及绝对浊音界两部分。通常心脏相对浊音界反映心脏的实际大小。但是，在早期右心室肥大时，相对浊音界可能改变不多，而绝对浊音界则增大；心包积液量较多时，绝对与相对浊音界较为接近。

★（一）叩诊方法

叩诊采用间接叩诊法，受检者一般取平卧位，检查者以左手中指作为叩诊板指，板指与肋间平行放置；如果取坐位时，板指可与肋间垂直。以右手中指借右腕关节活动均匀叩击板指，并且由外向内逐渐移动板指，以听到声音由清变浊来确定心浊音界。

★（二）叩诊顺序

通常的顺序是先叩左界，后叩右界。左侧在心尖搏动外 2～3cm 处开始，由外向内，逐个肋间向上，直至第 2 肋间。右界叩诊时，先在右侧锁骨中线上叩出肝上界，然后于其上一肋间由外向内，逐一肋间向上叩诊，直至第 2 肋间。对各肋间叩得的浊音界逐一作出标记，并测量其与胸骨中线间的垂直距离。

★（三）正常心浊音界（表 3-5-3）

表 3-5-3　正常成人心脏相对浊界

右界/cm	肋间	左界/cm
2～3	II	2～3
2～3	III	3.5～4.5
3～4	IV	5～6
	V	7～9

注：左锁骨中线距胸骨中线为 8～10cm。

（四）心浊音界各部的组成

心脏左界第 2 肋间处相当于肺动脉段，第 3 肋间为左心耳，第 4、5 肋间为左心室，其中血管与心脏左心交接处向内凹陷，称心腰。右界第 2 肋间相当于升主动脉和上腔静脉，第 3 肋间以下为右心房。

（五）　心浊音界改变及其临床意义

1. 心脏以外因素　一侧大量胸腔积液或气胸可使心界移向健侧；一侧胸膜粘连、增厚与肺不张则使心界移向患侧。大量腹水或腹腔巨大肿瘤可使心界向左增大。肺气肿时心浊音界变小。

2. 心脏本身病变　导致心浊音界改变的心脏因素和临床常见疾病见表 3-5-4。

表 3-5-4　心浊音界改变的心脏因素和临床常见疾病

因素	心浊音界	临床常见疾病
左心室增大	向左下增大，心腰加深，心界似靴形	主动脉瓣关闭不全等
右心室增大	轻度增大：绝对浊音界增大，相对浊音界无明显改变	肺源性心脏病或房间隔缺损等
	显著增大：心界向左右两侧增大	
左、右心室增大	心浊音界向两侧增大，且左界向左下增大，称普大型	扩张型心肌病等
左心房增大或合	左房显著增大：胸骨左缘第 3 肋间心界增大，心腰消失	二尖瓣狭窄等
并肺动脉段扩大	左房与肺动脉段均增大：胸骨左缘第 2、3 肋间心界增大，心腰更为丰满或膨出，心界如梨形	
主动脉扩张	胸骨右缘第 1、2 肋间浊音界增宽，常伴收缩期搏动	升主动脉瘤等
心包积液	两侧增大，相对、绝对浊音界几乎相同，并随体位而改变，坐位时呈三角形烧瓶样，卧位时心底部浊音增宽	心包积液

四、听诊

★听诊时，病人多取卧位或坐位。对疑有二尖瓣狭窄者，宜嘱病人取左侧卧位；对疑有主动脉瓣关闭不全者宜取坐位且上半身前倾。听诊器钟型体件适合于听低音调声音；膜型体件适用于听高音调声音。

★（一）　心脏瓣膜听诊区

通常有 5 个听诊区。①二尖瓣区：位于心尖搏动最强点，又称心尖区；②肺动脉瓣区：在胸骨左缘第 2 肋间；③主动脉瓣区：位于胸骨右缘第 2 肋间；④主动脉瓣第二听诊区：在胸骨左缘第 3 肋间，又称 Erb 区；⑤三尖瓣区：在胸骨下端左缘，即胸骨左缘第 4、5 肋间。

★（二）　听诊顺序

通常的听诊顺序可以从心尖区开始，逆时针方向依次听诊，先听心尖区再听肺动脉瓣区，然后为主动脉瓣区、主动脉瓣第二听诊区，最后是三尖瓣区。在心脏病的心脏结构和位置发生改变时，需根据心脏结构改变的特点和血流的方向，适当移动听诊部位和扩大听诊范围，对于某些心脏结构异常的心脏病可取特定的听诊区域。

（三）　听诊内容

包括心率、心律、心音、额外心音、心脏杂音和心包摩擦音。

1. 心率　指每分钟心搏次数。正常成人在安静、清醒的情况下心率范围为 60～100 次/分。

2. 心律　指心脏跳动的节律。正常人心律基本规则，部分青年人可出现随呼吸改变的窦性心律不齐。听诊所能发现的心律失常有：①期前收缩：在规则心律基础上，突然提前出现一次心跳，其后有一较长间歇；②心房颤动：心律绝对不规则、第一心音强弱不等和脉率少于心率（脉搏短绌）。

3. 心音　心音的产生机制和听诊特点见表 3-5-5。

★ 表 3-5-5　心音产生机制和听诊特点

心音	产生机制	听诊特点
第一心音 (S_1)	S_1 的产生机制多认为是由于瓣膜关闭,瓣叶突然紧张产生振动而发出声音。在心室开始收缩时,二尖瓣的关闭产生 S_1 的第二成分而三尖瓣的关闭产生 S_1 的第三成分。其他如半月瓣的开放等因素也参与 S_1 的形成	音调较低钝,强度较响,历时较长(持续约 0.1s),与心尖搏动同时出现,在心尖部最响
第二心音 (S_2)	S_2 的产生机制多认为是血流在主动脉与肺动脉内突然减速和半月瓣突然关闭引起瓣膜振动所致,其他如房室瓣的开放等因素也参与 S_2 的形成	音调较高而脆,强度较 S_1 弱,历时较短(约 0.08s),不与心尖搏动同步,在心底部最响
第三心音 (S_3)	出现在心室舒张早期,快速充盈期之末,认为是由于心室快速充盈的血液自心房冲击室壁,使心室壁、腱索和乳头肌突然紧张、振动所致	音调轻而低,持续时间短(约 0.04s),局限于心尖部及其内上方,仰卧位、呼气时较清楚
第四心音 (S_4)	出现在心室舒张末期,收缩期前。一般认为 S_4 的产生与心房收缩使房室瓣及其相关结构(瓣膜、瓣环、腱索和乳头肌)突然紧张、振动有关	心尖部及其内侧较明显,低调、沉浊而弱。属病理性

★第一心音与第二心音的判别：①S_1 音调较 S_2 低，时限较长，在心尖区最响；S_2 时限较短，在心底部较响。②S_1 至 S_2 的距离较 S_2 至下一心搏 S_1 的距离短。在复杂心律失常时的判别：①心尖或颈动脉的向外搏动与 S_1 同步或几乎同步，其中利用颈动脉搏动判别 S_1 更为方便。②当心尖部听诊难以区分 S_1 和 S_2 时，可先听心底部即肺动脉瓣区和主动脉瓣区（心底部的 S_1 与 S_2 易于区分），再将听诊器体件逐步移向心尖部，边移边默诵 S_1、S_2 节律，进而确定心尖部的 S_1 和 S_2。

4. 心音的改变及其临床意义

★（1）心音强度改变

① 第一心音强度的改变：a. S_1 增强，常见于二尖瓣狭窄、高热、贫血、甲状腺功能亢进症等，但二尖瓣狭窄如果伴有严重的瓣叶显著纤维化或钙化，则 S_1 反而减弱；b. S_1 减弱，常见于二尖瓣关闭不全、心电图 P-R 间期延长、主动脉瓣关闭不全、心肌炎、心肌病、心肌梗死或心力衰竭；c. S_1 强弱不等，常见于心房颤动和完全性房室传导阻滞等。

② 第二心音强度的改变：一般情况下，青少年 $P_2 > A_2$，成年人 $P_2 = A_2$，而老年人 $P_2 < A_2$。a. S_2 增强，常见于高血压、动脉粥样硬化、肺源性心脏病、左向右分流的先天性心脏病（如房间隔缺损、室间隔缺损、动脉导管未闭等）、二尖瓣狭窄伴肺动脉高压等；b. S_2 减弱，常见于低血压、主动脉瓣或肺动脉瓣狭窄等。

（2）心音性质改变　心肌严重病变时可形成"单音律"。大面积急性心肌梗死和重症心肌炎时可形成"钟摆律"或"胎心律"。

（3）心音分裂

① S_1 分裂：常见于电活动延迟如完全性右束支传导阻滞等，机械活动延迟如肺动脉高压等。

② S_2 分裂：a. 生理性分裂，青少年常见；b. 通常分裂，见于二尖瓣狭窄伴肺动脉高压、肺动脉瓣狭窄、二尖瓣关闭不全、室间隔缺损等；c. 固定分裂，见于房间隔缺损；d. 反常分裂，又称逆分裂，见于完全性左束支传导阻滞、主动脉瓣狭窄或重度高血压时。

5. 额外心音　指在正常 S_1、S_2 之外听到的附加心音，与心脏杂音不同。多数为病理性，大部分出现在 S_2 之后即舒张期，与原有的心音 S_1、S_2 构成三音律，如奔马律、开瓣音和心包叩击音等；也可出现在 S_1 之后即收缩期，如收缩期喷射音。少数可出现两个附加心音，则构成四音律。

（1）舒张期额外心音

① 奔马律：a. 舒张早期奔马律，是病理性的 S_3，听诊音调低、强度弱，常见于心力衰竭、急性心肌梗死、重症心肌炎与扩张性心肌病等；b. 舒张晚期奔马律，多见于高血压性心脏病、肥厚型心肌病、主动脉瓣狭窄等；c. 重叠型奔马律，常见于心肌病或心力衰竭等。

② 开瓣音：又称二尖瓣开放拍击声，见于二尖瓣狭窄而瓣膜尚柔软时。开瓣音的存在可作为二尖瓣瓣叶弹性及活动尚可的间接指标，是二尖瓣分离术适应证的重要参考条件。

③ 心包叩击音：见于缩窄性心包炎。在 S_2 后 $0.09\sim0.12s$ 出现的中频、较响而短促的额外心音。

④ 肿瘤扑落音：见于心房黏液瘤病人。

（2）收缩期额外心音

① 收缩早期喷射音：又称收缩早期咯喇音。在心底部听诊最清楚。其产生机制为扩大的肺动脉或主动脉在心室射血时动脉壁振动，以及在主、肺动脉阻力增高的情况下半月瓣瓣叶用力开启，或狭窄的瓣叶在开启时突然受限产生振动。a. 肺动脉收缩期喷射音，见于肺动脉高压、原发性肺动脉扩张、轻中度肺动脉瓣狭窄和房间隔缺损、室间隔缺损等疾病；b. 主动脉收缩期喷射音，见于高血压、主动脉瘤、主动脉瓣狭窄、主动脉瓣关闭不全与主动脉缩窄等。

② 收缩中、晚期咯喇音：由于二尖瓣脱垂可造成二尖瓣关闭不全，使血液由左心室反流至左心房，因而二尖瓣脱垂病人可同时伴有收缩期杂音。收缩中、晚期咯喇音合并收缩晚期杂音也称二尖瓣脱垂综合征。

（3）医源性额外心音 ①人工瓣膜音：在置换人工金属瓣后；②人工起搏音：安置起搏器后有可能出现两种额外心音，即起搏音和膈肌音。

几种主要的三音律和心音分裂的听诊特点比较见表 3-5-6。

表 3-5-6 几种主要的三音律和心音分裂的听诊特点比较

心音	听诊部位	性质	时间	呼吸影响	临床意义
生理性 S_3	心尖部及其内上方	音较弱、音调低	舒张早期,$S_2\sim S_3<$ $S_1\sim S_2$	呼气末明显	健康青少年
S_2 分裂	肺动脉瓣区	音短促,两音相同	S_2 的两个成分间隔 $>0.03s$	多为呼气末明显	健康青少年、肺动脉瓣狭窄等
S_1 分裂	心尖部	同上	S_1 的两个成分间隔 $>0.03s$		肺动脉高压等
舒张早期奔马律	心尖部(左室)或剑突下(右室)	音调低、强度弱	舒张早期,心率快使 $S_2\sim S_3$ 与 $S_1\sim S_2$ 相仿	呼气末(左室)或吸气时较响(右室)	心肌损伤
舒张晚期奔马律	心尖部稍内侧	音调较低,强度较弱	舒张晚期,S_1 前约 $0.1s$	呼气末较响	心肌肥厚伴心肌损伤
开瓣音	同上	音调高,响亮、清脆、短促呈拍击样	舒张早期,S_2 后 $0.05\sim0.06s$		二尖瓣狭窄
心包叩击音	胸骨左缘	中频,较响,短促	舒张早期,S_2 后 $0.09\sim0.12s$		缩窄性心包炎
肿瘤扑落音	心尖部内侧	音调较低,随体位改变	S_2 后 $0.08\sim0.12s$		心房黏液瘤
收缩早期咯喇音	主动脉瓣区或肺动脉瓣区	音调高、清脆短促的高频爆裂样声音	紧跟 S_1 后 $0.05\sim0.07s$		主动脉瓣狭窄或肺动脉高压等
收缩中、晚期咯喇音	心尖部或其内侧	高调、短促、清脆,可伴收缩晚期杂音	S_1 后 $0.08s$ 或以上		二尖瓣脱垂

6. 心脏杂音 指除心音与额外心音外，在心脏收缩期或舒张期发现的异常声音。

（1）杂音产生的机制　①血流加速；②瓣膜口狭窄；③瓣膜关闭不全；④异常血流通道；⑤心腔异常结构；⑥大血管瘤样扩张。

（2）杂音的特性与听诊要点

① 最响部位和传导方向：杂音最响部位常与病变部位有关，如杂音在心尖部最响，提示二尖瓣病变；杂音在主动脉瓣区或肺动脉瓣区最响，则分别提示为主动脉瓣或肺动脉瓣病变。杂音的传导方向也有一定规律，如二尖瓣关闭不全的杂音多向左腋下传导，主动脉瓣狭窄的杂音多向颈部传导，而二尖瓣狭窄的隆隆样杂音局限于心尖区。

② 心动周期中的时期：可分收缩期杂音、舒张期杂音、连续性杂音和双期杂音。还可根据杂音在收缩期或舒张期出现的早、晚而进一步分为早期、中期、晚期或全期杂音。

③ 性质：临床上常用于形容杂音音调的词为柔和、粗糙。杂音的音色可形容为吹风样、隆隆样（雷鸣样）、机器样、喷射样、叹气样（哈气样）、乐音样和鸟鸣样等。

④ 强度与形态：收缩期杂音的强度一般采用 Levine6 级分级法（表 3-5-7），对舒张期杂音的分级也可参照此标准，但只分为轻、中、重度三级。

表 3-5-7　杂音强度分级

级别	响度	听诊特点	震颤
1	很轻	很弱，易被初学者或缺少心脏听诊经验者所忽视	无
2	轻度	能被初学者或缺少心脏听诊经验者听到	无
3	中度	明显的杂音	无
4	中度	明显的杂音	有
5	响亮	响亮的杂音	明显
6	响亮	响亮的杂音，即使听诊器稍离开胸壁也能听到	明显

杂音分级的记录方法：杂音级别为分子，6 为分母；如响度为 2 级的杂音则记为 2/6 级杂音。

杂音形态：a. 递增型杂音；b. 递减型杂音；c. 递增递减型杂音；d. 连续型杂音；e. 一贯型杂音。

⑤ 体位、呼吸和运动对杂音有影响。

（3）杂音的临床意义　根据产生杂音的心脏部位有无器质性病变可区分为器质性杂音与功能性杂音；根据杂音的临床意义又可以分为病理性杂音和生理性杂音（包括无害性杂音）。生理性与器质性收缩期杂音的鉴别见表 3-5-8。

表 3-5-8　生理性与器质性收缩期杂音的鉴别要点

鉴别点	生理性	器质性
年龄	儿童、青少年多见	不定
部位	肺动脉瓣区和(或)心尖区	不定
性质	柔和、吹风样	粗糙、吹风样、常呈高调
持续时间	短促	较长、常为全收缩期
强度	≤2/6 级	常≥3/6 级
震颤	无	3/6 级以上可伴有震颤
传导	局限	沿血流方向传导较远而广

根据杂音出现在心动周期中的时期与部位，将杂音的特点和临床意义分述如下。

① 收缩期杂音

二尖瓣区：a. 功能性：常见于运动、发热、贫血、妊娠与甲状腺功能亢进症等，具有心脏病理意义的功能性杂音有左心增大引起的二尖瓣相对性关闭不全，如高血压性心脏病、冠心病、贫血性心脏病和扩张型心肌病等；b. 器质性：主要见于风湿性心瓣膜病二尖瓣关闭不全等。

主动脉瓣区：a. 功能性：见于升主动脉扩张，如高血压和主动脉硬化等；b. 器质性：多见于各种病因的主动脉瓣狭窄。

肺动脉瓣区：a. 功能性：其中生理性杂音在青少年及儿童中多见，心脏病理情况下的功能性杂音见于二尖瓣狭窄、先天性心脏病的房间隔缺损等；b. 器质性：见于肺动脉瓣狭窄等。

三尖瓣区：a. 功能性：多见于右心室扩大的病人，如二尖瓣狭窄、肺源性心脏病等；b. 器质性：极少见。

其他部位：a. 功能性：在胸骨左缘第 2、3、4 肋间，部分青少年中可闻及生理性（无害性）杂音；b. 器质性：常见的有胸骨左缘第 3、4 肋间响亮而粗糙的收缩期杂音伴震颤，有时呈喷射性，提示室间隔缺损等。

② 舒张期杂音

二尖瓣区：a. 功能性：主要见于中、重度主动脉瓣关闭不全，称 Austin Flint 杂音。应注意与器质性二尖瓣狭窄的杂音鉴别（表 3-5-9）。b. 器质性：主要见于风湿性心瓣膜病的二尖瓣狭窄。

表 3-5-9　二尖瓣区舒张期杂音的鉴别

项目	器质性二尖瓣狭窄	Austin Flint 杂音
杂音特点	粗糙,递增型舒张中、晚期杂音,常伴震颤	柔和,递减型舒张中、晚期杂音,无震颤
S_1 亢进	常有	无
开瓣音	可有	无
心房颤动	常有	常无
X 线心影	呈二尖瓣型,右室、左房增大	呈主动脉型、左室增大

主动脉瓣区：主要见于各种原因的主动脉瓣关闭不全所致的器质性杂音。常见原因为风湿性心瓣膜病或先天性心脏病的主动脉瓣关闭不全、特发性主动脉瓣脱垂、梅毒性升主动脉炎和马方综合征所致主动脉瓣关闭不全。

肺动脉瓣区：多由于肺动脉扩张导致相对性关闭不全所致的功能性杂音，又称 Graham Steell 杂音，常见于二尖瓣狭窄伴明显肺动脉高压。

三尖瓣区：见于三尖瓣狭窄。

③ 连续性杂音：常见于先天性心脏病动脉导管未闭、主肺动脉间隔缺损、冠状动静脉瘘、冠状动脉窦瘤破裂。

7. 心包摩擦音　指脏层与壁层心包由于生物性或理化因素致纤维蛋白沉积而粗糙，以致在心脏搏动时产生摩擦而出现的声音。在心前区或胸骨左缘第 3、4 肋间最响亮，坐位前倾及呼气末更明显。典型者摩擦音的声音呈三相：心房收缩-心室收缩-心室舒张期，但多为心室收缩-心室舒张的双期摩擦音，有时也可仅出现在收缩期。见于各种感染性心包炎，也可见于急性心肌梗死、尿毒症、心脏损伤后综合征和系统性红斑狼疮等非感染性情况导致的心包炎。当心包腔有一定积液量后，摩擦音可消失。

第六节　血管检查

一、脉搏

检查脉搏主要用触诊。检查时可选择桡动脉、肱动脉、股动脉、颈动脉及足背动脉等。检查时需将两侧脉搏情况进行对比。在检查脉搏时应注意脉搏的脉率、节律、紧张度和动脉壁弹性、强弱和波形变化。异常脉波有：①水冲脉，常见于甲状腺功能亢进症、严重贫血、脚气病、主动脉瓣关闭不全、先天性心脏病动脉导管未闭、动静脉瘘等；②交替脉，常见于高血压性心脏病、急性心肌梗死和主动脉瓣关闭不全导致的心力衰竭等；③奇脉，见于心脏压塞或心包缩窄；④无脉，即脉搏消失，可见于严重休克及多发性大动脉炎。

二、血压

★（一）测量方法

① 直接测压法；②间接测量法，即袖带加压法，以血压计测量。血压计有汞柱式、弹簧式和电子血压计。

操作方法：被检查者半小时内禁烟、禁咖啡、排空膀胱，安静环境下在有靠背的椅子休息至少 5min。取坐位（特殊情况下可以取仰卧位或站立位）测血压，被检查者上肢裸露伸直并轻度外展，肘部置于心脏同一水平，将气袖均匀紧贴皮肤缠于上臂，使其下缘在肘窝以上约 2.5cm，气袖之中央位于肱动脉表面。检查者触及肱动脉搏动后，将听诊器体件置于搏动上准备听诊。然后，向袖带内充气，边充气边听诊，待肱动脉搏动声消失，再升高 30mmHg 后，缓慢放气（2～6mmHg/s），双眼随汞柱下降，平视汞柱表面，根据听诊结果读出血压值。根据 Korotkoff 5 期法，首先听到的响亮拍击声（第 1 期）代表收缩压，第 5 期的血压值即舒张压。血压至少应测量 2 次，间隔 1～2min；如收缩压或舒张压 2 次读数相差 5mmHg 以上，应再次测量，以 3 次读数的平均值作为测量结果。收缩压与舒张压之差值为脉压。

气袖宽度：气袖大小应适合被检查者的上臂臂围，至少应包裹 80％上臂。

★（二）血压标准

中国高血压防治指南（2010 年修订版）标准见表 3-5-10。

表 3-5-10　血压水平的定义和分类

类别	收缩压/mmHg	舒张压/mmHg
正常血压	＜120	＜80
正常高值	120～139	80～89
高血压：		
1 级高血压(轻度)	140～159	90～99
2 级高血压(中度)	160～179	100～109
3 级高血压(重度)	≥180	≥110
单纯收缩期高血压	≥140	＜90

注：若病人的收缩压与舒张压分属不同级别时，则以较高的分级为准；单纯收缩期高血压也可参照收缩压水平分为 1、2、3 级。

（三）血压变动的临床意义

①高血压：若在安静、清醒和未使用降压药的条件下采用标准测量方法，至少 3 次非同日血压值达到或超过收缩压 140mmHg 和（或）舒张压 90mmHg，即可认为有高血压，如果仅收缩压达到标准则称为单纯收缩期高血压；②低血压：凡血压低于 90/60mmHg 时称低血压；③双侧上肢血压差别显著：正常双侧上肢血压差别超过 5～10mmHg 则属异常，见于多发性大动脉炎或先天性动脉畸形等；④上下肢血压差异常：正常下肢血压高于上肢血压达 20～40mmHg，如下肢血压低于上肢应考虑主动脉缩窄、胸腹主动脉型大动脉炎等；⑤脉压改变。

（四）动态血压监测

测量应使用经 BHS、AAMI 和（或）ESH 方案验证的动态血压检测仪，按设定的间隔时间，

24h连续地记录血压。一般设白昼时间（早6时至晚10时）每15min或20min测血压一次；夜间时间（晚10时至次晨6时），每30min记录一次。动态血压的正常标准如下：24h平均血压值<130/80mmHg；白昼平均血压值<135/85mmHg；夜间平均血压值<120/70mmHg。正常情况下，夜间血压值较白昼低10%～20%。

（五）家庭自测血压

家庭自测血压的正常血压值为<135/85mmHg，注意与诊所血压的标准有所不同。

三、血管杂音及周围血管征

（一）静脉杂音

临床较有意义的有颈静脉营营声，在颈根部近锁骨处，属无害性杂音。肝硬化门静脉高压引起腹壁静脉曲张时，可在脐周或上腹部闻及连续性静脉营营声。

（二）动脉杂音

多见于周围动脉、肺动脉和冠状动脉。如甲状腺功能亢进症、多发性大动脉炎、肾动脉狭窄、肺内动静脉瘘、外周动静脉瘘、冠状动静脉瘘。

（三）周围血管征

主要见于主动脉瓣重度关闭不全、甲状腺功能亢进症和严重贫血等。包括：①枪击音；②Duroziez双重杂音；③毛细血管搏动征。

第七节 循环系统常见疾病的主要症状和体征

一、二尖瓣狭窄

1. 症状 ①呼吸困难，初为劳力性呼吸困难，随着病情发展，出现休息时呼吸困难、阵发性夜间呼吸困难、端坐呼吸，甚至发生急性肺水肿；②咳嗽、咯血、咳粉红色泡沫状痰；③吞咽困难；④声音嘶哑。

2. 体征

（1）视诊 尖瓣面容，口唇发绀，心前区隆起。

（2）触诊 心尖区舒张期震颤，胸骨左下缘或剑突下右心室收缩期抬举样搏动。

（3）叩诊 轻度无异常。中度心浊音界可呈梨形。

（4）听诊 ①心尖区局限的低调、隆隆样、舒张中晚期递增型杂音，左侧卧位时更明显；②心尖区 S_1 亢进；③二尖瓣开放拍击音（开瓣音）；④P_2 亢进和分裂；⑤肺动脉瓣区 Graham Steell 杂音；⑥右室扩大伴三尖瓣关闭不全时，胸骨左缘第4、5肋间有收缩期吹风性杂音；⑦晚期病人可出现心房颤动，表现为心音强弱不等、心律绝对不规则和脉搏短绌。

二、二尖瓣关闭不全

1. 症状 表现为心悸、咳嗽、劳力性呼吸困难、疲乏无力等。

2. 体征

（1）视诊 左心室增大时，心尖搏动向左下移位，心尖搏动强，发生心力衰竭后减弱。

（2）触诊 心尖搏动有力，可呈抬举样，在重度关闭不全病人可触及收缩期震颤。

（3）叩诊 心浊音界向左下扩大，晚期可向两侧扩大，提示左右心室均增大。

（4）听诊 心尖区可闻及响亮粗糙、音调较高的3/6级以上全收缩期吹风样杂音，向左腋下和左肩胛下区传导。后叶损害为主时，杂音可传向胸骨左缘和心底部。S_1 常减弱，P_2 可亢进和分裂。严重反流时心尖区可闻及 S_3，以及紧随 S_3 后的短促舒张期隆隆样杂音。

三、 主动脉瓣狭窄

1. 症状　轻度狭窄病人可无症状。中、重度狭窄者，常见呼吸困难、心绞痛和晕厥，为典型主动脉瓣狭窄的三联征。

2. 体征

（1）视诊　心尖搏动增强，位置可稍移向左下。

（2）触诊　心尖搏动有力，呈抬举样。胸骨右缘第 2 肋间可触及收缩期震颤。

（3）叩诊　心浊音界正常或可稍向左下增大。

（4）听诊　在胸骨右缘第 2 肋间可闻及 3/6 级以上收缩期粗糙喷射性杂音呈递增递减型，向颈部传导。主动脉瓣区 S_2 减弱，呼气时闻及 S_2 逆分裂。心尖区有时可闻及 S_4。

四、 主动脉瓣关闭不全

1. 症状　症状出现较晚，可因心搏量增多有心悸、心前区不适、头部搏动感、体位性头晕等症状。存在心肌缺血时可出现心绞痛，病变后期有劳力性呼吸困难。

2. 体征

（1）视诊　心尖搏动向左下移位，部分重度关闭不全者颈动脉搏动明显，并可有随心搏出现的点头运动。

（2）触诊　心尖搏动移向左下，呈抬举样搏动。可有水冲脉及毛细血管搏动等。

（3）叩诊　心界向左下增大而心腰不大，因而心浊音界轮廓似靴形。

（4）听诊　主动脉瓣第二听诊区可闻及叹气样、递减型、舒张期杂音，向胸骨左下方和心尖区传导，以前倾坐位最易听清。重度反流者，有相对性二尖瓣狭窄，心尖区出现柔和、低调、递减型舒张中、晚期隆隆样杂音（Austin Flint 杂音）。周围大血管可听到枪击声和 Duroziez 双重杂音。

五、 心包积液

1. 症状　胸闷、心悸、呼吸困难、腹胀、水肿等以及原发病的症状，如结核的低热、盗汗，化脓性感染的畏寒、高热等。严重的心脏压塞可出现休克。

2. 体征

（1）视诊　心尖搏动明显减弱甚至消失。

（2）触诊　心尖搏动弱而不易触到，如能明确触及则在心相对浊音界之内侧。

（3）叩诊　心浊音界向两侧扩大，且随体位改变；卧位时心底部浊音界增宽，坐位则心尖部增宽。

（4）听诊　早期由炎症引起的少量心包积液可在心前区闻及心包摩擦音，积液量增多后摩擦音消失。心率较快，心音弱而远。偶然可闻及心包叩击音。

大量积液时颈静脉怒张、肝大和肝颈静脉回流征阳性。还可出现 Ewart 征，即左肩胛下区语颤增强、叩诊浊音并闻及支气管呼吸音。脉压减小，并可出现奇脉。

六、 心力衰竭

1. 症状

（1）左心衰竭（肺淤血）　乏力，进行性劳力性呼吸困难、夜间阵发性呼吸困难、端坐呼吸、咳嗽、咳泡沫痰，少数出现咯血。

（2）右心衰竭（体循环淤血）　腹胀、少尿及食欲不振，甚至恶心呕吐。

2. 体征

（1）左心衰竭　主要为肺淤血的体征。①视诊：有不同程度的呼吸急促、轻微发绀、高枕卧位或端坐体位，急性肺水肿时可出现自口、鼻涌出大量粉红色泡沫，呼吸窘迫，并大汗淋漓。②触诊：严重者可出现交替脉。③叩诊：除原发性心脏病体征外，通常无特殊发现。④听诊：可闻及舒张期奔马律，P_2亢进。单侧或双侧肺可闻及由肺底往上的不同程度的细小湿啰音，也可伴少量哮鸣音；急性肺水肿时，则双肺满布湿啰音和哮鸣音。

（2）右心衰竭　主要是体循环系统淤血的体征。①视诊：颈静脉怒张，可有周围性发绀，水肿。②触诊：可触及不同程度的肝大、压痛及肝颈静脉回流征阳性，下肢或腰骶部等下垂部位凹陷性水肿，严重者可全身水肿。③叩诊：可有胸腔积液（右侧多见）与腹腔积液体征。④听诊：由于右心室扩大可在三尖瓣区闻及三尖瓣相对关闭不全的收缩期吹风样杂音，以及右心室舒张期奔马律。

除以上所列体征外，尚有原发性心脏病变和心力衰竭诱因的症状与体征。

同步练习

1. 简述心脏瓣膜听诊区。
2. 简述心脏叩诊的顺序。
3. 简述心脏杂音产生的机制。
4. 简述动态血压的正常标准。
5. 舒张期额外心音有哪些？
6. 简述心脏听诊的主要内容。

参考答案

1. 答：①二尖瓣区：位于心尖搏动最强点，又称心尖区；②肺动脉瓣区：在胸骨左缘第2肋间；③主动脉瓣区：位于胸骨右缘第2肋间；④主动脉瓣第二听诊区：在胸骨左缘第3肋间，又称Erb区；⑤三尖瓣区：在胸骨下端左缘，即胸骨左缘第4、5肋间。

2. 答：通常的顺序是先叩左界，后叩右界。左侧在心尖搏动外2~3cm处开始，由外向内，逐个肋间向上，直至第2肋间。右界叩诊时，先在右侧锁骨中线上叩出肝上界，然后于其上一肋间由外向内，逐一肋间向上叩诊，直至第2肋间。对各肋间叩得的浊音界逐一作出标记，并测量其与胸骨中线间的垂直距离。

3. 答：①血流加速；②瓣膜口狭窄；③瓣膜关闭不全；④异常血流通道；⑤心腔异常结构；⑥大血管瘤样扩张。

4. 答：动态血压的正常标准如下：24h平均血压值<130/80mmHg；白昼平均血压值<135/85mmHg；夜间平均血压值<120/70mmHg。正常情况下，夜间血压值较白昼低10%~20%。

5. 答：①奔马律；②开瓣音；③心包叩击音；④肿瘤扑落音。

6. 答：①心率；②心律；③心音；④额外心音；⑤心脏杂音；⑥心包摩擦音。

第六章 腹部检查

内容精讲

　　腹部主要由腹壁、腹腔和腹腔内脏器组成。腹部范围上起横膈,下至骨盆。腹部体表上以两侧肋弓下缘和胸骨剑突与胸部为界,下至两侧腹股沟韧带和耻骨联合,前面和侧面由腹壁组成,后面为脊柱和腰肌。

　　腹腔内脏器主要有消化、泌尿、生殖、内分泌、血液及血管系统。腹部检查应用视诊、触诊、叩诊、听诊四种方法,尤以触诊最为重要。

第一节　腹部的体表标志与分区

　　为了准确描写脏器病变和体征的部位及范围,常借助于腹部的天然体表标志,并可人为地将腹部划分为几个区,以便熟悉脏器的位置和其在体表的投影。

★一、体表标志

1. 肋弓下缘 由第8～10肋软骨连接形成的肋缘和第11～12浮肋构成。

2. 剑突 是胸骨下端的软骨。

3. 腹上角 是两侧肋弓至剑突根部的交角。

4. 脐 位于腹部中心,相当于第3～4腰椎之间。

5. 髂前上棘 是髂嵴前方凸出点。

6. 腹直肌外缘 相当于锁骨中线的延续。

7. 腹中线 是胸骨中线的延续。

8. 腹股沟韧带 是腹部体表的下界。

9. 耻骨联合 是两耻骨间的纤维软骨连接。

10. 肋脊角 是两侧背部第12肋骨与脊柱的交角。

★二、腹部分区

常用的腹部分区有以下两种方法。

(一)四区分法

　　通过脐划一水平线与一垂直线,将腹部分为左、右上腹部和左、右下腹部。各区所包含的主要脏器如下。

　　1. 右上腹部 肝、胆囊、幽门、十二指肠、胰头等。

2. 右下腹部 盲肠、阑尾、部分升结肠、小肠、右输尿管等。

3. 左上腹部 肝左叶、脾、胃、小肠、胰体、胰尾、左肾上腺等。

4. 左下腹部 乙状结肠，部分降结肠、女性左侧卵巢和输卵管、增大的子宫，男性左侧精索等。

（二）九区分法

两侧肋弓下缘连线和两侧髂前上棘连线为两条水平线，左、右髂前上棘至腹中线连线中点的为两条垂直线，四线相交将腹部划分为九区。即左、右上腹部（季肋部）、左、右侧腹部（腰部）、左、右下腹部（髂部）及上腹部、中腹部（脐部）和下腹部（耻骨上部）。各区脏器分布情况如下。

1. 右上腹部 肝右叶、胆囊、结肠肝曲、右肾。

2. 右侧腹部 升结肠、空肠、右肾。

3. 右下腹部 盲肠、阑尾、回肠下端、女性右侧卵巢和输卵管、男性右侧精索。

4. 上腹部 胃、肝左叶、十二指肠、胰头、胰体、横结肠、腹主动脉等。

5. 中腹部 十二指肠、空肠、回肠、下垂的胃或横结肠等。

6. 下腹部 回肠、乙状结肠、胀大的膀胱、女性增大的子宫。

7. 左上腹部 脾、胃、结肠脾曲、胰尾等。

8. 左侧腹部 降结肠、空肠、回肠、左肾。

9. 左下腹部 乙状结肠、女性左侧卵巢和输卵管、男性左侧精索。

第二节 视 诊

被检查者排空膀胱，低枕仰卧位，两手置于身体两侧，暴露全腹，光线宜充足而柔和。医生立于被检查者右侧，按一定顺序自上而下的观察被检查者腹部。腹部视诊的内容有腹部外形、呼吸运动、腹壁皮肤、腹壁静脉、胃肠型和蠕动波以及腹部其他情况。

一、腹部外形

正常成年人平卧时，前腹壁大致处于肋缘与耻骨联合同一平面，称为腹部平坦。肥胖者或小儿（尤其餐后）前腹壁稍高于肋缘与耻骨联合的平面，称为腹部饱满。消瘦者及老年人，前腹壁稍低于肋缘与耻骨联合的平面，称为腹部低平。

（一）腹部膨隆

指仰卧位时前腹壁明显高于肋缘与耻骨联合的平面。

1. 全腹膨隆 腹部弥漫性膨隆呈球形或椭圆形。常见于下列情况。

（1）腹腔积液 腹腔内有大量积液称腹腔积液，临床上也称腹水。平卧位时液体下沉于腹腔两侧，致侧腹部明显膨出扁而宽，称为蛙腹。常见于肝硬化门静脉高压症、腹膜癌转移、肾病综合征等。腹膜有炎症或肿瘤浸润时，腹部常呈尖凸型，称为尖腹。

（2）腹内积气 胃肠道内大量积气可引起全腹膨隆，使腹部呈球形，两侧腰部膨出不明显，移动体位时其形状无明显改变，见于肠梗阻等。积气在腹腔内，称为气腹，见于胃肠穿孔或治疗性人工气腹。

（3）腹内巨大肿块 如足月妊娠、巨大卵巢囊肿、畸胎瘤等。

2. 局部膨隆 指局限性腹部膨隆。腹部的脏器肿大、腹内肿瘤或炎性肿块、胃或肠胀气以及腹壁上的肿物和疝等均可引起。视诊时应注意膨隆的部位、外形，是否随呼吸而移位或随体位而改变等。脏器肿大一般都在该脏器所在部位。

鉴别腹壁上的肿块（如皮下脂肪瘤等）与腹腔内病变的方法：病人仰卧位做屈颈抬肩动作，如肿块更加明显，说明肿块位于腹壁上；反之如变得不明显或消失，说明肿块位于腹腔内。

局部膨隆近圆形者，多为囊肿、肿瘤或炎性肿块；呈长形者，多为肠管病变如肠梗阻、肠扭转等。膨隆有搏动者可能是动脉瘤，亦可能是位于腹主动脉上面的脏器或肿块传导使其搏动。膨隆随体位变更而明显移位者，可能为游走的脏器（肾等）、带蒂肿物（卵巢囊肿等）。随呼吸移动的局部膨隆多为膈下脏器或其肿块。

（二）腹部凹陷

仰卧时前腹壁明显低于肋缘与耻骨联合的平面，称腹部凹陷，分全腹凹陷和局部凹陷。

1. 全腹凹陷　见于消瘦和脱水者。严重时前腹壁凹陷几乎贴近脊柱，肋弓、髂嵴和耻骨联合显露，使腹外形如舟状，称舟状腹，见于恶病质，如结核病等慢性消耗性疾病。

2. 局部凹陷　较少见，多由于手术后腹壁瘢痕收缩所致。

二、呼吸运动

呼吸时腹壁上下起伏，吸气时上抬，呼气时下陷，即为腹式呼吸运动，男性及小儿以腹式呼吸为主，而成年女性则以胸式呼吸为主。

腹式呼吸减弱常见于腹膜炎症等。腹式呼吸消失见于胃肠穿孔等。腹式呼吸增强常为癔症性呼吸或胸腔疾病。

三、腹壁静脉

腹壁静脉曲张常见于门静脉高压或上、下腔静脉回流受阻而有侧支循环形成时。门静脉高压显著时，于脐部可见到一簇曲张静脉向四周放射，形如水母头。

四、胃肠型和蠕动波

正常人一般看不到胃肠型及蠕动波形。胃肠道发生梗阻时，梗阻近端饱满而隆起，称为胃型或肠型，伴有该部位的蠕动加强，可以看到蠕动波。胃蠕动波自左肋缘下开始，缓慢地向右推进，到达右腹直肌旁（幽门区）消失，此为正蠕动波。小肠梗阻所致的蠕动波多见于脐部。结肠远端梗阻时，其宽大的肠型多位于腹部周边。在观察蠕动波时，从侧面更易察见，亦可用手轻拍而诱发之。

五、腹壁其他情况

1. 皮疹　充血性或出血性皮疹常出现于发疹性高热疾病或某些传染病（如麻疹、伤寒）及药物过敏等。一侧腹部或腰部的疱疹（沿脊神经走行分布）提示带状疱疹。

2. 色素　皮肤皱褶处有褐色素沉着，可见于肾上腺皮质功能减退症。腰部、季肋部和下腹部皮肤呈蓝色，为格雷特纳征（Grey-Turner sign），可见于重症急性胰腺炎。脐周或下腹壁皮肤发蓝为腹腔内大出血，为库伦征（Cullen sign），见于重症急性胰腺炎或宫外孕破裂等。腹部和腰部不规则的斑片状色素沉着，见于多发性神经纤维瘤。妇女妊娠时，在脐与耻骨之间有褐色素沉着。

3. 腹纹　白纹为腹壁真皮结缔组织因张力增高断裂所致，可见于肥胖者或经产妇女。妊娠纹出现于下腹部和髂部，在妊娠期呈淡蓝色或粉红色，产后则转为银白色而长期存在。紫纹是皮质醇增多症的常见征象，出现部位除下腹部和臀部外，还可见于股外侧和肩背部。

4. 瘢痕　多为外伤、手术或皮肤感染的遗迹。

5. 疝　分为腹内疝和腹外疝两大类。为腹腔内容物经腹壁或骨盆壁的间隙或薄弱部分向体表凸出。脐疝多见于婴幼儿；先天性腹直肌两侧闭合不良者可有白线疝；手术瘢痕愈合不良处可有切口疝；股疝位于腹股沟韧带中部，多见于女性；腹股沟疝则偏于内侧，男性腹股沟斜疝可降至阴囊。

6. 脐部　脐部分泌物呈浆液性或脓性，有臭味，多为炎症。分泌物呈水样，有尿味，为脐尿管未闭的征象。脐部溃烂，为化脓性或结核性炎症；脐部溃疡如呈坚硬、固定而凸出，多为癌肿所致。

7. 腹部体毛　男性胸骨前的体毛可向下延伸达脐部。男性阴毛的分布多呈三角形，尖端向上；女性阴毛为倒三角形，上缘为一水平线。腹部体毛增多或女性阴毛呈男性型分布见于皮质醇增多症和肾上腺性变态综合征。腹部毛稀少见于腺垂体功能减退症等。

8. 上腹部搏动　大多由腹主动脉搏动传导而来，可见于正常人较瘦者。

第三节　听　诊

听诊内容主要有　肠鸣音、血管杂音、摩擦音和搔刮试验等。妊娠5个月以上的妇女还可在脐下方听到胎心音（130～160次/分）。

一、 肠鸣音

肠蠕动时，肠管内气体和液体随之流动，产生一种断断续续的咕噜声（或气过水声）称为肠鸣音。正常肠鸣音每分钟4～5次，其频率声响和音调变异较大。肠蠕动增强时，肠鸣音每分钟可达10次以上，但音调不特别高亢，称肠鸣音活跃，见于急性胃肠炎、服泻药后或胃肠道大出血时；如次数多且肠鸣音响亮、高亢，甚至呈叮当声或金属音，称肠鸣音亢进，见于机械性肠梗阻；如数分钟才听到一次，称为肠鸣音减弱，可见于老年性便秘、腹膜炎、电解质紊乱等；如持续听诊2分钟以上未听到肠鸣音，用手指轻叩或搔弹腹部仍未听到肠鸣音，称为肠鸣音消失。

二、 血管杂音

血管杂音有动脉性和静脉性。动脉性杂音常在腹中部或腹部两侧。腹中部的收缩期血管杂音（喷射性杂音）常提示腹主动脉瘤或腹主动脉狭窄。静脉性杂音为连续性潺潺声，无收缩期与舒张期性质，常出现于脐周或上腹部，尤其是壁静脉曲张严重处，此音提示门静脉高压时的侧支循环形成，称克-鲍综合征。

三、 摩擦音

在脾梗死致脾周围炎、肝周围炎或胆囊炎累及局部腹膜等情况下，可于深呼吸时在各相应部位听到摩擦音，严重时可触及摩擦感。

四、 搔刮试验

肝下缘触诊不清楚时，用以协助测定肝下缘。

第四节　叩　诊

腹部叩诊的主要作用在于叩知某些脏器的大小和叩痛，胃肠道充气情况，腹腔内有无积气、积液和肿块等。

直接叩诊法和间接叩诊法均可应用于腹部。腹部叩诊内容如下。

一、 腹部叩诊音

正常情况下，腹部叩诊大部分为鼓音，只有肝、脾所在部位，增大的膀胱和子宫占据的部位,以及两侧腹部近腰肌处叩诊为浊音。当脏器极度肿大,腹内肿瘤或大量腹腔积液时,鼓音范围缩小。当胃肠高度胀气或胃肠穿孔致气腹时,则鼓音范围明显增大或出现在不应有鼓音的部位。叩诊可从左下腹开始逆时针方向至右下腹部,再至脐部。

二、肝脏及胆囊叩诊

确定肝上界时,沿右锁骨中线、右腋中线和右肩胛线,由肺区向下叩向腹,当由清音转为浊音时,即为肝上界。相当于被肺遮盖的肝顶部,故又称肝相对浊音界。再向下叩 1～2 个肋间,则浊音变为实音,此处的肝脏不再被肺所遮盖而直接贴近胸壁,称肝绝对浊音界(亦为肺下界)。匀称体型者的正常肝脏在右锁骨中线上,其上界在第 5 肋间,下界位于右季肋下缘;在右腋中线上,其上界为第 7 肋间,下界相当于第 10 肋骨水平;在右肩胛线上,其上界为第 10 肋间。

肝浊音界扩大见于肝癌、肝淤血和多囊肝等。肝浊音界缩小见于急性重型病毒性肝炎、肝硬化等。肝浊音界消失是急性胃肠穿孔的征象。肝浊音界向上移位见于右下肺不张、气腹、鼓肠等。肝浊音界向下移位见于肺气肿、右侧张力性气胸等。

肝区叩击痛对于诊断病毒性肝炎、肝脓肿有一定的意义。胆囊区叩击痛为胆囊炎的重要体征。

三、胃泡鼓音区及脾脏叩诊

胃泡鼓音区上界为横膈及肺下缘,下界为肋弓,左界为脾脏,右界为肝左缘。大小则受胃内含气量的多少和周围器官组织病变的影响。明显缩小或消失可见于中、重度脾大等,也见于急性胃扩张或溺水病人。

脾脏浊音区的叩诊采用轻叩法,在左腋中线上进行。在左腋中线第 9～11 肋之间叩到脾脏浊音,其长度为 4～7cm,前方不超过腋前线。脾脏浊音区扩大见于脾大。脾脏浊音区缩小见于左侧气胸等。

四、移动性浊音

检查时先让病人仰卧,腹中部由于含气的肠管在液面浮起,叩诊呈鼓音;两侧腹部因腹腔积液积聚,叩诊呈浊音。医生自腹中部脐水平面开始向病人左侧叩诊,发现浊音时,板指固定不动,嘱病人右侧卧位,再度叩诊,如呈鼓音,表明浊音移动;同样方法向右侧叩诊,叩得浊音后嘱病人改为左侧卧位,以核实浊音是否移动。这种因体位不同而出现浊音区变动的现象,称移动性浊音。

下列情况易误为腹腔积液,应注意鉴别。

(1)肠梗阻 肠管内有大量液体潴留,可出现移动性浊音,但有肠梗阻的征象。

(2)巨大的卵巢囊肿 其浊音非移动性,鉴别点如下:①卵巢囊肿所致浊音,于仰卧时常在腹中部,鼓音区则在腹部两侧;②卵巢囊肿的浊音不呈移动性;③尺压试验,用一硬尺横置于腹壁上,医生两手将尺下压,如为卵巢囊肿,则腹主动脉的搏动可经囊肿壁传到硬尺,使尺发生节奏性跳动。

五、肋脊角叩击痛

主要用于检查肾脏病变。正常时肋脊角处无叩击痛,当有肾小球肾炎、肾盂肾炎、肾结石、肾结核及肾周围炎时,肾区有不同程度的叩击痛。

六、膀胱叩诊

当膀胱触诊结果不满意时,可用叩诊来判断膀胱膨胀的程度。叩诊在耻骨联合上方进行,通常从上往下,由鼓音转成浊音。当膀胱内有尿液充盈时,耻骨上方叩诊呈圆形浊音区。排尿或导尿后复查，如浊音区转为鼓音，即为尿潴留。

第五节 触 诊

触诊是腹部检查的主要方法。为使腹部触诊达到满意的效果，病人应排尿后取低枕仰卧位，两手自然置于身体两侧，两腿屈起并稍分开，缓慢腹式呼吸。医生应站立于病人右侧，面对病人，前臂应尽量与腹部表面处在同一水平。然后以轻柔动作按顺序触诊，一般自左下腹开始逆时针方向至右下腹，再至脐部，依次检查腹部各区。原则是先触诊健康部位，逐渐移向病变区域。

腹部触诊应用各种触诊手法，有浅部触诊、深部触诊。深部触诊包括深压触诊、滑行触诊、双手触诊。浮沉触诊又称冲击触诊法，用于大量腹腔积液时检查深部的脏器或肿块；钩指触诊多用于肝、脾触诊。

触诊的主要内容如下。

一、 腹壁紧张度

正常人腹壁有一定张力，但触之柔软，较易压陷，称腹壁柔软；因不习惯摸或怕痒而致腹肌自主性痉挛，称肌卫增强。

（一） 腹壁紧张度增加

腹腔内容物增加如肠胀气或气腹者，腹部张力可增加，但无肌痉挛、无压痛。急性胃肠穿孔或脏器破裂所致急性弥漫性腹膜炎，腹壁常有明显紧张，甚至强直如木板，称板状腹；结核性炎症有腹膜增厚和肠管、肠系膜的粘连，腹壁柔韧而具抵抗力，不易压陷，称柔韧感，亦可见于腹膜转移癌。

局部腹壁紧张常见于腹内脏器炎症波及腹膜而引起。年老体弱不良、腹肌发育不良、大量腹腔积液或过度肥胖的病人，腹膜虽有炎症，但腹壁紧张可不明显。

（二） 腹壁紧张度减低

多因腹肌张力降低或消失所致。见于慢性消耗性疾病或大量放腹腔积液后，亦见于经产妇或年老体弱者。脊髓损伤所致腹肌和重症肌无力可使腹壁张力消失。

二、 压痛及反跳痛

腹壁病变比较表浅，可借抓捏腹壁或做屈颈抬肩动作来鉴别。腹腔脏器的炎症、淤血、肿瘤、破裂、扭转以及腹膜的刺激等均可引起压痛，压痛的部位常提示存在相关脏器的病变。此外，胸部病变如下叶肺炎、胸膜炎、心肌梗死等也常在上腹部或季肋部出现压痛。位于右锁骨中线与肋缘交界处的胆囊点压痛标志胆囊的病变，位于脐与右髂前上棘连线中、外 1/3 交界处的麦氏点压痛标志阑尾的病变等。

当医生用手触诊腹部出现压痛后，用并拢的 2～3 个手指压于原处稍停片刻，然后迅速将手抬起，此时病人感觉腹痛骤然加重，伴有痛苦表情或呻吟，称为反跳痛，是腹膜壁层已受炎症累及的征象。腹肌紧张、压痛和反跳痛，称腹膜刺激征，亦称腹膜炎三联征。

三、 脏器触诊

包括肝脏、脾脏、胆囊、肾脏、膀胱及胰腺等。

（一） 肝脏触诊

病人处于仰卧位，两膝关节屈曲，腹壁放松，做腹式呼吸以使肝脏上下移动。医生立于病人右侧用单手或双手触诊。

1. 触诊方法

（1）单手触诊法 医生将右手四指并拢，掌指关节伸直，与肋缘大致平行地放在病人右上腹估计肝下缘的下方。呼气时，手指压向腹壁深部；吸气时，手指缓慢抬起朝肋缘向上迎触下移的肝缘。如此反复进行，逐渐向肋缘移动，触到肝缘或肋缘为止。需在右锁骨中线及前正中线上分别触诊，并测量其与肋缘或剑突根部的距离，以厘米表示。触诊时需注意以下内容。

① 最敏感的触诊部位是示指前端的桡侧。

② 检查腹肌发达者时，右手宜置于腹直肌外缘稍外处向上触诊。

③ 密切配合呼吸动作，吸气时手指上抬速度一定要落后于腹壁的抬起，而呼气时手指应在腹壁下陷前提前下压。

④ 当右手示指上移到肋缘仍未触到肝脏时，如右腹部较饱满，应考虑巨大肝脏，应下移初始触诊的部位。

⑤ 如遇腹腔积液病人，可应用浮沉触诊法。

⑥ 鉴别易误为肝下缘的其他腹腔器官：a. 横结肠；b. 腹直肌腱划；c. 右肾下极。

（2）双手触诊法 医生右手位置同单手法，左手放在病人右背部第12肋骨与髂嵴之间脊柱旁肌内的外侧。触诊时左手向上推，使肝下缘紧贴前腹壁，并限制右下胸扩张，以增加膈下移幅度。

（3）钩指触诊法 适用于儿童和腹壁薄软者。触诊时，医生立于病人右肩旁，将右手掌搭在其右前胸下部旁，面向其足部，右手第2～5指并拢弯曲成钩状，病人做较深腹式呼吸动作，医生随深吸气而更进一步屈曲指关节，这样指腹容易触到下移的肝下缘。

★**2. 触诊内容** 触及肝脏时，应详细体会并描述下列内容。

（1）大小 正常成人的肝脏，一般在肋缘下触不到，但腹壁松软的瘦长体型者，于深吸气时可于肋弓下触及肝下缘，在1cm以内。如超出上述标准，同时肝上界也相应降低，肝上下径正常，则为肝脏下移；如肝上界正常或升高，则提示肝大。肝脏下移常见于内脏下垂、肺气肿等。肝大可分为弥漫性和局限性。弥漫性肝大见于病毒性肝炎、肝淤血、脂肪肝等。局限性肝大见于肝脓肿、肝肿瘤及肝囊肿等。肝脏缩小见于急性和亚急性重型肝炎。

（2）质地 一般将肝脏质地分为三级：质软、质韧和质硬。正常肝脏质地柔软，如触撅起之口唇；急性病毒性肝炎及脂肪肝时质地稍韧；慢性病毒性肝炎及肝淤血时质韧如触鼻尖；肝癌质地最坚硬，如触前额。

（3）边缘和表面状态 应注意肝脏边缘的厚薄、是否整齐、表面是否光滑、有无结节。正常肝脏边缘整齐，且厚薄一致，表面光滑。肝边缘圆钝常见于脂肪肝或肝淤血。肝边缘锐利，表面扪及细小结节，多见于肝硬化。肝边缘不规则，表面不光滑，呈结节状，见于肝癌。肝表面呈大块状隆起，见于巨块型肝癌。肝呈明显分叶状，见于肝梅毒。

（4）压痛 正常肝脏无压痛，如果肝包膜有炎性反应或因肝大受到牵拉，则有压痛。轻度弥漫性压痛见于病毒性肝炎、肝淤血等；局限性剧烈压痛见于较表浅的肝脓肿，可有叩击痛。当右心衰竭引起肝淤血肿大时，肝颈静脉回流征阳性。

（5）搏动 正常肝脏以及因炎症、肿瘤等原因引起的肝大并不伴有搏动。如果触到肝脏搏动，应注意其为单向性或扩张性。单向性搏动常为传导性搏动；扩张性搏动为肝脏本身的搏动。

（6）肝区摩擦感 将右手的掌面轻贴于肝区，让病人做腹式呼吸动作。肝周围炎时，肝表面和邻近的腹膜可有纤维素性渗出物而变得粗糙，两者的相互摩擦可用手触知，为肝区摩擦感。

（7）肝震颤 检查时需用浮沉触诊法。手指掌面稍用力按压肝囊肿表面片刻，如感到一种微细的震动感，称为肝震颤，见于肝棘球蚴病。

（二）脾脏触诊

正常脾脏不能触及。内脏下垂或左侧胸腔积液时膈下降，可使脾脏向下移位。脾脏明显肿大而位置又较表浅时，用右手单手触诊即可查到，或用双手触诊法。在脾脏轻度肿大而仰卧位不易触到时，可嘱病人取右侧卧位，左下肢屈曲，此时则容易触到；亦可用钩指触诊法单手或双手在肋缘触诊脾脏边缘。

脾脏肿大的测量法如

1. 第Ⅰ线测量 指左锁骨中线与肋缘交点至脾下缘的距离，以厘米表示。脾脏轻度肿大时只作第Ⅰ线测量。

2. 第Ⅱ线测量和第Ⅲ线测量 前者系指左锁骨中线与肋缘交点至脾脏最远点的距离，后者指脾右缘与前正中线的距离。如脾脏向右越过前正中线，以"＋"表示；未超过前正中线则以"－"表示。

临床记录中，常将脾大分为轻、中、高三度。脾缘不超过肋下 2cm，为轻度肿大；超过2cm，在脐水平线以上，为中度肿大；超过脐水平线或前正中线，为高度肿大，即巨脾。脾脏高度肿大时，应加测第Ⅱ线、第Ⅲ线。

在左肋缘下还可能触到其他肿块，需与脾脏鉴别：①增大的左肾；②肿大的肝左叶；③结肠脾曲肿物；④胰尾部囊肿。

触到脾脏应注意大小、质地、边缘和表面情况、有无压痛及摩擦感等。脾脏切迹为其形态特征，有助于鉴别诊断。

脾脏轻度肿大常见于急、慢性病毒性肝炎，急性疟疾等，一般质地柔软。脾脏中度肿大常见于肝硬化、疟疾后遗症、慢性淋巴细胞白血病等，质地一般较硬。脾脏高度肿大、表面光滑者见于慢性粒细胞白血病、慢性疟疾等；表面不平滑而有结节者见于淋巴瘤和恶性组织细胞病。脾脏表面有囊性肿物者见于脾囊肿。脾脏压痛见于脾脓肿、脾梗死等。脾周围炎或脾梗死时，有摩擦感并有明显压痛，听诊时也可闻及摩擦音。

（三）胆囊触诊

胆囊触诊可用单手滑行触诊法或钩指触诊法。正常时胆囊隐存于肝脏之后，不能触及。

肿大时可在右肋缘下腹直肌外缘处触到。肿大的胆囊一般呈梨形或卵圆形，有时较长呈布袋形，表面光滑，张力较高，常有触痛，随呼吸上下移动。如肿大胆囊呈囊性感并有明显压痛，常见于急性胆囊炎；胆囊肿大呈囊性感，无压痛者，见于壶腹周围癌。胆囊肿大有实性感者，见于胆囊结石或胆囊癌。

胆囊触痛：医生用左手掌平放于病人右胸下部，以拇指指腹勾压于右肋下胆囊点处，然后嘱病人缓慢深吸气，在吸气过程中发炎的胆囊下移时触到用力按压的拇指，引起疼痛，此为胆囊触痛，如因剧烈疼痛而致吸气中止称墨菲征阳性。

（四）肾脏触诊

用双手触诊法，可采取平卧位或立位。

正常人肾脏一般不易触及，有时可触到右肾下极。身材瘦长者及肾下垂、游走肾或肾脏代偿性增大时，肾脏较易触到。在深吸气时能触到1/2以上的肾脏即为肾下垂。如肾下垂明显并能在腹腔各个方向移动时称为游走肾。肾脏肿大见于肾盂积水或积脓、肾肿瘤等。当肾盂积水或积脓时，肾脏的质地柔软而富有弹性，有时有波动感。多囊肾时，一侧或两侧肾脏为不规则形增大，有囊性感。肾肿瘤则表面不平，质地坚硬。

当肾脏和尿路有炎症时，可在相应部位出现压痛点。①肋脊点：背部第12肋骨与脊柱的交角（肋脊角）的顶点；②肋腰点：第 12 肋骨与腰肌外缘的交角（肋腰角）顶点；③季肋点（前肾点）：第 10 肋骨前端，右侧位置稍低，相当于肾盂位置；④上输尿管点：在脐水平线上腹直肌外缘；⑤中输尿管点：在髂前上棘水平腹直肌外缘，相当于输尿管第二狭窄处。

（五）膀胱触诊

正常膀胱空虚时不易触到。只有当膀胱积尿，充盈胀大时，才越出耻骨上缘可在下腹中部触到。膀胱触诊一般采用单手滑行触诊法。自脐开始向耻骨方向触摸，触及肿块后应详查其性质，以便鉴别其为膀胱、子宫或其他。膀胱胀大多由积尿所致，呈扁圆形或圆形，触之有囊性感，不能用手推移，按压时有尿意，排尿或导尿后缩小或消失。

膀胱胀大最多见于尿道梗阻（如前列腺增生或癌）、脊髓病（如截瘫）所致的尿潴留，也见于昏迷病人、腰椎或骶椎麻醉后病人。如长期尿潴留致膀胱慢性炎症，导尿后膀胱常不能完全回缩。当膀胱有结石或肿瘤时，可用双手触诊法，右手示指戴手套插入直肠内向前方推压，左手可在腹腔的深处耻骨联合的后方触到肿块。

（六）胰腺触诊

正常时不能触及。在上腹部相当于第 1、2 腰椎处，胰头及胰颈位于中线偏右，而胰体、胰尾在中线左侧。在上腹中部或左上腹有横行呈带状压痛及肌紧张，并涉及左腰部者，提示胰腺炎症；如起病急同时有腰部、季肋部和下腹部皮下淤血而发蓝，则提示重症急性胰腺炎；如在上腹部触及质硬而无移动性横行条索肿物时，应考虑为慢性胰腺炎；如呈坚硬块状，表面不光滑似有结节，则可能为胰腺癌；触到囊性肿物，多为胰腺假性囊肿。

四、腹部肿块

除以上脏器外，腹部还可能触及一些肿块。包括肿大或异位的脏器、炎症性肿块以及良、恶性肿瘤，肠内粪块等，应将正常脏器与病理性肿块区别开来。

（一）正常腹部可触到的结构

1. 腹直肌肌腹及腱划　在中线两侧对称出现，较浅表，于屈颈抬肩腹肌紧张时更明显，可与肝脏及腹腔内肿物区别。

2. 腰椎椎体及骶骨岬　在其左前方常可查到腹主动脉搏动，宽度不超过 3.5cm。

3. 乙状结肠粪块　用滑行触诊法常可触到，内存便时明显，为光滑索条状，于排便或洗肠后肿块移位或消失。

4. 横结肠　较瘦的人，于上腹部可触到一中间下垂的横行索条，腊肠样粗细，光滑柔软。

5. 盲肠　除腹壁过厚者外，大多数人在右下腹可触到盲肠。

（二）异常包块

如在腹部触到上述以外的肿块，则应视为异常，需注意下列各点。

1. 部位　某些部位的肿块常来源于该部的脏器，如上腹中部触到肿块常为胃或胰腺的肿瘤、囊肿或胃内结石。右肋下肿块常与肝和胆有关等。

2. 大小　凡触及的肿块均应测量其上下（纵长）、左右（横宽）和前后径（深厚）。也可以用公认大小的实物作比，如拳头、鸡蛋、核桃等。巨大肿块多发生于卵巢、肾、肝、胰和子宫等实质性脏器，且以囊肿居多。

3. 形态　触到肿块应注意其形状、轮廓、边缘和表面情况。圆形且表面光滑的肿块多为良性，以囊肿或淋巴结居多。形态不规则，表面凹凸不平且坚硬者，应多考虑恶性肿瘤、炎性肿物或结核性肿块。索条状或管状肿物，短时间内形态多变者，多为蛔虫团或肠套叠。

4. 质地 肿块若为实质性，其质地可能柔韧、中等硬或坚硬，见于肿瘤、炎性，如胃癌、肝癌、回盲部结核等。若为囊性，质地柔软，见于囊肿、脓肿，如卵巢囊肿、多囊肾等。

5. 压痛 炎性肿块有明显压痛。与脏器有关的肿瘤压痛可轻重不等。

6. 搏动 消瘦者可以在腹部见到或触到动脉的搏动。如在腹中线附近触到明显的膨胀性搏动，则应考虑腹主动脉或其分支的动脉瘤。

7. 移动度 如果肿块随呼吸而上下移动，多为肝、脾、胃、肾、胆囊或其肿物。移动度大的多为带蒂的肿物或游走的器官。局部炎性肿块或脓肿及腹腔后壁的肿瘤一般不能移动。

此外，还应注意所触及的肿块与腹壁和皮肤的关系，以区别腹腔内外的病变。

五、 液波震颤

腹腔内有大量游离液体时，如用手指叩击腹部，可感到液波震颤，或称波动感。检查时嘱病人平卧，医生以一手掌面贴于病人一侧腹壁，另一手四指并拢屈曲，用指端叩击对侧腹壁（或以指端冲击式触诊），则贴于腹壁的手掌有被液体波动冲击的感觉，即波动感。此法检查腹腔积液，需有 3000～4000ml 以上液量才能查出。此外，肥胖者可出现假阳性，应注意鉴别。

六、 振水音

在胃内有多量液体及气体存留时可出现振水音。检查时嘱病人仰卧，医生以耳凑近病人上腹部，同时以冲击触诊法振动病人胃部，即可听到气、液撞击的声音，亦可将听诊器膜型体件置于上腹部进行听诊。在清晨空腹或餐后 6～8h 以上仍有此音，则提示幽门梗阻或胃扩张。

第六节　腹部常见病变的主要症状和体征

一、 消化性溃疡

消化性溃疡主要指发生在胃、十二指肠，深达黏膜肌层的慢性溃疡。

【症状】

上腹部疼痛是消化性溃疡的主要症状，其发生机制：①胃酸对溃疡面的刺激；②胃酸作用于溃疡和周围组织引起化学性炎症；③溃疡局部肌张力增高或痉挛；④溃疡穿透，使浆膜面受侵。

1. 疼痛的特点

（1）部位　胃溃疡的疼痛多位于中上腹部稍偏高处、剑突下或剑突下偏左处。十二指肠溃疡的疼痛多位于中上腹部、脐上方或脐上偏右处。胃或十二指肠后壁溃疡特别是穿透性溃疡的疼痛可放射至背部。

（2）性质　常为持续性钝痛、烧灼样痛、饥饿痛等。急性发作时亦可有剧痛，如绞拧或刀割样痛。当溃疡穿透至浆膜层或穿孔，即可出现持续性剧痛。

（3）节律性　胃溃疡的疼痛多在餐后 1h 内发生，经 1～2h 后逐渐缓解。十二指肠溃疡的疼痛则多发生在两餐之间，呈疼痛-进餐-缓解的规律，又称空腹痛，也可有夜间痛，服制酸药或进食后可缓解。

（4）周期性　上腹疼痛可持续数天、数周、数月，继以较长时间的缓解期，以后又复发，好发季节为秋末或春初，与寒冷有明显关系。

（5）长期性　溃疡愈合后常易复发，延续数年至数十年，每次发作持续数周至数月不等。

（6）影响因素　过度紧张、劳累、焦虑、忧郁、饮食不慎、气候变化、烟酒和药物影响等因素可使消化性溃疡的症状加剧。

2. 其他症状 常有餐后腹胀、反酸、嗳气、恶心、呕吐、食欲不振、体重减轻等症状。

【体征】

在溃疡活动期可有上腹部局限性轻压痛。

【并发症】

1. 出血 胃、十二指肠溃疡并发出血是上消化道出血的最常见病因，表现为呕血和黑便。出血量在 1500ml 以上可引起循环障碍。

2. 穿孔 溃疡可发生穿孔。急性穿孔部位多为十二指肠前壁或胃前壁，接着出现腹膜炎的症状和体征，病人可表现为恶心、呕吐，或休克等。

3. 幽门梗阻 十二指肠溃疡和幽门管溃疡可引起幽门反射性痉挛、充血、水肿或瘢痕收缩，而产生幽门梗阻。反复发作性呕吐是幽门梗阻的主要症状。

4. 癌变 胃溃疡可以癌变。

二、 急性腹膜炎

当腹膜受到细菌感染或化学物质如胃液、肠液、胰液及胆汁等的刺激时，即可引起腹膜急性炎症，称为急性腹膜炎。

【分类】

急性腹膜炎有多种分类方法。

1. 按炎症范围分为弥漫性和局限性 弥漫性急性腹膜炎病人炎症广泛，波及整个腹腔。

2. 按发病来源分为继发性和原发性 绝大多数腹膜炎为继发性，常继发于腹腔内脏器的穿孔、炎症、损伤破裂的直接蔓延。原发性腹膜炎系指腹腔内并无明显的原发感染病灶，病原菌从腹腔外病灶播散而感染腹膜，常见于抵抗力低下的病人，如肝硬化病人等。

3. 按炎症开始时的性质分为无菌性或感染性 无菌性腹膜炎常见于消化性溃疡急性穿孔的初期，化学性炎症由如胃液、胰液、胆汁、尿液或某些囊肿液漏入腹腔或腹腔内出血所致。感染性则由各种病原体直接侵袭腹膜所致。

【症状】

表现为突然发生的上腹部持续性剧烈疼痛，一般以原发病灶处最显著，腹痛迅速扩展至全腹，于深呼吸、咳嗽和转动体位时疼痛加剧。

【体征】

急性危重病容，全身冷汗，表情痛苦。腹部检查可发现典型的腹膜炎三联征——腹肌紧张、压痛和反跳痛。听诊时肠鸣音减弱或消失。叩诊时可出现肝浊音界缩小或消失，腹腔有多量渗液时，可叩出移动性浊音。

三、 肝硬化

肝硬化是一种肝细胞弥漫损害引起弥漫性纤维组织增生和结节形成，导致正常肝小叶结构破坏和肝内循环障碍为特点的常见慢性肝病。引起肝硬化的病因很多，主要有病毒性肝炎、慢性酒精中毒等。

【症状】

临床上将肝硬化分为代偿期（早期）和失代偿期（中、晚期），但两期间的分界并不明显或有重叠的现象。

代偿期肝硬化症状较轻微，常缺乏特征性，可有食欲减退、消化不良、腹胀、恶心、大便不规则等消化系统症状及乏力、头晕、消瘦等全身症状。失代偿期肝硬化时上述症状加重，并可出现水肿、腹腔积液、黄疸、皮肤黏膜出血、肝性脑病等症状。

【体征】

肝硬化病人面色灰暗，缺少光泽，皮肤、巩膜黄染，可见毛细血管扩张或蜘蛛痣。男性常有乳房发育并伴压痛。肝脏由肿大而变小，质地变硬，表面不光滑。脾脏轻至中度肿大。失代偿期肝硬化均可出现门静脉高压的表现。

1. 腹腔积液　是肝硬化晚期最突出的临床表现。

2. 侧支循环的建立与开放　临床上重要的侧支循环有三条。

（1）食管和胃底静脉曲张　系门静脉系统的胃冠状静脉和腔静脉系统的食管静脉形成侧支，经奇静脉回流入上腔静脉产生食管下端和胃底黏膜下静脉曲张。

（2）腹壁静脉曲张　门静脉高压使脐静脉重新开放与腹壁静脉形成侧支，脐以上腹壁静脉血流经胸壁静脉和腋静脉回流入上腔静脉，脐以下腹壁静脉经大隐静脉、髂外静脉回流入下腔静脉。

（3）痔静脉曲张　门静脉系统的直肠上静脉与腔静脉系统的直肠下静脉和肛门静脉吻合成侧支。

3. 脾大　门静脉高压时，脾脏由于慢性淤血、脾索纤维增生而轻、中度肿大。

四、 急性阑尾炎

急性阑尾炎是指阑尾的急性炎症性病变，是外科最常见的急腹症。

【症状】

腹痛是主要症状，病人有典型的转移性右下腹痛。

【体征】

病程的早期在上腹或脐周有模糊不清的轻压痛，数小时后右下腹阑尾点有显著而固定的压痛和反跳痛，这是诊断阑尾炎的重要依据。

五、 肠梗阻

肠梗阻是肠内容物在肠道通过受阻所产生的一种常见的急腹症。

【分类】

1. 机械性肠梗阻　由于肠腔狭小，影响肠内容物顺利通过，如肠粘连、肠扭转或粪块堵塞肠腔等原因所致。

2. 动力性肠梗阻　由于肠壁肌肉运动功能紊乱，使肠内容物不能通过，又分为麻痹性肠梗阻和痉挛性肠梗阻。

3. 血运性肠梗阻　由于肠系膜血管有栓塞或血栓形成而致肠管缺血，继而肠壁平滑肌发生麻痹。

此外，根据肠壁有无血液循环障碍，分为单纯性和绞窄性肠梗阻；根据肠腔梗阻的程度，分为完全性和不完全性肠梗阻；根据肠梗阻发展的快慢，分为急性和慢性肠梗阻。

【症状】

临床表现为腹痛、呕吐、排便排气停止和腹胀。

【体征】

呈痛苦重病面容，呼吸急促，脉搏细速，甚至有血压下降、休克等征象。

腹部检查见腹部膨胀，可见肠型和蠕动波，可听到肠鸣音明显亢进，呈金属音调。麻痹性肠梗阻病人的肠鸣音减弱或消失。

六、 腹部肿块

腹部肿块是一种常见的腹部体征。

【病因】

1. 炎症性　胆囊积液、阑尾脓肿、回盲部结核等引起脏器肿大及形成异常肿块。

2. 肿瘤性　肝癌、胆囊癌、胃癌、结肠癌、卵巢癌、子宫肌瘤、肾癌、卵巢囊肿等。

3. 梗阻性　幽门梗阻、肝淤血、肠套叠、尿潴留、肾盂积水等。

4. 先天性　多囊肾、肝囊肿等。

5. 寄生虫性　肝棘球蚴病、肠蛔虫症、晚期血吸虫病致脾大等。

6. 其他　脂肪肝、肝糖原累积症、腹壁疝、腹壁纤维瘤、脂肪瘤、皮脂囊肿、游走肾等。

【症状】

炎性肿块常伴有低热，肿块部位有疼痛。良性肿块生长速度缓慢，不伴全身其他症状。恶性肿块伴有食欲减退、消瘦、贫血，肿块生长较快等。肿块伴有黄疸多为肝、胆病变。肿块伴消化道出血多考虑胃肠道病变。肿块伴呕吐和腹部绞痛多为胃肠道梗阻。肿块伴有尿路症状，常提示肾、膀胱病变。肿块伴月经周期紊乱，多提示卵巢、子宫病变。

【体征】

1. 全身检查　应注意一般情况、有无贫血、营养情况等。

2. 腹部肿块的位置　首先应区别肿块来自腹壁或腹腔内。

3. 肿块的大小、形态、质地、压痛、活动度、搏动、震颤和数目　肿块边缘清楚、表面光滑、质地软或韧、无明显压痛、可活动者，多为良性肿瘤、脏器肿大或囊肿；肿块外形不规则、表面呈结节状、质地坚硬、位置较固定者，多为恶性肿瘤。

同步练习

1. 简述腹部九分区的概念。

2. 腹部视诊的内容有哪些？

3. 腹部听诊的内容有哪些？

4. 何谓肠鸣音？

5. 腹部叩诊的主要作用有哪些？

6. 腹部触诊的主要内容有哪些？

7. 腹部触及异常包块要注意哪些？

参考答案

1. 答：两侧肋弓下缘连线和两侧髂前上棘连线为两条水平线，左、右髂前上棘至腹中线连线中点的为两条垂直线，四线相交将腹部划分为九区。

2. 答：①腹部外形；②呼吸运动；③腹壁静脉；④胃肠型和蠕动波；⑤腹壁其他情况。

3. 答：①肠鸣音；②血管杂音；③摩擦音；④搔刮试验。

4. 答：肠蠕动时，肠管内气体和液体随之流动，产生一种断断续续的咕噜声(或气过水声)称为肠鸣音。

5. 答：腹部叩诊的主要作用在于叩知某些脏器的大小和叩痛，胃肠道充气情况，腹腔内有无积气、积液和肿块等。

6. 答：①腹壁紧张度；②压痛及反跳痛；③脏器触诊；④腹部肿块；⑤液波震颤；⑥振水音。

7. 答：①部位；②大小；③形态；④质地；⑤压痛；⑥搏动；⑦移动度。

第七章　生殖器、 肛门、 直肠检查

📖 **学习目标**

1. **掌握**　生殖器、肛门、直肠检查的方法。
2. **熟悉**　生殖器、肛门、直肠检查的临床意义。

📓 **内容精讲**

　　检查前要以病人为中心，给病人以人文关怀，向病人说明检查目的、方法和重要性，同时尊重病人权利，保护病人隐私。特别提醒的是男医生检查女病人应有女医务人员在场。

第一节　男性生殖器检查

　　男性生殖器包括阴茎、阴囊、前列腺和精囊等。阴囊内有睾丸、附睾及精索等。检查时应让病人充分暴露下身，双下肢取外展位，视诊与触诊相结合。

一、阴茎

　　阴茎为前端膨大的圆柱体，分头、体、根三部分，由 3 个海绵体构成。

　　1. 包皮　阴茎的皮肤在阴茎颈前向内翻转覆盖于阴茎表面称为包皮。成年人包皮不应掩盖尿道口，翻起后能露出尿道口或阴茎头。若翻起后仍不能露出尿道外口或阴茎头者称为包茎。观察有无包茎、包皮过长等。

　　2. 阴茎头与阴茎颈　阴茎前端膨大部分称为阴茎头，俗称龟头。在阴茎头、颈交界部位有一环形浅沟，称为阴茎颈或阴茎头冠。检查时应将包皮上翻暴露全部阴茎头及阴茎颈，观察其表面的色泽以及有无充血、水肿、分泌物及结节等。

　　3. 尿道口　检查尿道口时医生用示指与拇指，轻轻挤压龟头使尿道张开，观察尿道口有无红肿、分泌物及溃疡。

　　4. 阴茎大小与形态　成年人阴茎过小呈婴儿型阴茎，见于垂体功能或性腺功能不全；在儿童期阴茎过大呈成人型阴茎，见于性早熟。

二、阴囊

　　阴囊为腹壁的延续部分。阴囊内中间有一隔膜将其分为左右两个囊腔，每囊内含有精索、睾丸及附睾。

　　1. 阴囊皮肤及外形　正常阴囊皮肤呈深暗色，多皱褶。视诊时注意观察阴囊皮肤有无皮疹、脱屑、溃烂等损害，观察阴囊外形有无肿胀、肿块和静脉情况。

　　（1）阴囊湿疹　阴囊皮肤增厚呈苔藓样，并有小片鳞屑；或皮肤呈暗红色、糜烂，有大量浆液渗出，有时形成软痂，伴有顽固性奇痒。

　　（2）阴囊水肿　阴囊皮肤常因水肿而紧绷，可为全身性水肿的一部分。也可为局部因素所致。

（3）阴囊象皮肿　阴囊皮肤水肿粗糙、增厚如象皮样，多为血丝虫病引起。

（4）阴囊疝　是指肠管或肠系膜经腹股沟管下降至阴囊内所形成。

（5）鞘膜积液　正常情况下鞘膜囊内有少量液体，当鞘膜本身或邻近器官出现病变时，鞘膜液体分泌增多而形成积液，此时阴囊肿大触之有水囊样感。透光试验方法：用不透明的纸片卷成圆筒，一端置于肿大的阴囊部位，对侧阴囊以电筒照射，从纸筒另一端观察阴囊透光情况。鞘膜积液时，阴囊呈橙红色均质的半透明状而阴囊疝和睾丸肿瘤则不透光。

2. 精索　柔软的条索状圆形结构，由腹股沟管外口延续至附睾上端，它由精管、提睾肌、动脉、静脉、精索神经及淋巴管等组成。正常精索呈柔软的索条状，无压痛。

3. 睾丸　左、右各一，椭圆形，表面光滑柔韧。检查时医生用拇指和示、中指触及睾丸，注意其大小、形状硬度及有无触压痛等，并作两侧对比。当阴囊触诊未触及睾丸时，应触诊腹股沟管内或阴茎根部、会阴部等处，或作超声检查腹腔。如睾丸隐藏在以上部位，称为隐睾症。

4. 附睾　是贮存精子和促进精子成熟的器官，位于睾丸后外侧，上端膨大为睾头，下端细小如囊锥状为附睾尾。检查时医生用拇指和示、中指触诊。

三、前列腺

位于膀胱下方、耻骨联合后约 2cm 处，形状像前后稍扁的栗子，其上端宽大，下端窄小，后面较平坦，正中有纵行浅沟将其分为左、右两叶，尿道从前列腺中纵行穿过，排泄管开口于尿道前列腺部。检查时病人取肘膝卧位，跪卧于检查台上，也可采用右侧卧位或站立弯腰位。医生示指戴指套（或手套），指端涂以润滑剂，徐徐插入肛门，向腹侧触诊。正常前列腺质韧而有弹性。

四、精囊

精囊位于前列腺外上方，为菱锥形囊状非成对附属性腺，其排泄管与输精管末端汇合成射精管。正常时，肛诊一般不易触及精囊。

第二节　女性生殖器检查

女性生殖器包括内、外两部分，一般情况下由妇产科医生进行检查。病人应排空膀胱，暴露下身，仰卧于检查台上，两腿外展、屈膝，医生戴无菌手套进行检查。

一、外生殖器

1. 阴阜　位于耻骨联合前面，为皮下脂肪丰富、柔软的脂肪垫。性成熟后皮肤有阴毛，呈倒三角形分布，为女性第二性征。

2. 大阴唇　为一对纵行长圆形隆起的皮肤皱襞，皮下组织松软富含脂肪及弹力纤维。性成熟后表面有阴毛。

3. 小阴唇　位于大阴唇内侧，为一对较薄的皮肤皱襞，两侧小阴唇常合拢遮盖阴道外口。

4. 阴蒂　为两侧小阴唇前端会合处与大阴唇前连合之间的隆起部分，外表为阴蒂包皮，其内具有男性阴茎海绵体样组织，性兴奋时能勃起。

5. 阴道前庭　为两侧小阴唇之间的菱形裂隙，前部有尿道口，后部有阴道。前庭大腺分居于阴道口两侧，如黄豆粒大，开口于小阴唇与处女膜的沟内。

二、内生殖器

1. 阴道　为生殖通道，平常前后壁相互贴近，内腔狭窄，但富于收缩和伸展性。受性刺激时阴道前 1/3 产生收缩，分娩时可高度伸展。检查时，医生用拇、示指分开两侧小阴唇，在前庭后部可见阴道外口，其周围有处女膜。未婚女性一般不做阴道检查，但已婚妇女有指征者不能省略该项检查。

2. 子宫　为中空的肌质器官，位于骨盆腔中央，呈倒梨形。触诊子宫应以双合诊法进行检查。正常宫颈表面光滑，妊娠时质软着紫色。环绕宫颈周围的阴道分前后、左右穹窿，后穹窿最深，为诊断性穿刺的部位。

3. 输卵管　长 8～14cm。正常输卵管表面光滑、质韧无压痛。

4. 卵巢　为一对扁椭圆形性腺，成人女性的卵巢约 4cm×3cm×1cm 大小，表面光滑质软。

第三节　肛门与直肠检查

直肠全长 12～15cm，下连肛管。肛管下端在体表的开口为肛门。

检查肛门与直肠时可根据病情需要，让病人采取不同的体位，常用的体位如下。

1. 肘膝位　病人两肘关节屈曲，置于检查台上，胸部尽量靠近检查台，两膝关节屈曲成直角跪于检查台上，臀部抬高。此体位最常用于前列腺、精囊及内镜检查。

2. 左侧卧位　病人取左侧卧位，右腿向腹部屈曲，左腿伸直，臀部靠近检查台右边。医生位于病人背后进行检查。该体位适用于病重、年老体弱或女性病人。

3. 仰卧位或截石位　病人仰卧于检查台上，臀部垫高，两腿屈曲、抬高并外展。适用于重症体弱病人或膀胱直肠窝的检查，亦可进行直肠双合诊。

4. 蹲位　病人下蹲呈排大便的姿势，屏气向下用力。适用于检查直肠脱出、内痔及直肠息肉等。

肛门与直肠的检查方法以视诊、触诊为主，辅以内镜检查。

一、视诊

分开病人臀部，观察肛门及其周围皮肤颜色及皱褶，正常颜色较深，皱褶自肛门向外周呈放射状。

1. 肛门闭锁与狭窄　多见于新生儿先天性畸形。

2. 肛门瘢痕与红肿　肛门周围瘢痕，多见于外伤或手术后；肛门周围有红肿及压痛，常为肛门周围炎症或脓肿。

3. 肛裂　是肛管下段（齿状线以下）深达皮肤全层的纵行及梭形裂口或感染性溃疡。

4. 痔　是直肠下端黏膜下或肛管边缘皮下的内痔静脉丛或外痔静脉丛扩大和曲张所致的静脉团。包括内痔、外痔和混合痔。

5. 肛门直肠瘘　简称肛瘘，有内口和外口，内口在直肠或肛管内，瘘管经过肛门软组织开口于肛门周围皮肤。

6. 直肠脱垂　又称脱肛，是指肛管、直肠或乙状结肠下端的肠壁，部分或全层向外翻而脱出于肛门外。

二、触诊

通常称为肛诊或直肠指诊。病人可采取肘膝位、左侧卧位或仰卧位等。触诊时医生右手示指戴指套或手套，并涂以润滑剂，将示指置于肛门外口轻轻按摩，等病人肛门括约肌适应放松后，再徐徐插入肛门、直肠内。应注意：①直肠剧烈触痛，常因肛裂及感染引起；②触痛伴有波动感见于肛门、直肠周围脓肿；③直肠内触及柔软、光滑而有弹性的包块常为直肠息肉；④触及坚硬凹凸不平的包块，应考虑直肠癌；⑤指诊后指套表面带有黏液、脓液或血液，应取其涂片镜检或做细菌学检查。男性直肠指检还可触诊前列腺与精囊，女性则可检查子宫颈、子宫、输卵管等。

同步练习

1. 何为包茎？

2. 妇科诊断性穿刺常选择阴道哪个部位？

3. 肛门与直肠的检查体位有哪些？

参考答案

1. 答：成年人包皮不应掩盖尿道口，翻起包皮后应露出阴茎头，若翻起后仍不能露出尿道外口或阴茎头者称为包茎。

2. 答：后穹窿。

3. 答：肘膝位、左侧卧位、仰卧位或截石位、蹲位。

第八章　脊柱与四肢检查

学习目标

1. **掌握**　脊柱与四肢检查的方法和内容。
2. **熟悉**　脊柱与四肢异常形态的临床意义。
3. **了解**　脊柱与四肢关节的具体活动范围。

内容精讲

第一节　脊柱检查

脊柱由 7 个颈椎、12 个胸椎、5 个腰椎、5 个骶椎、4 个尾椎组成，是支撑体重及躯体活动的枢纽。脊柱检查时病人可取站立位和坐位，按视诊、触诊、叩诊的顺序进行。

一、脊柱弯曲度

（一）生理性弯曲

1. 视诊　正常人直立时，从侧面观察脊柱有 4 个生理弯曲，即：①颈段稍向前凸；②胸段稍向后凸；③腰椎明显向前凸；④骶椎则明显向后凸。从后面观察脊柱有无侧弯。

2. 触诊　检查者用示、中指或拇指沿脊椎的棘突以适当的压力往下划压，划压后皮肤出现一条红色充血痕，以此痕为标准来观察有无侧弯，正常人脊柱无侧弯。

（二）病理性变形

1. 颈椎变形　颈部自然姿势异常，颈侧偏见于先天性斜颈。

2. 脊柱后凸　脊柱过度后弯，也称为驼背，多发生于胸段脊柱。常见佝偻病、结核病、强直性脊柱炎、脊椎退行性变、脊椎压缩性骨折、脊椎骨软骨炎等。

3. 脊柱前凸　脊柱过度向前凸出性弯曲。多发生在腰椎部位，多由晚期妊娠、大量腹水、腹腔巨大肿瘤、第 5 腰椎向前滑脱、髋关节结核及先天性髋关节后脱位等所致。

4. 脊柱侧凸　脊柱离开后正中线向左或右偏曲。侧凸严重时可出现肩部及骨盆畸形。多见于坐立姿势不良、一侧下肢缩短、坐骨神经痛、脊髓灰质炎后遗症、先天性脊柱发育不全、肌肉麻痹、营养不良、慢性胸膜肥厚、胸膜粘连及肩部或胸廓的畸形等。

二、脊柱活动度

1. 正常活动度　颈椎段和腰椎段的活动范围最大；胸椎段活动范围最小；骶椎和尾椎已融合成骨块状，几乎无活动性。由于年龄、活动训练以及脊柱结构差异等因素，脊柱运动范围存在较大的个体差异。

检查时，应让病人做前屈、后伸、侧弯、旋转等动作，以观察脊柱的活动情况及有无变形。正常人直立、骨盆固定条件下，颈段、胸段、腰段的活动范围参考值见表 3-8-1。

表 3-8-1　颈段、胸段、腰段的活动范围

脊椎段	前屈	后伸	左右侧弯	旋转度（一侧）
颈椎	35°～45°	35°～45°	45°	60°～80°
胸椎	30°	20°	20°	35°
腰椎	75°～90°	30°	20°～35°	30°
全脊柱	128°	125°	73.5°	115°

2. 活动受限　活动常不能达以上范围，否则有疼痛感，严重时出现僵直。脊柱颈椎段活动受限常见于：①颈部肌纤维组织炎及韧带受损；②颈椎病；③结核或肿瘤浸润；④颈椎外伤、骨折或关节脱位。脊柱腰椎段活动受限常见于：①腰部肌纤维组织炎及韧带受损；②腰椎椎管狭窄；③腰椎间盘突出；④腰椎结核或肿瘤；⑤腰椎骨折或脱位。

三、 脊柱压痛与叩击痛

1. 压痛　检查时病人身体稍向前倾端坐位，检查者用右手拇指从枕骨粗隆开始自上而下逐个按压脊椎棘突及椎旁肌肉，正常时每个棘突及椎旁肌肉均无压痛。压痛多见于脊椎结核、椎间盘突出、脊椎外伤或骨折、腰背肌纤维炎或劳损等。

2. 叩击痛

（1）直接叩击法　即用中指或叩诊锤垂直叩击各椎体的棘突，多用于检查胸椎与腰椎。

（2）间接叩击法　病人取坐位，医生将左手掌置于其头部，右手半握拳以小鱼际肌部位叩击左手背，正常人脊柱各部位无疼痛。叩击痛的部位多为病变部位，见于脊柱结核、脊椎骨折及椎间盘突出等。

四、 脊柱检查的几种特殊试验

（一） 颈椎特殊试验

1. Jackson 压头试验　病人取端坐位，检查者双手重叠放于其头顶部，向下加压。如病人出现颈痛或上肢放射痛即为阳性，多见于颈椎病、颈椎间盘突出症等。

2. 前屈旋颈试验　嘱病人头颈前屈并左右旋转，如果感觉颈椎处疼痛即为阳性，提示颈椎小关节的退行性改变。

3. 颈静脉加压试验　病人仰卧，检查者以双手指按压病人两侧颈静脉，如其颈部及上肢疼痛加重，为根性颈椎病；若下肢症状加重，则提示为坐骨神经根性痛。

4. 旋颈试验　病人取坐位，头略后仰，并自动向左、右做旋颈动作。如病人出现头昏、头痛、视物模糊症状，提示椎动脉型颈椎病。

（二） 腰骶椎的特殊试验

1. 摇摆试验　病人平卧，屈膝、髋，双手抱于膝前。检查者手扶病人双膝，左右摇摆，如腰部疼痛为阳性，多见于腰骶部病变。

2. 拾物试验　嘱病人拾起一放在地上物品。腰椎正常者可两膝伸直，腰部自然弯曲，俯身将物品拾起。如病人先以一手扶膝蹲下，腰部挺直地用手接近物品，即为拾物试验阳性，多见于腰椎间盘脱出、腰肌劳损、外伤及炎症等。

3. 直腿抬高试验　病人仰卧，双下肢平伸。检查者一手握病人踝部，一手置于大腿伸侧，分别做双侧直腿抬高动作，腰与大腿正常可达 80°～90°。若抬高不足 70°，且伴有下肢后侧的放射性疼痛，则为阳性，见于腰椎间盘突出症，也可见于单纯性坐骨神经痛。

4. 屈颈试验 病人仰卧，也可取端坐或直立位。检查者一手置于病人胸前，另一手置于其枕后，缓慢、用力使颈前屈，若出现下肢放射痛，则为阳性，见于腰椎间盘突出症的"根肩型"病人。

5. 股神经牵拉试验 病人俯卧，髋、膝关节完全伸直。检查者将病人一侧下肢抬起，使髋关节过伸，如大腿前方出现放射痛为阳性，可见于高位腰椎间盘突出症病人。

第二节 四肢与关节检查

四肢及关节的检查通常运用视诊与触诊，两者相互配合，特殊情况下采用叩诊和听诊。四肢检查除大体形态和长度外，应以关节检查为主。检查时应充分暴露四肢。正常人四肢与关节形态正常，左右对称，无红肿压痛，活动不受限。

一、上肢

（一）肩关节

1. 外形 病人取坐位，脱去上衣，在良好的照明情况下，观察双肩姿势外形。正常双肩对称，呈弧形。异常形态可见：①方肩（肩关节脱位或三角肌萎缩）；②颈短耸肩（先天性肩胛高耸症及脊柱侧弯）；③肩下垂（锁骨骨折）；④肩章状肩（外伤性肩锁关节脱位）。

2. 运动 嘱病人做自主运动，观察有无活动受限；或检查者一手固定病人肩胛骨，另一手持其前臂进行多个方向活动。正常人肩关节外展可达 $90°$，内收 $45°$，前屈 $90°$，后伸 $35°$，旋转 $45°$。肩关节活动受限疼痛，多见于冻结肩、冈上肌腱炎、肱骨或锁骨骨折、肩肱关节或肩锁骨关节脱位。

3. 压痛点 肩关节周围不同部位的压痛点对鉴别诊断很有帮助。肱骨结节间的压痛见于肱二头肌长头腱鞘炎，肱骨大结节压痛可见于冈上肌腱损伤，肩峰下内方有触痛可见于肩峰下滑囊炎。

（二）肘关节

1. 外形 正常肘关节双侧对称、伸直时肘关节轻度外翻，称携物角，约 $5°\sim15°$。检查此角时嘱病人伸直两上肢，手掌向前，左右对比。此角 $>15°$ 为肘外翻；$<15°$ 为肘内翻。肘部骨折、脱位可引起肘关节外形改变。

2. 运动 正常人肘关节屈 $135°\sim150°$，伸 $10°$，旋前（手背向上转动）$80°\sim90°$，旋后（手背向下转动）$80°\sim90°$。

3. 触诊 注意肘关节周围皮肤温度，有无肿块，肱动脉搏动，桡骨小头是否有压痛，滑车淋巴结是否肿大。

★（三）腕关节及手

1. 外形 手的功能位置为腕背伸 $30°$ 并稍偏尺侧，拇指于外展时掌屈曲位，其余各指屈曲，呈握茶杯姿势。手的自然休息姿势呈半握拳状，腕关节稍背伸约 $20°$，向尺侧倾斜约 $10°$，拇指尖靠达示指关节的桡侧，其余四指呈半屈曲状，屈曲程度由示指向小指逐渐增大，且各指尖均指向舟骨结节处。

腕关节肿胀、局部隆起可见于外伤、关节炎、关节结核、腱鞘囊肿、尺桡关节半脱位等；手指关节出现梭形肿胀可见于类风湿关节炎、骨性关节炎、骨结核或内生软骨瘤、手指侧副韧带损伤等。

常见畸形有：①腕垂症（桡神经损伤）；②猿掌（正中神经损伤）；③爪形手（尺神经损伤、

进行性肌萎缩、脊髓空洞症和麻风等）；④餐叉样畸形（Colles 骨折）；⑤杵状指（趾）（慢性肺脓肿、支气管扩张、支气管肺癌、发绀型先天性心脏病、亚急性感染性心内膜炎、肝硬化等）。⑥匙状甲（缺铁性贫血、高原疾病等）。

2. 运动　腕关节及指关节运动范围参考值见表 3-8-2。

表 3-8-2　腕关节及指关节运动范围

关节	背伸	掌屈	内收（桡侧）	外展（尺侧）
腕关节	30°～60°	50°～60°	25°～30°	30°～40°
掌指	0°	60°～90°	—	—
近端指间	0°	90°	—	—
远端指间	0°	60°～90°	—	—
拇指掌拇关节	—	20°～50°	可并拢桡侧示指	—
指间关节	—	90°	可横越手掌	40°

3. 触诊　注意腕关节及指关节周围皮肤温度，有无肿块及压痛。

二、下肢

（一）髋关节

1. 外形　正常时双下肢可伸直并拢，两侧髂前上棘连线与躯干正中线保持垂直。

常见畸形有：①内收畸形；②外展畸形；③旋转畸形。多见于髋关节脱位、股骨干及股骨头骨折错位。

由髋关节疾病引起的异常步态主要有：①跛行（髋关节结核、暂时性滑膜炎、股骨头无菌性坏死、脊髓灰质炎等）；②鸭步（先天性双侧髋关节脱位、髋内翻、脊髓灰质炎）；③呆步（髋关节强直、化脓性髋关节炎）。

2. 活动度　髋关节屈曲可达 130°～140°，后伸 15°～30°，内收 20°～30°，外展 30°～45°，旋转 45°。

3. 压痛点　髋关节位置深，其体表触诊位置在腹股沟韧带中点后下 1cm，再向外 1cm。此处有压痛及波动感提示髋关节积液，硬韧饱满则可能为髋关节前脱位，空虚则可能为后脱位。

4. 其他　①病人下肢伸直，医生用拳叩击其足跟，如髋部疼痛，提示髋关节炎或骨折；②嘱病人做屈髋伸髋动作，可闻及大粗隆上方有"咯噔"声，为紧张肥厚的阔筋膜张肌与股骨大粗隆摩擦声。

★（二）膝关节

1. 外形　正常时站立位及或平卧位双腿并拢，两股骨内髁及两胫骨内踝可同时接触。常见的畸形有：①膝外翻（又称"X 形腿"）；②膝内翻（又称"O 形腿"）；③膝反张。见于小儿佝偻病、脊髓灰质炎后遗症、膝关节结核等。

2. 活动度　膝关节屈曲可达 120°～150°，伸 5°～10°，内旋 10°，外旋 20°。

3. 压痛点　双膝眼处压痛提示膝关节炎；髌骨两侧压痛提示髌骨软骨炎；关节间隙压痛提示半月板损伤；侧副韧带上、下两端附着处压痛提示侧副韧带损伤；髌韧带在胫骨的止点处压痛提示胫骨结节骨骺炎。

4. 其他　医生在推动病人髌骨做上下左右活动，或握住病人小腿做膝关节的伸屈动作时，如有摩擦感，提示膝关节炎症及创伤后遗留的病变。

5. 几种特殊试验

（1）浮髌试验 病人取平卧位，下肢伸直放松。医生一手虎口卡于病人患膝髌骨上极，并加压压迫髌上囊，使关节液集中于髌骨底面，另一手示指垂直按压髌骨并迅速抬起时髌骨与关节面有碰触感，松手时髌骨浮起，即为浮髌试验阳性，提示有中等量以上关节积液（50ml）。

（2）拇指指甲滑动试验 医生以拇指指甲背面沿病人髌骨表面自上而下滑动，如有明显疼痛，可能为髌骨骨折。

（3）侧方加压试验 病人取仰卧位，膝关节伸直。医生一手握住其踝关节向外侧推抬，另一手置于膝关节外上方向内侧推压，使内侧副韧带紧张度增加。如膝关节内侧疼痛为阳性，提示内侧副韧带损伤；如向相反方向加压，外侧膝关节疼痛，提示外侧副韧带损伤。

（三）踝关节与足

1. 外形 正常踝关节两侧可见内外踝轮廓，跟腱两侧各有一凹陷区，踝关节背伸时，可见伸肌腱在皮下走行。足有纵弓、横弓，站立时前、后足踏平均匀着地。

常见畸形有：①扁平足；②弓形足；③马蹄足（腱挛缩、腓总神经麻痹）；④跟足畸形（小腿三头肌麻痹）；⑤足内翻（小儿麻痹后遗症）；⑥足外翻（胫前肌麻痹）。

匀称肿胀见于踝关节扭伤、化脓性关节炎等；局限性肿胀见于腱鞘炎、腱鞘囊肿、骨折等；足趾肿胀伴发绀、变冷、足背动脉搏动减弱见于缺血性坏死。

2. 活动度 踝关节，背伸20°～30°，跖屈40°～50°；跟距关节，内、外翻各30°；跗骨间关节，内收25°，外展25°；跖趾关节，跖屈30°～40°，背伸45°。

3. 压痛点 内外踝及跟骨骨折、跖骨头无菌性坏死、韧带损伤、筋膜炎在局部均可出现压痛。

同步练习

1. 检查脊柱的活动情况及有无变形应让病人做何动作？
2. 腕垂畸形见于什么损伤？
3. 侧方加压试验检查方法及临床意义。

参考答案

1. 答：做前屈、后伸、侧弯、旋转等动作。
2. 答：桡神经损伤。
3. 答：病人取仰卧位，膝关节伸直。医生一手握住其踝关节向外侧推抬，另一手置于膝关节外上方向内侧推压，使内侧副韧带紧张度增加。如膝关节内侧疼痛为阳性，提示内侧副韧带损伤；如向相反方向加压，外侧膝关节疼痛，提示外侧副韧带损伤。

第九章　神经系统检查

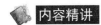
内容精讲

第一节　脑神经检查

脑神经共 12 对，检查时应按序进行，以免遗漏，同时注意双侧对比。

（一）嗅神经

检查前先应排除鼻腔阻塞及鼻黏膜病变，并询问有无嗅觉减退或幻嗅等主观嗅觉障碍，然后嘱病人闭目，先压住一侧鼻孔，用牙膏、香皂或香油等置于另一侧鼻孔下，让病人辨别嗅到的气味；同法检查另一侧鼻孔。嗅觉丧失或减退常见于前颅凹肿瘤、颅脑外伤、帕金森病等；嗅觉过敏多见于癔症；幻嗅见于颞叶癫痫、精神分裂症、酒精戒断综合征等。

（二）视神经

视神经检查包括视力、视野检查和眼底检查，详见本篇第三章第三节。

（三）动眼神经、滑车神经、展神经

动眼神经、滑车神经、展神经为运动神经，共同支配眼球运动，可同时检查。检查时需注意眼裂大小、眼球位置及运动、眼震、瞳孔及对光反射、调节反射等。如上睑下垂，眼球运动向内、向上及向下活动受限，调节反射消失，提示有动眼神经麻痹。如眼球向下及向外运动减弱，提示滑车神经损害。眼球向外运动障碍则展神经受损。瞳孔反射异常可由动眼神经或视神经受损所致。眼球运动神经麻痹可出现斜视、复视。

（四）三叉神经

三叉神经是混合性神经，分为眼支、上颌支、下颌支三支，支配面部皮肤、眼、鼻、口腔黏膜的感觉及咀嚼肌、颞肌及翼状内外肌的运动。

1. 面部感觉　嘱病人闭眼，以钝针、棉絮和盛有冷或热水的试管分别检查面部的痛、触和温度觉。进行上下、内外及两侧对比。周围性感觉障碍为患侧三支分布区各种感觉缺失；核性感觉障碍呈葱皮样感觉障碍。

2. 运动功能　先观察有无颞肌、咀嚼肌萎缩，再用双手触压病人颞肌、咀嚼肌，嘱病人做咀嚼动作，感觉双侧肌力强弱；再检查翼状肌，嘱病人做张口运动，观察下颌有无偏斜。一侧三叉神经运动纤维受损时，患侧咀嚼肌力减弱，张口时下颌偏向患侧。

3. 角膜反射　用细束的棉絮从病人视野外接近并轻触角膜外缘，避免触及睫毛及巩膜，正常反应为双眼瞬目，受试侧瞬目称为直接角膜反射，对侧瞬目称为间接角膜反射。检查一侧角膜反射发现双侧角膜反射消失，见于受试侧三叉神经麻痹，此时健侧受试则双侧角膜反射存在。

（五） 面神经

面神经为混合神经，主要支配面部表情肌运动和具有舌前 2/3 味觉功能。

★**1. 运动功能**　首先观察双侧额纹、眼裂、鼻唇沟和口角是否对称、有无肌痉挛，然后嘱病人做蹙额、皱眉、闭眼、露齿、鼓腮或吹哨动作。周围性面瘫为病灶同侧面部表情肌均瘫痪，患侧额纹、鼻唇沟浅，眼裂增大，蹙额、皱眉、闭眼、鼓腮或吹哨不能，露齿时口角歪向健侧，常见于面神经炎或外伤；中枢性面瘫仅为病灶对侧下半面部表情肌瘫痪，仅露齿、鼓腮或吹哨动作不能完成，常见于脑卒中。

2. 味觉检查　嘱病人伸舌，用棉签蘸取少量食糖、食盐、食醋或奎宁溶液涂于一侧舌前 2/3，病人不能讲话、缩舌和吞咽，再让病人用手指出事先写在纸上的甜、咸、酸或苦四个字之一。先试可疑一侧，再试另一侧。每种溶液试验完后，要用温水漱口，再测试下一种味觉。面神经损害者舌前 2/3 味觉丧失。

（六） 前庭蜗神经

前庭蜗神经为感觉神经，包括前庭及耳蜗两种感觉神经。

1. 听力检查　测定耳蜗神经的功能（详见本篇第三章第三节）。

2. 前庭功能检查　询问病人有无眩晕、平衡失调，检查有无自发性眼球震颤。通过外耳道灌注冷、热水试验或旋转试验，观察有无前庭功能障碍所致的眼球震颤反应减弱或消失。

（七） 舌咽神经、 迷走神经

舌咽神经、迷走神经为混合神经，两者在解剖与功能上关系密切，常同时受损。

★**1. 运动**　检查时注意病人有无发音嘶哑、鼻音或失声，是否发生呛咳，有无吞咽困难。然后嘱病人张口发"啊"音，观察两侧软腭上抬是否一致，悬雍垂是否居中。当一侧神经受损时，该侧软腭上抬减弱，悬雍垂偏向健侧；双侧神经麻痹时，双侧软腭上抬受限，悬雍垂仍居中。

2. 感觉　用棉签轻触两侧软腭和咽后壁，观察感觉。

3. 味觉　舌咽神经司舌后1/3味觉，检查方法同面神经。

4. 咽反射　嘱病人张口，用压舌板轻触两侧咽后壁，正常表现为咽部肌肉收缩和舌后缩（作呕反应）。当舌咽神经、迷走神经受损时，患侧反射减弱或消失。

（八） 副神经

副神经为运动神经，支配胸锁乳突肌及斜方肌。检查时观察肌肉有无萎缩，嘱病人做耸肩及转头运动时，检查者施加一定的阻力，比较两侧肌力。一侧副神经受损时，同侧胸锁乳突肌及斜方肌萎缩、垂肩、斜颈，向对侧转头及同侧耸肩无力或不能。

（九） 舌下神经

舌下神经为运动神经。检查时嘱病人伸舌，注意观察有无伸舌偏斜、舌肌萎缩及肌束颤动。一侧舌下神经麻痹时，伸舌则舌尖偏向病侧；双侧麻痹则不能伸舌。

第二节　运动功能检查

运动功能检查包括肌容积、肌力、肌张力、不自主运动、共济运动、姿势及步态等。

（一）肌容积

肌容积是指肌肉的体积。观察和比较两侧对称部位肌容积，有无肌萎缩或假性肥大，可肉眼观察或用软尺测量肢体周径。

（二）肌力

肌力是指肌肉的最大收缩力。检查时先嘱病人做主动运动，以关节为中心检查肌群的屈、伸、展、收及旋转等功能，然后检查者从相反方向施加阻力，测试病人对抗阻力的能力，并注意两侧比较。

★1. 肌力的记录　采用 0～5 级的六级分级法。

0 级：完全瘫痪。

1 级：可测到肌肉收缩，但不能产生动作。

2 级：肢体在床面上能水平移动，但不能抬离床面。

3 级：肢体能抬离床面，但不能抗阻力。

4 级：能作抗阻力动作，但达不到正常。

5 级：正常肌力。

2. 临床意义

（1）单瘫　单一肢体瘫痪，多见于脊髓灰质炎等。

（2）偏瘫　为一侧上、下肢瘫痪，常伴有同侧颅神经损害，多见于脑卒中、脑外伤或颅内占位病变等。

（3）交叉性瘫　为一侧肢体瘫痪及对侧颅神经麻痹，多见于脑干病变。

（4）截瘫　为双侧下肢瘫痪，是脊髓横贯性损伤的结果，见于脊髓炎、脊髓外伤等。

（三）肌张力

肌张力是指静息状态下的肌肉紧张度和被动运动时遇到的阻力。检查时嘱病人肌肉放松，检查者根据触摸肌肉的硬度以及屈伸其肢体时感知肌肉对被动屈伸的阻力进行判断。

1. 肌张力增高

（1）痉挛性　也称折刀现象，为锥体束损害。

（2）铅管样　为锥体外系损害。

2. 肌张力降低　见于周围神经炎、脊髓灰质炎、小脑病变和肌源性病变等。

（四）不自主运动

不自主运动是指在意识清楚的情况下，随意肌不自主收缩所产生的一些无目的的异常动作，多为锥体外系损害的表现。常见有舞蹈样运动、震颤（静止性、动作性和姿势性）、手足徐动、肌束颤动、肌痉挛和肌张力障碍等，注意观察出现的部位、范围、程序和规律，与情绪、动作、寒冷、饮酒等的关系，并了解家族史和既往史。

（五）共济运动

完成任一动作所依赖的某组肌群协调一致的运动，称共济运动。首先观察病人日常活动是否协调，有无动作性震颤和语言顿挫等，然后再检查以下试验。

1. 指鼻试验　嘱病人先以示指接触距其前方 0.5m 检查者的示指，再以示指触自己的鼻尖，由慢到快，先睁眼、后闭眼，重复进行。小脑半球病变时同侧指鼻不准；如睁眼时指鼻准确，闭眼时出现障碍则为后索病变。

2. 跟-膝-胫试验　嘱病人仰卧，上抬一侧下肢，将足跟置于另一下肢膝盖下端，再沿胫骨前缘向下移动，先睁眼、后闭眼重复进行。小脑损害时，动作不准；后索病变者则闭眼时完成障碍。

3. 快速轮替动作　嘱病人伸直手掌并以前臂做快速旋前旋后动作，或用一手手掌、手背连续交替拍打对侧手掌，共济失调者动作缓慢、不协调。

4. 闭目难立征　嘱病人足跟并拢站立，双手向前平伸，若闭目出现身体摇晃或倾斜则为阳性，提示前庭或小脑病变；如睁眼时能站稳而闭眼时站立不稳，则为后索病变。

（六）姿势及步态　见本篇第二章第一节。

第三节　感觉功能检查

检查时，病人必须意识清晰、闭目，注意按一定顺序、左右侧和远近端部位的对比。

（一）浅感觉检查

1. 痛觉　用大头针尖均匀地轻刺病人皮肤，嘱病人辨别是否疼痛。记录痛感障碍类型（正常、过敏、减退或消失）与范围。痛觉障碍见于脊髓丘脑侧束损害。

2. 触觉　用棉签轻触病人的皮肤或黏膜，嘱病人辨别有无感觉。触觉障碍见于脊髓丘脑前束和后索病损。

3. 温度觉　用盛有热水（40～50℃）或冷水（5～10℃）的玻璃试管交替接触病人皮肤，嘱病人辨别冷、热感。温度觉障碍见于脊髓丘脑侧束损害。

（二）深感觉检查

1. 运动觉　检查者轻轻夹住病人的手指或足趾两侧，向上或下移动，嘱病人说出运动方向。运动觉障碍见于后索病损。

2. 位置觉　检查者将病人的肢体摆成某一姿势，嘱病人描述该姿势或用对侧肢体模仿。位置觉障碍见于后索病损。

3. 震动觉　用震动着的音叉柄置于骨隆起处（手指、桡尺骨茎突、膝、胫骨、内外踝等），嘱病人辨别有无震动感觉。震动觉障碍见于后索病损。

（三）复合感觉检查

1. 皮肤定位觉　用手指或棉签轻触病人皮肤某处，让其指出被触部位。功能障碍见于皮质病变。

2. 两点辨别觉　用钝脚双脚规分开一定距离接触皮肤，当病人辨别出两点时，再逐渐缩小双脚间距，直到病人感觉为一点时，测其实际间距。正常值手指是 2～4mm，手掌是 8～12mm，躯干是 60～70mm。当触觉正常而两点辨别觉障碍时则为额叶病变。

3. 实体觉　嘱病人用单手触摸日常用品，并说出物体的形状和名称。功能障碍见于皮质病变。

4. 体表图形觉　用钝针在病人的皮肤上画简单图形或写简单的字，嘱其辨别。功能障碍见于丘脑水平以上病变。

第四节　神经反射检查

（一）浅反射

浅反射是刺激皮肤、黏膜或角膜等引起的反应。

1. 角膜反射、咽反射 见本章第一节。

2. 腹壁反射 嘱病人仰卧，下肢稍屈曲，腹壁松弛，再用棉签杆分别沿肋弓下缘（胸髓7～8节）、脐水平（胸髓9～10节）及腹股沟上（胸髓11～12节）的方向，由外向内轻划两侧腹壁皮肤，正常反射是上、中或下部局部腹肌收缩，分别称为上、中、下腹壁反射。反射消失分别见于上述不同平面的胸髓病损。肥胖者、老年人及经产妇由于腹壁过于松弛也会出现腹壁反射减弱或消失。

3. 提睾反射 用棉签杆由下而上轻划股内侧上方皮肤，正常反射为同侧提睾肌收缩使睾丸上提。双侧反射消失为腰髓1～2节病损。一侧反射减弱或消失见于锥体束损害。局部病变（如腹股沟疝、阴囊水肿）及年老体弱等也可影响提睾反射。

4. 肛门反射 用棉签杆轻划肛门周围皮肤，正常反射为肛门外括约肌收缩。反射障碍为骶髓4～5节或肛尾神经病损。

5. 跖反射 用棉签杆划足底外侧，由足跟向前至近小趾跖关节处转向内侧，正常反射为足跖屈曲。反射消失为骶髓1～2节或胫神经病损。

★（二）深反射

深反射是刺激骨膜、肌腱经深部感受器完成的反射，又称腱反射。检查时病人肢体肌肉应放松。检查者叩击力量要均等，两侧要对比。

反射强度通常分为以下几级。

0：反射消失。

＋：肌肉收缩存在，但无相应关节活动，为反射减弱。

＋＋：肌肉收缩并导致关节活动，为正常反射。

＋＋＋：反射增强，可为正常或病理状况。

＋＋＋＋：反射亢进并伴有阵挛，为病理状况。

1. 肱二头肌反射 病人取坐位或卧位，前臂屈曲90°。检查者左手拇指（坐位）或中指（卧位）置于病人肘部肱二头肌腱上，用右手持叩诊锤叩击左手拇指或中指，反射为肱二头肌收缩引起屈肘。反射中枢在颈髓5～6节。

2. 肱三头肌反射 病人取坐位或卧位，外展前臂，半屈肘关节。检查者托持住病人上臂，用叩诊锤直接叩击鹰嘴上方的肱三头肌腱，反射为肱三头肌收缩引起前臂伸展。反射中枢在颈髓6～7节。

3. 桡骨膜反射 病人取坐位或卧位，前臂半屈半旋前，检查时叩击桡骨下端，反射为肱桡肌收缩引起屈肘和前臂旋前。反射中枢在颈髓5～6节。

4. 膝反射 坐位时，病人小腿自然下垂，膝关节屈曲成90°；仰卧位时，检查者用左手从病人双膝后托起膝关节呈120°屈曲，右手用叩诊锤叩击髌骨下方股四头肌腱，反射为小腿伸展。反射中枢在腰髓2～4节。

5. 踝反射 仰卧位时，病人屈髋屈膝约90°，并外旋外展；检查者左手将病人足部背屈成90°，右手用叩诊锤叩击跟腱，反射为腓肠肌收缩引起足跖屈。俯卧位时，病人屈膝90°，检查者左手按压其足跖，再叩击跟腱。跪姿时，病人跪于床边，足悬于床外，再叩击跟腱。反射中枢在骶髓1～2节。

6. 阵挛 见于锥体束损害，是腱反射高度亢进的表现。

（1）髌阵挛 病人仰卧，下肢伸直。检查者用拇指与示指捏住其髌骨上缘，然后快速连续向下推动数次后维持推力。阳性反应为髌骨节律性上下颤动。

（2）踝阵挛 病人仰卧。检查者用左手托其腘窝使膝关节稍屈，右手握其足掌前部，突然用力使足背屈并维持之。阳性反应为足部交替性屈伸。

★（三）病理反射

病理反射指锥体束病损时而出现的异常反射。

1. Babinski 征 检查方法同跖反射，阳性反应为踇趾背伸，其余足趾呈扇形展开。

2. Chaddock 征 检查者用棉签杆从病人外踝下方向前划至足背外侧，阳性表现同 Babinski 征。

3. Oppenheim 征 检查者用拇指及示指沿病人胫骨前缘用力由上向下滑，阳性表现同 Babinski 征。

4. Gordon 征 检查者用手捏压病人腓肠肌，阳性表现同 Babinski 征。

（四）脑膜刺激征

脑膜刺激征为脑膜受激惹或颈上节段及腰骶节段神经根受刺激的体征，见于脑膜炎、蛛网膜下腔出血和颅内压增高等。

1. 屈颈试验 病人仰卧，检查者用一手托其枕部并使其头前屈，另一手按于其胸前。如做这一被动屈颈检查时感觉到不同程度抵抗力，屈颈受限，称为颈强直。需排除颈椎或颈部肌肉局部病变。

2. Kernig 征 病人仰卧，髋、膝关节屈曲成 $90°$，检查者将其小腿抬高伸直。正常人膝关节可伸达 $135°$ 以上。如伸直受限 $<135°$，且伴疼痛，则为阳性。

3. Brudzinski 征 做屈颈试验时，病人双髋与膝关节同时屈曲则为阳性。

第五节 自主神经功能检查

自主神经可分为交感与副交感两个系统，主要功能是调节内脏、血管与腺体等活动。

（一）眼心反射

病人仰卧、闭目，检查者用中指、示指置于病人两侧眼球，逐渐加压 $20\sim30s$ 后计数脉搏。与加压前所计脉搏对比，正常脉搏可减少 $10\sim12$ 次/分，超过 12 次/分提示迷走神经功能亢进；迷走神经麻痹则无反应。

（二）卧立位试验

病人安静平卧位计数脉搏和血压，然后起立站直，2min 后再计数脉搏和血压。正常人血压下降小于 10mmHg，脉搏增加 $10\sim12$ 次/分。如收缩压降低 $\geqslant20mmHg$，舒张压降低 $\geqslant10mmHg$，脉搏增加超过 $10\sim12$ 次/分，则为迷走神经兴奋性增强。

（三）皮肤划痕试验

用棉签杆在皮肤上适度加压划一条线，数秒钟后皮肤先出现白线条，稍后变为红线条，属正常反应。如白线条持续较久超过 5min，为交感神经兴奋性增高；如红线条迅速出现、持续时间较长、明显增宽甚至隆起，为副交感神经兴奋性增高或交感神经麻痹。

（四）竖毛反射

皮肤受寒冷或搔划刺激数秒钟后可见竖毛肌收缩，毛囊处隆起如鸡皮。根据竖毛反射障碍的部位来判断交感神经功能障碍的脊髓损害部位。

（五）发汗试验

常用碘淀粉法，即先将碘 1.5g、蓖麻油 10ml，与 95% 酒精 100ml 混合配置成碘液，涂满全身皮肤，晾干后再均匀涂满淀粉。皮下注射毛果芸香碱 10mg，引起全身出汗，出汗处淀粉变蓝色，无汗处皮肤颜色不变，由此帮助判断交感神经功能障碍的范围。

同步练习

1. 面神经运动功能如何检查？
2. 肌力如何分级？
3. Babinski 征如何检查？有何临床意义？
4. 痉挛性肌张力增高与铅管样肌张力增高见于何系统损害？
5. 感觉功能检查包括哪些内容？
6. 感觉功能检查应注意什么？

参考答案

1. 答：首先观察双侧额纹、眼裂、鼻唇沟和口角是否对称、有无肌痉挛，然后嘱病人做皱额、皱眉、闭眼、露齿、鼓腮或吹哨动作。

2. 答：肌力分六级，即：①0级：完全瘫痪；②1级：可测到肌肉收缩，但不能产生动作；③2级：肢体在床面上能水平移动，但不能抬离床面；④3级：肢体能抬离床面，但不能抗阻力；⑤4级：能作抗阻力动作，但达不到正常；⑥5级：正常肌力。

3. 答：用棉签杆划足底外侧，由足跟向前至近小趾跖关节处转向内侧。阳性反应为踇趾背伸，其余足趾呈扇形展开。阳性提示锥体束病损。

4. 答：①痉挛性肌张力增高：也称折刀现象，为锥体束损害；②铅管样肌张力增高：为锥体外系损害。

5. 答：感觉功能检查包括浅感觉检查、深感觉检查、复合感觉检查。

6. 答：病人必须意识清晰、闭目，注意按一定顺序、左右侧和远近端部位的对比。

第十章 全身体格检查

📖 学习目标

1. **熟悉** 全身体格检查的基本要求。
2. **了解** 全身体格检查的基本项目；特殊情况的体格检查；老年人的体格检查；重点体格检查。

📒 内容精讲

★第一节 全身体格检查的基本要求

（1）检查的内容务求全面系统，重点检查的器官更应深入细致。

（2）检查的顺序应是从头到脚分段进行。

（3）遵循上述检查内容和顺序的基本原则的同时，允许根据具体受检者和医生的情况酌情对个别检查顺序作适当调整。

（4）体格检查还要注意具体操作的灵活性。

（5）全身体格检查的顺序如下。

① 卧位：一般情况和生命征→头颈部→前、侧胸部（心、肺）→（病人取坐位）后背部（包括肺、脊柱、肾区、骶部）→（卧位）腹部→上肢、下肢→肛门直肠→外生殖器→神经系统（最后站立位）。

② 坐位：一般情况和生命征→上肢→头颈部→后背部（包括肺、脊柱、肾区、骶部）→（病人取卧位）前胸部、侧胸部（心、肺）→腹部→下肢→肛门直肠→外生殖器→神经系统（最后站立位）。

（6）强调边查边想，正确评价；边查边问，核实补充。

（7）检查过程中与病人适当交流，以融洽医患关系并补充病史资料。

（8）掌握检查的进度和时间，一般应尽量在 40min 内完成。

（9）检查结束时应与病人简单交谈，说明重要发现。

第二节 全身体格检查的基本项目

1. 一般检查/生命体征

（1）准备和清点器械。

（2）自我介绍（姓名、职称，并进行简短交谈以融洽医患关系）。

（3）观察发育、营养、面容、表情和意识等一般状态。

（4）当受检者在场时洗手。

（5）测量体温（腋温，10min）。

（6）触诊桡动脉至少 30s。

（7）用双手同时触诊双侧桡动脉，检查其对称性。

（8）计数呼吸频率至少 30s。

（9）测右上肢血压。

2. 头颈部

3. 前、侧胸部

4. 背部

5. 腹部

6. 上肢

7. 下肢

8. 肛门直肠（必要时检查）

9. 外生殖器（必要时检查）

10. 共济运动、步态与腰椎运动

（以上内容略）

第三节　特殊情况的体格检查

1. 智力障碍病人的检查　应特别耐心，创造舒适的检查环境，保护病人隐私，让一位亲近的家人或保健人员在场，使病人减少顾虑，配合检查。应减慢速度，轻柔、细致，不得已时可分次完成。

2. 情绪障碍或有精神疾病的病人的检查　请有经验的工作人员或家人抚慰病人与医生合作，借机尽量完成全身体格检查。对于全身或重点体格检查绝对必要的精神病病人，可在用镇静药或适当约束后进行。

3. 病重或生理缺陷病人的检查　对卧床或轮椅上的病人检查需要更长的时间，以更轻柔的手法、变通的检查方法和顺序来完成。需要特别注意检查与主诉、现病史有关的器官系统。

4. 检查条件不佳的情景　注意光线应尽量充足，最好有助手或家人在场协助完成。检查结束后应注意将所有用过的一次性消耗物品装袋处理，其余器械应充分清洁和消毒。

5. 某些意外紧急情况下的体格检查　意外紧急情况下首先要检查生命体征，抢救期间可酌情抓紧时机，完成重要器官的一些检查，不求全面，但求与生命相关或创伤部位有关的体征能及时发现、准确评估。

第四节　老年人的体格检查

老年人体检时应正确区分年龄改变与病态，注意检查的技巧。

1. 注意老年性改变

（1）视力、听力有一定下降，记忆力减退。

（2）皮肤弹性降低。

（3）瞳孔对光反应稍迟钝，眼球向上凝视能力下降；老年环也不是病理改变。

（4）收缩压略升高，但仍在正常范围。

（5）与脊柱后弓和椎体下塌有关的胸腔前后径增加；胸部检查时有捻发音并不一定是由疾病造成的。

（6）肠蠕动功能下降致肠鸣音较少和较弱。

（7）性器官萎缩。

（8）前列腺增大。

（9）肌肉常有轻度萎缩。

（10）步态变慢，跨步变小。

（11）神经系统检查时，踝反射可能减弱，其他深反射及肌力也可能减弱。

2. 老年人体检时的特别注意事项

（1）准备更多时间，耐心、细致地进行体检。

（2）检查的方法应灵活、机动。

（3）精神状态检查可从病人的一般状态、情感反应及语言、行为反应是否适度加以评价。

（4）注意病人视力、听力下降程度。

（5）注意第一心音改变及第三心音可能是病态表现。

（6）血压检查最好包括坐、卧、立位，并应双臂检查。

第五节　重点体格检查

重点体格检查是指对门、急诊病人进行有的放矢的体格检查，其顺序与全身体格检查基本一致，但应根据病人的体位、病情和需要对检查的部位和内容做适当的调整，尽快地完成需要的、有针对性的检查。

同步练习

1. 卧位时全身体格检查的顺序是什么？

2. 坐位时全身体格检查的顺序是什么？

3. 什么是重点体格检查？

参考答案

1. 答：一般情况和生命征→头颈部→前、侧胸部(心、肺)→(病人取坐位)后背部(包括肺、脊柱、肾区、骶部)→(卧位)腹部→上肢、下肢→肛门直肠→外生殖器→神经系统(最后站立位)。

2. 答：一般情况和生命征→上肢→头颈部→后背部(包括肺、脊柱、肾区、骶部)→(病人取卧位)前胸部、侧胸部(心、肺)→腹部→下肢→肛门直肠→外生殖器→神经系统(最后站立位)。

3. 答：重点体格检查是指对门、急诊病人进行有的放矢的体格检查，其顺序与全身体格检查基本一致，但应根据病人的体位、病情和需要对检查的部位和内容做适当的调整，尽快地完成需要的、有针对性的检查。

实验诊断

第一章 概论

 学习目标

1. **掌握** 实验诊断的主要内容；实验诊断学、参考范围、医学决定水平和危急值的概念；掌握各种标本的采集和处理方法。
2. **熟悉** 实验诊断的质量体系和影响因素；实验诊断的临床应用和评价。

内容精讲

一、实验诊断的概念

实验诊断是以实验室检查结果或数据为依据，结合其他临床资料，经过综合分析，应用于临床诊断、鉴别诊断、病情观察、疗效监测和预后判断的一种临床诊断方法。

（一）实验诊断的内容

实验诊断的内容包括以下几个方面。

1. **临床血液学检查** 血液和造血组织的原发性血液病以及非造血细胞疾病所致的血液学变化的检查，包括红细胞、白细胞和血小板的数量、生成动力学、形态学和细胞化学等的检验；止血凝血功能、抗凝和纤溶功能的检验；溶血性疾病的检验；血型鉴定和交叉配血试验等。

2. **临床生物化学检查** 对组成机体的生理成分、代谢功能、重要脏器的生化功能、毒物分析及药物浓度监测等的临床生物化学检验，包括糖、脂肪、蛋白质及其代谢产物和衍生物的检验；血液和体液中电解质和微量元素的检验；血气和酸碱平衡的检验；临床酶学检验；激素和内分泌功能的检验；药物和毒物浓度检测等。

3. **临床免疫学检查** 免疫功能检查、临床血清学检查、肿瘤标志物等的临床免疫学检验。

4. **临床病原学检查** 感染性疾病常见的病原体检查、医院感染的常见病原体检查、性传播性疾病的病原体检查、细菌耐药性检查等。

5. **体液与排泄物检查** 对尿、粪和各种体液，胃液、脑脊液、胆汁等排泄物以及分泌液的常规检验。

6. **其他检查** 包括染色体分析、基因诊断及即时检测（POCT，也称床旁检测）等。

（二）实验诊断的应用范围

实验诊断学以往主要是为临床诊断所用，随着医学模式由单纯的疾病诊断逐渐向健康保健、预防与医学相结合的方向发展，其职能和应用价值也有所扩展。

1. 为临床医疗工作服务 为疾病的诊断和治疗、分析病情、观察疗效、判断预后等提供科学依据。

2. 为开展预防工作提供依据 能早期发现传染性疾病的传染源以及损害人体的各种致病因素，为制定预防措施、控制疾病传播提供重要资料。

3. 进行社会普查 可了解社会群体的卫生状况和健康水平，及时发现潜在性疾病、遗传性疾病等，为制定卫生条例、提高防病治病等工作的主动性、保护环境卫生、规划保健机构设置等提供依据。

4. 开展健康咨询 通过临床基础检验，为社会群体提供健康咨询，以促进健康、减少疾病，延长寿命。还可以对计划生育、优生优育等提供实验依据。

（三） 实验诊断学的现状及发展趋势

随着医学基础学科和边缘学科基础理论和技术的飞速发展，临床检验与之相互交叉渗透日益深入，实验手段和内容不断丰富，形成了一门现代医学中新兴的独立的科学——实验诊断学。

将被检个体的基因背景及病理生理状态的综合分析的结果应用于该个体的预防、诊断和治疗上，这种诊断称为个体化诊断。个体化诊断包括遗传基因、后天突变、疾病基因、代谢特征、药物敏感性等内容。

床旁检测（POCT）是指在病人旁边进行的医学检验。医生可在抢救和急诊中充分利用POCT来辅助诊断提高效果。

（四） 实验诊断学与检验医学

实验诊断学是检验医学向临床的延伸，与临床检验诊断学有相同的内涵。临床检验诊断学与医学检验学紧密联系又互相区别。临床检验诊断学属于临床医学的范畴，是临床医学的一个独立分支，它主要采用实验室技术对来自机体的样本进行理化学、形态学、微生物学、遗传学、基因学、血药浓度等方面的研究和检验，为疾病的诊断、鉴别诊断、疗效判定、预后估计以及疾病的预测等提供直接和间接的诊断依据，侧重于检验项目的临床意义、检验结果的分析评价、实验项目的选择、质量控制和临床应用；而检验医学侧重于检验项目的开发、检验技术的更新、检验设备的原理、性能评价等。

二、 实验诊断的质量体系和影响因素

（一） 完善质量保证体系

采用各种科学的措施保证检测结果的准确性，为临床提供可靠的信息。全面管理措施有如下几方面。

1. 室内质量控制 指在实验室内部对所有影响质量的环节进行系统控制，以控制本实验室常规工作的精密度，提高常规工作前后的一致性。

2. 室间质量评价 指多家实验室分析同一标本，由外部独立机构收集、分析和反馈实验室检测结果，评定实验室常规工作的质量，观察各实验室实验结果的准确性，建立起各实验室分析结果之间的可比性。

3. 实验室质量体系 为了实现以病人为中心，为临床提供准确可靠检验结果的目标，临床实验室建立质量管理体系，确立质量方针和提出质量目标，建立健全质量管理体系，对影响检验质量和实现实验室目标的主导因素包括技术、原理和人员等加以有效的控制，以预防、减少、消除质量差错，用较低的质量成本向临床及病人提供满意的检验报告。目前可申请的国家认可体系有 ISO 17025，ISO 15189、CAP 等。此外，还有一些地方政府的强制性认证等都在推动实验室

质量体系的发展。

★（二） 影响实验诊断的因素

1. 实验室前因素　实验室前质量管理是国内外共同关注的热点。对检验结果与临床不符合的案例进行溯源分析后发现，检验结果不准确性的原因60%以上来源于实验前，主要是标本的采集和处理。生理因素与生活状态，包括种族、民族、性别、年龄、月经周期和妊娠、精神状态、采血时间等生理因素影响，以及体位、运动、进食、吸烟、饮酒和咖啡等生活因素的影响。还可受到居住条件、居住地区和海拔高度等环境因素的影响。另外，药物的体内作用对检验结果也有影响。

2. 实验室因素　标本的质量与处理、仪器与试剂、操作技术与方法、质控物与标准品、安全性与成本等。

3. 实验室后因素　检验记录、结果书写、信息的输入与传输、实验室与临床的沟通等。

三、 病人标本的采集与处理

★（一） 血液标本

1. 血液标本的种类　全血、血清和血浆。

2. 采血部位　可分为毛细血管采血、静脉采血和动脉采血。毛细血管采血主要用于一些床边项目，采血部位应无炎症或水肿，采血时穿刺深度要适当，切忌用力挤压，以免影响检验结果的准确性。绝大多数检验项目采用静脉血，主要从肘静脉采血。动脉采血常用于血气分析，多在股动脉穿刺采血，也有用肱动脉或桡动脉。标本采集后必须与空气隔绝，立即送检。

3. 采血时间　常因检查的目的不同对采血时间有不同的要求。除了急诊和特殊项目外，血液标本最好均空腹采血。空腹是指禁食8h后，一般是在晨起早餐前采血，常用于临床生化检查。其优点是可避免饮食成分和白天生理活动对检验结果的影响。有些日间波动较大的项目，要注意采血的时间对结果的影响。急诊采血不受时间限制，检查单上应注明"急诊"和采血时间。

4. 标本采集后的处理　采用全血或血浆标本时，应注意使用含适当抗凝剂的试管，并充分混匀血液。常用的抗凝剂有草酸盐、枸橼酸钠、肝素、EDTA-K_2，标本采集后应及时送检和检测。进行微生物检验的血标本尽可能在使用抗生素前采样，血液标本采集后应立即注入血培养皿中送检，并防止标本的污染。

（二） 骨髓标本

骨髓标本由骨髓穿刺获得。采得骨髓液后，如用作骨髓细胞形态学检查，应立即将其制成涂片，并将涂片在空气中晃动使涂膜迅速干燥，以防止细胞聚变或溶血；如进行细菌培养，操作同血培养；进行造血干细胞培养则应当用肝素抗凝，接种在特定的培养基中。标本均需及时送检。

（三） 排泄物、 体液标本

尿液、粪便、浆膜腔积液等标本采集后均应随时、尽快送检，具体要求见第四篇第四章。

四、 实验诊断的临床应用和评价

（一） 正确选择实验室检查项目

选择检验项目需遵循以下原则：针对性、有效性、经济性、及时性。

（二） 常用诊断性实验的评价指标

对检验项目进行临床应用价值评价的主要指标有诊断灵敏度、诊断特异性和诊断准确度。

1. 诊断灵敏度 指某检验项目对某种疾病具有鉴别、确认的能力。诊断灵敏度的数学式为所有病人中获得真阳性结果的百分数。

2. 诊断特异性 指某检验项目确认无某种疾病的能力。它的数学式为所有非病人中获得真阴性结果的百分数。

3. 诊断准确度 指某检验项目在实际使用中，所有检验结果中诊断准确结果的百分比。

4. 连续定量数据分析 应使用检验项目临床性能评价（ROC）分析方法制成评价曲线。在曲线上寻找最佳判断限界及其诊断灵敏度和特异性。此分析方法常应用于两种以上诊断性检验的诊断价值比较。

（三） 检验结果的解释需与临床结合

实验诊断在临床工作中虽然非常重要，但检验结果仅是静态的数据和现象，用来判断动态的复杂机体有一定的局限性。因此，评价检验结果时必须紧密结合临床情况进行具体分析，才能恰当地作出合理的结论，指导临床诊治工作。

（四） 与非特异性检查项目相结合

与一些非特异性检查项目进行组合检查，可以增加病人信息，有利于临床对病人病情进行更为全面的判断。

五、 实验诊断的参考值范围、 医学决定水平与危急值

★（一） 参考范围

检验的最终目的是衡量受检标本的结果是否异常，因此，各种检验项目都应有判断标准，即参考值或参考范围。参考值和参考范围均是应用统计学方法产生的，是指对抽样的个体进行某项目检测所得的值，对于正态分布的数据可利用所有抽样组测得值的平均值加减 2 个标准差求出参考范围。不同的检测仪器和方法，参考值可有不同，故各实验室对某些检验项目应建立自己的参考值，供临床参考。

★（二） 医学决定水平

医学决定水平是指不同于参考值的另一些限值，通过观察测定值是否高于或低于这些限值，可在疾病诊断中起排除或确认的作用，或对某些疾病进行分级或分类，或对预后作出估计，以提示医生在临床上应采取何种处理方式或决定是否采取某种治疗措施等。

★（三） 危急值

某些检验结果出现异常超过一定界值时，可能危及病人的生命，医生必须紧急处理，故把这种危及生命的检验数据称为危急值。不同的临床科室因病种差异等原因，可以有不同的危急值标准。出现危急值必须立即报告临床并做详尽记录，以便于临床尽早对病人进行有效的干预或治疗。

六、 学习方法和要求

本阶段的学习主要是要求掌握实验诊断中概念性、普遍性和实用性的内容，以临床应用为目的，以培养临床思维能力为核心，重点掌握各项常用检验的参考值和临床意义，并能运用这些检验结果，结合其他临床资料综合分析，进行诊断和防治工作，提高临床应用能力。

同步练习

1. 采血部位有哪些?

2. 什么是危急值?

参考答案

1. 答：①毛细血管采血；②静脉采血；③动脉采血。

2. 答：某些检验结果出现异常超过一定界值时，可能危及病人的生命，医生必须紧急处理，故把这种危及生命的检验数据称为危急值。

第二章　临床血液学检测

内容精讲

第一节　血液一般检测

血液一般检测包括血液常规检测、有形成分形态学观察和红细胞沉降率检测。由于血细胞分析仪的广泛应用，血液常规检测的项目除了包括血红蛋白测定、红细胞计数、血小板计数、白细胞计数及分类计数外，红细胞个体形态、血红蛋白状态、网织红细胞定量与分级、血小板个体形态、白细胞自动分类及异常白细胞提示，甚至有核红细胞数量都已成为血常规检测内容，因此，血常规检测也可称为全血细胞计数。

★一、红细胞的检测和血红蛋白的测定

单位体积每升全血中红细胞数量和其主要内容物血红蛋白的变化，可反映机体生成红细胞的能力并能协助诊断与红细胞有关的疾病。

【参考值】

正常人群血红蛋白和红细胞数参考值见表 4-2-1。

表 4-2-1　血红蛋白和红细胞数参考值

人群	血红蛋白/g/L	红细胞数/（×10^{12}/L）
成年男性	120～160	4.0～5.5
成年女性	110～150	3.5～5.0
新生儿	170～200	6.0～7.0

【临床意义】

（一）红细胞及血红蛋白增多

指单位容积血液中红细胞数及血红蛋白量高于参考值高限。多次检查成年男性红细胞＞$6.0×10^{12}$/L、血红蛋白＞170g/L，成年女性红细胞＞$5.5×10^{12}$/L、血红蛋白＞160g/L时，即认为增多。可分为相对性增多和绝对性增多两类。

1. 相对性增多　是因血浆容量减少，血液浓缩所致。见于严重呕吐、腹泻、大量出汗、大面积烧伤、尿崩症、慢性肾上腺皮质功能减退症、甲状腺功能亢进危象、糖尿病酮症酸中毒等。

2. 绝对性增多　临床上称为红细胞增多症，可分为继发性和原发性两类，后者称为真性红细胞增多症。

(1) 继发性红细胞增多症　是由血中红细胞生成素增多所致。

① 红细胞生成素代偿性增加：由血氧饱和度减低所引起。红细胞增多的程度与缺氧程度成正比。生理性增加见于胎儿、新生儿及高原地区居民。病理性增加则见于严重的慢性心、肺疾病，如阻塞性肺气肿、肺源性心脏病，以及携氧能力低的异常血红蛋白病等。

② 红细胞生成素非代偿性增加：红细胞生成素增加与某些肿瘤或肾脏疾病有关，如肝细胞癌、卵巢癌、子宫肌瘤、肾癌、肾上腺皮质腺瘤以及肾盂积水、多囊肾等。

(2) 真性红细胞增多症　是一种原因未明的以红细胞增多为主的骨髓增殖性疾病，目前认为是多能造血干细胞受累所致。其特点为红细胞持续性显著增多，可高达 $(7\sim10)\times10^{12}/L$，血红蛋白达 $(180\sim240)$ g/L，全身总血容量增加，白细胞和血小板也不同程度增多。

(二) 红细胞及血红蛋白减少

1. 生理性减少　婴幼儿及 15 岁以前的儿童，红细胞及血红蛋白一般比正常成人低 10%～20%；部分老年人、妊娠中晚期均可使红细胞数及血红蛋白减少。

2. 病理性减少　见于各种贫血。根据贫血产生的病因和发生机制不同，可将贫血分为红细胞生成减少、红细胞破坏增多和红细胞丢失过多。

(三) 红细胞形态改变

正常红细胞呈双凹圆盘形，在血涂片中见到为圆形，大小较一致，有中央淡染区。病理情况下外周血中常见的红细胞形态异常有以下几种。

1. 大小异常　常见有小红细胞（常见于低色素性贫血如缺铁性贫血）、大红细胞（常见于溶血性贫血）、巨红细胞（常见于巨幼细胞贫血）、红细胞大小不均（常见于缺铁性贫血）。

2. 形态异常　常见有球形细胞、椭圆形细胞、口形细胞、靶形细胞、镰形细胞、泪滴形细胞、红细胞缗钱状排列及红细胞形态不整等。

3. 红细胞染色反应异常　常见有低色素性（常见于缺铁性贫血和珠蛋白生成障碍性贫血）、高色素性（常见于巨幼细胞贫血）、嗜多色性（常见于溶血性贫血）。

4. 红细胞结构异常　病理情况下，Wright-Giemsa 染色后，红细胞内可见的异常结构有嗜碱性点彩、染色质小体、卡波环、有核红细胞。

★二、 白细胞的检测

(一) 白细胞计数

【参考值】

成人：$(4\sim10)\times10^9/L$。

新生儿：$(15\sim20)\times10^9/L$。

6 个月～2 岁：$(11\sim12)\times10^9/L$。

【临床意义】

白细胞总数高于参考值（成人为 $10\times10^9/L$）称白细胞增多，低于参考值（成人为 $4\times10^9/L$）称白细胞减少。白细胞总数的增多或减少主要受中性粒细胞数量的影响，淋巴细胞等数量上的改变也会引起白细胞总数的变化。白细胞总数改变的临床意义详见白细胞分类计数中临床意义的有关内容。

(二) 白细胞的分类计数

外周血涂片，经 Wright-Giemsa 染色后，白细胞可分为下列 5 种类型，即中性粒细胞、嗜酸性粒细胞、嗜碱性粒细胞、淋巴细胞和单核细胞。中性粒细胞在外周血中可分为中性杆状核粒细胞和中性分叶核粒细胞两类。

【参考值】

见表 4-2-2。

表 4-2-2　5 种白细胞百分数和绝对值的参考值

细胞类型	百分数/%	绝对值/($\times 10^9$/L)
中性粒细胞(N)		
杆状核(st)	0～5	0.04～0.05
分叶核(sg)	50～70	2～7
嗜酸性粒细胞(E)	0.5～5	0.05～0.5
嗜碱性粒细胞(B)	0～1	0～0.1
淋巴细胞(L)	20～40	0.8～4
单核细胞(M)	3～8	0.12～0.8

【临床意义】

1. 中性粒细胞

(1) 中性粒细胞增多　中性粒细胞增多常伴白细胞总数的增多。在生理情况下，外周血白细胞及中性粒细胞一天内存在变化，下午较早晨高。妊娠后期及分娩时、剧烈运动或劳动后、饱餐或淋浴后、高温或严寒等均可使其暂时性升高。病理性增多见于以下情况。

① 急性感染：特别是化脓性球菌（如金黄色葡萄球菌、溶血性链球菌、肺炎链球菌等）感染为最常见的原因。应注意，在某些极重度感染时，白细胞总数不但不高，反而减低。

② 严重的组织损伤及大量血细胞破坏：严重外伤、较大手术后、大面积烧伤、急性心肌梗死及严重的血管内溶血 12～36h 后，白细胞总数及中性粒细胞可增多。

③ 急性大出血：在急性大出血后 1～2h 内，周围血中的血红蛋白含量及红细胞数尚未下降，而白细胞数及中性粒细胞却明显增多，特别是内出血时，白细胞可高达 20×10^9/L。

④ 急性中毒：代谢紊乱所致的代谢性中毒，如糖尿病酮症酸中毒、尿毒症；急性化学药物中毒，如急性铅、汞中毒及安眠药中毒等；生物性中毒，如蛇毒、毒蕈中毒等均可使白细胞及中性粒细胞增多。

⑤ 白血病、骨髓增殖性疾病及一些恶性实体瘤：大多数白血病病人外周血中白细胞数量呈不同程度的增多，可达数万甚至数十万。急性或慢性粒细胞白血病时，同时伴外周血中细胞质量改变。真性红细胞增多症、原发性血小板增多症和骨髓纤维化等骨髓增殖性疾病均可有中性粒细胞增多。各类恶性肿瘤，特别是消化道恶性肿瘤如肝癌、胃癌等也可引起白细胞及中性粒细胞增多。

(2) 中性粒细胞减少　白细胞总数低于 4×10^9/L 称白细胞减少。当中性粒细胞绝对值低于 1.5×10^9/L，称为粒细胞减少症，低于 0.5×10^9/L 时称为粒细胞缺乏症。引起中性粒细胞减少的原因如下。

① 感染：特别是革兰氏阴性杆菌感染，如伤寒、副伤寒杆菌感染时，白细胞总数与中性粒细胞均减少。某些病毒感染性疾病，如流感、病毒性肝炎、水痘、巨细胞病毒感染时，白细胞亦常减低。某些原虫感染，如疟疾时白细胞亦可减少。

② 血液系统疾病：再生障碍性贫血、非白血性白血病、巨幼细胞贫血、严重缺铁性贫血、恶性组织细胞病、阵发性睡眠性血红蛋白尿症以及骨髓转移癌等，白细胞减少的同时常伴血小板及红细胞减少。

③ 物理、化学因素损伤：X 线、γ 射线、放射性核素等物理因素，化学物质如苯、铅等，以

及化学药物如磺胺类药、抗肿瘤药、抗糖尿病及抗甲状腺药物等均可引起白细胞及中性粒细胞减少。

④ 单核-吞噬细胞系统功能亢进：各种原因引起的脾大及其功能亢进，如门脉性肝硬化、淋巴瘤、Niemann-Pick 病、Gaucher 病等常见白细胞及中性粒细胞减少。

⑤ 自身免疫性疾病：如系统性红斑狼疮等，产生自身抗体导致白细胞减少。

（3）中性粒细胞的核象变化　病理情况下，中性粒细胞核象可发生变化，出现中性粒细胞核左移或核右移现象。

① 中性粒细胞核左移：外周血中出现非分叶核中性粒细胞（包括中性杆状核粒细胞、晚幼粒、中幼粒或早幼粒细胞等）的百分率增高（超过 5%）时，称为核左移。常见于细菌感染特别是急性化脓性感染、急性失血、急性中毒及急性溶血反应等。白血病和类白血病反应，也可出现极度核左移现象。

② 中性粒细胞核右移：外周血中若中性粒细胞核出现 5 叶或更多分叶，其百分率超过 3% 者，称为核右移。主要见于巨幼细胞贫血及造血功能衰退等。在炎症的恢复期，可出现一过性核右移。如在疾病进展期突然出现核右移的变化，则表示预后不良。

（4）中性粒细胞形态异常

① 中性粒细胞的中毒性改变：在严重传染性疾病（如猩红热）、各种化脓性感染、败血症、恶性肿瘤、中毒及大面积烧伤等病理情况下，中性粒细胞可发生中毒性和退行性变化。下列改变可单独出现，亦可同时出现：a. 细胞大小不均；b. 中毒颗粒；c. 空泡形成；d. 杜勒小体（Döhle bodies）；e. 核变性。

② 巨多分叶核中性粒细胞：多见于巨幼细胞贫血或应用抗代谢药物治疗后。

③ 与遗传有关的中性粒细胞形态异常：如 Pelger-Huet 畸形、Chediak-Higashi 畸形、Alder-Reilly 畸形、May-Hegglin 畸形等。

2. 嗜酸性粒细胞

【参考值】

为 0.5%～5%；绝对值为（0.05～0.5）×10⁹/L。

【临床意义】

（1）嗜酸性粒细胞增多

① 过敏性疾病：支气管哮喘、药物过敏、荨麻疹、食物过敏、血管神经性水肿、血清病等疾病，其外周血嗜酸性粒细胞增多可达 10% 以上。

② 寄生虫病：血吸虫病、蛔虫病、钩虫病等血中嗜酸性粒细胞增多，常达 10% 或更多。某些寄生虫感染病人可出现嗜酸性粒细胞型类白血病反应。

③ 皮肤病：如湿疹、剥脱性皮炎、银屑病等可见外周血嗜酸性粒细胞轻、中度增高。

④ 血液病：如慢性粒细胞白血病、嗜酸粒细胞白血病、淋巴瘤、多发性骨髓瘤、嗜酸性粒细胞肉芽肿等，外周血嗜酸性粒细胞可有不同程度增高，有的可伴幼稚嗜酸性粒细胞增多。

⑤ 某些恶性肿瘤：某些上皮系肿瘤如肺癌等可引起嗜酸性粒细胞增高。

⑥ 某些传染病：急性传染病时，嗜酸性粒细胞大多减少，但猩红热时可引起嗜酸性粒细胞增多。

⑦ 其他：风湿性疾病、脑腺垂体功能减低症、肾上腺皮质功能减低症等也常伴有嗜酸性粒细胞增多。

（2）嗜酸性粒细胞减少　常见于伤寒（副伤寒）初期、大手术、烧伤等应激状态，或长期应用肾上腺皮质激素后，其临床意义甚小。

3. 嗜碱性粒细胞

【参考值】

为 0~1%；绝对值为（0~0.1）×10^9/L。

【临床意义】

（1）嗜碱性粒细胞增多

① 过敏性疾病：过敏性结肠炎，药物、食物、吸入物超敏反应，红斑及类风湿关节炎等可见嗜碱性细胞增多。

② 血液病：慢性粒细胞白血病、嗜碱粒细胞白血病以及骨髓纤维化等均可见嗜碱性粒细胞增多。

③ 恶性肿瘤：特别是转移癌时嗜碱性粒细胞增多，其机制不清楚。

④ 其他：糖尿病、传染病（如水痘、流感、结核）等均可见嗜碱性粒细胞增多。

（2）嗜碱性粒细胞减少　无临床意义。

4. 淋巴细胞

【参考值】

为 20%~40%；绝对值为（0.8~4）×10^9/L。

【临床意义】

（1）淋巴细胞增多　儿童期淋巴细胞较高，婴儿出生时淋巴细胞约占 35%，粒细胞占 65%。4~6 天后淋巴细胞可达 50%，与粒细胞比例大致相等。4~6 岁时，淋巴细胞比例逐渐减低，粒细胞比例增加，逐渐达正常成人水平。此为儿童期的淋巴细胞生理性增多。病理性淋巴细胞增多见于以下情况。

① 感染性疾病：主要为病毒感染，如麻疹、风疹、流行性腮腺炎、传染性单核细胞增多症、传染性淋巴细胞增多症、病毒性肝炎、流行性出血热，以及柯萨奇病毒、巨细胞病毒等感染，也可见于结核分枝杆菌、梅毒螺旋体、弓形虫等的感染。

② 成熟淋巴细胞肿瘤：包括成熟淋巴细胞的白血病和部分淋巴瘤。

③ 急性传染病恢复期。

④ 移植排斥反应：见于移植物抗宿主反应（GVHR）或移植物抗宿主病（GVHD）。

⑤ 淋巴细胞比值相对增高的疾病：再生障碍性贫血、粒细胞减少症和粒细胞缺乏症时中性粒细胞减少，故淋巴细胞比例相对增高，但淋巴细胞的绝对值并不增高。

（2）淋巴细胞减少　主要见于应用肾上腺皮质激素、抗淋巴细胞球蛋白等的治疗以及放射线损伤、免疫缺陷性疾病等。

（3）反应性淋巴细胞（异型淋巴细胞）　一些病原体（主要是病毒）感染机体时，外周血中有时可见到形态变异的不典型淋巴细胞，称为反应性淋巴细胞，也称异型淋巴细胞。根据细胞形态学特点将其分为 3 型：Ⅰ型（泡沫型）、Ⅱ型（不规则型）、Ⅲ型（幼稚型）。异型淋巴细胞在正常人外周血中偶可见到，但不超过 2%。异型淋巴增多可见于：①感染性疾病；②药物过敏；③输血、血液透析或体外循环术后，可能与巨细胞病毒感染有关；④其他疾病如免疫性疾病、粒细胞缺乏症、放射治疗等也可出现异型淋巴细胞。

5. 单核细胞

【参考值】

为 3%~8%；绝对值为（0.12~0.8）×10^9/L。

【临床意义】

（1）单核细胞增多　婴幼儿及儿童单核细胞可增多，属生理性增多。病理性增多见于以下情况。

①　某些感染：如感染性心内膜炎、疟疾、急性感染的恢复期、活动性肺结核等，单核细胞明显增多。

②　某些血液病：单核细胞白血病、粒细胞缺乏症恢复期、多发性骨髓瘤、恶性组织细胞病、淋巴瘤、骨髓增生异常综合征等可见单核细胞增多。

（2）单核细胞减少　一般情况下无临床意义。

附：类白血病反应

★类白血病反应是指机体对某些刺激因素所产生的类似白血病表现的血象反应。外周血中白细胞数大多明显增高，并可有数量不等的幼稚细胞出现。当病因去除后，类白血病反应也逐渐消失。引起类白血病反应的病因很多，以感染及恶性肿瘤最多见，其次还有急性中毒、外伤、休克、急性溶血或出血、大面积烧伤等。不同原因可引起不同细胞类型的类白血病反应。

类白血病反应按外周血白细胞总数的多少可分为白细胞增多性和白细胞不增多性两型，以前者为多见；按增多的细胞类型则可分为以下几种类型。

（1）中性粒细胞型　此型最常见。可见于各种感染、恶性肿瘤骨髓转移、有机磷农药或一氧化碳中毒、急性溶血或出血、严重外伤或大面积烧伤等，其中以急性化脓菌感染最为常见。血象中白细胞总数可达（50～100）×10⁹/L或更高，分类计数中性粒细胞明显增多，并伴有核左移现象，中性粒细胞常有中毒性改变及碱性磷酸酶（NAP）积分显著增高。

（2）嗜酸性粒细胞型　常见于寄生虫病、过敏性疾病等。白细胞总数达20×10⁹/L以上，嗜酸性粒细胞显著增多，超过20%，甚至达90%，但多系成熟型嗜酸性粒细胞。骨髓中嗜酸性粒细胞增多，也以成熟型为主。

（3）淋巴细胞型　常见于某些病毒性感染，如传染性单核细胞增多症、水痘等。白细胞数常为（20～30）×10⁹/L，也有超过50×10⁹/L者。血片中多数为成熟淋巴细胞，并可见幼稚淋巴细胞和异型淋巴细胞。

（4）单核细胞型　见于粟粒性结核、亚急性感染性心内膜炎、细菌性痢疾等。白细胞增多，但一般不超过50×10⁹/L，分类计数单核细胞常超过30%。

中性粒细胞型类白血病反应与慢性粒细胞白血病的鉴别诊断（表4-2-3）。

表4-2-3　中性粒细胞型类白血病反应与慢性粒细胞白血病的鉴别诊断

鉴别项目	中性粒细胞型类白血病反应	慢性粒细胞白血病
明确的病因	有原发疾病	无
临床表现	原发病症状明显	消瘦、乏力、低热、盗汗、脾明显肿大
白细胞数及分类计数	中度增高，大多数<100×10⁹/L，以中性粒细胞分叶核及杆状粒细胞为主，原始粒细胞少见	显著增高，典型病例常>100×10⁹/L，可见各发育阶段粒系细胞，与骨髓象相似
嗜碱及嗜酸性粒细胞	不增多	常增多
中性粒细胞中毒性改变	常明显	不明显
红细胞及血小板	无明显变化	早期病例轻至中度贫血，血小板数可增高，晚期均减少
骨髓象	一般无明显改变	极度增生，粒系细胞常占90%以上，以晚幼及中幼粒为主，早幼粒、原粒不超过10%
中性粒细胞碱性磷酸酶	积分显著增高	积分显著减低，甚至为0
Ph染色体	阴性	阳性

三、 网织红细胞的检测

网织红细胞是晚幼红细胞脱核后的细胞。由于胞质内还残存核糖体等嗜碱性物质，以煌焦油蓝或新亚甲蓝染色呈现浅蓝或深蓝色的网织状细胞而得名。

★（一） 网织红细胞测定

【参考值】

成年人：百分数为 0.5%～1.5%；绝对数为（24～84）$\times 10^9$/L。

儿童：百分数为 0.5%～1.5%。

新生儿：百分数为 3%～6%。

【临床意义】

1. 网织红细胞增多 表示骨髓红细胞系增生旺盛，常见于溶血性贫血、急性失血、缺铁性贫血、巨幼细胞贫血及某些贫血病人治疗后，如补充铁或维生素 B_{12} 及叶酸后。

2. 网织红细胞减少 表示骨髓造血功能减低，常见于再生障碍性贫血等。

（二） 网织红细胞生成指数

由于网织红细胞百分数可受贫血程度（血细胞比容）及网织红细胞在外周血中变为成熟红细胞的时间长短等影响。Finch 提出贫血时用计算网织红细胞生成指数（RPI）来纠正这些影响。RPI 代表网织红细胞的生成相当于正常人的多少倍。其计算方法为：

$$RPI＝（病人网织红细胞\%/2）\times（病人血细胞比容/正常人血细胞比容）\times 100$$

注："2"为网织红细胞成熟时间（天）；正常人血细胞比容男性成人为 45%，女性成人为 40%。

【参考值】

正常人 RPI 为 2。

【临床意义】

网织红细胞生成指数＞3 提示为溶血性贫血或急性失血性贫血；＜2 则提示为骨髓增生低下或红细胞系成熟障碍所致的贫血。

四、 血小板的检测

★（一） 血小板计数

【参考值】

（100～300）$\times 10^9$/L。

【临床意义】

1. 血小板减少 血小板计数（PC）低于 100×10^9/L 称为血小板减少。可见于以下几种情况。

（1）血小板的生成障碍 见于再生障碍性贫血、放射性损伤、急性白血病、巨幼细胞贫血等。

（2）血小板破坏或消耗增多 见于原发性血小板减少性紫癜（ITP）、系统性红斑狼疮、恶性淋巴瘤、上呼吸道感染、新生儿血小板减少症、输血后血小板减少症、DIC、血栓性血小板减少性紫癜、先天性血小板减少症等。

（3）血小板分布异常 如脾大（肝硬化、Banti 综合征）、血液被稀释（输入大量库存血或大量血浆）等。

2. 血小板增多　血小板数超过 $400×10^9/L$ 为血小板增多。

（1）原发性增多　见于骨髓增殖性疾病，如真性红细胞增多症和原发性血小板增多症、骨髓纤维化早期及慢性粒细胞白血病等。

（2）反应性增多　见于急性感染、急性溶血、某些癌症病人，这种增多是轻度的，多在 $500×10^9/L$ 以下。

（二）血小板平均容积和血小板分布宽度测定

【参考值】

MPV 为 7～11fl；PDW 为 15％～17％。

【临床意义】

1. 血小板平均容积（MPV）　代表单个血小板的平均容积。增加见于：①血小板破坏增加而骨髓代偿功能良好者；②造血功能抑制解除后，MPV 增加是造血功能恢复的首要表现。减低见于：①骨髓造血功能不良，血小板生成减少；②有半数白血病病人 MPV 减低；③MPV 随血小板数而持续下降，这是骨髓造血功能衰竭的指标之一。

2. 血小板分布宽度（PDW）　反映血小板容积大小的离散度，用所测单个血小板容积大小的变易系数（CV％）表示。PDW 增高表明血小板大小悬殊，见于急性粒细胞白血病、巨幼细胞贫血、慢性粒细胞白血病等。

（三）外周血血小板形态

原发性血小板减少性紫癜、慢性粒细胞白血病等时，血小板可见大小不均、形态各异、分布异常等形态变化。

五、红细胞沉降率测定

红细胞沉降率（ESR 或血沉率）是指红细胞在一定条件下沉降的速率，俗称血沉，它受血浆中各种蛋白的比例、红细胞数量和形状等多种因素影响。

【参考值】

男性：0～15mm/1h 末。

女性：0～20mm/1h 末。

【临床意义】

1. 血沉增快

（1）生理性增快　12 岁以下的儿童，60 岁以上的高龄者，妇女月经期、妊娠 3 个月以上血沉可加快，其增快可能与生理性贫血或纤维蛋白原含量增加有关。

（2）病理性增快

① 各种炎症性疾病：急性细菌性炎症时，炎症发生后 2～3 天即可见血沉增快。风湿热、结核病时，因纤维蛋白原及免疫球蛋白增加，血沉明显加快。

② 组织损伤及坏死：急性心肌梗死时血沉增快，而心绞痛时无改变。

③ 恶性肿瘤：增长迅速的恶性肿瘤血沉增快，可能与肿瘤细胞分泌糖蛋白（属球蛋白）、肿瘤组织坏死、继发感染或贫血等因素有关。

④ 其他：各种原因导致血浆球蛋白相对或绝对增高时，血沉均可增快，如慢性肾炎、肝硬化、多发性骨髓瘤、淋巴瘤、巨球蛋白血症、系统性红斑狼疮、亚急性感染性心内膜炎等。

2. 血沉减慢　一般临床意义较小。

六、 血细胞比容测定和红细胞有关参数的应用

（一）血细胞比容测定

血细胞比容（HCT）又称血细胞压积（PCV），是指血细胞在血液中所占容积的比值。

【参考值】

微量法：男（0.467±0.039)L/L；女（0.421±0.054)L/L。

温氏法：男 0.40～0.50L/L；平均 0.45L/L。

女 0.37～0.48L/L；平均 0.40L/L。

【临床意义】

血细胞比容测定可反映红细胞的增多或减少，但受血浆容量改变的影响，同时也受红细胞体积大小的影响。

1. 血细胞比容增高 各种原因所致的血液浓缩，血细胞比容常达 0.50 以上。各种原因所致的红细胞绝对性增多时，血细胞比容均增加，如真性红细胞增多症时，可高达 0.60 以上，甚至达 0.80。

2. 血细胞比容减低 见于各种贫血。由于贫血类型不同，红细胞体积大小也有不同，血细胞比容的减少与红细胞数减少并不一定成正比。因此必须将红细胞数、血红蛋白量和血细胞比容三者结合起来，计算红细胞各项平均值才更有参考意义。

（二）红细胞平均值的计算

用同 1 份血液标本同时测得的红细胞数、血红蛋白量和血细胞比容 3 项数据，可以计算出红细胞的 3 种平均值。

1. 平均红细胞容积（MCV） MCV 指每个红细胞的平均体积，以飞升（fl）为单位。

【参考值】

血细胞分析仪法：80～100fl。

2. 平均红细胞血红蛋白量（MCH) MCH 指每个红细胞内所含血红蛋白的平均量，以皮克（pg）为单位。

【参考值】

血细胞分析仪法：27～34pg。

3. 平均红细胞血红蛋白浓度（MCHC） MCHC 指每升血液中平均所含血红蛋白浓度（克数），以 g/L 表示。

【参考值】

320～360g/L。

【临床意义】

根据上述 3 项红细胞平均值可进行贫血的形态学分类（表 4-2-4)。

表 4-2-4 贫血的形态学分类

贫血的形态学分类	MCV	MCH	MCHC	常见病因或疾病
正常细胞性贫血	正常	正常	正常	再生障碍性贫血、急性失血性贫血、急性溶血性贫血、白血病等
大细胞性贫血	升高	升高	正常	巨幼细胞贫血及恶性贫血
单纯小细胞性贫血	降低	降低	正常	慢性感染、炎症、恶性肿瘤、慢性肝肾疾病性贫血
小细胞低色素性贫血	降低	降低	降低	缺铁性贫血、珠蛋白生成障碍性贫血、铁粒幼细胞贫血等

贫血的形态学分类取决于红细胞计数、血红蛋白量和血细胞比容测定的准确性。

（三） 红细胞体积分布宽度测定

红细胞体积分布宽度（RDW）是反映外周血红细胞体积异质性的参数，由血细胞分析仪测量获得。RDW对贫血的诊断有重要意义。多数仪器用所测红细胞体积大小的变异系数，即RDW-CV来表示。

【参考值】

RDW-CV：11.5％～14.5％。

【临床意义】

1. 用于贫血的形态学分类　不同病因引起的贫血，红细胞形态学特点不同，Bassman提出了按MCV、RDW两项参数对贫血的新的形态学分类法（表4-2-5），对贫血的鉴别诊断有一定的参考价值。

表 4-2-5　根据 MCV、RDW 的贫血形态学分类

MCV	RDW	贫血类型	常见疾病
增高	正常	大细胞均一性贫血	部分再生障碍性贫血
增高	增高	大细胞非均一性贫血	巨幼细胞贫血、MDS
正常	正常	正常细胞均一性贫血	急性失血性贫血
正常	增高	正常细胞非均一性贫血	再生障碍性贫血、阵发性睡眠性血红蛋白尿症、G6PD缺陷症等
降低	正常	小细胞均一性贫血	球形细胞增多症、珠蛋白生成障碍性贫血等
降低	增高	小细胞非均一性贫血	缺铁性贫血

2. 用于缺铁性贫血的诊断和鉴别诊断　缺铁性贫血和轻型β珠蛋白生成障碍性贫血均表现为小细胞低色素性贫血，缺铁性贫血病人RDW增高，而珠蛋白生成障碍性贫血病人88％为正常。

第二节　溶血性贫血的实验室检测

溶血性贫血是指各种原因导致红细胞生存时间缩短、破坏增多或加速，而骨髓造血功能不能相应代偿而发生的一类贫血。红细胞在血管内破坏者为血管内溶血，在血管外破坏者为血管外溶血。

一、 溶血性贫血的筛查检测

（一） 血浆游离血红蛋白测定

【参考值】

＜50mg/L。

【临床意义】

血管内溶血时血浆游离血红蛋白明显增高。血管外溶血时正常。自身免疫性溶血性贫血、珠蛋白生成障碍性贫血可轻度增高。

（二） 血清结合珠蛋白测定

【参考值】

0.7～1.5g/L（70～150mg/dl）。

【临床意义】

各种溶血时血清结合珠蛋白均有减少，以血管内溶血减低最为显著。严重血管内溶血可测不

出。肝脏疾病、传染性单核细胞增多症等也可减低或消失。感染、创伤、恶性肿瘤、红斑狼疮、糖皮质激素治疗、口服避孕药、肝外阻塞性黄疸等可有结合珠蛋白增高。

（三） 血浆高铁血红素清蛋白测定

【参考值】

阴性。

【临床意义】

阳性表示为严重血管内溶血。

（四） 含铁血黄素尿试验（Rous 试验）

若尿液中脱落的肾小管上皮细胞有含铁血黄素，则本试验阳性。

【参考值】

阴性。

【临床意义】

慢性血管内溶血可呈现阳性，并持续数周。常见于阵发性睡眠性血红蛋白尿症，在溶血初期可阴性。

二、 红细胞膜缺陷的检测

（一） 红细胞渗透脆性试验

红细胞渗透脆性试验是测定红细胞对不同浓度低渗氯化钠溶血的抵抗力。将病人的红细胞加至按比例配制的不同浓度低渗氯化钠溶液中观察其溶血情况，结果以被检红细胞最小抵抗力（开始溶血时氯化钠溶液的浓度）和最大抵抗力（完全溶血时氯化钠溶液的浓度）来表示。

【参考值】

开始溶血：$0.42\%\sim0.46\%$（$4.2\sim4.6g/L$）NaCl 溶液。

完全溶血：$0.28\%\sim0.34\%$（$2.8\sim3.4g/L$）NaCl 溶液。

【临床意义】

1. 脆性增高 开始溶血及完全溶血时氯化钠溶液的浓度均较正常对照提前两管（0.04%）或更高，即开始溶血$>0.50\%$、完全溶血$>0.38\%$ NaCl 溶液时为脆性增高。主要见于遗传性球形细胞增多症。温抗体型自身免疫性溶血性贫血、遗传性椭圆形细胞增多症也可增高。

2. 脆性减低 见于珠蛋白生成障碍性贫血、缺铁性贫血、某些肝硬化及阻塞性黄疸等。

（二） 红细胞孵育渗透脆性试验

【参考值】

未孵育：50%溶血为 $4.00\sim4.45g/L$ NaCl。

$37℃$孵育 24h：50%溶血为 $4.65\sim5.90g/L$ NaCl。

【临床意义】 常用于轻型遗传性球形细胞增多症、遗传性非球形细胞溶血性贫血的诊断和鉴别诊断。

1. 脆性增加 见于遗传性球形细胞增多症、遗传性椭圆形细胞增多症等。

2. 脆性减低 见于珠蛋白生成障碍性贫血、缺铁性贫血、镰形细胞贫血、脾切除术后等。

（三） 自身溶血试验及纠正试验

【参考值】

正常人红细胞经孵育 48h 后，仅轻微溶血，溶血度$<3.5\%$；加葡萄糖和加 ATP 孵育后，溶血明显纠正，溶血度均$<1\%$。

【临床意义】

可用于遗传性球形细胞增多症和先天性非球形细胞性溶血性贫血的鉴别诊断。遗传性球形细胞增多症时，经孵育后溶血明显增强，加入葡萄糖及加入 ATP 后孵育，溶血均得到明显纠正；Ⅰ型先天性球形细胞性溶血性贫血（G6PD 缺陷症）时自身溶血加重，加葡萄糖和 ATP 均可使溶血得到部分纠正；Ⅱ型先天性非球形细胞性溶血性贫血（丙酮酸激酶缺陷症）自身溶血明显增强，加入葡萄糖孵育，溶血不能纠正，只有加入 ATP 才能纠正。

三、 红细胞酶缺陷的检测

红细胞酶缺陷所致溶血性贫血又称为红细胞酶病，是指参与红细胞代谢（主要是糖代谢）的酶由于基因缺陷，导致活性改变而发生溶血的一组疾病。有关检查如下。

（一） 高铁血红蛋白还原试验

蚕豆病和伯氨喹型药物溶血性贫血病人由于 G6PD 缺陷，高铁血红蛋白还原率明显下降。

（二） 氰化物-抗坏血酸试验

纯合子 G6PD 缺乏的血液变成棕色（巧克力色），在 2h 内即变色；杂合子者要 3～4h 变色；而正常人要 4h 后才变色。

（三） 变性珠蛋白小体生成试验

G6PD 缺陷症，不稳定 Hb、HbH 病等变性珠蛋白小体常高于 45%。正常人＜30%。

四、 珠蛋白生成异常的检测

★（一） 血红蛋白电泳

【参考值】

正常人的电泳图谱显示 4 条区带，最靠阳极端的为量多的 HbA，其后为量少的 HbA_2，再后为两条量更少的红细胞内的非血红蛋白成分（NH_1 和 NH_2）。

【临床意义】

1. HbA_2 增高　诊断 β 轻型珠蛋白生成障碍性贫血的重要依据。

2. HbA_2 减低　缺铁性贫血及铁粒幼细胞贫血 HbA_2 减低。

（二） 胎儿血红蛋白酸洗脱试验

HbF 抗酸能力较 HbA 强，含 HbF 的红细胞不易被酸洗脱，用伊红染色可呈鲜红色。

【临床意义】

脐带血、新生儿、婴儿阳性，成人小于 1%。珠蛋白生成障碍性贫血病人轻型者（杂合子）仅少数红细胞呈阳性，重型者阳性红细胞明显增多。

（三） 胎儿血红蛋白测定或 HbF 碱变性试验

在碱性溶液中，HbF 不易变性沉淀，其他血红蛋白可变性沉淀。

【参考值】

成人＜2%。新生儿 55%～85%，1 岁左右同成人。

【临床意义】

β 珠蛋白生成障碍性贫血明显增高，重型者高达 80%～90%。急性白血病、再生障碍性贫血、淋巴瘤等也可轻度增高。

五、 自身免疫性溶血性贫血检测

自身免疫性溶血性贫血（AIHA）系体内免疫发生异常，产生自身抗体或（和）补体，结合在红细胞膜上，红细胞破坏加速而引起的一组溶血性贫血。

（一） 抗球蛋白试验

【参考值】

直接、间接抗球蛋白均呈阴性反应。

【临床意义】

1. 阳性 见于新生儿溶血病、自身免疫性溶血性贫血、系统性红斑狼疮、类风湿关节炎、恶性淋巴瘤等。

2. 间接 Coombs 试验 主要用于 Rh 或 ABO 妊娠免疫性新生儿溶血病、母体血清中不完全抗体的检测。

（二） 冷凝集素试验

【参考值】

效价＜（1∶40），反应最适温度为 4℃。

【临床意义】

某些 AIHA 病人的冷凝集素效价很高，有的可达 64000 或更高。

六、 阵发性睡眠性血红蛋白尿症有关检测

阵发性睡眠性血红蛋白尿症（PNH）为获得性红细胞膜缺陷引起的慢性血管内溶血，常在睡眠时加重，可伴发作性血红蛋白尿和全血细胞减少症。

（一） 酸化溶血试验

【参考值】

阴性。

【临床意义】

阳性主要见于 PNH。

（二） 蔗糖溶血试验

【参考值】

阴性。

【临床意义】

PNH 常为阳性。此试验可作为 PNH 的筛选试验，阴性可排除 PNH，阳性应再做酸化溶血试验。

（三） 蛇毒因子溶血试验

本试验为特异性 PNH 试验，PNH 病人阳性。

第三节　骨髓细胞学检测

骨髓是人类出生后的主要造血器官。骨髓检查的方法很多，主要包括骨髓细胞形态学检查、骨髓细胞化学检查、骨髓病理学检查、细胞遗传学检查、细胞免疫学表型分析、造血细胞培养等。

一、 骨髓细胞学检测的临床应用

骨髓细胞形态学检查是通过观察骨髓涂片中细胞的形态以及细胞间的比例关系来检查骨髓细胞量和质的变化，是诊断造血系统疾病最常用的基本方法。

诊断学

146

★1. 临床应用

（1）诊断造血系统疾病　这类疾病多数具有特征性细胞形态学改变，骨髓象检验对这类疾病有一定的决定性诊断意义，如各种类型白血病、再生障碍性贫血、巨幼细胞贫血、恶性组织细胞病、戈谢病、尼曼-匹克病、海蓝色组织细胞增生症、多发性骨髓瘤等，也常通过复查骨髓象来评价疗效或判断预后。

（2）辅助诊断某些疾病　如各种恶性肿瘤的骨髓转移、淋巴瘤的骨髓浸润、骨髓增殖异常综合征、骨髓增生性疾病、缺铁性贫血、溶血性贫血、脾功能亢进症和原发性血小板减少性紫癜等。

（3）提高某些疾病的诊断率　利用骨髓液检验疟原虫、黑热病原虫、红斑狼疮细胞及细菌培养、染色体培养、干细胞培养等，皆可提高阳性率。

★2. 检查的适应证与禁忌证

（1）适应证

① 外周血细胞成分及形态异常，如一系、二系或三系细胞的增多和减少；外周血中出现原始、幼稚细胞等异常细胞。

② 不明原因发热，肝、脾、淋巴结肿大。

③ 骨痛、骨质破坏、肾功能异常、黄疸、紫癜、血沉明显增加等。

④ 化疗后的疗效观察。

⑤ 其他，如骨髓活检、造血祖细胞培养、染色体核型分析、微生物及寄生虫学检查（如伤寒、疟疾）等。

（2）禁忌证　由于凝血因子缺陷引起的出血性疾病如血友病；晚期妊娠的孕妇做骨髓穿刺术应慎重。

二、骨髓细胞学检测的方法和内容

1. 肉眼观察　选择骨髓膜染色正常、厚薄适当、尽可能有骨髓小粒的涂片进行镜下观察。

2. 低倍镜检查

（1）骨髓片评价　对骨髓片的取材、涂片、染色情况、细胞分布是否均匀进行评价，选择理想的染片进行检查。

（2）估计骨髓有核细胞增生程度。

（3）计数巨核细胞数目。

（4）观察有无特殊细胞与其他。

（5）观察有无血液寄生虫，如疟原虫。

3. 油浸镜检查　选择染色良好、细胞分布均匀、形态展示清楚的髓膜体尾交界处，观察200～500个细胞，按细胞的种类、发育阶段分别计算，并计算它们各自的百分率；仔细观察各系统的增生程度和各阶段细胞数量和质量的变化。

4. 骨髓象的分析与报告　包括骨髓有核细胞增生程度、粒细胞与有核红细胞比例、粒系细胞改变、红系细胞改变、巨核细胞系改变、淋巴细胞系改变、单核细胞系改变和其他血细胞改变。

三、血细胞发育过程中形态演变的一般规律

血细胞从原始到成熟的发育过程中，有一定的规律性，这些规律对于辨认血细胞是十分必

要的。

1. 细胞体积 随着血细胞的发育成熟，胞体逐渐由大变小。但巨核系细胞体积通常由小变大，早幼粒细胞较原始粒细胞稍大。

2. 细胞质

(1) 量 由少逐渐增多，但淋巴细胞变化不大。

(2) 染色 由深蓝变浅染，甚至淡红，红细胞系最终变为橘红色。

(3) 颗粒 从无颗粒（原始细胞）→嗜天青颗粒（早幼粒细胞）→特异性颗粒（中性、嗜酸性和嗜碱性颗粒），但红细胞胞质内一般无颗粒。

3. 细胞核

(1) 大小 由大变小，由规则变为不规则，甚至分叶，但巨核细胞核由小变大，红细胞系核变小，核形规则而最终消失。

(2) 染色质 由细致疏松逐渐变为粗糙、致密或凝集成块，着色由浅变深。

(3) 核仁 由有到无，经清晰、模糊不清至消失。

(4) 核膜 由不明显变为明显。

4. 细胞核/细胞质比例 由大变小，即由核大质少到核小质多。巨核细胞则相反。

四、 血细胞的正常形态学特征

在光学显微镜下经 Wright 或 Giemsa 染色后，根据血细胞的大小、细胞质、细胞核及细胞核/细胞质比等信息可区分不同系统、不同发育阶段的血细胞，进行血细胞分类计数。

1. 粒细胞系统

(1) 原始粒细胞 细胞呈圆形或椭圆形，直径 11～18μm。胞核较大，占细胞的 2/3 以上，圆形或椭圆形，居中或略偏位。核染色质呈淡紫红色细粒状，排列均匀平坦如薄纱。核仁 2～5 个，清楚易见，呈淡蓝色或无色。胞质量少，呈透明天蓝色，绕于核周，不含颗粒或有少量颗粒。

(2) 早幼粒细胞 圆形或椭圆形，胞体较原始粒细胞大，直径 12～22μm。胞核大，圆形或椭圆形，居中或偏位。染色质开始聚集呈粗网粒状分布不均。核仁可见或消失。胞质量较多，呈淡蓝色或蓝色，核周一侧可出现淡染区。胞质内含有大小、形态和数目不一、分布不均的紫红色非特异性嗜天青颗粒。

(3) 中幼粒细胞

① 中性中幼粒细胞：圆形或椭圆形，直径 10～18μm，胞体小于早幼粒细胞。胞核内侧缘开始变扁平，或稍呈凹陷，占细胞的 1/2～2/3。染色质凝聚成粗索状或小块状，核仁消失。胞质量相对增多，淡橙红色，内含细小、分布均匀、淡紫红色的特异性中性颗粒。

② 嗜酸性中幼粒细胞：胞体直径 15～20μm。胞核与中性中幼粒细胞相似。胞质内充满粗大、均匀、排列紧密、有折光感的橘黄色特异性嗜酸性颗粒。

③ 嗜碱性中幼粒细胞：胞体直径 10～15μm，胞体小于中性粒细胞。胞核与上述细胞相似，但轮廓不清，染色质结构模糊。胞质内含数量不多、大小不一但较粗大、分布散乱的紫黑色特异性嗜碱性颗粒，颗粒也可覆盖在细胞核上。

(4) 晚幼粒细胞 细胞呈圆形或椭圆形，直径 10～16μm（嗜碱性晚幼粒细胞胞体稍小）。胞核明显凹陷呈肾形，但其凹陷程度一般不超过假设核直径的一半。核染质粗糙呈粗块状，排列紧密。胞质量多，呈淡红色。内含不同的特异性颗粒，可分为中性、嗜酸性和嗜碱性晚幼粒细胞，特异性颗粒的形态、染色及分布等特点同中幼粒细胞。

(5) 杆状核粒细胞 细胞呈圆形，直径 10～15μm。胞核狭长，弯曲呈带状，两端钝圆。核染色质粗糙呈块状，染深紫红色。胞质中含特异性颗粒，也可分为中性、嗜酸性、嗜碱性杆状核粒细胞三种，颗粒特点同中幼粒细胞。

（6）分叶核粒细胞

① 中性分叶核粒细胞：细胞呈圆形，直径 10～15μm。胞核分叶状，常分为 2～5 叶，以分 3 叶者多见，叶与叶之间有细丝相连或完全断开，核染色质浓集或呈小块状，染深紫红色。胞质丰富，呈淡红色，布满细小紫红色的中性颗粒。

② 嗜酸性分叶核粒细胞：胞体直径 11～16μm。胞核多分为近似对称的两叶。胞质中充满密集粗大、大小均匀的橘红色嗜酸性颗粒。

③ 嗜碱性分叶核粒细胞：胞体直径 10～12μm。胞核分叶不明显，或呈堆集状。胞质中有稀疏的大小不一、分布不均、呈紫黑色的嗜碱性颗粒，颗粒常覆盖在核上，致使核的轮廓和结构模糊不清。

2. 红细胞系统

（1）原始红细胞 细胞圆形或椭圆形，直径 15～22μm，细胞边缘有时可见基底宽的半球状或瘤状突起。胞核圆形，居中或稍偏位，约占细胞直径的 4/5。核染色质呈细沙状或细粒状，较原始粒细胞着色深而粗密。核仁 1～5 个，呈暗蓝色，界限不甚清晰，常很快消失。胞质量少，不透明，深蓝色，有时核周围着色浅形成淡染区，胞质内不含颗粒。

（2）早幼红细胞 圆形或椭圆形，直径 11～20μm。胞核圆形占细胞的 2/3 以上，居中或稍偏位。染色质开始凝集成小块状，核仁消失。胞质量稍多，呈不透明深蓝色，有时胞质着色较原红细胞更深，仍可见瘤状突起及核周淡染区，不含颗粒。

（3）中幼红细胞 细胞呈圆形，直径 8～18μm。胞核圆形，约占细胞的 1/2。染色质凝集成团块状或粗索状，似车轮状排列，其间有明显的淡染区域。胞质量较多，因内含血红蛋白逐渐增多，可呈着色不均匀的不同程度的嗜多色性。

（4）晚幼红细胞 圆形，直径 7～12μm。胞核圆形，居中，占细胞的 1/2 以下。核染色质凝聚成大块状或固缩成团，呈紫褐色或紫黑色。胞质量多，呈均匀的淡红色或极淡的灰紫色。

3. 淋巴细胞系统

（1）原始淋巴细胞 细胞呈圆形或椭圆形，直径 10～18μm。胞核大，圆形或椭圆形，稍偏位。核染色质细致，呈颗粒状，但较原始粒细胞稍粗，着色较深，染色质在核膜内层及核仁周围有浓集现象，使核膜浓厚而清晰。核仁多为 1～2 个，小而清楚，呈淡蓝色或无色。胞质量少，呈透明天蓝色，不含颗粒。

（2）幼稚淋巴细胞 圆形或椭圆形，直径 10～16μm。胞核圆形或椭圆形，有时可有浅的切迹。核染色质较致密粗糙，核仁模糊或消失。胞质量较少，淡蓝色，一般无颗粒，或可有数颗深紫红色嗜天青颗粒。

（3）淋巴细胞

① 大淋巴细胞：呈圆形，直径 13～18μm。胞核圆形或椭圆形，偏于一侧或着边。染色质常致密呈块状，排列均匀，深染呈深紫红色。胞质丰富，呈透明天蓝色，可有少量大而稀疏的嗜天青颗粒。

② 小淋巴细胞：呈圆形或椭圆形，直径 6～10μm。胞核圆形或椭圆形，或有切迹，核着边，染色质粗糙致密呈大块状，染深紫红色。胞质量极少，仅在核的一侧见到少量淡蓝色胞质，有时几乎不见而似裸核。

4. 浆细胞系统

（1）原始浆细胞 圆形或椭圆形，直径 15～20μm。胞核圆形，占细胞的 2/3 以上，常偏位。

核染色质呈粗颗粒网状，紫红色。核仁 2～5 个。胞质量多，呈灰蓝色，不透明，核的一侧可有半圆形淡染区，不含颗粒。

（2）幼稚浆细胞　细胞多呈椭圆形，直径 12～16μm。胞核圆形，占细胞的 1/2，偏位。核染色质开始聚集，染深紫红色，可呈车轮状排列，核仁基本消失。胞质量多，呈不透明灰蓝色，近核处有淡染区，有时可见空泡或少数嗜天青颗粒。

（3）浆细胞　细胞呈圆形或卵圆形，直径 8～20μm。胞核圆形，偏位。核染色质凝聚成块，深染，排列呈车轮状。胞质丰富，呈不透明深蓝色或蓝紫色，核的一侧常有明显的淡染区。常可见小空泡，偶见少数嗜天青颗粒。

5. 单核细胞系统

（1）原始单核细胞　圆形或椭圆形，直径 15～25μm。胞核较大，圆形或椭圆形。核染色质纤细疏松呈网状，染淡紫红色。核仁 1～3 个，大而清楚。胞质丰富，呈浅灰蓝色，半透明如毛玻璃样，边缘常不整齐，有时可有伪足状突起，不含颗粒。

（2）幼稚单核细胞　圆形或不规则形，直径 15～25μm。胞核圆形或不规则形，可有凹陷、切迹、扭曲或折叠。染色质较原始单核细胞稍粗，但仍呈疏松丝网状，染淡紫红色。核仁模糊或消失。胞质量多，呈灰蓝色，边缘可有伪足突出，浆内可见许多细小、分布均匀的淡紫红色嗜天青颗粒。

（3）单核细胞　圆形或不规则形，直径 12～20μm，边缘常见伪足突出。胞核形状不规则，常呈肾形、马蹄形、笔架形、"S"形等，并有明显扭曲折叠。染色质疏松细致，呈淡紫红色丝网状。胞质丰富，呈淡灰蓝色或淡粉红色，可见多数细小、分布均匀、细尘样淡紫红色颗粒。

（4）巨噬细胞　单核细胞逸出血管壁进入组织后转变成巨噬细胞。胞体大小变异甚大，直径15～50μm，有时可至 80μm。细胞外形呈圆形、椭圆形或不规则形。胞核呈圆形、椭圆形、肾形或不规则形，偏位。核染色质较粗、深染，或疏松、淡染，呈网状结构。可见核仁或无核仁。胞质丰富，呈不透明灰蓝色或蓝色，不含颗粒或有少量嗜天青颗粒，常见有小空泡和已被分解或消化的吞噬物。

6. 巨核细胞系统

（1）原始巨核细胞　细胞呈圆形或椭圆形，胞体较大，直径 15～30μm。胞核大，占细胞的极大部分，呈圆形或椭圆形。染色质呈深紫红色，粗粒状，排列紧密。可见淡蓝色核仁 2～3 个，核仁大小不一，不清晰。胞质量较少，呈不透明深蓝色，边缘常有不规则突起。

（2）幼稚巨核细胞　细胞呈圆形或不规则形，胞体明显增大，直径 30～50μm。胞核开始有分叶，核形不规则并有重叠。染色质凝聚呈粗颗粒状或小块状，排列紧密。核仁模糊或消失。胞质量增多，呈蓝色或灰蓝色，近核处可出现淡蓝色或淡红色淡染区，可有少量嗜天青颗粒。

（3）颗粒型巨核细胞　胞体明显增大，直径 50～70μm，甚至达 100μm，外形不规则。胞核明显增大，高度分叶，形态不规则，分叶常层叠呈堆集状。染色质粗糙，排列致密呈团块状，染深紫红色。胞质极丰富，呈淡紫红色，其内充满大量细小紫红色颗粒，有时可见边缘处颗粒聚集成簇，但周围无血小板形成。

（4）产血小板型巨核细胞　胞质内颗粒明显聚集成簇，有血小板形成，胞质周缘部分已裂解为血小板脱落，使细胞边缘不完整，其内侧和外侧常有成簇的血小板出现。其余的细胞特征均与颗粒型巨核细胞相同。

（5）巨核细胞裸核　产血小板型巨核细胞的胞质裂解成血小板完全脱落后，仅剩细胞核时，称为裸核。

7. 其他细胞　骨髓中还可以见到网状细胞、内皮细胞、纤维细胞、组织嗜碱细胞、成骨细胞、破骨细胞及一些退化细胞等。

五、血细胞的细胞化学染色

细胞化学染色是以细胞形态学为基础，根据化学反应原理，应用骨髓涂片按一定程序染色，然后在显微镜下观察细胞化学成分及其变化的一项检查方法。各种类型血细胞中的化学成分、含量及其分布不尽相同，在病理情况下，也可发生改变。因此，细胞化学染色有助于了解各种血细胞的化学组成及病理生理改变，可用作血细胞类型的鉴别，以及对某些血液病的诊断和鉴别诊断、疗效观察、发生机制探讨等有一定价值。细胞化学染色的方法较多，常用的有酶类、脂类、糖原、铁等细胞化学染色。

★（一）髓过氧化物酶（MPO）染色

【临床意义】

主要用于急性白血病类型的鉴别。急性髓细胞白血病（AML）中急性粒细胞白血病时，白血病细胞多呈阳性、强阳性反应（个别病例粒细胞发育处于偏早期阶段也会有偏弱的阳性）；急性单核细胞白血病时，白血病细胞呈弱阳性或阴性反应；急性粒-单细胞白血病会出现阳性和弱阳性、阴性细胞并存的现象。急性淋巴细胞白血病（ALL）时，白血病细胞呈阴性反应。MPO染色对急性粒细胞白血病、急性单核细胞白血病与急性淋巴细胞白血病之间的鉴别有价值。

★（二）中性粒细胞碱性磷酸酶（NAP）染色

【参考值】

成人 NAP 阳性率 10％～40％；积分值 40～80 分。由于各实验室条件不同，参考值也有差异，应建立本实验室的参考值。

【临床意义】

NAP 主要存在于成熟阶段的中性粒细胞和巨噬细胞中，其他血细胞均呈阴性，它的活性可因年龄、性别、应激状态、月经周期、妊娠及分娩等因素有一定的生理性变化。病理情况下，NAP 活性的变化常有助于某些疾病的诊断和鉴别诊断。

（1）感染性疾病，如细菌性感染时 NAP 活性明显增高，病毒性感染时其活性在正常范围或略减低。

（2）慢性粒细胞白血病的 NAP 活性明显减低，积分值常为 0。类白血病反应的 NAP 活性极度增高，故可作为与慢性粒细胞白血病鉴别的一个重要指标。

（3）急性粒细胞白血病时 NAP 积分值减低，急性淋巴细胞白血病的 NAP 积分值多增高。

（4）再生障碍性贫血时 NAP 活性增高，阵发性睡眠性血红蛋白尿症时活性减低，因此也可作为两者鉴别的参考。

（5）其他血液病，如恶性淋巴瘤、慢性淋巴细胞白血病、骨髓增殖性疾病如真性红细胞增多症、原发性血小板增多症、骨髓纤维化症等 NAP 活性中度增高，恶性组织细胞病时 NAP 活性降低。

（6）腺垂体或肾上腺皮质功能亢进，应用肾上腺皮质激素、ACTH、雌激素等 NAP 积分值可增高。

（三）氯化酸 AS-D 萘酚酯酶（AS-D NCE）染色

此酶主要存在于粒系细胞中，原始粒细胞为阴性反应或弱阳性反应，自早幼粒细胞至成熟中性粒细胞均呈阳性反应，早幼粒细胞呈强阳性反应，酶活性随细胞的成熟而逐渐减弱。

【临床意义】

急性粒细胞白血病时原始粒细胞和早幼粒细胞酶活性明显增强，AS-D NCE 染色呈强阳性反应；急性单核细胞白血病及急性淋巴细胞白血病时均呈阴性反应；急性粒-单核细胞白血病时，部分白血病细胞（粒系）呈阳性反应，而有些白血病细胞（单核系）呈阴性反应。

（四）α-乙酸萘酚酯酶（α-NAE）染色

此酶主要存在于单核细胞系中，原始单核细胞为阴性反应或弱阳性反应，幼稚单核细胞和单核细胞均呈阳性反应。

【临床意义】

急性单核细胞白血病细胞呈强阳性反应，但单核细胞中的酶活性可被氟化钠（NaF）抑制，故在进行染色时，常同时做氟化钠抑制试验。急性粒细胞白血病时，呈阴性反应或弱阳性反应，但阳性反应不被氟化钠抑制。因此，本染色法主要用于急性单核细胞白血病与急性粒细胞白血病的鉴别。

★（五）糖原染色

糖原染色又称为过碘酸希夫反应（PAS 反应），正常血细胞的 PAS 染色反应：粒系细胞中原始粒细胞为阴性反应，自早幼粒细胞至中性分叶核粒细胞均呈阳性反应，随着细胞的成熟，阳性反应程度渐增强；单核细胞呈弱阳性反应；淋巴细胞大多呈阴性反应，少数可呈弱阳性反应；幼红细胞和红细胞均呈阴性反应；巨核细胞和血小板均呈阳性反应，巨核细胞的阳性反应程度随细胞的发育成熟而增强，成熟巨核细胞多呈强阳性反应。

【临床意义】

（1）红血病或纯红白血病时幼红细胞呈强阳性反应　积分值明显增高，有助于与其他红细胞系疾病鉴别。严重缺铁性贫血、重型海洋性贫血及巨幼细胞贫血，部分病例的个别幼红细胞可呈阳性反应。

（2）PAS 反应对三种急性白血病类型的鉴别有一定参考价值　急性粒细胞白血病，原始粒细胞呈阴性反应或弱阳性反应，阳性反应物质呈细颗粒状或均匀淡红色；急性淋巴细胞白血病原始和幼稚淋巴细胞常呈阳性反应，阳性反应物质呈粗颗粒状或块状；急性单核细胞白血病原始单核细胞大多为阳性反应，呈弥漫均匀红色或细颗粒状，有时在胞质边缘处颗粒较粗大。

（3）其他　巨核细胞 PAS 染色呈阳性反应，有助于识别不典型巨核细胞，如急性巨核细胞白血病（M₇）和骨髓增生异常综合征（MDS）中的小巨核细胞；Gaucher 细胞 PAS 染色呈强阳性反应，有助于与 Niemann-Pick 细胞鉴别；腺癌细胞呈强阳性反应，骨髓转移时 PAS 染色可帮助与白血病细胞鉴别。

★几种常见类型急性白血病的细胞化学染色结果见表 4-2-6。

表 4-2-6　几种常见急性白血病的细胞化学染色结果

	急性淋巴细胞白血病	急性粒细胞白血病	急性单核细胞白血病
MPO	－	＋～＋＋＋	－～＋
AS-D NCE	－	＋＋～＋＋＋	－～＋
α-NAE		－～＋＋	＋＋～＋＋＋
α-NAE＋NaF		不被 NaF 抑制	可被 NaF 抑制
NAP	增加	减少	正常或增加
PAS	＋，粗颗粒状或块状	－或＋，弥漫性淡红色	－或＋，弥漫性淡红色或细颗粒状

★（六）铁染色

【参考值】

1. 细胞外铁 ＋～＋＋，大多为＋＋。

2. 细胞内铁 20%～90%，平均值为65%，无环形铁粒幼红细胞。由于各实验室的实验条件不同，此参考值也有差异。

【临床意义】

（1）缺铁性贫血 早期骨髓中贮存铁就已耗尽，细胞外铁呈"－"。铁粒幼细胞百分率减低，常＜15%，甚至为"0"。经铁剂治疗后，数天内铁小粒出现在幼红细胞中，但细胞外铁需待贫血纠正后一段时间才会出现。因此，铁染色是目前诊断缺铁性贫血及指导铁剂治疗的一项可靠和临床实用的检验方法。

（2）非缺铁性贫血 如珠蛋白生成障碍性贫血、铁粒幼细胞性贫血、溶血性贫血、再生障碍性贫血及骨髓病性贫血等，细胞外铁多增加，常＞＋＋＋～＋＋＋＋。

（3）铁粒幼细胞性贫血 因血红素合成障碍，铁利用不良，铁粒幼细胞增多，可见到环状铁粒幼细胞，占幼红细胞的15%以上，MDS中，难治性贫血伴环状铁粒幼细胞增多者，环状铁粒幼细胞＞15%。

六、细胞免疫分型

细胞免疫分型也称细胞免疫标记（表型）检测，它是用单克隆抗体及免疫学技术对细胞膜表面和（或）细胞质存在的特异性抗原进行检测，借以分析细胞所属系列，分化程度和功能状态的一种方法。

1. 检测方法 临床常用的检测方法有免疫荧光法和免疫酶标染色法。

2. 临床应用 细胞免疫分型的临床应用主要有以下几方面。

（1）有助于识别不同系列的细胞。

（2）用于检测T淋巴细胞亚群。

（3）用于识别不同分化阶段的细胞。

（4）有助于识别不同功能状态的细胞。

（5）可用于血液肿瘤的免疫表型分析。

（6）可用于血液肿瘤微小残留病的监测。

3. 急性白血病细胞免疫表型特点

（1）急性B淋巴细胞白血病/淋巴母细胞淋巴瘤（B-ALL/B-LBL）的免疫表型特点见表4-2-7。

表 4-2-7　急性 B 淋巴细胞白血病/淋巴母细胞淋巴瘤的免疫表型

类型	CD10	CD34	CD19	CD22c/m	CD38	TdT	HLA-DR	CD20	cCD79	slg	Cyμ
早前-B	－	＋	＋	＋	＋	＋	＋	－	＋	－	－
前-B	＋/－	－	＋	＋	＋	＋/－	＋	＋/－	＋	－	＋/－
普通-B	＋	＋	＋	＋	＋	＋	＋	＋/－	＋	－	－
分化-B	＋/－	－	＋	＋	＋	－	＋	＋	＋	＋	＋

（2）急性T淋巴细胞白血病/淋巴母细胞淋巴瘤（T-ALL/LBL）的免疫表型特点见表4-2-8。

表 4-2-8 急性 T 淋巴细胞白血病/淋巴母细胞淋巴瘤的免疫表型

类型	CD3c/m	CD4/CD8	CD7	TdT	CD1a	CD2	CD99	CD38	CD34
早前-T	+	−/−	+	+	−	−	+	+/−	+/−
前 T 型	+	−/−	+	+	−	+	+	+	+/−
皮质-T	+	+/+	+	+	+	+	+	+	−
髓质-T	+	+/−或−/+	+	+/−	−	+	+/−	+	−

（3）急性髓细胞白血病（AML）的免疫表型特点见表 4-2-9。

表 4-2-9 急性髓细胞白血病的免疫表型

类型	CD34	CD13	CD33	CD15	HLA-DR	CD14	CD71/CD235a	CD41/42/CD61	CD117	MPO
AML-t（8；21）（q22；q22）/RUNX1-RUNX1T1	部分+	++	+/−	+	+	常−			−	++
APL-PML-RARa	−	++	++	+/−					+	++
AML-inv（16）（p13.1；q22）/CBFβ-MYH11	−	++	++		++				+	++
AML-微小分化型（相当于 M0）	++	至少有一种阳性			+	多数−			−	+
AML-不伴成熟型迹象（相当于 M1）	常+	常+	+	部分+	+	常−				++
AML-伴成熟型迹象（相当于 M2）	部分+	++	++			常−			部分+	++
AML-粒单细胞白血病（相当于 M4）	部分+	++	++			+			+/−	++
AML-原始/单核细胞白血病（相当于 M5）	多数−	+/−	+	+		+			+	+
AML-纯红白血病	+/−			+/−		+/−	++			
AML-急性巨核细胞白血病（M7）	+/−		+					++	+	

七、 细胞遗传学及基因分析

自从 20 世纪 70 年代以来，由于染色体分带技术的出现，尤其是高分辨显带技术的应用，细胞遗传学研究在血液学领域内得以迅速发展，特别是在恶性血液病的研究中，不但确定了某些染色体异常与疾病发生、发展、诊断、治疗及预后有密切关系，而且染色体断裂点也往往成为寻找癌基因或抑癌基因的标志。因此血细胞染色体的检查与分析对遗传性血液病和恶性血液病的诊断、分型及病因和发生机制的研究有重要价值，也为遗传咨询、优生优育提供依据。染色体畸变包括数目畸变和结构畸变两类。而染色体易位在分子水平的改变，既是与血液肿瘤发生机制有关的基因重排及各种融合基因的形成，也是诊断某些血液肿瘤的分子标志物。

第四节 血型鉴定与交叉配血试验

一、 红细胞血型系统

红细胞血型是发现最早的人类血型。最重要的是 ABO 血型系统，其次是 Rh 血型系统。

（一）ABO 血型系统

1. ABO 血型系统的抗原和抗体 根据红细胞表面是否具有 A 或 B 抗原（又称 A 或 B 凝集

原，两者均由 H 物质转变而来），血清中是否存在抗 A 或抗 B 抗体（又称抗 A 或抗 B 凝集素），ABO 血型系统可分为四型（表 4-2-10）。

表 4-2-10　ABO 血型系统分型

血型	红细胞表面的抗原	血清中的抗体
A	A	抗 B
B	B	抗 A
AB	AB	无
O	无	抗 A 和抗 B

A 或 B 抗原在第 5～6 周胚胎的红细胞上便能检出，出生时抗原的敏感性仍较低，估计仅为成人的 20%～50%，以后逐渐增强，至 20 岁左右时才达高峰。

ABO 血型系统抗体有免疫抗体和天然抗体之分。抗体有抗 A 和抗 B 两种。人在出生前尚未产生抗体，出生后 3～6 个月才开始出现，至青春期达高峰，但其效价随着年龄增长而逐渐降低。所谓天然抗体可能是由一种无觉察的抗原刺激而产生。人红细胞膜上的 A、B 抗原决定簇，在自然界非血型抗原所特有，如有些细菌表面就具有类似的 A 或 B 抗原物质，它们可不断给人以类 A、类 B 抗原的刺激而产生相应的抗体。血型抗体也是免疫球蛋白（IgG、IgM、IgA），免疫性抗体主要是 IgG，天然抗体主要是 IgM。

A 和 B 血型物质除存在于红细胞和其他组织细胞表面外，还广泛存在于体液和分泌液中，以唾液中含量最丰富，其次如血清、胃液、精液、羊水中含量也丰富，汗液、泪液、胆汁及乳汁中也有少量存在，但脑脊液中无。故通过检查各种组织和体液中的血型物质也可帮助确定血型。

2. ABO 血型的亚型　ABO 血型系统中最重要的亚型是 A 抗原亚型。

★3. ABO 血型鉴定和交叉配血试验

（1）ABO 血型鉴定　只有被检者红细胞上的抗原鉴定和血清中的抗体鉴定所得结果完全相符时才能肯定其血型类别。

（2）交叉配血试验　输血前必须进行交叉配血试验，其目的主要是进一步验证供者与受者的 ABO 血型鉴定是否正确，以避免血型鉴定错误导致输血后发生严重的溶血反应。为避免输血反应必须坚持同型输血，而交叉配血则是保证输血安全的关键措施。此外，交叉配血也可检出 ABO 血型系统的不规则凝集素，以及发现 ABO 系统以外的其他血型抗体。

★4. ABO 血型系统的临床意义

（1）在输血上的意义　输血在临床上的应用颇为广泛，如严重失血或某些手术时，输血常是治疗和抢救的重要措施。每个人都具有 ABO 血型系统中的某种抗原或某种"天然抗体"，故输血前必须准确鉴定供血者与受血者的血型，选择同型人的血液，并经交叉配血试验，证明完全相配合时才能输血。如输入异型血，可迅速引起严重的溶血反应，甚至危及生命，为此必须坚持同型输血。

（2）新生儿同种免疫溶血病　是指母亲与胎儿血型不合引起血型抗原免疫所致的一种溶血性疾病。在我国最多见的是 ABO 血型系统所引起的溶血病，其次是 Rh 系统所引起的。ABO 系统血型不合的妊娠第一胎时就可发生新生儿溶血病。

（3）ABO 血型与器官移植　已知 ABO 抗原是一种强移植抗原，如供者与受者 ABO 血型不合可加速对移植物的排斥，特别是皮肤和肾移植。肾移植时，ABO 血型不合者失败率达 46%；而血型相合者，失败率仅 9%。因血管内皮可含有 A 和 B 抗原，供者与受者血型不合时可发生超急性排斥反应。

（4）其他　ABO 血型检查还可用于亲缘鉴定，可疑血迹、精斑、毛发等的鉴定，以及与某些疾病相关性的调查。

（二）Rh血型系统

1.Rh血型系统的鉴定 Rh血型形成的天然抗体极少，主要是由Rh血型不合输血或通过妊娠所产生的免疫性抗体。已知有5种，即抗D、抗E、抗C、抗c及抗e抗体，抗D抗体是Rh系统中最常见的抗体。Rh抗体有完全抗体和不完全抗体两种。完全抗体在机体受抗原刺激初期出现，一般属IgM型。机体继续受抗原刺激，则出现不完全抗体，属IgG型，因其分子量小，可以通过胎盘而引起新生儿溶血病。Rh抗体主要是不完全抗体，在Rh抗原中，抗原性最强、出现频率高、临床意义较大的是D抗原，故一般只作D抗原的鉴定。若仅用抗D血清进行鉴定，则可粗略地分为Rh阳性及阴性两类。

★2.Rh血型系统的临床意义

（1）Rh血型系统所致的溶血性输血反应 Rh系统一般不存在天然抗体，故在第一次输血时，往往不会发现Rh血型不合。Rh阴性的受血者接受了Rh阳性血液输入后便可产生免疫性抗Rh抗体，如再次输入Rh阳性血液时，即出现溶血性输血反应。由于Rh抗体一般不结合补体，所以由Rh血型不合引起的溶血性输血反应，是一种血管外溶血反应，以高胆红素血症为其特征。如Rh阴性妇女曾孕育过Rh阳性的胎儿，当输入Rh阳性血液时也可发生溶血反应。

（2）新生儿Rh溶血病 母亲与胎儿的Rh血型不合，典型的病例为胎儿之父为Rh阳性（DD或Dd），母为Rh阴性（dd），胎儿为Rh阳性（Dd）。Rh溶血病发病率高低与群体中Rh阴性者的发生率多少有关。我国汉族中，Rh阴性者仅占0.4%，因此汉族人的Rh溶血病较为少见。但在有些少数民族中，Rh阴性的发生率较高，应予重视。

二、 其他血型系统

1.白细胞抗原系统 人类白细胞抗原（HLA）可分为白细胞本身特有的以及与其他血液成分共有的两大类，后者包括HLA抗原及某些红细胞血型抗原。

HLA配型在器官移植时对提高移植物存活率有非常密切的关系。供体和受体的HLA-A、B、D、DR完全相同者的存活率明显高于不同者，特别是HLA-DR的配合对提高移植物的存活率尤为重要。

2.血小板抗原及抗体 人类血小板表面具有复杂的血小板血型抗原，通常分为血小板非特异性抗原和特异性抗原。血小板抗体包括同种抗体和自身抗体。

◆➤ 同步练习 ➤◆

1. 简述红细胞和血红蛋白测定的临床意义。
2. 简述白细胞检测的临床意义。
3. 简述骨髓细胞学检测的适应证与禁忌证。

◆➤ 参考答案 ➤◆

1. 参考答案见第9版教材第237-238页。
2. 参考答案见第9版教材第241-246页。

3. 参考答案见第9版教材第259页。

第三章　血栓与止血检测

 学习目标

1. **掌握**　血栓与止血功能检测的诊断试验项目的临床意义及临床应用，其常用的过筛试验的临床意义及临床应用。
2. **熟悉**　各项目的参考范围，各种检测项目的选择和应用。

内容精讲

第一节　血管壁检测

血管壁尤其是血管内皮细胞能合成或分泌多种促凝物质（如血管性血友病因子、内皮素等）和抗凝物质（如 6-酮-$PGF_{1\alpha}$、凝血酶调节蛋白等），它们参与初期止血过程。

一、筛检试验

（一）出血时间

【参考值】

（6.9±2.1）min。

（二）束臂试验

【参考值】

成年男性低于 5 个，儿童和成年女性低于 10 个。

二、诊断试验

（一）血管性血友病因子抗原（vWF:Ag）测定

【参考值】

ELISA 法：70%～150%。

【临床意义】

vWF:Ag 是血管内皮细胞的促凝指标之一。它由血管内皮细胞合成和分泌，参与血小板的黏附和聚集反应，起促凝血作用。

（1）减低　见于血管性血友病（vWD），是诊断 vWD 及其分型的指标之一。

（2）增高　见于血栓性疾病，如急性冠脉综合征（ACS）、心肌梗死、心绞痛、脑血管病变、糖尿病、妊娠高血压综合征、大手术后、感染性疾病、恶性肿瘤、骨髓增生症等。

（二）血管性血友病因子活性（vWF:A）测定

【参考值】

O 型血正常人为 38%～125.2%；其他血型正常人为 49.2%～169.7%。

【临床意义】

结合 vWF：Ag、FⅧ：C 检测，主要用于 vWD 的分型诊断。

（1）若 vWF：Ag、vWF：A 和 FⅧ：C 均正常，基本可以排除血友病 A 和 vWD。

（2）若 vWF：Ag、vWF：A 和 FⅧ：C 三项中有一项降低，则应该计算（vWF：A）/（vWF：Ag）比值和（FⅧ：C）/（vWF：Ag）比值，两者比值均大于 0.7 可以诊断为 vWD1 型。

（3）若（vWF：A）/（vWF：Ag）比值低于 0.7，（FⅧ：C）/（vWF：Ag）比值大于 0.7，可以诊断 vWD2A、vWD2B、vWD2M 三个亚型。

（4）若（vWF：A）/（vWF：Ag）比值大于 0.7，（FⅧ：C）/（vWF：Ag）比值低于 0.7，可以诊断 vWD2N 亚型和血友病 A，再用 FⅧ抗原（FⅧ：Ag）检测可将 vWD2N 亚型与血友病 A 相区别。

（5）血栓性疾病中，vWF：Ag 与 vWF：A 均升高，（vWF：A）/（vWF：Ag）比值≥1.0。

（三）6-酮-前列腺素 $F_{1\alpha}$ 测定

【参考值】

酶联法：(22.9 ± 6.3)mg/L。

【临床意义】

6-酮-$PGF_{1\alpha}$是血管内皮细胞的抗凝指标之一，它由血管内皮细胞合成和分泌，有抗血小板聚集和扩张血管的作用，起抗凝作用。

减低：见于血栓性疾病，如急性心肌梗死、心绞痛、脑血管病变、糖尿病、动脉粥样硬化、肿瘤转移、肾小球病变、周围血管血栓形成及血栓性血小板减少性紫癜（TTP）等。

（四）血浆凝血酶调节蛋白抗原（TM：Ag）测定

【参考值】

放射免疫法（RIA）：血浆 TM：Ag 为 20～35μg/L。

【临床意义】

TM：Ag 是血管内皮细胞的抗凝指标之一。TM：Ag 水平增高见于血栓性疾病如糖尿病、心肌梗死、深静脉血栓形成、脑血栓、肺栓塞、DIC、血栓性血小板减少性紫癜（TTP）、系统性红斑狼疮（SLE）等。

第二节　血小板检测

血小板以其数量和功能参与初期止血过程。血小板参数包括血小板计数、血小板平均容积和血小板分布宽度。血小板功能主要是黏附、聚集、释放、促凝和血块收缩等。

一、筛检试验

（一）血小板计数

见本篇第二章第一节。

（二）血块收缩试验

【参考值】

凝块法：65.8%±11.0%。

二、诊断试验

（一）单克隆抗体血小板抗原固定试验（MAIPA）

【临床意义】

（1）自身免疫性疾病　病人机体可产生血小板自身抗体，导致血小板破坏增加或生成障碍，使循环血小板显著减少。

（2）ITP　鉴别血小板减少病人体内是否存在血小板的自身抗体，以诊断特发性血小板减少性紫癜（ITP）。

（3）治疗评估　对 ITP 治疗、疗效和复发情况进行监测。

（二）血小板黏附试验（PAdT）

【临床意义】

PAdT 是反映血小板黏附功能的方法。

（1）PAdT 增高　见于血栓前状态和血栓性疾病，如心肌梗死、心绞痛、脑血管病变等。

（2）PAdT 减低　见于血管性血友病、血小板无力症、尿毒症、肝硬化等。

（三）血小板聚集试验（PAgT）

【临床意义】

PAgT 是反映血小板聚集的有用指标。它是反映血小板膜糖蛋白（GPⅡb/Ⅲa）通过纤维蛋白原（Fg）与另一血小板膜 GPⅡb/Ⅲa 结合的聚集能力。

（1）PAgT 增高　见于血栓前状态和血栓性疾病，如心肌梗死、心绞痛、糖尿病、脑血管病变、妊娠期高血压疾病、静脉血栓形成、肺梗死、晚期妊娠、高脂血症、人工心脏和瓣膜移植术等。

（2）PAgT 减低　见于血小板无力症、尿毒症、肝硬化、骨髓增生性疾病、原发性血小板减少性紫癜、急性白血病、服用抗血小板药、低（无）纤维蛋白原血症等。

（四）血小板 P-选择素测定

【临床意义】

血小板表面和血浆中 P-选择素增高，为诊断或观察急性心肌梗死、心绞痛、深静脉血栓形成、系统性红斑狼疮、肾病综合征等提供了较为特异的指标。

（五）血小板促凝活性测定

【临床意义】

（1）减低　见于血小板第 3 因子缺陷症、血小板无力症、弥散性血管内凝血等。

（2）增高　见于血栓性疾病和血栓前状态。

（六）血浆血栓烷 B_2（TXB_2）测定

【参考值】

酶标法　（76.3 ± 48.1）ng/L。

【临床意义】

TXB_2 是花生四烯酸代谢的较 TXA_2 更稳定的产物之一，有促血管收缩和促血小板聚集的作用。TXA_2 与 PGI_2 具有平衡作用。

（1）增高　见于血栓前状态和血栓性疾病，如心肌梗死、心绞痛、糖尿病等。

（2）减低　见于环氧酶或 TXA_2 合成酶缺乏症等。

第三节　凝血因子检测

凝血因子是构成凝血机制的基础，它们参与二期止血过程，目前多数是测定凝血因子促凝活性（F：C）和凝血因子抗原含量（F：Ag），临床上更多用的测定 F：C 的水平。

一、筛检试验

★（一）活化部分凝血活酶时间（APTT）测定

APTT 是内源凝血系统较为灵敏和最为常用的筛选试验。

【参考值】

不同方法、不同试剂检测的结果有较大差异，本试验需设正常对照值，测定值与正常对照值比较，延长超过 10s 以上为异常。

【临床意义】

（1）APTT 延长　见于因子 XII、XI、IX、VIII、X、V、II、PK、HMWK 和纤维蛋白原缺乏，尤其用于 FVIII、IX、XI 缺乏以及它们的抗凝物质增多；此外，APTT 是监测普通肝素和诊断狼疮抗凝物质的常用试验。

（2）APTT 缩短　见于血栓性疾病和血栓前状态，但灵敏度和特异度差。

（二）凝血时间（CT）

CT 反映的是因子 XII 激活到纤维蛋白形成即内源凝血系统的凝血过程。

【参考值】

试管法：4～12min；硅管法：15～32min；塑料管法：10～19min。

【临床意义】

（1）CT 延长　见于因子 VIII、IX、XI 明显减少，依次分别为血友病 A、血友病 B 和因子 XI 缺乏症。其他凝血因子缺乏、使用抗凝药、纤溶亢进、DIC 时 CT 也可延长。

（2）CT 缩短　见于高凝状态，但敏感度差。

★（三）血浆凝血酶原时间（PT）测定

PT 是外源凝血系统较为灵敏和最为常用的筛选试验。

【参考值】

（1）不同方法、不同试剂检测的结果有较大差异　本试验需设正常对照值。测定值超过正常对照值 3s 以上为异常。

（2）凝血酶原时间比值（PTR）　受检血浆的凝血酶原时间（s）/正常人血浆的凝血酶原时间（s）的比值。参考值为(1.0±0.05)(0.82～1.15)s。

（3）国际正常化比值（INR）　$INR=PTR^{ISI}$，参考值依 ISI 不同而异，一般为 1.0±0.1。ISI 为国际灵敏度指数，ISI 越小，组织凝血活酶的灵敏度越高。因此做 PT 检测时必须用标有 ISI 值的组织凝血活酶。

【临床意义】

（1）PT 延长　见于先天性凝血因子 I（纤维蛋白原）、II（凝血酶原）、V、VII、X 缺乏；获得性凝血因子缺乏，如严重肝病、维生素 K 缺乏、纤溶亢进、DIC、使用抗凝药物（如口服抗凝剂）和异常抗凝物质等。

（2）PT 缩短　见于血液高凝状态如 DIC 早期、心肌梗死、脑血栓形成、深静脉血栓形成、多发性骨髓瘤等，但敏感性和特异性差。

（3）PTR 及 INR 是监测口服抗凝剂的首选指标　WHO 推荐用 INR，中国人的 INR 以 2.0～

2.5 为宜，一般不要＞3.0。

★二、 诊断试验

（一） 血浆凝血因子Ⅷ、 Ⅸ、 Ⅺ、 Ⅻ促凝活性测定

【参考值】

一期法：FⅧ：C 为 103％±25.7％；FⅨ：C 为 98.1％±30.4％；FⅪ：C 为 100％±18.4％；FⅫ：C 为 92.4％±20.7％。

【临床意义】

（1）增高　见于血栓前状态和血栓性疾病，如静脉血栓形成、肺栓塞、肝脏疾病等。

（2）减低　FⅧ：C 减低见于血友病 A、血管性血友病、血中存在因子 Ⅷ 抗体、DIC 等；FⅨ：C 减低见于血友病 B、肝脏病、维生素 K 缺乏症、DIC、口服抗凝药物等；FⅪ：C 减低见于因子Ⅺ缺乏症、肝脏疾病、DIC 等；FⅫ：C 减低见于先天性因子Ⅻ缺乏症、肝脏疾病、DIC 等。

（二） 血浆因子Ⅱ、 Ⅴ、 Ⅶ、 Ⅹ促凝活性测定

【参考值】

一期法：FⅡ：C 为 97.7％±16.7％；FⅤ：C 为 102.4％±30.9％；FⅦ：C 为 103.0％±17.3％；FⅩ：C 为 103.0％±19.0％。

【临床意义】

（1）增高　见于血栓前状态和血栓性疾病，尤其见于静脉系统血栓形成。

（2）减低　分别见于先天性因子Ⅱ、Ⅴ、Ⅶ和Ⅹ缺乏症，获得性因子缺乏见于肝病、DIC、口服抗凝剂、维生素 K 缺乏症、肠道灭菌和吸收不良综合征等。

（三） 血浆纤维蛋白原测定

【参考值】

WHO 推荐用 Clauss 法（凝血酶比浊法）：2～4g/L。

【临床意义】

（1）增高　见于糖尿病、急性心肌梗死、急性肾小球肾炎、肾病综合征、急性感染、恶性肿瘤、多发性骨髓瘤、休克、大手术后、妊娠高血压综合征等以及血栓前状态、部分老年人等。

（2）减低　见于 DIC、原发性纤溶症、重症肝炎、肝硬化和低（无）纤维蛋白原血症等。

（四） 血浆因子Ⅻ定性试验

【参考值】

凝块溶解法：24h 内纤维蛋白凝块不溶解。

【临床意义】

若纤维蛋白凝块在 24h 内完全溶解，则表示因子Ⅻ缺乏。见于先天性因子Ⅻ缺乏症和获得性因子Ⅻ明显减低等。

（五） 可溶性纤维蛋白单体复合物（sFMC） 测定

【参考值】

ELISA：(48.5±15.6) mg/L。

【临床意义】

sFMC 是凝血酶生成的敏感和特异的分子标志物，增高见于 DIC、急性白血病、肝硬化失代偿期等。

第四节　抗凝系统检测

抗凝系统检测包括临床上常用的病理性抗凝物质检测和生理性抗凝因子检测两部分，后者也是凝血系统的调节因子。

一、 病理性抗凝物质的筛检试验

（一） 血浆凝血酶时间（TT）

【参考值】

手工法：16～18s；也可用血液凝固分析仪检测。必须指出本实验需设正常对照值。受检 TT 值延长超过正常对照值 3s 以上为延长。

【临床意义】

TT 延长见于低（无）纤维蛋白原血症、血中纤维蛋白（原）降解产物增高、血中有肝素或类肝素物质存在等。

（二） 凝血酶时间的甲苯胺蓝纠正试验或血浆游离肝素时间

【参考值】

TT 延长的受检血浆中加入甲苯胺蓝后，TT 缩短 5s 以上，提示受检血浆中有类肝素或肝素物质增多；如果 TT 不缩短，提示延长的 TT 不是由肝素类物质所致。

【临床意义】

血中类肝素物质增多见于严重肝病、DIC、过敏性休克、使用氮芥类药物、放疗后、肝叶切除术后、肝移植术后等。临床应用肝素时，延长的 TT 也可被甲苯胺蓝纠正。

（三） APTT 交叉纠正试验

【临床意义】

本试验用于鉴别是否凝血因子缺乏或有抗凝物质存在。延长的 APTT，若能被 1/2 量的正常新鲜血浆所纠正，表示受检血浆中可能缺乏凝血因子；若不能纠正则表示受检血浆中可能存在抗凝物质。

二、 病理性抗凝物质的诊断试验

（一） 狼疮抗凝物质测定

【参考值】

阴性。

【临床意义】

本试验阳性见于有狼疮抗凝物质存在的病人，如系统性红斑狼疮、自发性流产、抗磷脂抗体综合征等。

（二） 抗心磷脂抗体测定

【参考值】

阴性。

【临床意义】

阳性见于原发性和继发性抗磷脂抗体综合征，如动/静脉血栓、免疫性溶血、系统性红斑狼疮等。

三、 生理性抗凝因子检测

（一） 血浆抗凝血酶活性测定

【参考值】

发色底物法：108.5%±5.3%。

【临床意义】

（1）增高　见于血友病、白血病和再生障碍性贫血等的急性出血期，也见于口服抗凝药治疗过程中等。

（2）减低　见于先天性和获得性 AT 缺陷症，后者见于血栓前状态、血栓性疾病、DIC 和肝脏疾病等。

（二） 血浆蛋白 C 活性测定

【参考值】

100.24%±13.18%。

【临床意义】

PC：A 是检测 PC 活性的方法之一。减低见于遗传性和获得性疾病。获得性疾病主要见于 DIC、肝病、口服抗凝剂、急性呼吸窘迫综合征和术后等。

（三） 血浆游离蛋白 S 抗原（FPS） 和总蛋白 S 抗原（TPS） 测定

【参考值】

免疫火箭电泳法：FPS 为 100.9%±29.1%；TPS 为 96.6%±9.8%。

【临床意义】

FPS 减低见于先天性和获得性 FPS 缺陷症，后者见于肝病、口服抗凝剂和 DIC 等。

（四） 血浆凝血酶-抗凝血酶复合物测定

【参考值】

酶标法：（1.45±0.4）μg/L。

【临床意义】

本试验是反映凝血酶活性的试验。增高见于急性心肌梗死、DIC、深静脉血栓形成、脑梗死等。

第五节　纤溶活性检测

纤维蛋白溶酶（纤溶酶）可将已形成的血凝块加以溶解，产生纤维蛋白（原）的降解产物，从而反映纤溶活性。纤溶活性增强可致出血，纤溶活性减低可致血栓。

一、 筛检试验

★（一） 血浆 D-二聚体（D-D） 测定

【参考值】

ELISA 法：0～0.256mg/L。

【临床意义】

（1）正常　可排除深静脉血栓（DVT）和肺血栓栓塞（PE）。

（2）增高　见于 DIC、恶性肿瘤、急性早幼粒细胞白血病、肺血栓栓塞、深静脉血栓形成等。凡有血块形成的出血，本试验均可阳性，但在陈旧性血块存在时，本试验又呈阴性，故其特异性低，敏感度高。

★（二） 血浆纤维蛋白（原） 降解产物（FDPs） 测定

【参考值】

＜5mg/L。

【临床意义】

FDPs 阳性或增高见于原发性纤溶和继发性纤溶，后者常见于 DIC、恶性肿瘤、急性早幼粒细胞白血病、肺血栓栓塞、深静脉血栓形成、肝脏疾病、肾脏疾病、器官移植的排斥反应、溶血栓治疗等。

（三） 优球蛋白溶解时间 （ELT）

【参考值】

加钙法：（129.8±41.1） min；加酶法：（157.0±59.1） min，一般认为＜70min 为异常。

【临床意义】

本试验敏感性低，特异性高。

（1）纤维蛋白凝块在 70min 内完全溶解　表明纤溶活性增强，见于原发性和继发性纤溶亢进，后者常见于手术、休克、羊水栓塞、DIC、晚期肝硬化等。

（2）纤维蛋白凝块在超过 120min 还不溶解　表明纤溶活性减低，见于血栓前状态等。

二、 诊断试验

（一） 血浆组织型纤溶酶原激活物（t-PA） 测定

【参考值】

发色底物法：0.3～0.6 活化单位/ml。

【临床意义】

（1）增高　表明纤溶活性亢进，见于原发性纤溶和继发性纤溶（如 DIC）等。

（2）减低　表明纤溶活性减弱，见于血栓前状态和血栓性疾病，如动脉血栓形成、深静脉血栓形成、口服避孕药、缺血性脑卒中和糖尿病等。

（二） 血浆纤溶酶原（PLG） 活性测定

【参考值】

发色底物法：75％～140％。

【临床意义】

（1）PLG：A 增高　表示纤溶活性减低，见于血栓前状态和血栓性疾病。

（2）PLG：A 减低　表示纤溶活性增高，见于原发性纤溶、继发性纤溶等。

（三） 血浆纤溶酶原激活抑制物-1（PAI-1） 活性测定

【参考值】

发色底物法：0.1～1.0 抑制单位/ml。

【临床意义】

（1）PAI-1 增高　表示纤溶活性减低，见于血栓前状态和血栓性疾病。

（2）PAI-1 减低　表示纤溶活性增高，见于原发性和继发性纤溶。

（四） 血浆硫酸鱼精蛋白副凝固试验 （3P 试验）

【参考值】

正常人为阴性。

【临床意义】

（1）阳性　见于 DIC 的早、中期。但在恶性肿瘤、上消化道出血、外科大手术后、败血症、肾小球疾病、人工流产、分娩等也可出现假阳性。

（2）阴性 见于正常人、晚期 DIC 和原发性纤溶症等。

本试验是鉴别原发性纤溶症和继发性纤溶症的试验之一。

第六节 血液流变学检测

全血黏度主要影响因素包括血细胞比容、红细胞聚焦性和变形性、血浆黏度等。低切变率下的全血黏度反映红细胞聚集性，高切变率下的全血黏度反映红细胞变形性。血浆黏度的影响因素包括纤维蛋白（原）、血清球蛋白、血清清蛋白、脂类、血糖等。

【临床意义】

（1）全血黏度增高 见于冠心病、心肌梗死、高血压病、脑血栓形成、DVT、糖尿病、高脂血症、烧伤、恶性肿瘤、肺源性心脏病、真性红细胞增多症、多发性骨髓瘤、原发性巨球蛋白血症等。

（2）全血黏度减低 见于贫血、重度纤维蛋白原和其他凝血因子缺乏症等。

（3）血浆黏度增高 见于血浆球蛋白和（或）血脂增高的疾病，如多发性骨髓瘤、原发性巨球蛋白血症、糖尿病、高脂血症、动脉粥样硬化等。

第七节 血栓弹力图检测

血栓弹力图是采用物理和化学的方法检测血液凝固状态，借以了解血小板和凝血因子的功能和状态。

第八节 检测项目的选择和应用

一、 筛检试验的选择与应用

（一） 一期止血缺陷筛检试验的选择与应用

一期止血缺陷指血管壁和血小板缺陷所致出血性疾病。选用血小板计数（PLT）和出血时间（BT）作为筛检试验，根据筛检试验的结果，大致有以下四种情况。

1. BT 和 PLT 都正常 除正常人外，多数是由单纯血管壁通透性和（或）脆性增加所引起的血管性紫癜所致。临床上常见于过敏性紫癜、单纯性紫癜和其他血管性紫癜等。

2. BT 延长、PLT 减少 多数是由血小板数量减少所致的血小板减少症。临床上多见于原发性和继发性血小板减少性紫癜。

3. BT 延长、PLT 增多 多数是由血小板数量增多所致的血小板增多症。临床上多见于原发性和反应性血小板增多症。

4. BT 延长、PLT 正常 多数是由血小板功能异常或某些凝血因子严重缺乏所致的出血性疾病，如血小板无力症、低（无）纤维蛋白原血症、血管性血友病（vWD）等。

★（二） 二期止血缺陷筛检试验的选择与应用

二期止血缺陷指凝血因子缺陷或病理性抗凝物质存在所致的出血性疾病。选用 APTT 和 PT 作为筛检试验，大致有以下四种情况。

1. APTT 和 PT 都正常 除正常人外，仅见于遗传性和获得性因子ⅩⅢ缺陷症。

2. APTT 延长，PT 正常 多数是由内源性凝血途径缺陷所引起的出血性质病，如遗传性和获得性因子Ⅷ、Ⅸ、Ⅺ和Ⅻ缺陷症等。

3. APTT正常，PT延长 多数是由外源性凝血途径缺陷所引起的出血性疾病，如遗传性和获得性因子Ⅶ缺陷症等。

4. APTT和PT都延长 多数是由共同凝血途径缺陷所引起的出血性疾病，如遗传性和获得性因子Ⅹ、Ⅴ、凝血酶原（因子Ⅱ）和纤维蛋白原（因子Ⅰ）缺陷症。

此外，临床应用肝素治疗时，APTT也相应延长；应用口服抗凝剂治疗时，PT也相应延长；同时应用肝素、华法林治疗的病人，以及纤溶综合征病人、抗磷脂抗体综合征病人，APTT与PT可同时延长。

（三）纤溶亢进筛检试验的选择与应用

纤溶亢进性出血指纤维蛋白（原）和某些凝血因子被纤溶酶降解所引起的出血。可选用FDPs和D-D作为筛检试验，大致有以下四种情况。

1. FDPs和D-D均正常 表示纤溶活性正常，临床的出血症状可能与纤溶症无关，若ELT阴性更予以支持。

2. FDPs阳性，D-D阴性 理论上只见于纤维蛋白原被降解而纤维蛋白未被降解，即原发性纤溶。实际上这种情况多属于FDPs的假阳性，见于肝病、手术出血、重型DIC、纤溶早期等。

3. FDPs阴性，D-D阳性 理论上只见于纤维蛋白被降解而纤维蛋白原未被降解，即继发性纤溶。实际上这种情况多数属于FDPs的假阴性，见于DIC、静脉血栓、动脉血栓和溶血栓治疗等。

4. FDPs和D-D都阳性 表示纤维蛋白原和纤维蛋白同时被降解，见于继发性纤溶，如DIC和溶血栓治疗后。这种情况临床最为多见，若ELT阳性更予以支持。

二、 出血性疾病项目的选择与应用

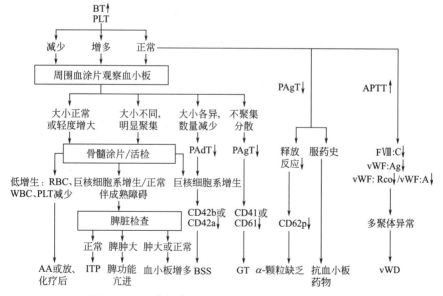

图 4-3-1 血小板数量和功能异常的项目选择和应用

AA—再生障碍性贫血；ITP—原发性血小板减少性紫癜；PAdT—血小板黏附试验；

PAgT—血小板聚集试验；BSS—巨血小板综合征；GT—血小板无力症；

（FⅧ：C）—凝血因子FⅧ促凝活性；（vWF：Ag）—血管性血友病因子抗原；（vWF：Rco）—血管性血友病因子辅因子；

vWD—血管性血友病；（vWF：A）—血管性血友病因子活性

（一） 血小板量和功能异常项目的选择与应用（图 4-3-1）

（二） 遗传性凝血因子缺陷项目的选择与应用（图 4-3-2）

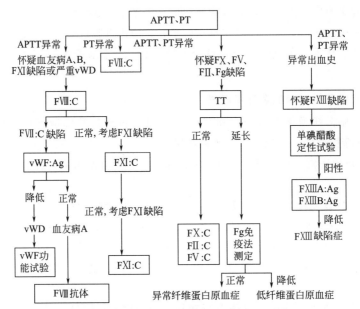

图 4-3-2　遗传性凝血因子缺陷项目的选择与应用

APTT—活化部分凝血活酶时间；PT—凝血酶原时间；TT—凝血酶时间；

Fg—纤维蛋白原含量；（FⅧA：Ag）/（FⅧB：Ag）—凝血因子FⅧA/FⅧB亚基抗原

（三） 获得性凝血障碍项目的选择和应用（表 4-3-1）

表 4-3-1　获得性凝血障碍项目的选择和应用

项目	严重肝病	依K因子缺乏	循环抗凝物	原发性纤溶	继发性纤溶
PLT	↓	N	N	N/↓	↓
血小板功能	↓	N	N	N	↑/↓
APTT	↑	N/↑	N/↑	N	↑
PT	↑	↑	N/↑	N	↑
Fg	↑	N	N	↓↓	↓
TT	↑	N	N/↑	N	↑
F：C	除FⅧ外,余↓	FⅡ、Ⅶ、Ⅸ、Ⅹ均↓	N/↓	N	↑
AT	↓	N	N	N	↓
PC	↓	↓	N	N	↓
PS	↓	↓	N	N	↓
APA	N	N	↑	N	N/↑
ELT	N/↓	N	N	↓↓	↓
DD	↑	N	N	N	↑
FDP	↑	N	N	↑	↑

注：↓为减少；↑为增加或延长；N为正常；↓↓为明显减少；N/↓为正常或减小；N/↑为正常或增加。

三、 诊断血栓性疾病项目的选择和应用

血栓前状态目前尚缺乏公认的定义和诊断标准，可从筛选试验、常用试验及特殊试验三个方面选择性应用，但不要求掌握。易栓症包括易引起血栓栓塞的抗凝因子缺陷、凝血因子缺陷、纤溶因子缺陷以及代谢障碍等疾病。常见易栓症可应用蛋白 C 及抗凝血酶的相关检测联合基因分析确定其病因。

四、 DIC 项目的选择与应用

弥散性血管内凝血（DIC）是由多种致病因素，导致全身血管内微血栓的形成和多脏器功能衰竭（MOFS），消耗了大量的血小板和凝血因子，并引起继发性纤溶亢进，造成临床血栓-出血综合征。

（一） 临床诊断

存在易诱发 DIC 的基础疾病，如各种感染、恶性肿瘤、病理产科、大型手术、广泛创伤、严重肝病等。临床上有多发性出血，不能用原发病解释的微循环衰竭或休克，广泛性皮肤、黏膜栓塞或脑、肾、肺等脏器功能衰竭，对抗凝治疗有效。

★（二） 积分诊断

1. 显性（失代偿性）DIC 的诊断

（1）危险性评估　若存在易导致 DIC 的原发疾病，记 2 分；不存在则记 0 分。

（2）记分标准　血小板计数（PLT）（$\times 10^9$/L）：＞100 为 0 分，＜100 为 1 分，＜50 为 2 分；纤维蛋白相关标志物（sFMC/FDP）：未增高为 0 分，中度增高为 2 分，重度增高为 3 分；凝血酶原时间（PT）：未延长或延长＜3s 为 0 分，延长 3～6s 为 1 分，延长＞6s 为 2 分；纤维蛋白原（Fg）：≥1.0g/L 为 0 分，＜1.0g/L 为 1 分。

（3）累计积分诊断　≥5 分符合显性 DIC，每天重复检测记分，以观察动态变化；如果累计＜5 分（一般应≥2 分）提示非显性 DIC，随后定期重复检测、记分，以了解病情的变化。

2. 非显性（代偿性）DIC 的诊断

（1）危险性评估　存在 DIC 的原发疾病记 2 分，不存在记 0 分。

（2）记分标准　PLT（$\times 10^9$/L）：＞100 为 0 分，＜100 为 1 分，随后检测 PLT，上升为－1分，稳定为 0 分，进行性下降为＋1 分；PT：未延长或延长＜3s 为 0 分，延长＞3s 为 1 分，随后检测 PT，缩短为－1 分，稳定为 0 分，进行性延长为＋1 分；纤维蛋白相关标志物（sFMC/FDP）：正常为 0 分，增高为 1 分，随后检测 sFMC/FDP，降低为－1 分，稳定为 0 分，进行性增高为＋1 分。

（3）特殊检测标准　抗凝血酶（AT）：正常为－1 分，降低为 1 分；蛋白 C（PC）：正常为－1 分，降低为 1 分；凝血酶抗凝血酶复合物（TAT）：正常为－1 分，升高为 1 分；其他（F1＋2、PAP）：正常为－1 分，异常为 1 分。

（4）累计积分诊断　用以判断病情进展情况。

★五、 抗血栓和溶血栓治疗监测项目的选择与应用

临床上常用抗血栓药以预防血栓形成，常用溶血栓药以溶解血栓。但是，这些药物应用过量会造成出血，用量不足则达不到预期疗效。因此在应用这些药物的过程中，必须选择相应的指标进行实验室监测。

（一） 普通肝素和低分子量肝素治疗的监测

应用普通肝素（uFH）的出血发生率为 7％～10％，血小板减少发生率 0～5％。较大剂量的

低分子量肝素（LMWH）也存在出血的可能性。

1.uFH 首选 APTT 作为监测试验，使 APTT 测定值维持在正常对照的 1.5～2.5 倍（中国人以 1.5～2.0 倍为宜）。

2.LMWH 一般常规剂量无需作实验室监测，但较大剂量的 LMWH，可选择因子 Ⅹa 抑制试验。

3. 血小板计数 无论应用 uFH 或 LMWH，均需观察血小板计数，使其维持在参考值范围内。

4. 血浆 AT 活性（AT：A）测定 维持在正常范围 80%～120% 为宜。

（二） 口服抗凝药治疗的监测

WHO 推荐应用 INR，作为首选口服抗凝剂的监测试验，中国人的 INR 一般维持在 2.0～2.5 之间，不超过 3.0，<1.5 提示抗凝无效。

（三） 溶血栓治疗的监测

可选用纤维蛋白原（Fg）、凝血酶时间（TT）和纤维蛋白（原）降解产物（FDPs）作为出血监测的实验室指标。目前多数人认为 Fg 维持在 1.2～1.5g/L，TT 测定值维持在正常对照值 1.5～2.5 倍，FDPs 在 300～400mg/L 最为适宜。

（四） 抗血小板药治疗的监测

可选用以下两个项目进行监测。

1. 出血时间 维持在治疗前的 1～2 倍为宜。

2. 血小板聚集试验 最大振幅降至病人基础对照值的 40%～50% 为宜。

（五） 降纤药治疗的监测

可选用以下两个项目进行监测。

1. 纤维蛋白原测定 维持在 1.0～1.5g/L 为宜。

2. 血小板计数 维持在（50～60）×10^9/L 为宜。

同步练习

1. 简述 APTT、PT、TT 检测的临床意义。
2. 简述血浆 FDPs、D-二聚体检测的临床意义。

参考答案

1. 参考答案见第 9 版教材第 282-285 页。　　　　2. 参考答案见第 9 版教材第 287-288 页。

第四章 排泄物、分泌物及体液检测

学习目标

1. **掌握** 各种标本收集的注意事项；尿液、粪便、痰液、脑脊液、浆膜腔积液、阴道分泌物、精液、前列腺液的理学、化学及显微镜检查的临床意义及临床应用。
2. **熟悉** 尿液的其他检测项目的临床意义及临床应用；浆膜腔积液的分类及发生机制。

内容精讲

第一节 尿液检测

尿液是血液经过肾小球滤过、肾小管和集合管重吸收和排泌所产生的终末代谢产物，是人体体液的重要组成成分。尿液检测主要用于：①协助泌尿系统疾病的诊断和疗效观察；②协助其他系统疾病的诊断；③职业病防治；④用药的监护；⑤健康人群的普查。

但尿液检测也有一定的局限性，如检测结果易受饮食等影响，尿液各成分变化和波动范围较大，尿液易被污染，与其他成分相互干扰。

★一、尿液标本采集

1. 尿液标本采集方法 尿液标本的正确收集、留取、保存和尿量的准确记录，对保证检验结果的可靠性十分重要。成年女性留尿时，应避开月经期，防止阴道分泌物混入。根据检测目的的不同，尿液标本可分为晨尿、随机尿、计时尿等。

（1）晨尿 尿液检测一般以清晨首次尿为好，可获得较多信息，如蛋白、细胞和管型等。

（2）随机尿 用于门诊和急诊病人的临时检验，但影响因素较多。

（3）24h尿 如果需要测定24h期间溶质的排泄总量，如尿蛋白、尿糖、电解质等定量检测，需要留取24h尿液。病人于晨8时排空膀胱并弃去此次尿液，采集至次日晨8时的全部尿液，并且记录尿量。

（4）餐后尿 通常在午餐后2h收集尿标本。此标本对病理性糖尿、蛋白尿检测较敏感。

（5）清洁中段尿。

2. 尿液标本的保存 尿液常规检查的标本收集后应及时送检，并在1h内完成检查。如遇特殊情况或进行特殊检查，可采取以下措施保存与防腐。

（1）冷藏。

（2）化学防腐 ①甲苯：用于尿糖、尿蛋白检测的防腐剂，用量为每升尿中加甲苯5ml；②甲醛：能较好地保存细胞和管型，用量为每升尿中加400g/L甲醛5ml；③麝香草酚：用于尿电解质、结核杆菌检查，用量为1g/L尿；④盐酸：用于尿17-羟或17-酮类固醇、肾上腺素或去甲肾上腺素、儿茶酚胺等化学成分定量检查，用量为5～10ml/L尿；⑤冰乙酸：用于醛固酮和5-羟色胺检测的防腐剂，在24h尿液中加入10～25ml。

二、 尿液的一般性状检查

尿液一般性状检查包括尿量、颜色和透明度、比重、酸碱度、气味等。

★1. 尿量　在尿液形成过程中，肾小球滤过和肾小管重吸收功能起重要作用，两者维持一定的比例关系称为球-管平衡，使每日排出尿量保持于正常范围。肾小球滤过率取决于肾血流量、肾小球滤过膜的通透性及面积、肾小球囊内压力、血浆胶体渗透压等因素。肾小管重吸收主要取决于肾小管功能的完整性，尤其是抗利尿激素对远曲小管和集合管的作用。尿量也受精神、饮水量、活动量、年龄、药物应用和环境温度等因素的影响。

【参考值】

1000～2000ml/24h（成人）。

【临床意义】

（1）尿量增多　成人 24h 尿量超过 2500ml，儿童 24h 尿量超过 3000ml，称为多尿。

① 生理性多尿：可见于水摄入过多、应用利尿药等。

② 内分泌疾病：如糖尿病，尿糖增多引起的溶质性利尿；尿崩症，由于垂体分泌的抗利尿激素（ADH）不足或肾小管对 ADH 反应性降低，影响尿液浓缩导致多尿。

③ 肾脏疾病：慢性肾盂肾炎、慢性肾间质肾炎、慢性肾衰竭早期以及急性肾衰多尿期等。

（2）尿量减少　成人尿量少于 400ml/24h 或 17ml/h，学龄前儿童尿量少于 300ml/24h，称为少尿；而成人少于 100ml/24h，少儿少于 30～50ml，则称为无尿。

① 肾前性少尿：见于休克、心力衰竭、脱水等。

② 肾性少尿：各种肾脏实质性改变而导致的少尿。

③ 肾后性少尿：因结石、尿路狭窄、肿瘤压迫引起尿路梗阻或排尿功能障碍所致。

★2. 颜色　因含有尿色素等物质，健康人的尿液肉眼观察多呈淡黄色或橘黄色。病理性尿液外观可见下列情况。

（1）红色　最常见的尿液颜色，其中以血尿最为常见。当尿液内含有一定量的红细胞时，称为血尿，可呈淡红色云雾状、洗肉水样或混有血凝块。每升尿液中含血量超过 1ml，即可出现淡红色，称肉眼血尿。血尿多见于泌尿系统炎症、结石、肿瘤、结核、外伤等。当尿中出现血红蛋白和肌红蛋白，可使尿液呈浓茶色、红葡萄酒色或酱油色。血红蛋白尿主要见于严重的血管内溶血，如溶血性贫血、阵发性睡眠性血红蛋白尿症等。肌红蛋白尿常见于挤压综合征、缺血性肌坏死等。

（2）深黄色　常见的是胆红素尿，常见于阻塞性黄疸和肝细胞性黄疸。

（3）白色　常见于脓尿、菌尿、乳糜尿和脂肪尿等。脓尿和菌尿见于泌尿系统感染如肾盂肾炎、膀胱炎等。乳糜尿和乳糜血尿，可见于丝虫病及肾周围淋巴管梗阻等。脂肪尿见于脂肪挤压损伤和肾病综合征等。

（4）黑褐色　主要见于重症血尿、变性血红蛋白尿等。

（5）蓝色　主要见于尿布蓝染综合征。

（6）淡绿色　主要见于铜绿假单胞菌感染，以及服用某些药物如吲哚美辛等。

★3. 透明度　正常尿液清晰透明。新鲜尿液发生浑浊可由盐类结晶、红细胞、白细胞、细菌、乳糜等引起。

4. 比重　是指在 4℃ 条件下尿液与同体积纯水的重量之比，是尿液中所含溶质浓度的指标。

【参考值】

1.015～1.025，晨尿最高，一般大于 1.020，婴幼儿尿比重偏低。

【临床意义】

（1）增高　血容量不足导致的肾前性少尿、糖尿病、急性肾小球肾炎、肾病综合征等。

（2）降低　大量饮水、慢性肾小球肾炎、慢性肾衰竭、肾小管间质疾病、尿崩症等。

5. 酸碱度

【参考值】

pH 约 6.5，波动在 4.5～8.0 之间。

【临床意义】

由于膳食结构的影响，尿液酸碱度可有较大的生理性变化，肉食为主者尿液偏酸性，素食为主者尿液偏碱性。

（1）尿 pH 降低　见于酸中毒、高热、糖尿病及口服氯化铵、维生素 C 等酸性药物。低钾性代谢性碱中毒病人排酸性尿为其特征之一。

（2）尿 pH 增高　见于碱中毒、尿潴留、膀胱炎、肾小管性酸中毒等。

（3）药物干预　尿 pH 可作为用药的一个指标，用氯化铵酸化尿液，可促使碱性药物中毒时从尿中排出；而用碳酸氢钠碱化尿液，可促使酸性药物中毒时从尿中排出。

★**6. 气味**　正常尿液的气味来自尿中挥发性的酸性物质。若新鲜尿液即有氨味，见于慢性膀胱炎及尿潴留等。有机磷中毒者，尿带蒜臭味。糖尿病酮症酸中毒时尿呈烂苹果味。苯丙酮尿症者尿有鼠臭味。

★三、 尿液化学检查

1. 尿蛋白

【参考值】

尿蛋白定性试验：阴性；定量试验 0～80mg/24h。

【临床意义】

尿蛋白定性试验阳性或定量试验超过 150mg/24h 尿时，称蛋白尿。

（1）生理性蛋白尿　指泌尿系统无器质性病变，尿内暂时出现蛋白质，程度较轻，持续时间短，诱因解除后消失。如剧烈运动、发热、精神紧张等。

（2）病理性蛋白尿　因各种肾脏及肾外疾病所致的蛋白尿，多为持续性蛋白尿。

① 肾小球性蛋白尿：这是最常见的一种蛋白尿。各种原因导致肾小球滤过膜通透性及电荷屏障受损，血浆蛋白大量滤入原尿，超过肾小管重吸收能力所致。常见于肾小球肾炎、肾病综合征等原发性肾小球损害性疾病；糖尿病、高血压、系统性红斑狼疮、妊娠高血压综合征等继发性肾小球损害性疾病。

② 肾小管性蛋白尿：炎症或中毒等因素引起近曲小管对低分子量蛋白质的重吸收减弱所致，常见于肾盂肾炎、间质性肾炎、肾小管性酸中毒、重金属（如汞、镉）中毒、药物（如庆大霉素、多黏菌素 B）及肾移植术后等。

③ 混合性蛋白尿：肾小球和肾小管同时受损所致的蛋白尿，如肾小球肾炎或肾盂肾炎后期，以及可同时累及肾小球和肾小管的全身性疾病，如糖尿病、系统性红斑狼疮等。

④ 溢出性蛋白尿：因血浆中出现异常增多的低分子量蛋白质，超过肾小管重吸收能力所致的蛋白尿。血红蛋白尿、肌红蛋白尿即属此类，见于溶血性贫血和挤压综合征等。另一类较常见的是凝溶蛋白，见于多发性骨髓瘤、浆细胞病、轻链病等。

⑤ 组织性蛋白尿：由于肾组织被破坏或肾小管分泌蛋白增多所致的蛋白尿，多为低分子量蛋白尿，以 T-H 糖蛋白为主要成分。

⑥ 假性蛋白尿：由于尿中混有大量血、脓、黏液等成分而导致尿蛋白定性试验阳性。一般不伴有肾本身的损害，经治疗后很快恢复正常。

2. 尿糖　正常人尿中可有微量的葡萄糖，当血糖浓度超过肾糖阈（一般为 8.88mmol/L）时或血糖虽未升高但肾糖阈降低，将导致尿中出现大量的葡萄糖。

【参考值】

尿糖定性试验阴性，定量为 0.56～5.0mmol/24h 尿。

【临床意义】

尿糖定性试验阳性，称为糖尿，一般指葡萄糖尿。

（1）血糖增高性糖尿　血糖超过肾糖阈为主要原因。①糖尿病最为常见，尿糖除作为糖尿病的诊断依据外，还可作为病情严重程度及疗效监测的指标；②其他使血糖升高的内分泌疾病，如库欣综合征、甲状腺功能亢进症、嗜铬细胞瘤、肢端肥大症等均可出现糖尿，又称为继发性高血糖性糖尿；③其他，如肝硬化、胰腺炎、胰腺癌等。

（2）血糖正常性糖尿　血糖浓度正常，肾阈值下降产生的糖尿，又称肾性糖尿，常见于慢性肾炎、肾病综合征等。

（3）暂时性糖尿　①生理性糖尿：见于高糖饮食和静脉输注大量糖；②应激性糖尿：见于颅脑外伤、脑出血、急性心肌梗死时。

（4）其他糖尿　如乳糖、半乳糖、果糖尿等。

（5）假性糖尿　尿中很多物质具有还原性，如维生素 C、尿酸、药物等可使班氏定性试验出现假阳性反应。

3. 酮体　酮体是 β-羟丁酸、乙酰乙酸和丙酮的总称，是脂肪代谢的中间产物。酮体的检测实际上是测定丙酮和乙酰乙酸。

【参考值】

阴性。

【临床意义】

（1）糖尿病性酮尿　常伴有酮症酸中毒，酮尿是糖尿病性昏迷的前期指标，此时多伴有高糖血症和糖尿，而对接受苯乙双胍（降糖灵）等双胍类药物治疗者，虽然出现酮尿，但血糖、尿糖正常。

（2）非糖尿病性酮尿　高热、严重呕吐、腹泻、长期饥饿、禁食、妊娠剧吐、酒精性肝炎、肝硬化等，因糖代谢障碍而出现酮尿。

4. 尿胆红素与尿胆原

【参考值】

正常人尿胆红素定性阴性，定量≤2mg/L；尿胆原定性为阴性或弱阳性，定量≤10mg/L。

【临床意义】

（1）尿胆红素增高　见于急性黄疸型肝炎、阻塞性黄疸；门脉周围炎、纤维化及药物所致的胆汁淤积；先天性高胆红素血症如 Dubin-Johnson 综合征和 Rotor 综合征。

（2）尿胆原增高　见于肝细胞性黄疸和溶血性黄疸。尿胆原减少见于阻塞性黄疸。

★**四、 尿液显微镜检查**

尿沉渣检测是对尿液离心沉淀物中有形成分的鉴定。主要检测细胞、管型和结晶等。

1. 细胞

（1）红细胞

【参考值】

玻片法平均 0～3 个/HP，定量检查 0～5 个/μl。

【临床意义】

尿沉渣镜检红细胞＞3个/HP，称为镜下血尿。多形性红细胞＞80%时，称肾小球源性血尿，常见于急性肾小球肾炎、慢性肾炎、紫癜性肾炎、狼疮肾炎等。多形性红细胞＜50%时，称非肾小球源性血尿，见于肾结石、泌尿系统肿瘤、肾盂肾炎、多囊肾、急性膀胱炎、肾结核等。

（2）白细胞和脓细胞

【参考值】

玻片法：平均0～5个/HP，定量检查：0～10个/μl。

【临床意义】

若有大量白细胞，多为泌尿系统感染如肾盂肾炎、肾结核、膀胱炎或尿道炎。成年女性生殖系统有炎症时，常有阴道分泌物混入尿内，除有成团脓细胞外，并伴有多量扁平上皮细胞。

（3）上皮细胞 尿液中上皮细胞来自肾至尿道的整个泌尿系统，包括肾小管上皮细胞、移行上皮细胞和复层扁平上皮细胞。

① 肾小管上皮细胞：数量增多常提示肾小管病变。

② 移行上皮细胞：正常尿中无或偶见移行上皮细胞，在输尿管、膀胱、尿道有炎症时可出现，大量出现应警惕移行上皮细胞癌。

③ 复层扁平上皮细胞：亦称鳞状上皮细胞，大量出现或片状脱落且伴有白细胞、脓细胞，见于尿道炎。

2. 管型 管型是蛋白质、细胞及其崩解产物在肾小管、集合管中凝固而成的圆柱形蛋白聚体，是尿沉渣中最有诊断价值的成分。构成管型的主要成分有肾小管分泌的 T-H 糖蛋白、血浆蛋白、各种细胞及其变性的产物等。管型形成的条件包括：①原尿中有清蛋白、T-H 糖蛋白；②肾小管有浓缩和酸化的能力；③尿流缓慢，有局部性尿液淤积；④具有可供交替使用的肾单位。常见管型的临床意义如下。

（1）透明管型 正常人0～偶见/LP，老年人清晨浓缩尿中也可见到。在运动、麻醉、发热时可出现一过性增多。在肾病综合征、慢性肾炎、恶性高血压和心力衰竭时可见增多。

（2）颗粒管型 可分为粗颗粒管型和细颗粒管型。粗颗粒管型，见于慢性肾炎、肾盂肾炎或某些原因引起的肾小管损伤；细颗粒管型，见于慢性肾炎或急性肾小球肾炎后期。

（3）细胞管型 按其所含细胞命名为：①肾小管上皮细胞管型，在各种原因所致的肾小管损伤时出现；②红细胞管型，常与肾小球性血尿同时存在，临床意义与血尿相似；③白细胞管型，常见于肾盂肾炎、间质性肾炎等；④混合管型，同时含有各种细胞和颗粒物质的管型，可见于各种肾小球疾病。

（4）蜡样管型 该类管型多提示有严重的肾小管变性坏死，预后不良。

（5）脂肪管型 常见于肾病综合征、慢性肾小球肾炎急性发作及其他肾小管损伤性疾病。

（6）肾衰管型 常见于慢性肾衰竭少尿期，提示预后不良，故又称肾功能不全管型。

3. 结晶 经常出现于新鲜尿中并伴有较多红细胞，应怀疑患有肾结石的可能。

（1）易在碱性尿中出现的结晶体 磷酸钙、碳酸钙和尿酸钙晶体等。

（2）易在酸性尿中出现的结晶体 尿酸晶体、草酸钙、胆红素、酪氨酸、磺胺结晶等。

4. 其他 除上述有形成分外，尿液中还可见到细菌、真菌、寄生虫、精子等。

五、 尿液其他检查

（一） 人绒毛膜促性腺激素

【参考值】

阴性。

【临床意义】

人绒毛膜促性腺激素（hCG）是受孕女性胎盘滋养层细胞分泌产生的，可促进性腺发育的一种糖蛋白激素，能够通过孕妇血液循环而排泄到尿液中。血清 hCG 浓度略高于尿液，且呈平行关系。尿液 hCG 检查主要用于早期妊娠诊断、异位妊娠诊断、流产诊断和监测、妊娠滋养细胞疾病的诊断与监测、其他疾病（如脑垂体疾病、卵巢囊肿等）。

（二）本周蛋白

【参考值】

阴性。

六、尿液检测项目的选择与应用

尿液检测是临床最常用的检查之一，也是泌尿系统疾病诊断、疗效观察及预后判断的首选项目。

1. 常规检查或健康体检　可选用尿液自动分析仪对尿液一般性状进行检查。对怀疑或已确诊泌尿系统疾病的病人，必须进行尿沉渣检查，以避免漏诊和准确了解病变程度。

2. 尿蛋白检查方法选择　初次就诊病人、现场快速检查、健康体检、疾病筛查等，可采用干化学试带法。当进行疗效观察或预后判断时，还需进行尿蛋白定量和特定蛋白质的分析。

3. 联合检查肾功能　对已确诊患有糖尿病、高血压、系统性红斑狼疮等可导致肾脏病变的全身性疾病病人，应选择和应用较灵敏的实验项目如尿微量白蛋白检测实验进行检查。

第二节　粪便检测

一、粪便标本采集

★标本采集通常采用自然排出的粪便，应注意以下事项。

1. 常规检查标本

（1）用干燥洁净盛器留取新鲜标本，不得混有尿液或其他物质，如做细菌学检查应将标本盛于加盖无菌容器内立即送检。

（2）粪便标本有脓血时，应当挑取脓血及黏液部分涂片检查，外观无异常的粪便要多点取样检查。

（3）无粪便又必须检测时，可经肛门指诊采集粪便。

2. 寄生虫检查标本

（1）对某些寄生虫及虫卵的初筛检测应采取三送三检，因为许多肠道原虫和某些蠕虫卵都有周期性排出现象。

（2）从粪便中检测阿米巴滋养体等寄生原虫应在收集标本后 30min 内送检，并注意保温。

3. 粪便隐血（化学法）检测　病人应于检查前三天禁食肉类及动物血，并禁服铁剂、维生素 C、生鲜蔬菜、水果等。

二、粪便一般性状检查

粪便一般性状受食物的种类、性质、量的影响较大，也受某些药物的影响。但粪便一般性状检查对消化系统疾病和寄生虫感染的诊断有重要价值。

【参考值】

成人每天一般排便 1 次，为 100～300g，为成形软便，呈黄褐色，可有少量黏液，有粪臭；

婴幼儿粪便可为黄色或金黄色糊状。

【临床意义】

1. 量 粪便的量随食物种类、进食量及消化器官功能状态而异。

★2. 颜色与性状 病理情况可见如下改变。

（1）鲜血便 见于直肠息肉、直肠癌、肛裂及痔疮等。

（2）柏油样便 见于消化道出血。若食用较多动物血、肝或口服铁剂等也可使粪便呈黑色，隐血试验亦可阳性，应注意鉴别。

（3）白陶土样便 见于各种原因引起的胆管阻塞病人。

（4）脓性及脓血便 当肠道下段有病变，如痢疾、溃疡性结肠炎、局限性肠炎、结肠或直肠癌，常表现为脓性及脓血便，脓或血的多少取决于炎症类型及其程度。阿米巴痢疾以血为主，血中带脓，呈暗红色稀果酱样；细菌性痢疾则以黏液及脓为主，脓中带血。

★（5）米泔样便 粪便呈白色淘米水样，内含有黏液片块，量大、稀水样，见于重症霍乱、副霍乱病人。

（6）黏液便 见于各类肠炎、细菌性痢疾、阿米巴痢疾等。

（7）稀糊状或水样便 见于各种感染性和非感染性腹泻。艾滋病病人伴发肠道隐孢子虫感染时，可排出大量稀水样粪便。

（8）细条样便 排出细条样或扁片状粪便，提示直肠狭窄，多见于直肠癌。

（9）乳凝块 常见于婴儿消化不良、婴儿腹泻等。

3. 气味 正常粪便因含蛋白质分解产物而有臭味，患慢性肠炎、胰腺疾病、结肠或直肠癌溃烂时有恶臭。阿米巴肠炎粪便呈血腥臭味。脂肪及糖类消化或吸收不良时粪便呈酸臭味。

4. 寄生虫体 寄生虫感染时有时可见虫体。

5. 结石 常见于应用排石药物或碎石术后。

★三、 粪便隐血试验

【原理】

隐血指消化道少量出血，红细胞被消化破坏，粪便外观无异常改变，肉眼和显微镜均不能证实出血。采用化学法或免疫学方法检查粪便微量出血的试验称为粪便隐血试验。

【参考值】

阴性。

【临床意义】

隐血试验对消化道出血鉴别诊断有一定意义。消化性溃疡，阳性率为 $40\% \sim 70\%$，呈间断性阳性；消化道恶性肿瘤，如胃癌、结肠癌，阳性率可达 95%，呈持续性阳性；急性胃黏膜病变、肠结核、溃疡性结肠炎、克罗恩（Crohn）病、钩虫病及流行性出血热等，也常为阳性。

★四、 粪便显微镜检查

在显微镜下观察粪便中有无细胞、寄生虫虫卵、原虫及各种食物残渣等，有助于消化系统各种疾病的诊断，因此粪便的显微镜检测是常规检测的重要手段。

1. 细胞和食物残渣

（1）红细胞 正常粪便中无红细胞，当下消化道出血、痢疾、溃疡性结肠炎、结肠和直肠癌时，粪便中可见到红细胞。细菌性痢疾时红细胞少于白细胞，散在分布，形态正常。阿米巴痢疾时红细胞多于白细胞，多成堆出现并有残碎现象。

（2）白细胞 正常粪便中不见或偶见，主要为中性粒细胞。肠道炎症时增多，其数量多少与炎症轻重及部位有关。小肠炎症时白细胞数量一般<15/HP；细菌性痢疾可见大量白细胞、脓细胞。

（3）吞噬细胞　见于细菌性痢疾、溃疡性结肠炎等。

（4）肠黏膜上皮细胞　正常粪便中见不到，结肠炎、假膜性肠炎时可见增多。

（5）肿瘤细胞　见于乙状结肠癌、直肠癌。

（6）其他　腹泻者的粪便中易见到淀粉颗粒，慢性胰腺炎、胰腺功能不全时增多。在急、慢性胰腺炎等，脂肪小滴增多。在胃蛋白酶缺乏时粪便中较多出现结缔组织。肠蠕动亢进、腹泻时，肌肉纤维、植物细胞及植物纤维增多。

2. 结晶　Charcot-Leyden结晶主要见于阿米巴痢疾、钩虫病和过敏性肠炎的病人；血红素结晶主要见于胃肠道出血的病人。

3. 细菌　粪便中细菌极多，占粪便干重1/3，多属正常菌群。肠道致病菌检测主要为直接涂片镜检和细菌培养。

4. 寄生虫和寄生虫卵　肠道寄生虫病时，从粪便中能见到的相应病原体，主要包括阿米巴、鞭毛虫、孢子虫和纤毛虫等几类单细胞寄生虫；蠕虫包括吸虫、绦虫等成虫虫体或虫卵。

五、 粪便检测项目的选择与应用

1. 肠道感染性疾病　粪便检测是急、慢性腹泻病人必做的实验室检测项目，诸如肠炎、细菌性痢疾、阿米巴痢疾、霍乱等，除一般性状观察外，粪便涂片及培养有确立诊断及鉴别诊断的价值。

2. 肠道寄生虫病　如蛔虫病、钩虫病、鞭虫病、蛲虫病、姜片虫病、绦虫病、血吸虫病等，可根据粪便涂片找到相应虫卵而确定诊断。

3. 消化吸收功能筛查试验　慢性腹泻病人常规的粪便镜检若有较多淀粉颗粒、脂肪小滴或肌肉纤维等，常提示胰腺外分泌功能不全。

4. 鉴别黄疸　完全阻塞性黄疸，粪便为白陶土色；溶血性黄疸，粪便为深黄色。

5. 消化道肿瘤过筛试验　粪便隐血持续阳性常提示为胃肠道的恶性肿瘤；间歇阳性则提示为其他原因的消化道出血。粪便涂片找到癌细胞即可确诊为结肠癌、直肠癌。

第三节　痰液检测

★一、 痰液标本采集

1. 自然咳痰法　留痰前应先漱口，然后用力咳出气管深部的痰液收集于干燥洁净的容器内。

2. 雾化蒸汽吸入法　对无痰或痰少病人，可给予化痰药物，应用超声雾化吸入法，使痰液稀释，易于咳出。

3. 一次性吸痰管法　昏迷病人或婴幼儿可于清理口腔后用负压吸引法吸取痰液。

二、 痰液一般性状检查

1. 量　以24h为准，正常人无痰或仅咳少量泡沫或黏液样痰。当呼吸道有病变时，痰量增多，见于慢性支气管炎、支气管扩张、肺脓肿、肺结核等。

2. 颜色　正常为无色或灰白色，病理情况痰色有以下改变。

（1）红色或棕红色　血性痰见于肺癌、肺结核、支气管扩张等，粉红色泡沫样痰见于急性肺水肿，铁锈色痰见于大叶性肺炎、肺梗死等。

（2）黄色或黄绿色　黄痰见于呼吸道化脓性感染。铜绿假单胞菌或干酪性肺炎时痰呈黄绿色。

（3）棕褐色　见于阿米巴肺脓肿及慢性充血性心力衰竭肺淤血时。

3. 性状

（1）黏液性痰　黏稠，外观呈灰白色，见于支气管炎、支气管哮喘和早期肺炎等。

（2）浆液性痰　稀薄而有泡沫，是肺水肿的特征；或可因血浆由毛细血管渗入肺泡内致痰液略带淡红色，见于肺淤血。

（3）脓性痰　见于呼吸系统化脓性感染，如支气管扩张、肺脓肿等。

（4）血性痰　咳出纯粹的血液或血块称为咯血，外观多为鲜红色泡沫状，陈旧性痰则为暗红色凝块。血性痰常提示肺组织有破坏或肺内血管高度充血，见于肺结核、支气管扩张、肺癌、肺吸虫病等。

4. 气味　正常痰液无特殊气味，血性痰可带有血腥气味，见于各种原因所致的呼吸道出血。肺脓肿、支气管扩张合并厌氧菌感染时痰液有恶臭，晚期肺癌的痰液有特殊臭味。

三、 痰液显微镜检查

（1）白细胞　正常痰内可见少量白细胞。中性粒细胞（或脓细胞）增多，见于呼吸道化脓性炎症或有混合感染。

（2）红细胞　脓性痰中可见少量红细胞；呼吸道疾病及出血性疾病，痰中可见多量红细胞。

（3）上皮细胞　正常情况下痰中可有少量来自口腔的鳞状上皮细胞或来自呼吸道的柱状上皮细胞。在炎症或患其他呼吸系统疾病时大量增加。

（4）肺泡巨噬细胞　吞噬炭粒者称为炭末细胞，见于炭末沉着症及吸入大量烟尘者。吞噬含铁血黄素者称含铁血黄素细胞，又称心力衰竭细胞，见于心力衰竭引起的肺淤血、肺梗死及肺出血。

（5）硫黄样颗粒　可有肉眼可见的黄色小颗粒，将该颗粒放在载玻片上压平，镜下检查中心部位可见菌丝放射状排列呈菊花形，称之为放线菌，见于放线菌病。

（6）寄生虫及虫卵　找到肺吸虫卵可诊断为肺吸虫病，找到溶组织阿米巴滋养体可诊断为阿米巴肺脓肿或阿米巴肝脓肿穿破入肺。

四、 痰液检测项目的选择与应用

1. 肺部感染性疾病的病原学诊断　咳出黄色或黄绿色脓痰，提示为呼吸道化脓性感染，痰有恶臭提示为厌氧菌感染。取痰液涂片革兰染色，可大致识别为何种细菌感染；如能严格取材进行细菌培养，则可鉴定菌种；通过药物敏感试验，可指导临床用药。

2. 开放性肺结核的诊断　肺部不典型病变影像学诊断有困难时，借助于痰涂片抗酸染色，若发现分枝杆菌，则可诊断为开放性肺结核，不仅可指导治疗，而且有助于控制传染源，减少结核病的传播。

3. 肺癌的诊断　痰脱落细胞检查阳性是确诊肺癌的组织学依据。正确采集标本，肺癌的痰液细胞学阳性检出率为 $60\%\sim70\%$，且方法简单，无痛苦，易被病人接受，是当前诊断肺癌的主要方法之一。

4. 肺部寄生虫病的诊断　痰液中发现寄生虫、虫卵或滋养体，可确诊肺部寄生虫病。

第四节　脑脊液检测

一、 脑脊液标本采集

★脑脊液标本一般通过腰椎穿刺术获得，特殊情况下可采用小脑延髓池或脑室穿刺术。穿刺后先做压力测定，再留取脑脊液，分别收集于 3 支无菌试管内，每管 1～2ml。第 1 管做病原微生物学检查，第 2 管做生物化学和免疫学检查，第 3 管做细胞计数和分类。如怀疑为恶性肿瘤，另留一管做脱落细胞学检查。标本收集后应立即送检，以免放置过久细胞破坏、葡萄糖分解或形成凝块等影响检查结果。

★二、 脑脊液一般性状检查

1. 颜色 正常脑脊液为无色透明液体。病理状态下脑脊液颜色可能发生变化，不同颜色常反映一定的疾病。但是脑脊液颜色正常不能排除神经系统疾病。脑脊液可有如下颜色改变。

（1）红色 常因出血引起，主要见于穿刺损伤、蛛网膜下腔或脑室出血。前者在留取 3 管标本时，第 1 管为血性，以后两管颜色逐渐变浅，离心后红细胞全部沉至管底，上清液则无色透明；如为蛛网膜下腔或脑室出血，3 管均呈血性，离心后上清液为淡红色或黄色。

（2）黄色 又称黄变症，见于蛛网膜下腔出血、严重黄疸、椎管阻塞、多神经炎和脑膜炎等。

（3）乳白色 多由白细胞增多所致，常见于各种化脓菌引起的化脓性脑膜炎。

（4）微绿色 见于铜绿假单胞菌、肺炎链球菌、甲型链球菌引起的脑膜炎等。

（5）褐色或黑色 见于脑膜黑色素瘤等。

2. 透明度 正常脑脊液清晰透明。病毒性脑膜炎、流行性乙型脑膜炎、中枢神经系统梅毒等由于脑脊液中细胞数仅轻度增加，脑脊液仍清晰透明或微浊；结核性脑膜炎时细胞数中度增加，呈毛玻璃样浑浊；化脓性脑膜炎时，脑脊液中细胞数极度增加，呈乳白色浑浊。

3. 凝固物 正常脑脊液不含有纤维蛋白原，放置 24h 后不会形成薄膜及凝块。急性化脓性脑膜炎时，脑脊液静置 1～2h 即可出现凝块或沉淀物；结核性脑膜炎的脑脊液静置 12～24h 后，可见液面有纤细的薄膜形成，取此膜涂片检查结核杆菌阳性率极高。蛛网膜下腔阻塞时，由于阻塞远端脑脊液蛋白质含量常高达 15g/L，使脑脊液呈黄色胶冻状。

4. 压力 脑脊液压力增高见于化脓性脑膜炎、结核性脑膜炎等颅内各种炎症性病变；脑肿瘤、脑出血、脑积水等颅内非炎症性病变；高血压、动脉硬化等各种颅外因素。脑脊液压力减低主要见于脑脊液循环受阻、脑脊液流失过多、脑脊液分泌减少等因素。

★三、 脑脊液化学检查

1. 蛋白测定

【参考值】

蛋白定性试验（Pandy 试验）：阴性或弱阳性。

定量试验：0.20～0.40g/L（腰椎穿刺）。

【临床意义】

以腰椎穿刺脑脊液中蛋白定量计算，蛋白含量增加见于以下情况。

（1）脑神经系统病变使血-脑屏障通透性增加 常见原因有脑膜炎（化脓性脑膜炎时显著增加，结核性脑膜炎时中度增加，病毒性脑膜炎时轻度增加）、出血（蛛网膜下腔出血和脑出血等）、内分泌或代谢性疾病（糖尿病性神经病变、尿毒症及脱水等）、药物中毒（乙醇、苯妥英钠中毒等）。

（2）脑脊液循环障碍 如脑部肿瘤或椎管内梗阻（脊髓肿瘤、蛛网膜下腔粘连等）。

（3）鞘内免疫球蛋白合成增加伴血-脑屏障通透性增加 如 Guillain-Barré综合征、慢性炎症性脱髓鞘性多发性神经根病等。

2. 葡萄糖测定 脑脊液中葡萄糖来自血糖，其含量为血糖的 50%～80%，它受血糖浓度、血-脑屏障通透性及脑脊液中糖酵解速度的影响。较理想的脑脊液中糖检测应在禁食 4h 后做腰穿检查。

【参考值】

腰椎穿刺：2.5～4.4mmol/L。

【临床意义】

脑脊液中葡萄糖含量降低主要由于病原菌或破坏的细胞释出葡萄糖分解酶使糖无氧酵解增加所致；或是由于中枢神经系统代谢紊乱，使血糖向脑脊液转送障碍所致。主要见于以下情况。

(1) 化脓性脑膜炎　脑脊液中糖含量可显著减少或缺如，但其敏感性约为 55%，因此，糖含量正常亦不能排除细菌性脑膜炎。

(2) 结核性脑膜炎　糖减少不如化脓性脑膜炎显著。

(3) 其他　累及脑膜的肿瘤（如脑膜白血病）、梅毒性脑膜炎、风湿性脑膜炎等都可有不同程度的糖减少。低血糖也可使脑脊液中糖降低。

脑脊液中葡萄糖含量增高主要见于病毒性神经系统感染、脑出血、下丘脑损害、糖尿病等。

3. 氯化物测定　由于正常脑脊液中的蛋白质含量较少，为了维持脑脊液和血液渗透的平衡，脑脊液中氯化物的含量较血浆约高 20% 左右。病理情况下脑脊液中氯化物含量可发生变化。

【参考值】

成人：120～130mmol/L。

儿童：111～123mmol/L。

【临床意义】

结核性脑膜炎时脑脊液中氯化物明显减少；化脓性脑膜炎时减少不如结核性脑膜炎明显；非中枢系统疾病如大量呕吐、腹泻、脱水等造成血氯降低时，脑脊液中氯化物亦可减少。其他中枢系统疾病则多属正常。脑脊液中氯化物含量增高主要见于慢性肾功能不全、尿毒症、呼吸性碱中毒等。

4. 酶学测定　在炎症、肿瘤、脑血管障碍疾病时，脑脊液中乳酸脱氢酶活性增高。

★**四、 脑脊液显微镜检查**

正常脑脊液中无红细胞，仅有少量白细胞。

【参考值】

成人：(0～8)×10^6/L；儿童：(0～15)×10^6/L，分类多为淋巴细胞和单核细胞。病原生物学阴性。

【临床意义】

1. 脑脊液细胞数量增多

(1) 中枢神经系统感染性疾病　①化脓性脑膜炎：细胞数显著增加，分类以中性粒细胞为主；②结核性脑膜炎：细胞中度增加，中性粒细胞、淋巴细胞及浆细胞同时存在是本病的特征；③病毒性脑炎、脑膜炎：细胞数仅轻度增加，以淋巴细胞为主；④新型隐球菌性脑膜炎：细胞数中度增加，以淋巴细胞为主。

(2) 中枢神经系统肿瘤性疾病　细胞数可正常或稍高，以淋巴细胞为主，脑脊液中找到白血病细胞，可诊断为脑膜白血病。

(3) 脑寄生虫病　脑脊液中细胞数可升高，以嗜酸性粒细胞为主。脑脊液离心沉淀镜检可发现血吸虫卵、阿米巴原虫、弓形虫、旋毛虫的幼虫等。

(4) 脑室和蛛网膜下腔出血　为均匀血性脑脊液。

2. 病原生物学检查　细菌学检查可用直接涂片法或离心沉淀后取沉淀物制成薄涂片。疑为化脓性脑膜炎，做革兰染色后镜检；疑为结核性脑膜炎，将脑脊液静置24h取所形成的薄膜，涂片做抗酸染色镜检；疑为隐球菌脑膜炎，在涂片上加印度墨汁染色，可见未染色的荚膜。此外，还可进行脑脊液细菌培养和药物敏感试验，必要时进行动物接种，以帮助临床诊断和治疗。

五、 脑脊液检测项目的选择与应用

1. 中枢神经系统感染性疾病的诊断与鉴别诊断　当病人脑脊液压力显著升高，外观浑浊，蛋白增加，糖及氯化物降低，细胞计数明显增加，通常＞$1000 \times 10^6/L$，脑脊液沉淀物涂片，革兰染色镜检发现球菌，则可作为化脓性脑膜炎诊断。若脑脊液沉淀物涂片，加印度墨汁染色，发现不染色的荚膜，则可诊断为隐球菌性脑膜炎。

2. 脑血管疾病的诊断与鉴别诊断　头痛、偏瘫或昏迷病人，若腰椎穿刺获得均匀血色脑脊液提示为出血性脑病；若脑脊液为无色透明提示为缺血性脑病。

3. 脑部肿瘤的协助诊断　若在白血病病人的脑脊液中找到原始或幼稚白细胞，则可确诊为脑膜白血病。脑脊液涂片或用免疫学方法查到肿瘤细胞，则有利于脑部肿瘤的诊断。

4. 中枢神经系统疾病的治疗及疗效观察　如隐球菌性脑膜炎可通过腰椎穿刺注射两性霉素B，脑膜白血病可以鞘内注射化疗药物等，并通过脑脊液检查观察疗效。

常见脑、脑膜疾病的脑脊液检查结果见表4-4-1。

表 4-4-1　常见脑、脑膜疾病的脑脊液检查结果

疾病	压力	外观	凝固	蛋白质	葡萄糖	氯化物	细胞增加	细菌
化脓性脑膜炎	↑↑↑	浑浊	凝块	↑↑	↓↓↓	↓	显著，多核细胞	化脓菌
结核性脑膜炎	↑↑	浑浊	薄膜	↑	↓↓	↓↓	中性粒细胞、淋巴细胞	结核菌
病毒性脑膜炎	↑	透明或微浑	无	↑	正常	正常	淋巴细胞	无
隐球菌性脑膜炎	↑	透明或微浑	可有	↑↑	↓	↓	淋巴细胞	隐球菌
流行性乙型脑炎	↑	透明或微浑	无	↑	正常或↑	正常	中性粒细胞、淋巴细胞	无
脑出血	↑	血性	可有	↑↑	↑	正常	红细胞	无
蛛网膜下腔出血	↑	血性	可有	↑↑	↑	正常	红细胞	无
脑肿瘤	↑	透明	无	↑	正常	正常	淋巴细胞	无
神经梅毒	↑	透明	无	正常	正常	↓	淋巴细胞	无

第五节　浆膜腔积液检测

根据浆膜腔积液的产生原因及性质不同，将其分为漏出液和渗出液两大类。

漏出液为非炎性积液。其形成的主要原因有：①血浆胶体渗透压降低，常见于晚期肝硬化、肾病综合征、重度营养不良等；②毛细血管内流体静脉压升高，常见于慢性充血性心力衰竭、静脉栓塞；③淋巴管阻塞，常见于丝虫病或肿瘤压迫等，此时积液可以是乳糜样的。前两种原因形成的漏出液常为多浆膜腔积液，同时伴有组织间液增多引起的水肿。

渗出液为炎性积液，炎症时由于病原微生物的毒素、组织缺氧以及炎症介质作用使血管内皮细胞受损，导致血管通透性增加，以致血液中大分子物质如清蛋白、球蛋白、纤维蛋白原等及各种细胞成分都能渗出血管壁。渗出液形成的主要原因有：①感染性，如化脓性细菌、分枝杆菌、病毒或支原体感染等；②非感染性，如外伤、化学性刺激，此外恶性肿瘤、风湿性疾病也可引起类似渗出液的积液。渗出液常表现为单一浆膜腔积液，甚至是一侧胸膜腔积液，如结核性胸

膜炎。

一、 浆膜腔积液标本采集

由医生进行浆膜腔穿刺术采集。

二、 浆膜腔积液一般性状检查

浆膜腔积液的各种实验室检查的主要目的是为了区分积液的性质，寻找病原体。

1. 颜色 漏出液多为淡黄色；渗出液的颜色随病因而变化，如血性积液可为淡红色、红色或暗红色，见于恶性肿瘤、急性结核性胸（腹）膜炎、风湿性及出血性疾病、外伤或内脏损伤等；绿色可能是铜绿假单胞菌感染；淡黄色脓性见于化脓菌感染；乳白色系胸导管或淋巴管阻塞引起的真性乳糜液；如积液中乳糜微粒增加或含有大量脂肪变性细胞，也呈乳糜样，称假性乳糜液。

2. 透明度 漏出液多清晰透明；渗出液因含有大量细胞、细菌而呈不同程度浑浊。

3. 比重 漏出液比重多在 1.015 以下；渗出液因含多量蛋白及细胞，比重多高于 1.018。

4. 凝固性 漏出液中纤维蛋白原含量少，一般不易凝固；渗出液因含有纤维蛋白原等凝血因子、细菌和组织裂解产物，往往自行凝固或有凝块出现。

三、 浆膜腔积液的化学检查

1. 黏蛋白定性试验（Rivalta 试验） 漏出液黏蛋白含量很少，多为阴性反应；渗出液中因含有大量黏蛋白，多呈阳性反应。

2. 蛋白质定量 漏出液蛋白总量常小于 25g/L；渗出液的蛋白总量常在 30g/L 以上。蛋白质如为 25～30g/L，则难以判明其性质。

3. 葡萄糖测定 漏出液中葡萄糖含量与血糖相似。渗出液中葡萄糖常因细菌或细胞酶的分解而减少，如化脓性胸（腹）膜炎、化脓性心包炎，积液中葡萄糖含量明显减少，甚至无糖；30%～50%的结核性渗出液、10%～50%的癌性积液中的葡萄糖含量可减少；类风湿浆膜腔积液中的葡萄糖含量常<3.33mmol/L；红斑狼疮积液中的葡萄糖含量基本正常。

4. 乳酸脱氢酶（LDH） LDH 测定有助于漏出液与渗出液的鉴别诊断。化脓性胸膜炎 LDH 活性显著升高，可达正常血清的 30 倍。癌性积液中度增高，结核性积液略高于正常。

四、 浆膜腔积液显微镜检查

1. 细胞总数 漏出液的白细胞数常<100×10^6/L；渗出液的白细胞数常>500×10^6/L。但这是一个人为划定的界限，在鉴别漏出液与渗出液时，必须结合多项指标分析。

2. 细胞分类 漏出液中细胞主要为淋巴细胞和间皮细胞。渗出液中各种细胞增多的临床意义不同：①中性粒细胞为主：常见于化脓性积液及结核性积液的早期。②淋巴细胞为主：多见于慢性炎症如结核性、梅毒性、肿瘤性以及结缔组织病引起的积液。③嗜酸性粒细胞增多：常见于气胸、血胸、过敏性疾病或寄生虫病所致的积液。④其他细胞：在炎性积液时，出现大量中性粒细胞，同时常伴有组织细胞出现；浆膜刺激或受损时，间皮细胞增多；在狼疮浆膜炎中，偶可查见狼疮细胞；陈旧性出血的积液中可见含铁血黄素细胞。

3. 脱落细胞检测 在浆膜腔积液中检出恶性肿瘤细胞是诊断原发性或继发性肿瘤的重要依据。

五、 浆膜腔积液病原生物学检查

1. 细菌 若肯定或疑为渗出液，则应经无菌操作进行离心沉淀，取沉淀物涂片作革兰染色或抗酸染色镜检，查找病原菌，必要时可进行细菌培养。

2. 寄生虫 乳糜液离心沉淀后检查有无微丝蚴；在阿米巴病的积液中可以找到阿米巴滋养体。

六、 浆膜腔积液检测项目的选择与应用

1. 鉴别漏出液与渗出液 根据有无细菌、寄生虫和肿瘤细胞，或通过酶活性测定及肿瘤标志物检查，进行病因学判定。区别积液性质对某些疾病的诊断和治疗均有重要意义。漏出液与渗出液的鉴别要点见表 4-4-2。

表 4-4-2　漏出液与渗出液的鉴别要点

鉴别要点	漏出液	渗出液
原因	非炎症所致	炎症、肿瘤、化学或物理性刺激
外观	淡黄、浆液性	不定,可为黄色、血性、脓性、乳糜性等
透明度	透明或微浑	多浑浊
比重	低于 1.015	高于 1.018
凝固	不易自凝	能自凝
黏蛋白定性	阴性	阳性
pH	>7.4	<6.8
蛋白定量	$<25g/L$	$>30g/L$
积液总蛋白/血清总蛋白	<0.5	>0.5
葡萄糖定量	$>3.3mmol/L$	可变化,常低于 3.3mmol/L
LDH	$<200U/L$	$>200U/L$
积液 LDH/血清 LDH	<0.6	>0.6
细胞计数	常 $<100\times10^6/L$	常 $>500\times10^6/L$
细胞分类	以淋巴细胞、间皮细胞为主	根据不同病因,分别以中性粒或淋巴细胞为主
癌细胞	未找到	可找到癌细胞或异常染色体
细菌学检查	阴性	可找到病原菌
常见疾病	充血性心力衰竭、肝硬化和肾炎伴低蛋白血症	细菌感染、原发性或转移性肿瘤、急性胰腺炎等

应用积液总蛋白/血清总蛋白的比值、积液 LDH/血清 LDH 的比值和乳酸脱氢酶（LDH）三项检测，可作出 100% 正确的积液分类。在解释实验室结果时应结合临床考虑，若为渗出液，要区别是炎性还是肿瘤性，此时还应进行细胞学和细菌学检测。

2. 用于治疗 通过穿刺抽液可以减轻因浆膜腔大量积液引起的临床症状。通过浆膜腔内药物注射可对某些浆膜疾病进行治疗。

第六节　阴道分泌物检测

阴道分泌物是女性生殖系统分泌的液体，主要由宫颈腺体和前庭大腺的分泌物组成，也含有来自子宫内膜和阴道黏膜的分泌物。阴道分泌物中含有细菌、白细胞、宫颈及阴道黏膜的脱落细胞等，其检测主要用于诊断女性生殖系统炎症、肿瘤以及判断雌激素水平等。

★一、 标本采集

采集阴道分泌物标本前 24h 应无性交、盆浴、阴道检查、阴道灌洗和局部用药等。根据不同的检测目的，自不同的部位采集标本。一般采用生理盐水浸湿的棉拭子，自阴道深部或后穹窿、宫颈管口等处采集。

二、 阴道分泌物一般性状检查

1. 外观　正常阴道分泌物为白色稀糊状，无味，其量多少与雌激素水平高低和生殖器官充血程度有关。大量无色、透明样分泌物见于卵巢颗粒细胞癌或雌激素治疗后；黄（绿）色脓性分泌物见于阴道毛滴虫感染、化脓性感染等；黄（绿）色泡沫样脓性分泌物见于滴虫阴道炎；血性分泌物见于宫颈癌、宫颈息肉等；黄色水样分泌物见于宫颈癌等；豆腐渣样分泌物见于念珠菌阴道炎。

2. 酸碱度

【参考值】

pH4.0～4.5。

【临床意义】

pH 增高见于各种阴道炎病人和绝经期女性。

三、 阴道清洁度检查

阴道清洁度是根据阴道分泌物中白细胞（脓细胞）、上皮细胞、阴道杆菌和杂菌的多少来划分的，是阴道炎症和生育期女性卵巢性激素分泌功能的判断指标。

【参考值】

Ⅰ、Ⅱ度。

【临床意义】

阴道清洁度分度增高见于卵巢功能低下及各种原因的阴道炎。

四、 阴道分泌物病原生物学检查

阴道分泌物中常见的病原体有细菌、真菌、病毒和寄生虫，可引起相应的阴道炎。

五、 宫颈（阴道） 脱落细胞学检查

临床上主要用于诊断恶性肿瘤和判断预后、了解卵巢的功能。

人类乳头瘤病毒（HPV）感染是宫颈癌和癌前病变的主要致病因素。及早发现和治疗癌前病变是防止宫颈癌发生的关键。有资料显示超过 92％的宫颈癌能通过 2 年一次的宫颈脱落细胞学筛查得到有效预防。

六、 阴道分泌物检测项目的选择与应用

（一） 阴道分泌物检查项目的选择

阴道分泌物检查项目一般可分为：①一般性状检查：包括外观、酸碱度等，反映成年女性月经和生殖周期的变化，以及是否存在感染等状况；②清洁度检查：反映雌激素水平和有无感染及感染程度；③病原生物学检查：用于病原微生物感染的诊断；④生化免疫检查：如白细胞酯酶、过氧化物酶及唾液酸苷酶等检查，可协助细菌性阴道病的诊断，以及阴道微生态状况的判断；⑤子宫颈（阴道）脱落细胞学检查：可用于子宫颈癌的诊断等。

阴道分泌物的常规检查指标异常可作为女性生殖系统感染的辅助诊断指标，还可作为治疗效果判断的指标，要明确诊断还需要进行病原学检查。通过子宫颈脱落细胞学检查可对子宫颈癌等女性高发的恶性肿瘤进行筛查，以期早发现、早诊断、早治疗。结合某些病毒的基因分析，可以预防或干预肿瘤的发生、发展等。

（二） 阴道分泌物检查项目的应用

阴道分泌物检查对于女性生殖系统感染、肿瘤的诊断，雌激素水平的判断及性传播疾病的诊断等有重要价值。

1. **诊断和鉴别诊断女性生殖系统**　感染导致女性生殖系统感染的病原生物较多，如细菌、真菌、病毒、寄生虫、支原体、衣原体等，通过阴道分泌物检查可以判断炎症的种类，为女性生殖系统感染的诊断、鉴别诊断和疗效观察提供依据。

2. **诊断肿瘤**　子宫颈脱落细胞学检查主要是对非角化鳞状上皮细胞、子宫颈管上皮细胞和子宫内膜上皮细胞的检查，对女性生殖系统肿瘤的早期诊断和防治有着非常重要的意义。

3. **判断雌激素水平**　阴道上皮细胞的成熟程度和体内雌激素水平呈正相关，通过观察阴道分泌物涂片中上皮细胞的变化，可评估卵巢功能。

第七节　精液检测

精液是男性生殖系统的分泌物，由精子和精浆组成。

★一、精液标本采集

1. **采集时机与方法**　精液标本采集前应禁欲（无性交、无手淫、无遗精）2～7 天。精液标本采集尽量不要用安全套法。

2. **注意事项**

(1) 采集标本后立即送检，并注明采集时间。30～60min 内检测结果最理想。

(2) 标本采集应注意保温送检。

(3) 精子生成的日间变化较大，不能单凭 1 次检测结果作出诊断。出现 1 次异常检测结果，应间隔 7～14 天后再采集标本检测，连续检测 2～3 次才能获得较正确的结果。

二、精液一般性状检查

1. **量**　1 次射精量与射精频度有关。

【参考值】

1.5～6ml/次。

【临床意义】

(1) 精液减少　已 5～7 天未射精而精液量少于 1.5ml 者，称为精液减少。精液减少不利于精子通过阴道进入子宫和输卵管，即使精子计数和精子活动力均正常，也难致孕，但不能肯定为男性不育症的原因。

(2) 无精液症　常见于生殖系统结核、淋病和非特异性炎症等。

(3) 精液增多症　常由垂体促性腺激素分泌功能亢进、雄激素水平增高所致。

2. **颜色和透明度**　射精后立即用肉眼观察精液的颜色和透明度。

【参考值】

灰白色或乳白色，久未射精者可呈淡黄色，液化后为半透明样。

【临床意义】

(1) 血性精液　常见于前列腺和精囊的非特异性炎症、生殖系统结核、肿瘤、结石等。

(2) 脓性精液　常见于精囊炎、前列腺炎等。

3. **黏稠度和液化时间**

【参考值】

刚射出的精液具有高度黏稠性；液化时间＜30min。

【临床意义】

(1) 精液黏稠度减低　刚射出的精液黏稠度低，似米汤，可能为先天性精囊缺如、精囊液流出受阻。

（2）液化时间延长或不液化　可抑制精子的活动力而影响生育，常见于前列腺炎。

4. 气味　正常精液具有栗花或石楠花的特殊气味，这种气味由来自前列腺分泌的精氨酸被氧化所致。

5. 酸碱度　正常精液呈弱碱性，可中和阴道的酸性分泌物，以维持精子的活动力。

【参考值】

pH7.2～8.0。

【临床意义】

（1）精液 pH 大于 8.0　常见于前列腺、精囊腺、尿道球腺和附睾的炎症等。

（2）精液 pH 小于 7.0　常见于输精管阻塞、先天性精囊缺如、慢性附睾炎等。

三、 精液显微镜检查

无精子症和精子缺乏是男性不育的主要原因。常见于睾丸结核、淋病、先天性睾丸下降不全等。

1. 精子活动率和活动力　精子活动率小于 40%，且以 c 级活动力为主，为男性不育症的主要原因之一。常见于：①精索静脉曲张；②生殖系统感染；③应用某些抗代谢药物、抗疟药、雌激素、氧化氮芥等。

2. 精子计数　少精子症常见于精索静脉曲张、先天性或后天性睾丸疾病、理化因素损伤、内分泌疾病等。

3. 精子形态　异常情况下可见各种形态的精子。异常形态精子增多常见于　精索静脉曲张、睾丸和附睾功能异常、生殖系统感染、放射线损伤等。

4. 细胞　精液中的细胞主要有生精细胞，少量白细胞和上皮细胞，偶见红细胞。白细胞增多常见于前列腺炎、精囊炎和附睾炎等。红细胞增多常见于睾丸肿瘤、前列腺癌等，此时精液中还可出现肿瘤细胞。

四、 精液病原生物学检查

男性生殖系统任何部位的感染均可从精液中检测到病原生物，如细菌、病毒、支原体和寄生虫等。

五、 精液检测项目的选择与应用

（一） 精液检查项目的选择

男性不育症的实验诊断项目一般可分为：①精液常规分析：包括精液量、pH、液化时间、精液黏稠度、精子密度、精子活动率、精子活动力、精子存活率、精子形态学等；②精浆生化检查：目前常用的指标有精浆 α-葡糖苷酶、酸性磷酸酶和果糖的检查，它们可分别反映附睾、前列腺和精囊腺的分泌功能；③精液白细胞和生精细胞的检查；④抗精子抗体的检查；⑤精液培养；⑥精子功能的检查。

（二） 精液检查项目的应用

1. 评价男性生育功能，用于不育症的诊断和疗效观察　导致男性不育症有多种原因：①影响精子的发生和成熟，导致精子质和（或）量的异常；②生殖管道的异常，使精液不能正常排入女性生殖道；③附属腺功能异常导致的精液性状异常。通过精液检查可以发现精子是否异常及输精管是否阻塞，为男性不育症的诊断和疗效观察提供依据。

2. 为精子库或人工授精筛选优质精子　人工授精是用非性交的方法将精液置入女性生殖道

内，使精子和卵子自然结合，以达到妊娠目的的一种辅助生育技术。精液检查能为精子库和人工授精筛选优质精子，在进行人工授精前和筛选精子库精液标本时对精液进行全面检查分析，采集和选择活动力强、质量高的优质精子，以保证人工授精的质量。

3. 辅助诊断男性生殖系统疾病 淋病、肿瘤、结核、先天性睾丸发育不全等疾病是男性生殖系统的常见疾病，精液检查可为生殖系统疾病的诊断及疗效观察提供一定依据。如生殖系统有炎症或性传播疾病时，在精液中可发现白细胞或检出相应的病原体；肿瘤病人可于精液涂片中找到肿瘤细胞。

4. 法医学鉴定 法医学检查是将怀疑被精液污染的衣物用生理盐水清洗后直接离心查找精子，或检查血型物质、结晶，也可用化学、免疫学或分子生物学等方法进行检查，作为判断有关案情的参考。通过标本中的 DNA 可找到犯罪嫌疑人的直接犯罪证据。

第八节 前列腺液检测

前列腺液检测主要用于前列腺炎、结石、结核、肿瘤和前列腺肥大的辅助诊断，也可用于性传播疾病的检测等。

★一、 前列腺液标本采集

前列腺液标本通过前列腺按摩术获得。按摩前列腺时先将第 1 滴前列腺液弃去，然后再收集标本。前列腺液量少时可直接将标本滴在载玻片上，量多时可将标本收集于洁净的试管内。按摩后收集不到标本，可以采集按摩后的尿液进行检测。采集细菌培养标本时，应无菌操作，并将标本收集在无菌容器内。采集标本时应注意：①1 次采集标本失败或检测结果阴性，而又有临床指征时，可间隔 3～5 天后重新采集标本或复查；②疑有前列腺结核、急性炎症而有明显的压痛、脓肿或肿瘤时，应慎重进行前列腺按摩；③检测前 3 天应禁止性生活，因为性兴奋后前列腺液内的白细胞常增加。

二、 前列腺液标本一般性状检查

1. 量 正常成人经 1 次前列腺按摩可采集的前列腺液为数滴至 1ml，前列腺炎时前列腺液减少或缺如。

2. 颜色和透明度 淡乳白色、半透明的稀薄液体。①黄色脓性或浑浊黏稠的前列腺液见于前列腺炎。②血性前列腺液见于精囊炎、前列腺炎、前列腺结核、结石和肿瘤等，也可因按摩前列腺用力过重所致。

3. 酸碱度 正常前列腺液呈弱酸性，pH 为 6.3～6.5，50 岁以上者 pH 稍高。pH 增高见于前列腺液中混有较多精囊液时。

三、 前列腺液显微镜检查

在滴有前列腺液的载玻片上直接检查，也可采用 Wright 染色、Papanicolaou 染色和 H-E 染色后再进行检查。

1. 非染色涂片 生理情况下，前列腺液中可见大量磷脂酰胆碱小体、少量红细胞和白细胞，无滴虫，可见结石。前列腺炎时磷脂酰胆碱小体减少或消失，红细胞和白细胞增多；前列腺肿瘤和结核时也可见红细胞增多；滴虫前列腺炎可见到滴虫。

2. 染色涂片 当直接显微镜检查发现异常细胞时，可进行染色涂片检查以诊断前列腺癌，和与前列腺炎鉴别，但细胞学检查阴性不能排除前列腺癌。

四、 前列腺液病原生物学检查

前列腺液涂片进行 Gram 染色、抗酸染色，以检查病原微生物。直接涂片染色检查的阳性率低，必要时可做细菌培养。前列腺、精囊腺感染时，Gram 染色可检查出大量致病菌，以葡萄球菌最常见，其次是链球菌、革兰氏阴性杆菌和淋病奈瑟菌。抗酸染色有助于慢性前列腺炎和前列腺结核的鉴别诊断，但已确诊为前列腺结核时，则不宜进行前列腺按摩，以免引起感染扩散。

五、 前列腺液检测项目的选择与应用

前列腺液检查项目一般可分为：①一般性状检查：包括量、颜色和透明度、酸碱度等，是判断前列腺功能状态的粗略指标；②显微镜检查：通过观察前列腺液中细胞和磷脂酰胆碱小体等成分的多少和分布状况，反映前列腺的功能状态和感染状况；③病原生物学检查：用于病原微生物感染的诊断。临床上，对前列腺液进行检查主要用于前列腺炎的辅助诊断。

前列腺炎的诊断依靠前列腺液的显微镜检查和微生物学检查，白细胞、前列腺颗粒细胞增多和磷脂酰胆碱小体减少是前列腺炎的特点。此外，细菌性前列腺炎可有特异性 lgA、IgG 抗体增高，可维持 6～12 个月，急性或慢性细菌性前列腺炎可见大肠埃希菌。但非细菌性前列腺炎的发生率为细菌性前列腺炎的 8 倍。

前列腺液 pH 增高（如增高至 7.7～8.0 以上）对诊断慢性前列腺炎有参考价值，而且前列腺炎病人经治疗好转后，前列腺液 pH 也恢复正常。

同步练习

1. 简述尿液一般性状检查的临床意义。
2. 简述尿液化学检查的临床意义。
3. 简述尿液显微镜检查的临床意义。
4. 简述管型的形成条件。
5. 简述粪便标本采集的方法及注意事项。
6. 简述粪便一般性状检查的临床意义。
7. 简述常见脑或脑膜疾病的脑脊液检查结果。
8. 简述渗出液及漏出液的鉴别要点。
9. 简述 WHO 精子活动力分级与评价标准。

参考答案

1. 参考答案见第 9 版教材第 301-304 页。
2. 参考答案见第 9 版教材第 304-306 页。
3. 参考答案见第 9 版教材第 306-310 页。
4. 参考答案见第 9 版教材第 308 页。
5. 参考答案见第 9 版教材第 312 页。

6. 参考答案见第 9 版教材第 312-314 页。
7. 参考答案见第 9 版教材第 324 页。
8. 参考答案见第 9 版教材第 325-328 页。
9. 参考答案见第 9 版教材第 335 页。

第五章　常用肾脏功能实验室检测

学习目标

1. 掌握　肾小球、肾小管功能常用的实验室检测及其临床意义。

2. 熟悉　血尿酸检测；肾小管性酸中毒的检测。

3. 了解　肾功能检测项目的选择和应用。

内容精讲

肾病常用的实验室检测有以下两种。

1. 尿液检测　这是最古老、至今仍最常见的检验技术，用于早期筛选、长期随访；方法简便、价格低廉，也是判断肾病严重程度、预后的重要内容。

2. 肾功能检测　代表肾脏的最重要的功能，包括：①肾小球滤过功能；②肾小管重吸收、酸化等功能。肾功能检测是判断肾脏疾病严重程度和预测预后、确定疗效、调整某些药物剂量的重要依据，但尚无早期诊断价值。

第一节　肾小球功能检测

肾小球的主要功能是滤过，评估滤过功能最重要的参数是肾小球滤过率（GFR）。单位时间内（分钟）经肾小球滤出的血浆液体量，称为肾小球滤过率。为测定 GFR，临床上设计了各种物质的肾血浆清除率试验。

肾血浆清除率指双肾于单位时间（min）内能将若干毫升血浆中所含的某物质全部加以清除，结果以毫升/分（ml/min）或升/24 小时（L/24h）表示，计算式为：

$$清除率 = \frac{某物质每分钟在尿中排出的总量}{某物质在血浆中的浓度}$$

即

$$C = \frac{UV}{P}$$

式中，C 为清除率，ml/min；U 为尿中某物质的浓度；V 为每分钟尿量，ml/min；P 为血浆中某物质的浓度。

利用清除率可分别测定 GFR、肾血流量、肾小管对各种物质的重吸收和分泌作用。各种物质经肾排出的方式大致分四种。

（1）全部由肾小球滤出，肾小管既不吸收也不分泌，如菊粉，可作为 GFR 测定的理想试剂，能完全反映 GFR。

（2）全部由肾小球滤过，不被肾小管重吸收，很少被肾小管排泌，如肌酐等，可基本代表 GFR。

（3）全部由肾小球滤过后又被肾小管全部吸收，如葡萄糖，可用作肾小管最大吸收率测定。

（4）除肾小球滤出外，大部分通过肾小管周围毛细血管向肾小管分泌后排出，如对氨马尿酸，可作为肾血流量测定试剂。

一、血清肌酐测定

血液中的肌酐（Cr）由外源性和内生性两类组成。机体每 20g 肌肉每天代谢产生 1mg Cr，产生速率为 1mg/min，每天 Cr 的生成量相当恒定。血中 Cr 主要由肾小球滤过后排出体外，肾小管基本不重吸收且排泌量也较少。在外源性肌酐摄入量稳定的情况下，血中的浓度取决于肾小球滤过能力，当肾实质损害，GFR 降低到临界点后（GFR 下降至正常人的 1/3 时），血 Cr 浓度就会明显上升，故测定血肌酐浓度可作为 GFR 受损的指标，敏感性较血尿素氮（BUN）好，但并非早期诊断指标。

【参考值】

全血 Cr：88.4～176.8μmol/L。

血清或血浆 Cr：男性 53～106μmol/L，女性 44～97μmol/L。

【临床意义】

1. 评价肾小球滤过功能　血 Cr 增高见于各种原因引起的肾小球滤过功能减退：①急性肾衰竭，血肌酐明显进行性的升高为器质性损害的指标，可伴少尿或非少尿。②慢性肾衰竭，血 Cr 升高程度与病变严重性一致：肾衰竭代偿期，血 Cr＜178μmol/L；肾衰竭失代偿期，血 Cr＞178μmol/L；肾衰竭期，血 Cr 明显升高，血 Cr＞445μmol/L。

2. 鉴别肾前性和肾实质性少尿

（1）肌酐　①器质性肾衰竭血 Cr 常超过 200μmol/L；②肾前性少尿，如心力衰竭、脱水、肝肾综合征、肾病综合征等，血肌酐浓度上升多不超过 200μmol/L。

（2）BUN/Cr（单位为 mg/dl）比值　①器质性肾衰竭，BUN 与 Cr 同时增高，因此 BUN/Cr≤10：1；②肾前性少尿，肾外因素所致的氮质血症，BUN 可较快上升，但血 Cr 不相应上升，此时 BUN/Cr 常＞10：1。

3. 生理变化　老年人、消瘦者可能偏低。

4. 药物影响　西咪替丁可抑制肾小管对肌酐的分泌。

★二、内生肌酐清除率测定

人体血液中肌酐的生成可有内、外源性两种，在严格控制饮食条件和肌肉活动相对稳定的情况，血 Cr 的生成量和尿的排出量较恒定，其含量的变化主要受内源性肌酐的影响，而且肌酐分子量为 113，大部分从肾小球滤过，不被肾小管重吸收，排泌量很少。肾单位时间内把若干毫升血液中的内在肌酐全部清除出去，称为内生肌酐清除率（Ccr）。

1. 标准 24h 留尿计算法

（1）病人连续 3 天进低蛋白饮食（＜40g/d）并禁食肉类（无肌酐饮食），避免剧烈运动。

（2）于第 4 天晨 8 时将尿液排净，然后收集记录 24h 尿量（次日晨 8 时尿必须留下），并于第一次收集尿液时加入甲苯 4～5ml 防腐。取血 2～3ml（抗凝或不抗凝均可），与 24h 尿同时送检。

（3）测定尿及血中肌酐浓度。

（4）应用下列公式计算 Ccr：

$$Ccr(ml/min) = \frac{尿肌酐浓度(\mu mol/L) \times 每分钟尿量(ml/min)}{血浆肌酐浓度(\mu mol/L)}$$

由于每人肾的大小不相同，每分钟排尿能力也有差异，为排除这种个体差异，可进行体表面积的校正，因肾脏大小与体表面积成正比，以下公式可参考应用

矫正清除率＝实际清除率×标准体表面积（1.73m²）/受试者的体表面积

受试者体表面积可采用许文生氏公式法进行计算，其中中国人适用的通式如下：

受试者体表面积（m²）＝0.0061×身高（cm）＋0.0124×体重（kg）－0.0099

2. 血肌酐计算法　这也是一种简便的方法，计算公式为：

$$Ccr(ml/min)=\frac{(140-年龄)\times 体重(kg)}{72\times 血肌酐浓度(mg/dl)}(男性)$$

$$Ccr(ml/min)=\frac{(140-年龄)\times 体重(kg)}{85\times 血肌酐浓度(mg/dl)}(女性)$$

【参考值】

成人 80～120ml/min；老年人随年龄增长，有自然下降趋势。

【临床意义】

1. 判断肾小球损害程度　当 GFR 降低到正常值的 50%，Ccr 测定值可低至 50ml/min，但血肌酐、尿素氮测定仍可在正常范围，因肾有强大的储备能力，故 Ccr 是较早反映 GFR 的敏感指标。

2. 评估肾功能　临床常用，Ccr 代替 GFR，根据 Ccr 一般可将肾功能分为 4 期。

第 1 期（肾衰竭代偿期）：Ccr 为 80～51ml/min；

第 2 期（肾衰竭失代偿期）：Ccr 为 50～20ml/min；

第 3 期（肾衰竭期）：Ccr 为 19～10ml/min；

第 4 期（尿毒症期或终末期肾衰竭）：Ccr＜10ml/min。

另一种分类是：轻度损害 Ccr 在 70～51ml/min；中度损害 Ccr 在 50～31ml/min；Ccr 小于 30ml/min 为重度损害。

3. 指导治疗　慢性肾衰竭 Ccr 小于 30～40ml/min，应开始限制蛋白质摄入；Ccr 小于 30ml/min，用氢氯噻嗪等利尿剂治疗常无效，不宜应用；小于 10ml/min 应结合临床进行肾替代治疗，对袢利尿药（如呋塞米、依他尼酸钠）的反应也已极差。此外，肾衰竭时凡由肾代谢或经肾排出的药物也可根据 Ccr 降低的程度来调节用药剂量和决定用药的时间间隔。

三、 血尿素氮测定

血尿素氮（BUN）是蛋白质代谢的终末产物。尿素主要经肾小球滤过随尿排出，正常情况下 30%～40% 被肾小管重吸收，肾小管有少量排泌，当肾实质受损害时，GFR 降低，致使血尿素浓度增加。因此目前临床上多通过测定尿素氮，粗略观察肾小球的滤过功能。

【参考值】

成人：3.2～7.1mmol/L；婴儿、儿童：1.8～6.5mmol/L。

【临床意义】

血中尿素氮增高见于以下情况。

1. 器质性肾功能损害　①各种原发性肾小球肾炎、肾盂肾炎、间质性肾炎、肾肿瘤、多囊肾等所致的慢性肾衰竭。②急性肾衰竭肾功能轻度受损时，BUN 可无变化，但 GFR 下降至 50% 以下，BUN 才能升高。因此血 BUN 测定不能作为早期肾功能指标。但对慢性肾衰竭，尤其是尿毒症 BUN 增高的程度一般与病情严重性一致；肾衰竭代偿期 GFR 下降至 50ml/min，血

BUN<9mmol/L；肾衰竭失代偿期，血 BUN>9mmol/L；肾衰竭期，血 BUN>20mmol/L。

2. 肾前性少尿　如严重脱水、大量腹水、心脏循环功能衰竭、肝肾综合征等导致的少尿，此时 BUN 升高，但肌酐升高不明显，BUN/Cr（mg/dl）>10∶1，称为肾前性氮质血症。

3. 蛋白质分解或摄入过多可见升高

4. 血 BUN 作为肾衰竭透析充分性指标　多以 KT/V 表示，K 为透析器 BUN 清除率（L/min）；T 为透析时间（min）；V 为 BUN 分布容积（L）。$KT/V>1.0$ 表示透析充分。

四、 肾小球滤过率测定

【参考值】

总 GFR（100±20）ml/min。

【临床意义】

1. GFR 影响因素　与年龄、性别、体重有关，因此须注意这些因素。

2. GFR 降低　急性和慢性肾衰竭、肾盂肾炎（晚期）、肾小球功能不全、肾动脉硬化、糖尿病（晚期）和高血压（晚期）、肾上腺皮质功能不全、甲状腺功能减退症、糖皮质激素缺乏等。

3. GFR 升高　肢端肥大症和巨人症、糖尿病肾病早期等。

五、 血 β₂-微球蛋白（β₂-MG）测定

正常人血中 β_2-MG 浓度很低，可自由通过肾小球，然后在近端小管内几乎全部被重吸收。

【参考值】

成人血清 β_2-MG1～2mg/L。

【临床意义】

1. 评价肾小球功能　肾小球滤过功能受损，β_2-MG 潴留于血中。若同时出现血和尿 β_2-MG 升高，血 β_2-MG<5mg/L，则可能肾小球和肾小管功能均受损。

2. 其他　IgG 肾病、恶性肿瘤，以及多种炎性疾病如肝炎、类风湿关节炎等可致 β_2-MG 生成增多。

第二节　肾小管功能检测

一、 近端肾小管功能检测

（一） 尿 β₂-微球蛋白测定

【参考值】

成人尿 β_2-MG 低于 0.3mg/L，或以尿肌酐校正<0.2mg/g 肌酐。

【临床意义】

根据 β_2-MG 的肾排泄过程，尿 β_2-MG 增多较敏感地反映近端肾小管重吸收功能受损，如肾小管-间质性疾病、药物或毒物所致早期肾小管损伤以及肾移植后急性排斥反应早期。肾移植后均使用可抑制 β_2-MG 生成的免疫抑制剂，若仍出现尿 β_2-MG 增多，表明排斥反应未能有效控制。

由于肾小管重吸收 β_2-MG 的阈值为 5mg/L，超过阈值时，出现非重吸收功能受损的大量尿 β_2-MG 排泄。因此应同时检测血 β_2-MG，只有血 β_2-MG<5mg/L 时，尿 β_2-MG 升高才反映肾小管损伤。

（二） α₁-微球蛋白测定

血浆中 α_1-MG 可以游离或与 IgG、清蛋白结合的两种形式存在。游离 α_1-MG 可自由透过肾

小球，但原尿中 α_1-MG 约 99％被近曲小管上皮细胞以胞饮的方式重吸收并分解，故仅微量从尿中排泄。

【参考值】

成人尿 α_1-MG＜15mg/24h 尿，或＜10mg/g 肌酐；血清游离 α_1-MG 为 10～30mg/L。

【临床意义】

1. 近端肾小管功能损害　尿 α_1-MG 升高，是反映各种原因包括肾移植后排斥反应所致早期近端肾小管功能损伤的特异、灵敏指标。与 β_2-MG 比较，α_1-MG 不受恶性肿瘤影响，酸性尿中不会出现假阴性，故更可靠。

2. 评估肾小球滤过功能　血清和尿中 α_1-MG 均升高，表明肾小球滤过功能和肾小管重吸收功能均受损。

3. 血清 α_1-MG 降低　见于严重肝实质性病变所致生成减少，如重症肝炎、肝坏死等。

综上所述，在评估各种原因所致的肾小球和近端肾小管功能特别是早期损伤时，β_2-MG 和 α_1-MG 均是较理想的指标，尤以 α_1-MG 为佳，有取代 β_2-MG 的趋势。

二、 远端肾小管功能检测

（一） 昼夜尿比密试验

【参考值】

成人尿量 1000～2000ml/24h，其中夜尿量＜750ml，昼尿量（晨 8 时至晚 8 时的 6 次尿量之和）和夜尿量比值一般为（3～4）∶1；夜尿或昼尿中至少 1 次尿比密＞1.018，昼尿中最高与最低尿比密差值＞0.009。

【临床意义】

用于诊断各种疾病对远端肾小管稀释-浓缩功能的影响。尿量明显增多（＞4L/24h）而尿比密均低于 1.006，此为尿崩症的典型表现。

（二） 尿渗量（尿渗透压） 测定

【参考值】

禁饮后尿渗量为 600～1000m Osm/（kg·H_2O），平均 800m Osm/（kg·H_2O）；血浆 275～305m Osm/（kg·H_2O），平均 300m Osm/（kg·H_2O）。尿/血浆渗量比值为（3～4.5）∶1。

【临床意义】

1. 判断肾浓缩功能　主要见于慢性肾盂肾炎、多囊肾、尿酸性肾病等慢性间质性病变。

2. 鉴别肾前性、肾性少尿　肾前性少尿时，尿渗量较高；肾小管坏死所致的肾性少尿时，尿渗量常降低。

第三节　血尿酸检测

尿酸（UA）为核蛋白和核酸中嘌呤的代谢产物，既可来自体内，亦可来自食物中嘌呤的分解代谢。血尿酸浓度受肾小球滤过功能和肾小管重吸收功能的影响。

【参考值】

成人酶法血清（浆）尿酸浓度：男性 150～416μmol/L，女性 89～357μmol/L。

【临床意义】

若能严格禁食含嘌呤丰富食物 3 天，排除外源性尿酸干扰再采血，血尿酸水平改变较有意义。

1. 血尿酸浓度升高 ①肾小球滤过功能损伤；②体内尿酸生成异常增多：常见为遗传性酶缺陷所致的原发性痛风，以及多种血液病、恶性肿瘤等因细胞大量破坏所致的继发性痛风。此外亦见于长期使用利尿药和抗结核药吡嗪酰胺、慢性铅中毒和长期禁食者。

2. 血尿酸浓度降低 各种原因致肾小管重吸收尿酸功能损害，尿酸大量丢失，以及肝功能严重损害尿酸生成减少。如范可尼综合征、急性重型肝炎、肝豆状核变性等。此外，慢性镉中毒，使用磺胺及大剂量糖皮质激素，参与尿酸生成的黄嘌呤氧化酶、嘌呤核苷酸化酶先天性缺陷等，亦可致血尿酸降低。

第四节 肾小管性酸中毒的检测

主要通过酸负荷和碱负荷试验进行评价。

第五节 肾功能检测项目的选择和应用

肾有强大的贮备能力，早期肾病变往往没有或极少有症状和体征，故早期诊断很大程度上要依赖于实验室检测。但是，肾功能检测除极少数项目外，多数情况下，缺乏特异性。因此，选择和应用肾功能检测的原则是：①根据临床需要选择必需的项目或作项目组合，为临床诊断、病情监测和疗效观察等提供依据；②结合临床资料和其他检测，综合分析，作出客观结论。

1. 常规检查或健康体检 可选用尿液常规检查项目和尿沉渣镜检，以避免漏诊和准确了解病变程度。

2. 全身性疾病所致的肾损害 已确诊患有糖尿病、高血压、系统性红斑狼疮等可导致肾病变的全身性疾病者，为尽早发现肾损害，宜选择和应用较敏感的尿微量清蛋白、α_1-MG 及 β_2-MG 等。

3. 评价肾功能 为了解肾脏病变的严重程度及肾功能状况，应分别选择和应用肾小球功能试验、肾小管功能试验或球-管功能组合试验。

（1）主要累及肾小球，亦可能累及近端肾小管的肾小球肾炎、肾病综合征等，可在 Ccr、血肌酐、尿素和尿 α_1-MG、β_2-MG 等肾小球滤过功能和近端肾小管功能检测项目中选择。必须注意，在反映肾小球滤过功能上，血肌酐、尿酸、尿素只在晚期肾脏疾病或肾有较严重损害时才有意义。

（2）为了解肾盂肾炎、间质性肾炎、全身性疾病和药物（毒物）所致肾小管病变时，可考虑选用 α_1-MG、β_2-MG 及肾小管的稀释-浓缩功能试验。监测肾移植后排斥反应，应动态观察上述指标的变化。

（3）急性肾功能衰竭时，应动态检测尿渗量和有关肾小球滤过功能试验；慢性肾功能衰竭时，除尿常规检查外，可考虑选用肾小球和肾小管功能的组合试验。

➤➤ **同步练习** ➤➤

1. 简述血尿素氮、血清肌酐检测的临床意义。

2. 简述血 β_2-微球蛋白检测的临床意义。

3. 简述导致血尿酸升高的可能原因。

参考答案

1. 参考答案见第 9 版教材第 341-344 页。

2. 参考答案见第 9 版教材第 344 页。

3. 参考答案见第 9 版教材第 348 页。

第六章　肝脏病常用实验室检测

内容精讲

第一节　肝脏病常用的实验室检测项目

一、蛋白质代谢功能检查

除 γ 球蛋白、von Willebrand 因子以外的大部分血浆蛋白，如清蛋白、糖蛋白、脂蛋白、多种凝血因子、抗凝因子、纤溶因子及各种转运蛋白等均在肝脏合成，当肝细胞受损严重时这些血浆蛋白质合成减少，尤其是清蛋白减少，导致低清蛋白血症，临床上可出现水肿，甚至出现腹水与胸水。γ 球蛋白为免疫球蛋白，由 B 淋巴细胞及浆细胞产生，当肝脏受损，尤其是慢性炎症时，刺激单核-吞噬细胞系统，γ 球蛋白生成增加。当患严重肝病时，血浆纤维蛋白原、凝血酶原等凝血因子合成减少，临床上出现皮肤、黏膜出血倾向。体内氨基酸及核酸代谢产生的氨在肝脏内通过鸟氨酸循环合成尿素、经肾脏排出体外，从而维持血氨的正常水平，当肝细胞严重损害时，尿素合成减少，血氨升高，临床表现为肝性脑病。由于肝脏参与蛋白质的合成代谢与分解代谢，通过检测血浆蛋白含量及蛋白组分的相对含量（蛋白电泳）、凝血因子含量及血氨浓度，可了解肝细胞有无慢性损伤及其损害的严重程度。

★（一）血清总蛋白和清蛋白、球蛋白比值测定

90％以上的血清总蛋白（STP）和全部的血清清蛋白（A）是由肝脏合成，因此血清总蛋白和清蛋白含量是反映肝脏合成功能的重要指标。清蛋白是正常人体血清中的主要蛋白质组分，半衰期为 19～21 天，在维持血液胶体渗透压、体内代谢物质转运及营养等方面起重要作用。总蛋白含量减去清蛋白含量，即为球蛋白（G）含量。根据清蛋白与球蛋白的量，可计算出清蛋白与球蛋白的比值（A/G）。

【参考值】

血清总蛋白及清蛋白含量与性别无关，但与年龄、运动、体位、标本性状等相关，尤其是乳糜标本，会影响检测的准确性。

成人血清：

总蛋白：60～80g/L；

清蛋白：40～55g/L；

球蛋白：20～30g/L；

A/G：（1.5～2.5）：1。

【临床意义】

血清总蛋白降低一般与清蛋白减少相平行，总蛋白升高同时有球蛋白升高。由于肝脏具有很强的代偿能力且清蛋白半衰期较长，因此只有当肝脏病变达到一定程度和在一定病程后才能出现血清总蛋白的改变，急性或局灶性肝损伤时 STP、A、G 及 A/G 多为正常。因此它常用于检测慢性肝损伤，并可反映肝实质细胞的储备功能。

1. 血清总蛋白及清蛋白增高　各种原因导致的血液浓缩、肾上腺皮质功能减退等。

2. 血清总蛋白及清蛋白降低

（1）肝细胞损害影响总蛋白与清蛋白合成　常见肝脏疾病有亚急性重症肝炎、慢性中度以上持续性肝炎、肝硬化、肝癌等，以及缺血性肝损伤、毒素诱导性肝损伤。清蛋白减少常伴有 γ 球蛋白增加，清蛋白含量与有功能的肝细胞数量呈正比。清蛋白持续下降，提示肝细胞坏死进行性加重，预后不良；治疗后清蛋白上升，提示肝细胞再生，治疗有效。血清总蛋白<60g/L 或清蛋白<25g/L 称为低蛋白血症，临床上常出现严重水肿及胸水、腹水。

（2）营养不良　如蛋白质摄入不足或消化吸收不良等。

（3）蛋白丢失过多　如肾病综合征、严重烧伤、急性大失血等。

（4）消耗增加　见于慢性消耗性疾病，如重症结核、甲状腺功能亢进症及恶性肿瘤等。

（5）血清水分增加　如水钠潴留或静脉补充过多的晶体溶液。

3. 血清总蛋白及球蛋白增高　当血清总蛋白>80g/L 或球蛋白>35g/L，分别称为高蛋白血症或高球蛋白血症。总蛋白增高主要是因球蛋白增高，其中又以 γ 球蛋白增高为主。

（1）慢性肝脏疾病　包括自身免疫性慢性肝炎、慢性活动性肝炎、肝硬化、慢性酒精性肝病等。

（2）M 球蛋白血症　如多发性骨髓瘤、淋巴瘤、原发性巨球蛋白血症等。

（3）自身免疫性疾病　如系统性红斑狼疮、风湿热、类风湿关节炎等。

（4）慢性炎症与慢性感染　如结核病、疟疾、黑热病、麻风病及慢性血吸虫病等。

4. 血清球蛋白浓度降低　主要是因合成减少。如婴幼儿、免疫功能抑制病人、先天性低 γ 球蛋白血症病人。

5. A/G 倒置　清蛋白降低和（或）球蛋白增高均可引起 A/G 倒置，见于严重肝功能损伤及 M 蛋白血症，如肝硬化、原发性肝癌、多发性骨髓瘤等。

（二）血清 α₁-抗胰蛋白酶（AAT）

ATT 缺陷与肝病有关，同时低血浆 ATT 还可见于胎儿呼吸窘迫综合征。

（三）血清铜蓝蛋白（Cp）测定

Cp 是铜的无毒代谢库，临床主要作为 Wilson 病的辅助诊断指标。

（四）血清蛋白电泳

【参考值】

醋酸纤维素膜法：

清蛋白：0.62～0.71（62%～71%）；

α₁ 球蛋白：0.03～0.04（3%～4%）；

α₂ 球蛋白：0.06～0.10（6%～10%）；

β 球蛋白：0.07～0.11（7%～11%）；

γ 球蛋白：0.09～0.18（9%～18%）。

【临床意义】

1. 肝脏疾病 急性及轻症肝炎时电泳结果多无异常。慢性肝炎、肝硬化、肝细胞肝癌（常合并肝硬化）时，清蛋白降低，α_1 球蛋白、α_2 球蛋白、β 球蛋白也有减少倾向；γ 球蛋白增加，在慢性活动性肝炎和失代偿的肝硬化时增加尤为显著。

2. M 蛋白血症 如骨髓瘤、原发性巨球蛋白血症等。

3. 肾病综合征、糖尿病、肾病 由于血脂增高，可致 α_2 球蛋白及 β 球蛋白（脂蛋白的主要成分）增高，清蛋白及 γ 球蛋白降低。

（五） 血清前清蛋白测定

前清蛋白（PAB）由肝细胞合成，前清蛋白半衰期较其他血浆蛋白短（约 2 天），因此它比清蛋白更能早期反映肝细胞损害。营养不良、慢性感染、晚期恶性肿瘤、肝胆系统疾病等常降低。

（六） 血浆凝血因子测定

除组织因子及由内皮细胞合成的 vW 因子外，其他凝血因子几乎都在肝脏中合成，在肝脏疾病早期可用凝血因子检测作为过筛试验。

（七） 血氨测定

肝脏是唯一能解除氨毒性的器官，肝脏利用氨合成尿素，这是保证血氨正常的关键。在肝硬化及暴发性肝衰竭等严重肝损害时，如果 80％以上肝组织破坏，氨就不能被解毒，氨在中枢神经系统积聚，引起肝性脑病。上消化道出血、尿毒症等也可见升高。

二、 脂类代谢功能检查

（一） 血清胆固醇和胆固醇酯测定

【参考值】

总胆固醇 2.9～6.0mmol/L；胆固醇酯 2.34～3.38mmol/L；胆固醇酯：游离胆固醇＝3∶1。

【临床意义】

1. 评估肝功能 肝细胞受损时，血中胆固醇酯减少；在肝细胞严重损害如肝硬化、暴发性肝功能衰竭时，血中总胆固醇也降低。

2. 判断胆汁淤积 胆汁淤积时，血中总胆固醇增加，其中以游离胆固醇增加为主。胆固醇酯与游离胆固醇比值降低。

3. 其他 营养不良及甲状腺功能亢进症病人，其血中总胆固醇减少。其他疾病的胆固醇和胆固醇酯的变化及其意义见本篇第七章第二节。

（二） 阻塞性脂蛋白 X 测定

当胆道阻塞、胆汁淤积时，由于胆汁排泄受阻，胆汁内的磷脂逆流入血，血中出现大颗粒脂蛋白，称为阻塞性脂蛋白 X(LP-X)，它是一种异常的低密度脂蛋白。

【参考值】

阴性。

【临床意义】

1. 胆汁淤积性黄疸的诊断 血清 LP-X 阳性有助于胆汁淤积性黄疸的诊断。

2. 肝内、外阻塞的鉴别诊断 LP-X 的定量与胆汁淤积程度相关，肝外阻塞比肝内阻塞引起胆汁淤积程度严重，一般认为其含量＞2000mg/L 时提示肝外胆道阻塞。

★三、 胆红素代谢检查

胆红素是血液循环中衰老红细胞在肝、脾及骨髓的单核-吞噬细胞系统中分解和破坏的产物。当红细胞破坏过多（溶血性贫血）、肝细胞胆红素转运蛋白缺陷（Gilbert 综合征）、葡萄糖醛酸结合缺陷（Crigler-Najjar 综合征）、胆红素排泄障碍（Dubin-Johnson 综合征）及胆道阻塞（各型肝炎、胆管炎症等）均可引起胆红素代谢障碍，临床上通过检测血清总胆红素、结合胆红素、非结合胆红素、尿内胆红素及尿胆原，借以诊断有无溶血及判断肝、胆系统在胆色素代谢中的功能状态。

（一） 血清总胆红素、 结合胆红素和非结合胆红素测定

血清结合胆红素为水溶性，可直接和重氮试剂发生快速反应，此时测得的胆红素为结合胆红素，又称为直接胆红素；非结合胆红素为非水溶性，需要在助溶剂如茶碱、甲醇的作用下才能和重氮试剂起反应，故又称为间接胆红素，此时测得的胆红素包括结合胆红素和非结合胆红素，为总胆红素，非结合胆红素由总胆红素减去结合胆红素计算而来。

【参考值】

血清总胆红素（STB）：新生儿：0～1 天：34～103μmol/L；1～2 天：103～171μmol/L；3～5天：68～137μmol/L。成人：3.4～17.1μmol/L。

血清结合胆红素（CB）：0～6.8μmol/L。

血清非结合胆红素（UCB）：1.7～10.2μmol/L。

【临床意义】

1. 判断有无黄疸、黄疸程度及演变过程 当 STB>17.1μmol/L，但<34.2μmol/L 时为隐性黄疸或亚临床黄疸；34.2～171μmol/L 为轻度黄疸，171～342μmol/L 为中度黄疸，>342μmol/L 为重度黄疸。在病程中检测可以判断疗效和指导治疗。

2. 根据黄疸程度推断黄疸病因 溶血性黄疸通常<85.5μmol/L；肝细胞性黄疸为 17.1～171μmol/L；不完全性梗阻性黄疸为 171～265μmol/L；完全性梗阻性黄疸通常>342μmol/L。

3. 根据总胆红素、结合及非结合胆红素升高程度判断黄疸类型 若 STB 增高伴非结合胆红素明显增高提示为溶血性黄疸；总胆红素增高伴结合胆红素明显升高为胆汁淤积性黄疸；三者均增高为肝细胞性黄疸。

（二） 尿胆红素和尿胆原测定

非结合胆红素不能透过肾小球屏障，因此不能在尿中出现；结合胆红素为水溶性，能够透过肾小球基底膜而在尿中出现。正常成年人尿中含有微量胆红素，大约为 3.4μmol/L，定性试验阴性。当血中结合胆红素浓度超过肾阈（34μmol/L）时，结合胆红素可自尿中排出。尿胆原分子量小，也可通过肾小球滤过屏障，出现在尿中。

【参考值】

尿胆红素定性试验：阴性。

尿胆原定性试验：阴性或弱阳性。

【临床意义】

尿胆红素试验阳性提示血中结合胆红素增加，如胆汁排泄受阻和肝细胞受损等。肝细胞受损、溶血性黄疸尿中尿胆原增多，而梗阻性黄疸尿胆原阴性甚至完全缺如。

临床通过血中结合胆红素、非结合胆红素测定及尿内尿胆红素、尿胆原的检查对黄疸诊断与鉴别诊断有重要价值（表 4-6-1）。

★表 4-6-1　正常人及常见黄疸的胆色素代谢检查结果

类型	血清胆红素			尿内胆色素	
	CB/(μmol/L)	UCB/(μmol/L)	CB/STB	胆红素	尿胆原/(μmol/L)
正常人	0~6.8	1.7~10.2	0.2~0.4	阴性	0.84~4.2
梗阻性黄疸	明显增加	轻度增加	>0.5	强阳性	减少或缺少
溶血性黄疸	轻度增加	明显增加	<0.2	阴性	明显增加
肝细胞性黄疸	中度增加	中度增加	>0.2 或<0.5	阳性	正常或轻度增加

四、 胆汁酸代谢检测

胆汁酸对肝胆系统疾病诊断的灵敏度和特异性高于其他指标。可做空腹或餐后 2h 胆汁酸测定，后者更灵敏。

胆汁酸增高见于：①肝细胞损害，如急性肝炎、慢性活动性肝炎、肝硬化、肝癌、酒精性肝病及中毒性肝病等。②胆道梗阻，如肝内、肝外的胆管梗阻。③门脉分流，肠道中次级胆汁酸经分流的门脉系统直接进入体循环。④进食后血清胆汁酸可一过性增高，此为生理现象。

五、 摄取、 排泄功能检查

体内物质代谢的终末产物，自外界进入体内的药物、染料、毒物，或从肠道吸收来的非营养物质，以及一些肝内代谢产物（如胆色素、胆汁酸盐、胆固醇），均可经过肝细胞的摄取、代谢、转运，最后随胆汁的分泌而排出体外。当肝脏功能受损及肝血流量减少时，上述物质的排泄功能便降低，因此外源性地给予人工色素（染料）、药物来检测肝脏排泄功能是经常应用的肝功能检查方法之一。临床上常运用静脉注射靛氰绿、利多卡因或磺溴酞钠等来了解肝脏的摄取与排泄功能。

★六、 血清酶及同工酶检查

肝脏是人体含酶最丰富的器官，酶蛋白含量约占肝总蛋白含量的 2/3。肝细胞中所含酶种类已知有数百种，在全身物质代谢及生物转化中都起重要作用，但常用于临床诊断的不过 10 余种。

有些酶具有一定组织特异性，测定血清中某些酶的活性或含量可诊断肝胆疾病。如有些酶存在于肝细胞内，当肝细胞损伤时细胞内的酶释放入血流，使血清中的这些酶活性升高，如丙氨酸氨基转移酶（ALT）、天冬氨酸氨基转移酶（AST）、醛缩酶、乳酸脱氢酶（LDH）等。

有些酶由肝细胞合成，当患肝病时，这些酶活性降低，如凝血酶。一些凝血因子Ⅱ、Ⅶ、Ⅸ、Ⅹ合成需维生素 K 参与，而维生素 K 在肠道的吸收依赖于胆汁中的胆汁酸盐，故当胆汁淤积时这些凝血因子合成不足。

胆道阻塞时，胆小管膜上的某些酶在胆盐作用下从膜上解离下来并反流入血，致使血清中这些酶的活性升高，如碱性磷酸酶（ALP）、γ-谷氨酰转肽酶（γ-GT）。

有些酶活性与肝纤维组织增生有关，当肝脏发生纤维化时，血清中这些酶活性增高，如单胺氧化酶（MAO）、脯氨酰羟化酶（PH）等。

因此，血清中的这些酶活性的变化能反映肝脏的病理状态，这是肝脏病实验室检查中最活跃的一个领域。

同工酶指具有相同催化活性，但分子结构、理化性质及免疫学反应等都不相同的一组酶，因此又称同工异构酶。这些酶存在于人体不同组织，或在同一组织、同一细胞的不同亚细胞结构内。因此同工酶测定可提高酶学检查对肝胆系统疾病诊断及鉴别诊断的特异性。

（一） 血清氨基转移酶及其同工酶测定

1. 血清氨基转移酶　用于肝功能检查主要是丙氨酸氨基转移酶（ALT）和天冬氨酸氨基转

移酶（AST）。ALT 主要分布在肝脏，其次分布在骨骼肌、肾脏、心肌等组织中；AST 主要分布在心肌，其次分布在肝脏、骨骼肌和肾脏组织中。在肝细胞中，ALT 主要存在于非线粒体中，而大约 80% 的 AST 存在于线粒体内。由上可知 ALT 与 AST 均为非特异性细胞内功能酶，正常时血清的含量很低，但当肝细胞受损时，肝细胞膜通透性增加，胞浆内的 ALT 与 AST 释放入血浆，致使血清 ALT 与 AST 的酶活性升高，在中等程度肝细胞损伤时，ALT 漏出率远大于 AST；此外 ALT 与 AST 的血浆半衰期分别为 47h 和 17h，因此 ALT 测定反映肝细胞损伤的灵敏度较 AST 为高。但在严重肝细胞损伤时，线粒体膜亦损伤，可导致线粒体内 AST 的释放，血清中 AST/ALT 比值升高。

【参考值】

速率法（37℃）：

ALT：5～40U/L。

AST：8～40U/L。

【临床意义】

（1）急性病毒性肝炎　ALT 与 AST 均显著升高，可达正常上限的 20～50 倍，甚至 100 倍，但 ALT 升高更明显。通常 ALT>300U/L、AST>200U/L，ALT/AST>1，是诊断急性病毒性肝炎重要的检测手段。在肝炎病毒感染后 1～2 周，转氨酶达高峰，在第 3 周到第 5 周逐渐下降，ALT/AST 比值逐渐恢复正常。但转氨酶的升高程度与肝脏损伤的严重程度无关。在急性肝炎恢复期，如转氨酶活性不能降至正常或再度上升，提示急性病毒性肝炎转为慢性。急性重症肝炎时，病程初期转氨酶升高，AST 升高显著，如在症状恶化时，黄疸进行性加深，酶活性反而降低，即出现"胆酶分离"现象，提示肝细胞严重坏死，预后不佳。

（2）慢性病毒性肝炎　转氨酶轻度上升（100～200 U/L）或正常，ALT/AST>1。若 AST 升高较 ALT 显著，ALT/AST<1，提示慢性肝炎可能进入活动期。

（3）酒精性肝病、脂肪肝、药物性肝炎、肝癌等　非病毒性肝病转氨酶轻度升高或正常，且 ALT/AST<1。酒精性肝病 AST 显著升高，ALT 接近正常，可能与酒精具有线粒体毒性及酒精抑制吡哆醛活性有关。

（4）肝硬化　转氨酶活性取决于肝细胞进行性坏死程度，终末期肝硬化转氨酶活性正常或降低。

（5）肝内、外胆汁淤积　转氨酶活性通常正常或轻度上升。

（6）急性心肌梗死　心肌梗死后 6～8h，AST 增高，18～24h 达高峰，其值可达参考值上限的 4～10 倍，与心肌坏死范围和程度有关，4～5 天后恢复，若再次增高则提示梗死范围扩大或新的梗死发生。

（7）其他疾病　如骨骼肌疾病、肺梗死、休克及传染性单核细胞增多症等，转氨酶轻度升高（50～200U/L）。

2. AST 同工酶　在肝细胞中有两种 AST 同工酶，存在于胞浆组分者称为上清液 AST（ASTs）；存在于线粒体中者称为线粒体 AST（ASTm）。正常血清中大部分为 ASTs，ASTm 仅占 10% 以下；当肝细胞受到轻度损害，线粒体未遭破坏，血清中 ASTs 漏出增加，而 ASTm 正常。如肝细胞严重损害、线粒体遭到破坏，此时血清中 ASTm 升高，因此 ASTm 升高表明肝细胞坏死严重。

（二）碱性磷酸酶及其同工酶测定

1. 碱性磷酸酶（ALP）　ALP 主要分布在肝脏、骨骼、肾、小肠及胎盘中。由于血清中大部分 ALP 来源于肝脏与骨骼，因此常作为肝脏疾病的检查指标之一。

【参考值】

磷酸对硝基苯酚速率法（37℃）：

成年男性：45～125U/L。

女性：20～49 岁，30～100U/L；50～79 岁，50～135U/L。

【临床意义】

（1）肝胆系统疾病　各种肝内、外胆管阻塞性疾病，如胰头癌、胆道结石引起的胆管阻塞、原发性胆汁性肝硬化、肝内胆汁淤积等，ALP 明显升高，且与血清胆红素升高相平行；累及肝实质细胞的肝胆疾病（如肝炎、肝硬化），ALP 轻度升高。

（2）黄疸的鉴别诊断　ALP 和血清胆红素、转氨酶同时测定有助于黄疸鉴别诊断。①胆汁淤积性黄疸，ALP 和血清胆红素明显升高，转氨酶仅轻度增高；②肝细胞性黄疸，血清胆红素中等程度增加，转氨酶活性很高，ALP 正常或稍高；③肝内局限性胆道阻塞（如原发性肝癌、转移性肝癌、肝脓肿等），ALP 明显增高，ALT 无明显增高，血清胆红素大多正常。

（3）骨骼疾病　如纤维性骨炎、骨软化症、佝偻病、成骨细胞瘤及骨折愈合期，血清 ALP 升高。

（4）其他　生长中儿童、妊娠中晚期血清 ALP 生理性增高。

2.ALP 同工酶　分为 6 种：ALP1～ALP6。

（三）γ-谷氨酰转移酶及同工酶测定

1.γ-谷氨酰转移酶（GGT）　肾脏、肝脏和胰腺含量丰富，但血清中 GGT 主要来自肝胆系统。GGT 在肝脏中广泛分布于肝细胞的毛细胆管一侧和整个胆管系统，因此当肝内 GGT 合成亢进或胆汁排出受阻时，血清中 GGT 增高。

【参考值】

γ-谷氨酰-3-羧基-对硝基苯胺法（37℃）：

男性：11～50U/L；女性：7～32U/L。

【临床意义】

（1）胆道阻塞性疾病　原发性胆汁性肝硬化、硬化性胆管炎等所致的慢性胆汁淤积，肝癌时由于肝内阻塞，诱使肝细胞产生多量 GGT，同时癌细胞也合成 GGT，均可使 GGT 明显升高，可达参考值上限的 10 倍以上。此时 GGT、ALP 及血清胆红素呈平行增加。

（2）急性和慢性病毒性肝炎、肝硬化、急性肝炎　GGT 呈中等程度升高；慢性肝炎、肝硬化的非活动期，酶活性正常，若 GGT 持续升高，提示病变活动或病情恶化。

（3）急性和慢性酒精性肝炎、药物性肝炎　GGT 可呈明显或中度以上升高（300～1000U/L），ALT 和 AST 仅轻度增高，甚至正常。酗酒者当其戒酒后 GGT 可随之下降。

（4）其他　脂肪肝、胰腺炎、胰腺肿瘤、前列腺肿瘤等 GGT 亦可轻度增高。

2.GGT 同工酶　血清中 GGT 同工酶有三种形式，但还缺少理想方法加以测定。

（四）α-L-岩藻糖苷酶测定

升高见于岩藻糖苷蓄积病及肝癌。

七、其他检查

肝纤维化的实验室检查包括单胺氧化酶（MAO）、脯氨酰羟化酶（PH）、Ⅲ型前胶原 N 末端肽（PⅢP）、Ⅳ型胶原及其分解片段、层粘连蛋白、纤维连接蛋白、波形蛋白及透明质酸等的测定。

第二节　常见肝脏病的各种实验诊断指标变化特点

一、急性肝损伤

在较短时间内迅速发生的肝细胞损伤统称为急性肝损伤，主要包括各种急性病毒性肝炎、急性缺血性肝损伤及急性毒性肝损伤。急性肝损伤的主要实验室检测变化特征是转氨酶的显著升高，AST>200U/L，ALT>300U/L，通常超过参考值上限8倍以上，常常伴有血清胆红素的升高。50%以上的急性肝损伤病人血清AST超过参考值上限10倍以上。急性肝缺血性损伤及毒性损伤时血清AST或ALT常超过其参考值上限100倍以上，AST峰值常>3000U/L。急性肝损伤时，血清胆红素升高以结合胆红素为主，这一点与阻塞性黄疸一致。

急性病毒性肝炎病人如果血清总胆红素>257μmol/L，PT延长在4s以上，预示严重肝损伤的发生，应警惕肝衰竭发生的可能性；如果PT延长在20s以上，则预示病人具有死亡的高度危险性。对于醋氨酚引起的急性毒性肝损伤，如果PT时间持续升高超过4s以上，同样预示严重肝损伤的发生。

二、慢性肝损伤

在较长的时间内（>6个月）肝细胞发生持续性损伤被称为慢性肝损伤，主要包括慢性病毒性肝炎、自身免疫性肝炎、Wilson病、血色素沉着症、原发性胆汁性肝硬化、原发性硬化性胆管炎等。血清转氨酶活性轻度升高，通常在其参考值上限4倍以下。胆红素代谢及排泄基本正常，血清ALP往往在参考值内。

对于慢性病毒性肝炎的确诊需要进行病毒血清学实验。如果病毒血清标志物为阴性，且血清ALT长期轻度升高，则应考虑其他原因导致的慢性肝损伤。血色素沉着症为常染色体隐性遗传性疾病，为6号染色体上HFE基因点突变引起，血清转铁蛋白饱和度>45%、非饱和铁结合能力<28%可用于血色素沉着症的实验诊断。Wilson病同样是常染色体隐性遗传性疾病，具有慢性肝损伤或脂肪肝，且年龄在40岁以下的病人通过测定血清铜蓝蛋白即可进行诊断。Wilson病病人血清铜蓝蛋白水平降低，血清总铜降低，游离铜升高，尿铜排泄增加。

三、肝硬化

慢性肝损伤可反复长期引起肝损伤，使细胞外基质过量沉积及分布异常，从而导致肝纤维化的发生，引起进行性肝功能不全、门脉高压，最终导致肝硬化的发生。肝硬化的病理基础则是肝纤维化。在慢性肝炎发展为肝硬化的过程中，可发生许多实验诊断指标的变化。肝硬化时血清ALT/AST比值常<1，纤维化程度越高，比值越低。此外，肝硬化时血小板减少、PT延长、清蛋白合成减少、球蛋白增加。用于评价肝纤维化的实验诊断指标目前主要有两类：一类是反映胶原产生及降解的血清标志物：MAO、PH、PⅢP、Ⅳ型胶原及其分解片段、透明质酸、层粘连蛋白等；另一类是通过测定血清多种非胶原相关成分，然后计算肝纤维化分数。

第三节　常见肝脏病检查项目的合理选择与应用

目前尚无一种理想的肝功能检查方法能够完整和特异地反映肝脏功能全貌。在临床工作中，临床医生必须具有科学的临床思维，合理选择肝脏功能检查项目，并从检验结果中正确判断肝脏功能状况，必要时可以选择肝脏影像学、血清肝炎病毒标志物及肝癌标志物等检测技术，结合病人临床的症状和体征对肝脏功能作出正确而全面的评价。肝脏病检查项目选择原则如下。

1. 健康体格检查 可选择 ALT、AST、GGT、A/G 比值及肝炎病毒标志物等。必要时可增加 ALP、STP 及血清蛋白电泳。

2. 怀疑为无黄疸性肝病 对急性病人可查 ALT、胆汁酸、尿内尿胆原及肝炎病毒标志物等。对慢性病人可加查 AST、ALP、GGT、STP、A/G 比值及血清蛋白电泳。

3. 对黄疸病人的诊断与鉴别诊断 应查 STB、CB、尿内尿胆原与胆红素、ALP、GGT、LP-X、胆汁酸。

4. 怀疑为原发性肝癌 除查一般肝功能（如 ALT、AST、STB、CB）外，应加查 AFP、GGT 及其同工酶，ALP 及其同工酶。

5. 怀疑为肝纤维化或肝硬化 ALT、AST、STB、A/G、蛋白电泳、ICGR 为筛查，此外还应查 MAO、PH 及 PⅢP 等。

6. 疗效判断及病情随访 急性肝炎可查 ALT、AST、前清蛋白、ICG、STB、CB、尿内尿胆原及胆红素。慢性肝病可观察 ALT、AST、STB、CB、PT、血清总蛋白、A/G 比值及蛋白电泳等，必要时查 MAO、PH、PⅢP。原发性肝癌应随访 AFP、GGT、ALP 及其同工酶等。

几种常见肝病的实验指标改变见表 4-6-2。

表 4-6-2 几种常见肝病的实验指标改变

疾病	AST	ALT	STB	ALP	GGT	A	G	BA	PⅢP
急性肝炎	↑↑↑	↑↑↑	N～↑↑	N～↑	↑	N	N	↑↑	↑
酒精性肝炎	↑	↑	N～↑	N～↑	↑↑↑	N	N	↑	↑
慢性肝炎	↑	↑	N～↑	N～↑	N～↑	↓	↑	↑	↑
肝硬化	N～↑	N～↑	N～↑	N～↑	N～↑	↓↓	↑↑	↑	↑↑
胆汁淤积	N～↑	N～↑	↑～↑↑↑	↑↑↑	↑↑	N	N	↑	N
肝癌	N～↑	N～↑	N～↑	↑↑	↑↑↑↑	N～↓	N～↑	↑	↑↑
暴发性肝衰竭	↑↑↑	↑↑↑	↑↑	↑↑	↑↑	↓	N～↑	↑	N

注：N 为正常。

同步练习

1. 简述血清总蛋白、清蛋白、球蛋白检测的临床意义。
2. 简述血清 ALT、AST、GGT、ALP 检测的临床意义。
3. 简述血清胆红素检测的临床意义。
4. 简述导致血氨升高的可能原因。

参考答案

1. 参考答案见第 9 版教材第 351-352 页。
2. 参考答案见第 9 版教材第 363-364 页。
3. 参考答案见第 9 版教材第 357-358 页。
4. 参考答案见第 9 版教材第 356 页。

第七章　临床常用生物化学检测

第一节　血糖及其代谢产物的检测

★一、空腹血糖检测

空腹血糖（FBG）是诊断糖代谢紊乱的最常用和最重要的指标。以空腹血浆葡萄糖（FPG）检测较为方便，且结果也最可靠，但临床上通常采用血清较多且更为方便。FBG易受肝脏功能、内分泌激素、神经因素和抗凝剂等多种因素的影响，且不同的检测方法，其结果也不尽相同。

【参考值】

成人空腹血浆（血清）葡萄糖　3.9～6.1mmol/L。

【临床意义】

血糖检测是目前诊断糖尿病的主要依据，也是判断糖尿病病情和控制程度的主要指标。

1. FBG 增高　FBG增高而又未达到诊断糖尿病标准时，称为空腹血糖受损（IFG）；FBG增高超过7.0mmol/L时称为高糖血症。当FBG超过9mmol/L（肾糖阈）时尿糖即可呈阳性。

（1）生理性增高　餐后1～2h、高糖饮食、情绪激动等。

（2）病理性增高①各型糖尿病；②内分泌疾病：如甲状腺功能亢进症、巨人症、肢端肥大症、嗜铬细胞瘤和胰高血糖素瘤等；③应激性因素：如颅内压增高、颅脑损伤、中枢神经系统感染、大面积烧伤、心肌梗死、急性脑血管病等；④药物影响：如噻嗪类利尿药、口服避孕药等；⑤肝脏和胰腺疾病：如严重的肝病、坏死性胰腺炎、胰腺癌等；⑥其他：如高热、脱水、腹泻、呕吐、麻醉和缺氧等。

2. FBG 减低　FBG低于3.9mmol/L时为血糖减低，当FBG低于2.8mmol/L时称为低糖血症（hypoglycemia）。

（1）生理性减低　饥饿、长期剧烈运动、妊娠期等。

（2）病理性减低　①胰岛素过多：如胰岛素用量过大、口服降糖药、胰岛B细胞增生或肿瘤等；②对抗胰岛素的激素分泌不足：如肾上腺皮质激素、生长激素缺乏等；③肝糖原贮存缺乏：如急性重型肝炎、急性肝炎、肝癌等；④急性酒精中毒；⑤先天性糖原代谢酶缺乏；⑥消耗性疾病：如严重营养不良、恶病质等；⑦非降糖药物影响：如磺胺药、水杨酸等；⑧特发性低血糖。

★二、 口服葡萄糖耐量试验

现多采用 WHO 推荐的 75g 葡萄糖标准 OGTT,分别检测 FPG 和口服葡萄糖后 30min、1h、2h、3h 的血糖和尿糖。正常人口服一定量的葡萄糖后,暂时升高的血糖刺激了胰岛素分泌增加,使血糖在短时间内降至空腹水平,此为耐糖现象。当糖代谢紊乱时,口服一定量的葡萄糖后血糖急剧升高,或升高不明显,但短时间内不能降至空腹水平(或原来水平),此为糖耐量异常或糖耐量降低。

【参考值】

(1) FPG:3.9~6.1mmol/L。

(2) 口服葡萄糖后 30min~1h,血糖达高峰(一般为 7.8~9.0mmol/L),峰值<11.1mmol/L。

(3) 2h 血糖(2hPG)<7.8mmol/L。

(4) 3h 血糖恢复至空腹水平。

(5) 各检测时间点的尿糖均为阴性。

【临床意义】

OGTT 是一种葡萄糖负荷试验,用以了解机体对葡萄糖代谢的调节能力,是糖尿病和低糖血症的重要诊断性试验。临床上主要用于诊断糖尿病、判断糖耐量异常(IGT)、鉴别尿糖和低糖血症,OGTT 还可用于胰岛素和 C-肽释放试验等。

1. 诊断糖尿病 临床上有以下条件者,即可诊断糖尿病。①具有糖尿病症状,FPG≥7.0mmol/L;②OGTT 2h PG≥11.1mmol/L;③具有临床症状,随机血糖≥11.1mmol/L,且伴有尿糖阳性者。临床症状不典型者,需要另选一天重复 OGTT 检测确诊,但一般不主张做第 3 次 OGTT。

2. 判断 IGT FPG<7.0mmol/L,2h PG 为 7.8~11.1mmol/L,且血糖到达高峰的时间延长至 1h 后,血糖恢复正常的时间延长至 2~3h 以后,同时伴有尿糖阳性者为 IGT。IGT 常见于 2 型糖尿病、肢端肥大症、甲状腺功能亢进症等。

3. 平坦型糖耐量曲线 FPG 降低,口服葡萄糖后血糖上升也不明显,2h PG 仍处于低水平状态。常见于胰岛 B 细胞瘤、肾上腺皮质功能亢进症等。

4. 储存延迟型糖耐量曲线 口服葡萄糖后血糖急剧升高,提早出现峰值,且大于 11.1mmol/L,而 2h PG 又低于空腹水平。常见于胃切除或严重肝损伤等。

5. 鉴别低血糖 ①功能性低血糖:FPG 正常,口服葡萄糖后出现高峰时间及峰值均正常,但 2~3h 后出现低血糖,见于特发性低糖血症;②肝源性低血糖:FPG 低于正常,口服葡萄糖后血糖高峰提前并高于正常,但 2h PG 仍处于高水平,且尿糖阳性,常见于广泛性肝损伤、病毒性肝炎等。

★三、 血清胰岛素检测和胰岛素释放试验

在进行 OGTT 的同时,分别于空腹和口服葡萄糖后 30min、1h、2h、3h 检测血清胰岛素浓度的变化,称为胰岛素释放试验,借以了解胰岛 B 细胞基础功能状态和储备功能状态,间接了解血糖控制情况。

【参考值】

(1) 空腹胰岛素 10~20mU/L。

(2) 释放试验 口服葡萄糖后胰岛素高峰在 30min~1h,峰值为空腹胰岛素的 5~10 倍。2h 胰岛素<30mU/L,3h 后达到空腹水平。

【临床意义】

血清胰岛素检测和胰岛素释放试验主要用于糖尿病的分型诊断及低血糖的诊断与鉴别诊断。

1. 糖尿病

（1）1 型糖尿病空腹胰岛素明显降低，口服葡萄糖后释放曲线低平。

（2）2 型糖尿病空腹胰岛素可正常、稍高或减低，口服葡萄糖后胰岛素呈延迟释放反应。

2. 胰岛 B 细胞瘤　胰岛 B 细胞瘤常出现高胰岛素血症，胰岛素呈高水平曲线，但血糖降低。

3. 其他　肥胖、肝功能损伤、肾功能不全、肢端肥大症、巨人症等血清胰岛素水平增高；腺垂体功能低下，肾上腺皮质功能不全或饥饿时，血清胰岛素减低。

★ **四、 血清 C-肽检测**

【参考值】

（1）空腹 C-肽　0.3～1.3nmol/L。

（2）C-肽释放试验　口服葡萄糖后 30min～1h 出现高峰，其峰值为空腹 C-肽的 5～6 倍。

【临床意义】

C-肽检测常用于糖尿病的分型诊断，其意义与血清胰岛素一样，且 C-肽可以真实反映实际胰岛素水平，不受外源性胰岛素的影响，故也可以指导临床治疗中胰岛素用量的调整。

★ **五、 糖化血红蛋白检测**

糖化血红蛋白（GHb）是在红细胞生存期间 HbA 与己糖（主要是葡萄糖）缓慢、连续的非酶促反应的产物。由于糖化过程非常缓慢，一旦生成不再解离且不受血糖暂时性升高的影响，因此 GHb 对于高血糖，特别是血糖和尿糖波动较大时有特殊诊断价值。GHb 又分为 HbA_1a、HbA_1b、HbA_1c，HbA_1c 是目前临床最常检测的部分。

【参考值】

HbA_1c：4%～6%。

【临床意义】

HbA_1c 水平反映了近 2～3 个月的平均血糖水平。

1. 评价糖尿病控制程度　$HbA_1c<7\%$说明糖尿病控制良好；HbA_1c 增高提示近 2～3 个月的血糖控制不良。HbA_1c 愈高，血糖水平愈高，病情愈重，故 HbA_1c 可作为糖尿病长期控制的良好观察指标。

2. 筛检和预测糖尿病

3. 预测血管并发症

4. 鉴别高血糖　糖尿病高血糖的 HbA_1c 水平增高，而应激性高血糖的 HbA_1c 则正常。

六、 糖化清蛋白检测

糖化清蛋白（GA）是人体葡萄糖与清蛋白发生非酶促反应的产物，由于清蛋白的半衰期为 17～19 天，故可反映糖尿病病人测定前 2～3 周的平均血糖水平，另外还可辅助鉴别应激性高血糖、筛检糖尿病等。

第二节　血清脂质和脂蛋白检测

一、 血清脂质检测

血清脂质包括胆固醇、三酰甘油、磷脂和游离脂肪酸。血清脂质检测除了可作为脂质代谢紊乱及有关疾病的诊断指标外，还可协助诊断原发性胆汁性肝硬化、肾病综合征、肝硬化及吸收不良综合征等。

（一）总胆固醇测定

胆固醇（CHO）是脂质的组成成分之一。胆固醇中 70％为胆固醇酯（CE）、30％为游离胆固醇（FC），总称为总胆固醇（TC）。CHO 检测的适应证有：①早期识别动脉粥样硬化的危险性；②使用降脂药物治疗后的监测。

【参考值】

合适水平：＜5.20mmol/L。

边缘水平：5.23～5.69mmol/L。

升高：＞5.72mmol/L。

【临床意义】

血清 TC 水平受年龄、家族、性别、遗传、饮食、精神等多种因素影响，且男性高于女性，体力劳动者低于脑力劳动者。因此，很难制定统一的参考值。根据 CHO 高低及其引起心、脑血管疾病的危险程度分为合适水平、边缘水平和升高（或减低）即危险水平。作为诊断指标，TC 不特异也不灵敏，只能作为某些疾病，特别是动脉粥样硬化的一种危险因素。因此，血清 TC 水平常作为动脉粥样硬化的预防、发病估计、疗效观察的参考指标。

1.TC 增高 主要见于代谢性疾病、肝胆疾病、肾脏疾病、长期饮酒、吸烟、应用某些药物等。

2.TC 降低 主要见于甲状腺功能亢进症、严重肝脏疾病、应用某些药物等。

（二）三酰甘油测定

三酰甘油（TG）是甘油和 3 个脂肪酸所形成的酯，又称为中性脂肪。TG 是机体恒定的供能来源，主要存在于 β-脂蛋白和乳糜微粒中，直接参与 CHO 和 CE 的合成。TG 也是动脉粥样硬化的危险因素之一。TG 检测的适应证有：①早期识别动脉粥样硬化的危险性和高脂血症的分类；②对低脂饮食和药物治疗的监测。

【参考值】

合适水平：0.56～1.70mmol/L。

边缘水平：1.70～2.30mmol/L。

升高：＞2.30mmol/L。

【临床意义】

血清 TG 受生活习惯、饮食和年龄等的影响，在个体内及个体间的波动较大。必须在空腹 12～16h 后静脉采集 TG 测定标本，以排除和减少饮食的影响。TG 也是动脉粥样硬化的危险因素之一。

1.TG 增高 见于冠心病、动脉粥样硬化症、肥胖症、糖尿病、甲状旁腺功能减退症、肾病综合征、高脂饮食等。

2.TG 减低 见于严重的肝脏疾病、吸收不良、甲状腺功能亢进症等。

二、 血清脂蛋白检测

脂蛋白是血脂在血液中存在、转运及代谢的形式。超高速离心法根据密度的不同将脂蛋白分为乳糜微粒（CM）、极低密度脂蛋白（VLDL）、低密度脂蛋白（LDL）、高密度脂蛋白（HDL）和 VLDL 的代谢产物中间密度脂蛋白（IDL）。脂蛋白（a）［LP（a）］是脂蛋白的一大类，其脂质成分与 LDL 相似。

（一）乳糜微粒测定

乳糜微粒（CM）是最大的脂蛋白，其主要功能是运输外源性 TG。由于 CM 在血液中代谢快，半衰期短，食物消化需要 4～6h，故正常空腹 12h 后血清中不应有 CM。

【参考值】

阴性。

【临床意义】

血清 CM 极易受饮食中的 TG 的影响，易出现乳糜样血液。CM 阳性常见于 Ⅰ 型和 Ⅴ 型高脂蛋白血症。

（二）高密度脂蛋白测定

高密度脂蛋白（HDL）是血清中颗粒密度最大的一组脂蛋白。HDL 水平增高有利于外周组织清除 CHO，从而防止动脉粥样硬化的发生，故 HDL 被认为是抗动脉粥样硬化因子。一般检测 HDL 胆固醇（HDL-C）的含量来反映 HDL 水平。HDL 检测的适应证有：①早期识别动脉粥样硬化的危险性；②使用降脂药物治疗的监测。

【参考值】

1.03～2.07mmol/L。

合适水平：>1.04mmol/L。

减低≤1.0mmol/L。

【临床意义】

1. HDL 增高 HDL 增高对防止动脉粥样硬化、预防冠心病的发生有重要作用。HDL 与 TG 呈负相关，也与冠心病的发病呈负相关，且 HDL 的亚型 HDL_2 与 HDL 的比值对诊断冠心病更有价值。HDL 水平低的个体发生冠心病的危险性大，HDL 水平高的个体患冠心病的危险性小，故 HDL 可用于评价发生冠心病的危险性。另外，绝经前女性 HDL 水平较高，其冠心病患病率较男性和绝经后女性低。HDL 增高还可见于慢性肝炎、原发性胆汁性肝硬化等。

2. HDL 减低 HDL 减低常见于动脉粥样硬化、急性感染、糖尿病、肾病综合征等，以及应用雄激素、β-受体阻滞剂和孕酮等药物时。

（三）低密度脂蛋白测定

低密度脂蛋白（LDL）是富含 CHO 的脂蛋白，是动脉粥样硬化的危险性因素之一。一般以 LDL 胆固醇（LDL-C）的含量来反映 HDL 水平。LDL 检测的适应证有：①早期识别动脉粥样硬化的危险性；②使用降脂药物治疗的监测。

【参考值】

合适水平：≤3.4mmol/L。

边缘水平：3.4～4.1mmol/L。

升高>4.1mmol/L。

【临床意义】

1. LDL 增高 ①判断发生冠心病的危险性：LDL 是动脉粥样硬化的危险因子，LDL 水平增高与冠心病发病呈正相关。因此，LDL 可用于判断发生冠心病的危险性。②其他：遗传性高脂蛋白血症、甲状腺功能减退症、肾病综合征、阻塞性黄疸、肥胖症以及应用雄激素、β-受体阻滞剂、糖皮质激素等 LDL 也增高。

2. LDL 减低 LDL 减低常见于无 β-脂蛋白血症、甲状腺功能亢进症、吸收不良、肝硬化以及低脂饮食和运动等。

（四）脂蛋白（a）测定

脂蛋白（a）[LP（a）]是动脉粥样硬化和血栓形成的重要独立危险因子。检测 LP（a）对早期识别动脉粥样硬化的危险性，特别是在 LDL-C 浓度升高的情况下具有重要价值。

【参考值】

$0 \sim 300 \mathrm{mg/L}$。

【临床意义】

血清 LP（a）水平的个体差异性较大，LP（a）水平高低主要由遗传因素决定，基本不受性别、饮食和环境的影响。

LP（a）增高见于：①LP（a）作为动脉粥样硬化的独立危险因子，与动脉粥样硬化、冠心病、心肌梗死冠状动脉旁路移植术后或经皮腔内冠状动脉成形术（PTCA）后再狭窄或脑卒中的发生有密切关系。LP（a）＞300mg/L 者冠心病发病率较 LP（a）＜300mg/L 者高 3 倍；LP（a）＞497mg/L的脑卒中危险性增加 4.6 倍。因此，可将 LP（a）含量作为动脉粥样硬化的单项预报因子，或确定为是否存在冠心病的多项预报因子之一。②LP（a）增高还可见于 1 型糖尿病、肾脏疾病、炎症、手术或创伤后以及血液透析后等。

三、 血清载脂蛋白检测

脂蛋白中的蛋白部分称为载脂蛋白（apo）。apo 一般分为 apoA、apoB、apoC、apoE 和 apo（a），每类中又分有若干亚型。

（一） 载脂蛋白 A I 测定

载脂蛋白 A（apoA）是 HDL 的主要结构蛋白，apoA I 和 apoA II 约占蛋白质中的 90%，apoA I 与 apoA II 之比为 3∶1。apoA I 可催化磷脂酰胆碱-胆固醇酰基转移酶（LCAT），将组织内多余的 CE 转运至肝脏处理。因此，apoA 具有清除组织脂质和抗动脉粥样硬化的作用。虽然，apoA 有 A I、A II、A III，但 apoA I 的意义最明确，且其在组织中的浓度最高。因此，apoA I 为临床常用的检测指标。

【参考值】

男性：（1.42±0.17）g/L。

女性：（1.45±0.14）g/L。

【临床意义】

1. apoA I 增高　apoA I 可以直接反映 HDL 水平。因此，apoA I 与 HDL 一样可以预测和评价冠心病的危险性，但 apoA I 较 HDL 更精确，更能反映脂蛋白状态。apoA I 水平与冠心病发病率呈负相关，因此 apoA I 是诊断冠心病的一个较灵敏的指标。

2. apoA I 减低　apoA I 减低见于：①家族性 apoA I 缺乏症、家族性 α 脂蛋白缺乏症（Tangier 病）、家族性 LCAT 缺乏症和家族性低 HDL 血症等；②急性心肌梗死、糖尿病、慢性肝病、肾病综合征和脑血管病等。

（二） 载脂蛋白 B 测定

载脂蛋白 B（apoB）是 LDL 中含量最多的蛋白质，90% 以上 apoB 存在于 LDL 中。apoB 具有调节肝脏内外细胞表面 LDL 受体与血浆 LDL 之间平衡的作用，对肝脏合成 VLDL 有调节作用。正常人空腹所检测的 apoB 为 apoB-100。

【参考值】

男性：（1.01±0.21）g/L。

女性：（1.07±0.23）g/L。

【临床意义】

1. apoB 增高 ①apoB 可直接反映 LDL 水平，因此，其增高与动脉粥样硬化、冠心病的发生率呈正相关，也是冠心病的危险因素，可用于评价冠心病的危险性和降脂治疗效果等，且其在预测冠心病的危险性方面优于 LDL 和 CHO；②高 β-载脂蛋白血症、糖尿病、甲状腺功能减退症、肾病综合征和肾衰竭等 apoB 也增高。

2. apoB 减低 apoB 减低见于低 β-脂蛋白血症、无 β-脂蛋白血症、apoB 缺乏症、恶性肿瘤、甲状腺功能亢进症、营养不良等。

（三）载脂蛋白 A I/载脂蛋白 B 比值测定

【参考值】

1～2。

【临床意义】

apoA I/apoB 比值随着年龄增长而降低。动脉粥样硬化、冠心病、糖尿病、高脂血症、肥胖症等 apoA I/apoB 减低。apoA I/apoB<1 对于诊断冠心病的危险性较血清 TC、TG、HDL、LDL 更有价值，其灵敏度为 87%，特异性为 80%。

第三节 血清电解质检测

一、血清阳离子检测

★（一）血钾测定

98% 的钾离子分布于细胞内液，是细胞内的主要阳离子，少量存在于细胞外液，血钾实际反映了细胞外液钾离子的浓度变化。但由于细胞内液、外液之间钾离子互相交换以保持动态平衡，因此血清钾在一定程度上也可间接反映细胞内液钾的变化。

【参考值】

3.5～5.5mmol/L。

【临床意义】

1. 血钾增高 血清钾超过 5.5mmol/L 时称为高钾血症。其常见的原因如下。

（1）摄入过多 如高钾饮食、静脉输注大量钾盐、输入大量库存血液等。

（2）排出减少 如急性肾功能衰竭少尿期、长期使用潴钾的利尿药、系统性红斑狼疮、肾移植术后等。

（3）细胞内钾外移增多 如大面积烧伤、严重溶血性疾病、挤压综合征、缺氧、酸中毒、家族性高血钾性麻痹、使用 β-受体阻滞剂等。

（4）假性高钾 白细胞>500×10⁹/L、血小板>600×10⁹/L、血管外溶血等时也可出现高血钾。

2. 血钾减低 血清钾低于 3.5mmol/L 时称为低钾血症。其中血清钾在 3.0～3.5mmol/L 者为轻度低钾血症；2.5～3.0mmol/L 为中度低钾血症；<2.5mmol/L 为重度低钾血症。常见的发生原因如下。

（1）摄入不足 如长期低钾饮食、禁食、饥饿、营养不良、吸收障碍等。

（2）丢失过多 如肾衰竭多尿期、肾小管酸中毒、肾上腺皮质功能亢进症、醛固酮增多症、长期使用排钾利尿药、频繁呕吐、长期腹泻等。

（3）分布异常 如使用大量胰岛素、低钾性周期性麻痹、碱中毒、细胞外液被稀释等。

★（二）血钠测定

钠是细胞外液的主要阳离子，44% 存在于细胞外液，9% 存在于细胞内液，47% 存在于骨骼中。血清钠多以氯化钠的形式存在，其主要功能在于保持细胞外液容量、维持渗透压及酸碱平衡，并具有维持肌肉、神经正常应激性的作用。

【参考值】

$135 \sim 145 mmol/L$。

【临床意义】

1. 高钠血症 血清钠超过 145mmol/L 并伴有血液渗透压过高者，称为高钠血症。高钠血症发生的常见原因如下。

（1）水分摄入不足或丢失过多 如进食困难致水摄入不足，大量出汗、呕吐、烧伤、长期腹泻、糖尿病性多尿等使失水超过失钠。

（2）摄入过多 进食过多钠盐或输注大量高渗盐水。

（3）内分泌病变 抗利尿激素分泌增加可因排钠减少而致高钠血症；肾上腺皮质功能亢进症、原发性或继发性醛固酮增多症等可致肾小管保钠功能增强，从而使血钠增加。

2. 低钠血症 血清钠低于 135mmol/L 称为低钠血症。低钠血症常见的原因如下。

（1）丢失过多 如慢性肾衰竭多尿期，严重呕吐、反复腹泻、大量出汗、大面积烧伤等使失钠超过失水。

（2）水钠潴留 如急性或慢性肾衰竭少尿期、肝硬化失代偿期、尿崩症、肾上腺皮质功能减退症等。

（3）摄入不足或消耗增加 如饥饿、营养不良、长期低钠饮食、肺结核、肿瘤、肝硬化等。

★（三） 血钙测定

钙是人体含量最多的金属宏量元素。血液中的钙以蛋白结合钙、复合钙（与阴离子结合的钙）和游离钙（离子钙）的形式存在。

【参考值】

总钙：$2.25 \sim 2.58 mmol/L$。

离子钙：$1.10 \sim 1.34 mmol/L$。

【临床意义】

1. 高钙血症 血清总钙超过 2.58mmol/L 称为高钙血症。高钙血症发生的常见原因如下。

（1）溶骨作用增强 如原发性甲状旁腺功能亢进症、多发性骨髓瘤、急性白血病、部分肾癌、肺癌等。

（2）肾功能受损 如急性肾功能不全致钙排出减少。

（3）摄入过多 如静脉输注过多钙盐等。

（4）吸收增加 如大量使用维生素 D、溃疡病长期使用碱性药物治疗等。

2. 低钙血症 血清总钙低于 2.25mmol/L 称为低钙血症。低钙血症发生的常见原因如下。

（1）成骨作用增强 如甲状旁腺功能减退症、恶性肿瘤骨转移等。

（2）吸收减少 如骨质软化症、佝偻病等；乳糜泻或小肠吸收不良综合征、阻塞性黄疸等也可因钙吸收阻碍而出现低钙血症。

（3）摄入不足 见于长期低钙饮食。

（4）其他 如急性或慢性肾衰竭、肾病综合征、妊娠后期。

二、 血清阴离子检测

★（一） 血氯测定

氯是细胞外液的主要阴离子，但在细胞内外均有分布。

【参考值】

95～105mmol/L。

【临床意义】

1. 血氯增高 血清氯含量超过105mmol/L称为高氯血症。

（1）摄入过多或吸收增加 如食入或静脉输注大量的氯化钠、库欣综合征、长期使用糖皮质激素等。

（2）排出减少 如急性或慢性肾衰竭少尿期、心功能不全等。

（3）血液浓缩 如频繁呕吐、大量出汗等因失水过多致血液浓缩。

（4）代偿性增加 如呼吸性碱中毒等。

2. 血氯减低 血清氯含量低于95mmol/L称为低氯血症。

（1）摄入不足 饥饿、营养不良、低盐治疗等。

（2）丢失过多 严重呕吐、腹泻、胃肠引流等，致使氯的丢失大于钠和HCO_3^-的丢失。慢性肾衰竭、糖尿病、呼吸性酸中毒等也可出现低氯血症。

（二）血磷测定

血磷水平受年龄和季节影响，新生儿与儿童的生长激素水平较高，故血清磷水平较高。另外，受夏季紫外线的影响，血清磷的含量也较冬季高。血磷与血钙有一定的浓度关系，即正常人的钙、磷浓度（mg/dl）乘积值为36～40。

【参考值】

0.97～1.61mmol/L。

【临床意义】

1. 血磷增高

（1）内分泌疾病 见于原发性或继发性甲状旁腺功能减退症。

（2）排泄障碍 肾衰竭等所致的磷酸盐排出障碍。

（3）吸收增加 摄入过多的维生素D，可致血钙、血磷增高。

（4）肢端肥大症、多发性骨髓瘤、Addison病等 也可见血磷增高。

2. 血磷降低

（1）摄入不足 吸收不良、活性维生素D缺乏等。

（2）丢失过多 大量呕吐、腹泻、血液透析等。

（3）细胞外磷移入细胞内 碱中毒、急性心肌梗死、静脉注射胰岛素或葡萄糖等。

（4）酒精中毒、糖尿病酮症酸中毒、甲状旁腺功能亢进症、维生素D抵抗性佝偻病等 也可见血磷降低。

第四节 血清铁及其代谢产物检测

一、血清铁检测

血清铁，即与转铁蛋白结合的铁，其含量不仅取决于血清中铁的含量，还受转铁蛋白的影响。

【参考值】

男性：10.6～36.7μmol/L。

女性：7.8～32.2μmol/L。

儿童：$9.0 \sim 22.0 \mu mol/L$。

【临床意义】

1. 血清铁增高

（1）利用障碍　如铁粒幼细胞性贫血、再生障碍性贫血、铅中毒等。

（2）释放增多　如溶血性贫血、急性肝炎、慢性活动性肝炎等。

（3）铁蛋白增多　如白血病、反复输血等。

（4）铁摄入过多　如铁剂治疗过量时。

2. 血清铁减低

（1）铁缺乏　如缺铁性贫血。

（2）慢性失血　如月经过多、消化性溃疡、恶性肿瘤、慢性炎症等。

（3）摄入不足　如长期缺铁饮食或机体需铁增加时。

二、 血清转铁蛋白检测

转铁蛋白（Tf）是血浆中一种能与 Fe^{3+} 结合的球蛋白，主要起转运铁的作用。体内仅有 1/3 的 Tf 呈铁饱和状态。Tf 主要在肝脏中合成，所以 Tf 也可作为判断肝脏合成功能的指标。另外，Tf 也是一种急性时相反应蛋白。

【参考值】

$28.6 \sim 51.9 \mu mol/L$（$2.5 \sim 4.3 g/L$）。

【临床意义】

1. Tf 增高　常见于妊娠期、应用口服避孕药、慢性失血及铁缺乏，特别是缺铁性贫血。

2. Tf 减低　常见于铁粒幼细胞性贫血、再生障碍性贫血、营养不良、肾衰竭等。

三、血清总铁结合力检测

每升血清中的 Tf 所能结合的最大铁量称为总铁结合力（TIBC），即为血清铁与未饱和铁结合力之和。

【参考值】

男性：$50 \sim 77 \mu mol/L$。

女性：$54 \sim 77 \mu mol/L$。

【临床意义】

1. TIBC 增高　见于 Tf 合成增加和释放增加。

2. TIBC 减低　见于 Tf 合成减少、Tf 丢失和铁缺乏。

四、 血清转铁蛋白饱和度检测

血清转铁蛋白饱和度（Tfs）简称铁饱和度，可以反映达到饱和铁结合力的 Tf 所结合的铁量，以血清铁占 TIBC 的百分率表示。

【参考值】

$33\% \sim 55\%$。

【临床意义】

1. Tfs 增高　常见于：①铁利用障碍，如再生障碍性贫血、铁粒幼细胞性贫血等；②血色病，Tfs 大于 70% 为诊断血色病的可靠指标。

2. Tfs 减低　常见于缺铁或缺铁性贫血。

五、 血清铁蛋白检测

血清铁蛋白（SF）是去铁蛋白和铁核心 Fe^{3+} 形成的复合物。SF 是铁的贮存形式。

【参考值】

男性：15～200μg/L。

女性：12～150μg/L。

【临床意义】

1. SF 增高

（1）体内贮存铁增加　原发性血色病、继发性铁负荷过大。

（2）铁蛋白合成增加　炎症、肿瘤、白血病、甲状腺功能亢进症等。

（3）贫血　溶血性贫血、再生障碍性贫血等。

（4）组织释放增加　肝坏死、慢性肝病等。

2. SF 减低　常见于缺铁性贫血、大量失血、营养不良等。

第五节　心肌酶和心肌蛋白检测

心肌损伤的生物化学指标见表 4-7-1。

表 4-7-1　心肌损伤的生物化学指标

意义	生物化学指标
最早出现	肌红蛋白、CK 亚型、糖原磷酸化酶同工酶 BB、心脏脂肪酸结合蛋白（FABP）
特异性高	cTnI、cTnT、CK-MB、CK 亚型
广泛性诊断价值	cTnI、cTnT、乳酸脱氢酶、肌球蛋白轻链和重链
风险划分	cTnI、cTnT、CK-MB
再灌注标志	肌红蛋白、cTnI、cTnT、CK 亚型
2～4 天后再次梗死的标志	CK-MB

一、　心肌酶检测

★（一）　肌酸激酶测定

肌酸激酶（CK）也称为肌酸磷酸激酶（CPK）。CK 主要存在于胞质和线粒体中，以骨骼肌、心肌含量最多，其次是脑组织和平滑肌。肝脏、胰腺和红细胞中的 CK 含量极少。

【参考值】

速率法：男性 50～310U/L，女性 40～200U/L。

【临床意义】

CK 水平受性别、年龄、种族、生理状态的影响。

1. CK 增高

（1）急性心肌梗死（AMI）　AMI 时 CK 水平在发病 3～8h 即明显增高，其峰值在 10～36h，3～4 天恢复正常。如果在 AMI 病程中 CK 再次升高，提示心肌再次梗死。因此，CK 为早期诊断 AMI 的灵敏指标之一，但诊断时应注意 CK 的时效性。发病 8h 内 CK 不增高，不可轻易排除 AMI，应继续动态观察；发病 24h 的 CK 检测价值最大，此时的 CK 应达峰值，如果 CK 小于参考值的上限，可排除 AMI。但应除外 CK 基础值极低的病人和心肌梗死范围小及心内膜下心肌梗死等情况，此时即使心肌梗死，CK 也可正常。

（2）心肌炎和肌肉疾病　心肌炎时 CK 明显升高。各种肌肉疾病，如多发性肌炎、横纹肌溶解症、进行性肌营养不良、重症肌无力时，CK 明显增高。

（3）溶栓治疗　AMI 溶栓治疗后出现再灌注可导致 CK 活性增高，使峰值时间提前。因此，CK 水平有助于判断溶栓后的再灌注情况，但由于 CK 检测具有中度灵敏度，所以不能早期判断再灌注。如果发病后 4h 内 CK 即达峰值，提示冠状动脉的再通能力达 40%～60%。

（4）手术　可导致 CK 增高，其增高的程度与肌肉损伤的程度、手术范围、手术时间有密切关系。

2. CK 减低　长期卧床、甲状腺功能亢进症、激素治疗等 CK 均减低。

（二）肌酸激酶同工酶测定

CK 有 3 个不同的亚型　CK-MM 主要存在于骨骼肌和心肌中；CK-MB 主要存在于心肌中；CK-BB 主要存在于脑、前列腺、肺、肠等组织中。正常人血清中以 CK-MM 为主，CK-MB 较少，CK-BB 含量极微。

【参考值】

CK-MM：94％～96％。

CK-MB：<5％。

CK-BB：极少或无。

【临床意义】

★1. CK-MB 增高

（1）AMI　CK-MB 对 AMI 早期诊断的灵敏度明显高于总 CK，其阳性检出率达 100％，且具有高度的特异性。CK-MB 一般在发病后 3～8h 增高，9～30h 达高峰，48～72h 恢复正常水平。与 CK 比较，其高峰出现早，消失较快，对诊断发病较长时间的 AMI 有困难，但对心肌再梗死的诊断有重要价值。另外，CK-MB 高峰时间与预后有一定关系，CK-MB 高峰出现早者较出现晚者预后好。

（2）其他心肌损伤　如心绞痛、心包炎、慢性心房颤动、安装起搏器等，CK-MB 也可增高。

2. CK-MM 增高

（1）AMI　CK-MM 亚型对诊断早期 AMI 较为灵敏。

（2）其他　如骨骼肌疾病、进行性肌营养不良、手术等也可增高。

3. CK-BB 增高

（1）神经系统疾病　如脑梗死、急性颅脑损伤、脑出血、脑膜炎时，血清 CK-BB 增高。

（2）部分恶性肿瘤　血清 CK-BB 可见升高。

（三）乳酸脱氢酶测定

乳酸脱氢酶（LD）是一种糖酵解酶，广泛存在于机体的各种组织中，其中以心肌、骨骼肌和肾脏含量最丰富，其次为肝脏、脾脏、胰腺和肺脏，红细胞中 LD 含量也极为丰富。肿瘤组织中也含有 LD。

【参考值】

速率法：120～250U/L。

【临床意义】

1. AMI　8～18h 开始增高，24～72h 达到峰值，持续 6～10 天。若 LD 持续增高或再次增高，提示梗死面积扩大或再次出现梗死。

2. 肝脏疾病　如急性病毒性肝炎、肝硬化、阻塞性黄疸时可见显著增高。

3. 恶性肿瘤　如恶性淋巴瘤、肺癌、结肠癌等均明显增高。

4. 其他　如贫血、肺梗死、骨骼肌损伤等均明显增高。

（四）乳酸脱氢酶同工酶测定

LD 是由 H 亚基（心型）和 M 亚基（肌型）组成的四聚体，根据亚基组合不同形成 5 种同工酶，即 LD_1（H_4）、LD_2（H_3M）、LD_3（H_2M_2）、LD_4（HM_3）和 LD_5（M_4）。其中 LD_1、LD_2

主要来自心肌；LD_3 主要来自肺、脾组织；LD_4 和 LD_5 主要来自肝脏，其次为骨骼肌。由于 LD 同工酶的组织分布特点，其检测具有病变组织定位作用，且其意义较 LD 更大。多数恶性肿瘤病人也见 LD 升高，以 LD_5、LD_4、LD_3 增高为主。

二、心肌蛋白检测

★（一）心肌肌钙蛋白 T 测定

心肌肌钙蛋白（cTn）是肌肉收缩的调节蛋白。当心肌细胞损伤时，心肌肌钙蛋白 T（cTnT）便释放到血清中。因此，cTnT 浓度变化对诊断心肌缺血损伤的严重程度有重要价值。

【参考值】

$0.02 \sim 0.13 \mu g/L$。

$> 0.2 \mu g/L$ 为临界值。

$> 0.5 \mu g/L$ 可以诊断 AMI。

【临床意义】

1. 诊断 AMI cTnT 是诊断 AMI 的确定性标志物。AMI 发病后 3～6h 的 cTnT 即升高，10～24h 达峰值，其峰值可为参考值的 30～40 倍，恢复正常需要 10～15 天。其诊断 AMI 的灵敏度为 50%～59%，特异性为 74%～96%，故其特异性明显优于 CK-MB 和 LD。对非 Q 波性、亚急性心肌梗死或 CK-MB 无法诊断的病人更有价值。

2. 判断微小心肌损伤 不稳定型心绞痛（UAP）病人常发生微小心肌损伤（MMD），这种心肌损伤只有检测 cTnT 才能确诊。因此，cTnT 水平变化对诊断 MMD 和判断 UAP 预后有重要价值。

3. 预测血液透析病人心血管事件

4. 其他 ①cTnT 也可作为判断 AMI 后溶栓治疗是否出现冠状动脉再灌注，以及评价围手术期和经皮腔内冠状动脉成形术（PTCA）心肌受损程度的较好指标；②钝性心肌外伤、心肌挫伤、甲状腺功能减退症病人的心肌损伤、药物损伤、严重脓毒血症导致左心衰竭时 cTnT 也可升高。

（二）心肌肌钙蛋白 I 测定

心肌肌钙蛋白 I（cTnI）可抑制肌动蛋白中的 ATP 酶活性，使肌肉松弛，防止肌纤维收缩。cTnI 以复合物和游离的形式存在于心肌细胞胞质中，当心肌损伤时，cTnI 即可释放入血液中，血清 cTnI 浓度变化可以反映心肌细胞损伤的程度。

【参考值】

$< 0.2 \mu g/L$。

$> 1.5 \mu g/L$ 为临界值。

【临床意义】

基本上同 cTnT。

（三）肌红蛋白（Mb）测定

肌红蛋白（Mb）是一种存在于骨骼肌和心肌中的含氧结合蛋白。正常人血清 Mb 含量极少，当心肌或骨骼肌损伤时，血液中的 Mb 水平升高，对诊断 AMI 和骨骼肌损害有一定价值。

【参考值】

定性：阴性。

定量：ELISA 法 $50 \sim 85 \mu g/L$，RIA 法 $6 \sim 85 \mu g/L$，$> 75 \mu g/L$ 为临界值。

【临床意义】

1. 诊断 AMI 在 AMI 发病后 30min～2h Mb 即可升高，5～12h 达到高峰，18～30h 恢复正常，所以可作为早期诊断 AMI 的指标，且明显优于 CK-MB 和 LD。

2. 判断 AMI 病情 Mb 发病后一般 18～30h 时血清 Mb 即可恢复正常。如果此时 Mb 持续增高或反复波动，提示心肌梗死持续存在，或再次发生梗死以及梗死范围扩展等。

3. 其他 如骨骼肌损伤、休克、急性或慢性肾衰竭也可见升高。

（四）脂肪酸结合蛋白测定

脂肪酸结合蛋白（FABP）是细胞内脂肪酸载体蛋白，在细胞利用脂肪酸的过程中起重要作用。可用于心肌梗死（再梗死）的早期诊断和监测溶栓治疗的效果。

【参考值】

$<5\mu g/L$。

【临床意义】

1. 诊断 AMI AMI 发病后 30min～3h，血浆 FABP 开始增高，12～24h 内恢复正常，故 FABP 为 AMI 早期诊断指标之一。

2. 其他 骨骼肌损伤、肾衰竭病人血浆 FABP 也可增高。

第六节 其他血清酶学检测

一、淀粉酶检测

淀粉酶（AMY）主要来自胰腺和腮腺。

【参考值】

血液 AMY：35～135U/L。

24h 尿液 AMY：<1000U/L。

【临床意义】

1. AMY 增高

（1）胰腺炎 急性胰腺炎是 AMY 增高最常见的原因。血清 AMY 一般于发病 6～12h 开始增高，12～72h 达到峰值，3～5 天恢复正常。虽然 AMY 活性升高的程度不一定与胰腺组织损伤程度有相关性，但 AMY 增高越明显，其损伤越严重。

（2）胰腺癌 胰腺癌早期 AMY 增高。

（3）非胰腺疾病 如腮腺炎、消化性溃疡穿孔、服用镇静剂、肾衰竭时也可见升高。

2. AMY 减低 可见于慢性胰腺炎和胰腺癌。

二、脂肪酶检测

脂肪酶（LPS）是一种能水解长链脂肪酸三酰甘油的酶，主要由胰腺分泌。

【参考值】

比色法：<79U/L。

滴度法：<1500U/L。

【临床意义】

1. LPS 活性增高

（1）胰腺疾病 LPS 活性增高常见于胰腺疾病，特别是急性胰腺炎。急性胰腺炎发病后 4～8h，LPS 开始升高，24h 达到峰值，可持续 10～15 天，并且 LPS 增高可与 AMY 平行，但有时其增高的时间更早，持续时间更长，增高的程度更明显。

（2）非胰腺疾病 如消化性溃疡穿孔、肠梗阻、急性胆囊炎等 LPS 也可增高。

2. LPS 活性减低　胰腺癌或胰腺结石所致的胰腺导管阻塞时，LPS 活性可减低。

三、 胆碱酯酶检测

胆碱酯酶（ChE）分为乙酰胆碱酯酶（AChE）和假性胆碱酯酶（PChE）。AChE 主要存在于红细胞、肺脏、脑组织、交感神经节中；PChE 由肝脏粗面内质网合成，主要存在于血清或血浆中。检测血清 ChE 主要用于诊断肝脏疾病和有机磷中毒等。

【参考值】

PChE：30000～80000U/L。

AChE：80000～120000U/L。

【临床意义】

1. ChE 活性增高　ChE 活性增高主要见于肾脏疾病、肥胖、甲状腺功能亢进症等。

2. ChE 活性减低

（1）有机磷中毒　含有有机磷的杀虫剂能抑制 ChE，使之减低，且常以 PChE 活性作为有机磷中毒的诊断和监测指标。ChE 活性低于参考值下限的 50%～70% 为轻度中毒；30%～50% 为中度中毒；<30% 为重度中毒。

（2）肝脏疾病　ChE 减低程度与肝脏实质损伤成正比，多见于慢性肝炎、肝硬化和肝癌。如 ChE 持续性减低，提示预后不良。

（3）其他　恶性肿瘤、营养不良等也可使 ChE 活性减低。

第七节　内分泌激素检测

一、 甲状腺激素检测

★（一） 甲状腺素（T_4）和游离甲状腺素（FT_4）测定

【参考值】

TT_4：65～155nmol/L。

FT_4：10.3～25.7pmol/L。

【临床意义】

1. TT_4　是判断甲状腺功能状态最基本的体外筛检指标。

（1）TT_4 增高　TT_4 常受甲状腺素结合球蛋白（TBG）含量的影响，高水平的 TBG 可使 TT_4 增高。TT_4 增高主要见于甲状腺功能亢进症（简称"甲亢"）、先天性甲状腺素结合球蛋白增多症、原发性胆汁性肝硬化、妊娠，以及口服避孕药或雌激素等。另外，严重感染、心功能不全、肝脏疾病、肾脏疾病等也可使 TT_4 增高。

（2）TT_4 减低　主要见于甲状腺功能减退症（简称"甲减"）、缺碘性甲状腺肿、慢性淋巴细胞性甲状腺炎、低甲状腺素结合球蛋白血症等。另外，甲亢的治疗过程中、糖尿病酮症酸中毒、恶性肿瘤、心力衰竭等也可使 TT_4 减低。

2. FT_4　FT_4 不受血浆 TBG 的影响，直接测定 FT_4 对了解甲状腺功能状态较测定 TT_4 更有意义。

（1）FT_4 增高　对诊断甲亢的灵敏度明显优于 TT_4。另外，FT4 增高还可见于甲亢危象、甲状腺激素不敏感综合征、多结节性甲状腺肿等。

（2）FT_4 减低　主要见于甲减，应用抗甲状腺药物、糖皮质激素、多巴胺等，也可见于肾病综合征等。

（二）三碘甲状腺原氨酸（TT₃）和游离三碘甲状腺原氨酸（FT₃）测定

【参考值】

TT_3：$1.6 \sim 3.0$nmol/L。

FT_3：$6.0 \sim 11.4$pmol/L。

【临床意义】

1. TT_3

（1）TT_3 增高 ①TT_3 是诊断甲亢最灵敏的指标。甲亢时 TT_3 可高出正常人 4 倍，而 TT_4 仅为 2.5 倍。某些病人血清 TT_4 增高前往往已有 TT_3 增高，可作为甲亢复发的先兆。因此，TT_3 具有判断甲亢有无复发的价值。②TT_3 是诊断 T_3 型甲亢的特异性指标。T_3 增高而 T_4 不增高是 T_3 型甲亢的特点，见于功能亢进型甲状腺瘤、多发性甲状腺结节性肿大。

（2）TT_3 减低 T_3 不是诊断甲减的灵敏指标。TT_3 减低也可见于肢端肥大症、肝硬化、肾病综合征和使用雌激素等。

2. FT_3

（1）FT_3 增高 FT_3 对诊断甲亢非常灵敏，早期或具有复发前兆的 Graves 病的病人血清 FT_4 处于临界值，而 FT_3 已明显增高。FT_3 增高还可见于甲亢危象等。

（2）FT_3 减低 见于低 T_3 综合征、慢性淋巴细胞性甲状腺炎晚期、应用糖皮质激素等。

（三）反三碘甲状腺原氨酸（rT₃）测定

【参考值】

$0.2 \sim 0.8$nmol/L。

【临床意义】

1. rT_3 增高 rT_3 增高诊断甲亢的符合率为 100%。非甲状腺疾病如 AMI、肝硬化、尿毒症、糖尿病、心力衰竭等 rT_3 也增高。某些药物可致 rT_3 增高，老年人 rT_3 也增高。

2. rT_3 减低 甲减时 rT_3 明显减低，其对轻型或亚临床型甲减诊断的准确性优于 T_3、T_4。慢性淋巴细胞性甲状腺炎时 rT_3 减低常提示甲减。应用抗甲状腺药物治疗时，rT_3 减低较 T_3 缓慢，当 rT_3、T_4 低于参考值时，提示用药过量。

（四）甲状腺素结合球蛋白（TBG）测定

【参考值】

$15 \sim 34$mg/L。

【临床意义】

1. TBG 增高 甲减时 TBG 增高，但随着病情的好转，TBG 也逐渐恢复正常。肝脏疾病如肝硬化、病毒性肝炎等 TBG 显著增高；其他如 Graves 病、甲状腺癌等 TBG 也增高。另外，应用雌激素等也可见 TBG 增高。

2. TBG 减低 TBG 减低常见于甲亢、肢端肥大症、肾病综合征、恶性肿瘤、严重感染等。

二、甲状旁腺素与调节钙、磷代谢激素检测

（一）甲状旁腺素测定

甲状旁腺素（PTH）主要生理作用是拮抗降钙素、动员骨钙释放、加快磷酸盐的排泄和维生素 D 的活化等。

【参考值】

免疫化学发光法：$1 \sim 10$pmol/L。

【临床意义】

1. PTH 增高　PTH 增高是诊断甲状旁腺功能亢进症的主要依据。若 PTH 增高，同时伴有高血钙和低血磷，则为原发性甲状旁腺功能亢进症，多见于维生素 D 缺乏、肾衰竭等。

2. PTH 减低　主要见于甲状腺或甲状旁腺手术后、特发性甲状旁腺功能减退症等。

（二）降钙素测定

降钙素（CT）是由甲状腺 C 细胞分泌的多肽激素。CT 的主要作用是降低血钙和血磷。CT 的分泌受血钙浓度的调节，当血钙浓度增高时，CT 的分泌也增高。CT 与 PTH 对血钙的调节作用相反，共同维持着血钙浓度的相对稳定。

【参考值】

＜100ng/L。

【临床意义】

1. CT 增高　CT 增高是诊断甲状腺髓样癌的很好的标志之一，对判断手术疗效及术后复发有重要价值。另外，CT 增高也可见于燕麦细胞型肺癌、结肠癌、乳腺癌、胰腺癌、前列腺癌和肾脏疾病等。

2. CT 减低　CT 减低主要见于甲状腺切除术后、重度甲状腺功能亢进症等。

三、肾上腺皮质激素检测

（一）尿 17-羟皮质类固醇测定

尿 17-羟皮质类固醇（17-OHCS）是肾上腺糖皮质激素及其代谢产物，其含量高低可以反映肾上腺皮质的功能。

【参考值】

男性：13.8～41.4μmol/24h。
女性：11.0～27.6μmol/24h。

【临床意义】

1. 17-OHCS 增高　常见于肾上腺皮质功能亢进症，如库欣综合征。甲亢、肥胖症等尿中 17-OHCS 也增高。

2. 17-OHCS 减低　常见于原发性肾上腺皮质功能减退症，如 Addison 病，也可见于甲减、肝硬化等。

（二）尿 17-酮皮质类固醇测定

17-酮皮质类固醇（17-KS）是雄激素代谢产物的总称。

【参考值】

男性：34.7～69.4μmol/24h。
女性：17.5～52.5μmol/24h。

【临床意义】

1. 17-KS 增高　多见于肾上腺皮质功能亢进症、睾丸癌、腺垂体功能亢进症等。

2. 17-KS 减低　多见于肾上腺皮质功能减退症、腺垂体功能减退症、睾丸功能低下等。

（三）血清皮质醇和尿液游离皮质醇测定

由于皮质醇的分泌有昼夜节律性变化，一般用上午 8 时和午夜 2 时检测的血清皮质醇浓度表示其峰浓度和谷浓度。24h 尿液游离皮质醇（24h UFC）则不受昼夜节律性影响，更能反映肾上腺皮质分泌功能。因此，常以血清皮质醇和 24h UFC 作为筛检肾上腺皮质功能异常的首选指标。

【参考值】

血清皮质醇：上午 8 时，140～630nmol/L；午夜 2 时，55～165nmol/L；昼夜皮质醇浓度比值＞2。

UFC：30～276nmol/24h。

【临床意义】

1. 血清皮质醇和 24h UFC 增高 常见于肾上腺皮质功能亢进症、双侧肾上腺皮质增生或肿瘤、异源性 ACTH 综合征等，且血清浓度增高失去了昼夜变化规律。非肾上腺疾病，如慢性肝病、妊娠及雌激素治疗等，也可使其增高。

2. 血清皮质醇和 24h UFC 减低 常见于肾上腺皮质功能减退症、腺垂体功能减退症等。

（四） 血浆和尿液醛固酮测定

醛固酮（ALD）是肾上腺皮质球状带细胞所分泌的一种盐皮质激素，作用于肾脏远曲小管，具有保钠排钾、调节水和电解质平衡的作用，ALD 浓度有昼夜变化规律，并受体位、饮食及肾素水平等的影响。

【参考值】

1. 血浆

普通饮食：卧位（238.6±104.0）pmol/L，立位（418.9±245.0）pmol/L。

低钠饮食：卧位（646.6±333.4）pmol/L，立位（945.6±491.0）pmol/L。

2. 尿液 普通饮食：9.4～35.2nmol/24h。

【临床意义】

1. ALD 增高 常见于由肾上腺皮质肿瘤或增生引起的原发性醛固酮增多症，也可见于由于有效血容量减低、肾血流量减少所致的继发性醛固酮增多症，如心力衰竭、肾病综合征等。

2. ALD 减低 见于肾上腺皮质功能减退症、垂体功能减退症等。

四、 肾上腺髓质激素检测

（一） 尿液儿茶酚胺测定

儿茶酚胺（CA）是肾上腺嗜铬细胞分泌的肾上腺素、去甲肾上腺素和多巴胺的总称。血液中的 CA 主要来源于交感神经和肾上腺髓质，测定 24h 尿液 CA 含量不仅可以反映肾上腺髓质功能，也可以判断交感神经的兴奋性。

【参考值】

71.0～229.5nmol/24h。

【临床意义】

1. CA 增高 主要见于嗜铬细胞瘤，也可见于交感神经母细胞瘤、高血压、甲亢等。

2. CA 减低 见于 Addison 病。

（二） 尿液香草扁桃酸测定

香草扁桃酸（VMA）是儿茶酚胺的代谢产物。体内 CA 的代谢产物中有 60％是 VMA，其性质较 CA 稳定，且 63％的 VMA 由尿液排出，故测定尿液 VMA 可以了解肾上腺髓质的分泌功能。由于 VMA 的分泌有昼夜节律性变化，因此，应收集 24h 混合尿液用于测定 VMA。

【参考值】

5～45μmol/24h。

【临床意义】

VMA 主要用于观察肾上腺髓质和交感神经的功能。VMA 增高主要见于嗜铬细胞瘤的发作期、神经母细胞瘤、交感神经细胞瘤和肾上腺髓质增生等。

（三） 血浆肾素测定

肾素为肾小球旁细胞合成分泌的一种蛋白水解酶，可催化血管紧张素原水解生成血管紧张素 I，后者再经血管紧张素 I 转化酶催化水解生成血管紧张素 II。血管紧张素 II 除直接产生多种效应外，还可促进肾上腺皮质释放醛固酮，此即肾素-血管紧张素-醛固酮系统。血浆肾素测定多以血管紧张素原为底物，检测肾素催化下生成血管紧张素 I 的速率代表其活性。血浆肾素检测多与醛固酮检测同时进行。

【参考值】

普通饮食：成人立位采血为 $0.3 \sim 1.9ng/(ml \cdot h)$，卧位为 $0.05 \sim 0.79ng/(ml \cdot h)$。

低钠饮食：卧位采血为 $1.14 \sim 6.13ng/(ml \cdot h)$。

【临床意义】

1. 诊断原发性醛固酮增多症 血浆肾素降低而醛固酮升高是诊断原发性醛固酮增多症极有价值的指标。若二者皆升高见于肾性高血压、水肿、心力衰竭等。严重肾脏病变，二者均降低。

2. 指导高血压治疗 高血压依据血浆肾素水平可分为高肾素性、正常或低肾素性。对高肾素性高血压，选用转化酶抑制剂拮抗血浆肾素功能，可减少肾素分泌的 β-肾上腺素受体阻断剂，可有较好的降压效果；而单用可升高血浆肾素水平的血管扩张剂、钙通道阻滞剂等降压药，则可能因此而减弱降压效果。

五、 性腺激素检测

（一） 血浆睾酮测定

睾酮是男性最重要的雄激素，脱氢异雄酮（DHEA 或 dDHIA）和雄烯二酮是女性的主要雄性激素。血浆睾酮浓度可反映睾丸的分泌功能，血液循环中具有活性的游离睾酮仅为 2%。睾酮分泌具有昼夜节律性变化，上午 8 时为分泌高峰，因此，测定上午 8 时的睾酮浓度对评价男性睾丸分泌功能具有重要价值。

【参考值】

男性 青春期（后期）：$100 \sim 200ng/L$；成人：$300 \sim 1000/\mu g/L$。

女性 青春期（后期）：$100 \sim 200ng/L$；成人：$200 \sim 800ng/L$；绝经后：$80 \sim 350ng/I$。

【临床意义】

1. 睾酮增高 主要见于睾丸间质细胞瘤、男性性早熟、肾上腺皮质功能亢进症、多囊卵巢综合征等，也可见于女性肥胖症、中晚期妊娠等。

2. 睾酮减低 主要见于 Klinefelter 综合征、睾丸不发育症、Kallmann 综合征等。也可见于睾丸炎症、肿瘤、放射性损伤等。

（二） 血浆雌二醇测定

雌二醇（E_2）是雌激素的主要成分，由睾丸、卵巢和胎盘分泌，或由雌激素转化而来。其生理功能是促进女性生殖器官的发育和副性征的出现，并维持正常状态。另外，E_2 对代谢也有明显的影响。

【参考值】

男性 青春期前：$7.3 \sim 36.7pmol/L$；成人：$50 \sim 200pmol/L$。

女性 青春期前：$7.3 \sim 28.7pmol/L$；卵泡期：$94 \sim 433pmol/L$；黄体期：$499 \sim 1580pmol/L$；排卵期：$704 \sim 2200pmol/L$；绝经期：$40 \sim 100pmol/L$。

【临床意义】

1. E₂增高 常见于女性性早熟、男性女性化、卵巢肿瘤以及性腺母细胞瘤、垂体瘤等，也可见于肝硬化、妊娠期。男性随年龄增长，E_2 水平也逐渐增高。

2. E₂减低 常见于各种原因所致的原发性性腺功能减退，如卵巢发育不全，也可见于下丘脑和垂体病变所致的继发性性腺功能减退等。卵巢切除、青春期延迟、原发性或继发性闭经、绝经、口服避孕药等也可使 E_2 减低。

（三） 血浆孕酮测定

孕酮是由黄体和卵巢所分泌，是类固醇激素合成的中间代谢产物。孕酮的生理作用是使经雌激素作用的、已处于增殖期的子宫内膜继续发育增殖、增厚肥大、松软和分泌黏液，为受精卵着床做准备，这对维持正常月经周期及正常妊娠有重要作用。

【参考值】

卵泡期（早）：(0.7 ± 0.1) μg/L。

卵泡期（晚）：(0.4 ± 0.1) μg/L。

排卵期：(1.6 ± 0.2) μg/L。

黄体期（早）：(11.6 ± 1.5) μg/L。

黄体期（晚）：(5.7 ± 1.1) μg/L。

【临床意义】

1. 孕酮增高 主要见于葡萄胎、妊娠高血压综合征、原发性高血压、卵巢肿瘤、多胎妊娠、先天性肾上腺皮质增生等。

2. 孕酮减低 常见于黄体功能不全、多囊卵巢综合征、胎儿发育迟缓、死胎、原发性或继发性闭经、无排卵型子宫功能性出血等。

六、 垂体激素检测

★（一） 促甲状腺激素（TSH）测定

促甲状腺激素（TSH）是腺垂体分泌的重要激素，其生理作用是刺激甲状腺细胞的发育、合成与分泌甲状腺激素。TSH 的分泌受促甲状腺素释放激素（TRH）的兴奋性和生长抑素的抑制性的影响，并受甲状腺素的负反馈调节。

【参考值】

$2\sim10$ mU/L。

【临床意义】

TSH 是诊断原发性和继发性甲状腺功能减退症的最重要的指标。目前认为，FT_3、FT_4 和 TSH 是评价甲状腺功能的首选指标。

1. TSH 增高 常见于原发性甲减、异源性 TSH 分泌综合征、垂体 TSH 不恰当分泌综合征、单纯性甲状腺肿、腺垂体功能亢进症、甲状腺炎等，应用多巴胺拮抗剂、含碘药物等也可使 TSH 增高。另外，检测 TSH 水平可以作为甲减病人应用甲状腺素替代治疗的疗效观察指标。

2. TSH 减低 常见于甲亢、继发性甲减（TRH 分泌不足）、腺垂体功能减退症、皮质醇增多症、肢端肥大症等。过量应用糖皮质激素和抗甲状腺药物，也可使 TSH 减低。

（二） 促肾上腺皮质激素（ACTH）测定

促肾上腺皮质激素（ACTH）是腺垂体分泌的含有 39 个氨基酸的多肽激素，其生理作用是刺激肾上腺皮质增生、合成与分泌肾上腺皮质激素，对 ALD 和性腺激素的分泌也有促进作用。ACTH 的分泌受促肾上腺皮质激素释放激素（CRH）的调节，并受血清皮质醇浓度的反馈调节。另外，ACTH 分泌具有昼夜节律性变化，上午 $6\sim8$ 时为分泌高峰，午夜 $22\sim24$ 时为分泌低谷。

【参考值】

上午 8 时：25～100ng/L。

下午 6 时：10～80ng/L。

【临床意义】

1. ACTH 增高　常见于原发性肾上腺皮质功能减退症等。

2. ACTH 减低　常见于腺垂体功能减退症、原发性肾上腺皮质功能亢进症等。

（三）　生长激素测定

生长激素（GH）的释放受下丘脑的生长激素释放激素（GHRH）和生长激素释放抑制激素（GHIH，又称为生长抑素，SS）的控制。由于 GH 分泌具有脉冲式节律，每 1～4h 出现 1 次脉冲峰，睡眠后 GH 分泌增高，约在熟睡 1h 后达高峰。因而宜在午夜采血测定 GH，但单项指标测定的意义有限，应进行动态监测。

【参考值】

儿童：$<20\mu g/L$。

男性：$<2\mu g/L$。

女性：$<10\mu g/L$。

【临床意义】

1. GH 增高　最常见于垂体肿瘤所致的巨人症或肢端肥大症，也可见于异源性 GHRH 或 GH 综合征。另外，外科手术、灼伤、低血糖症、糖尿病、肾衰竭等 GH 也增高。

2. GH 减低　主要见于垂体性侏儒症、垂体功能减退症、遗传性 GH 缺乏症、继发性 GH 缺乏症等。另外，高血糖、皮质醇增多症、应用糖皮质激素也可使 GH 减低。

（四）　抗利尿激素（ADH）测定

抗利尿激素（ADH）又称为血管升压素，是下丘脑视上核神经元产生的多肽激素。其主要生理作用是促进肾远曲小管和集合管对水的重吸收，即具有抗利尿作用，从而调节有效血容量、渗透压及血压。

【参考值】

1.4～5.6pmol/L。

【临床意义】

1. ADH 增高　常见于腺垂体功能减退症、肾性尿崩症、脱水等。也可见于产生异源性 ADH 的肺癌或其他肿瘤等。

2. ADH 减低　常见于中枢性尿崩症、肾病综合征、输入大量等渗溶液、体液容量增加等。也可见于妊娠期尿崩症。

第八节　治疗性药物监测

治疗性药物监测（TDM）是利用灵敏、可靠的方法，检测病人血液或体液中药物及其代谢产物的浓度，获取有关的药代动力学参数，并应用药代动力学理论，指导临床合理用药、建立科学的个体用药方案，以保证用药的安全性和有效性。

一、　治疗性药物监测的目的和需要监测的药物

（一）　治疗性药物监测的目的及条件

影响药物疗效高低的因素主要是血药浓度而非给药剂量，血药浓度与药物疗效的关系较药物

剂量更为密切。因此，监测药物的血液浓度变化具有重要意义，其主要目的有：①验证药物是否达到有效的治疗浓度；②寻找应用标准药物剂量而未达到预期治疗效果的原因；③调整受生理、病理因素影响的药物剂量及给药方案，以增强疗效和避免中毒；④诊断药物过量中毒和观察处理效果。

（二）需要监测的药物

目前的检测技术几乎可以监测所有药物的血药浓度，但并非所有的药物都需要进行血药浓度监测。目前，临床上监测最多的药物有地高辛、苯妥英钠、碳酸锂、茶碱、庆大霉素、环孢素、甲氨蝶呤等。

二、治疗性药物监测的结果分析

TDM 价值的大小很大程度上取决于结果分析水平的高低，正确地分析 TDM 结果，对指导临床正确用药、提高疗效以及避免和减少药物中毒有重要意义。TDM 分析应掌握两个基本原则：①必须熟悉所监测药物的药代动力学；②必须结合临床资料，综合分析 TDM。

TDM 结果除了与用药是否适当、采集标本时间是否恰当、标本处理及检测方法是否正确有密切关系外，其他因素也会影响 TDM 结果。

1. 用药因素及药物代谢因素

2. 生理因素 年龄、体重和体表面积对血药浓度影响较大。

3. 遗传因素 遗传因素对药代动力学和药效产生影响，个体间的药代动力学的差异主要由遗传因素所致。

4. 检测方法因素

5. 标本采集因素 一般情况下，以血浆或血清为检测标本，也可采集全血标本。

TDM 常用的参数有药物半衰期、达到峰值时间、达到稳态时间、有效浓度范围、最小中毒浓度等。临床常用药物 TDM 参考数据见表 4-7-2。

表 4-7-2 临床常用药物 TDM 参考数据

药物	半衰期	峰值时间	稳态时间	有效浓度	最小中毒浓度
甲氨蝶呤	1.5～15h	1～2h		给药 24h 5～10mg/L	给药 24h 5～10mg/L
地高辛	36h	2～3h	7～11 天	0.9～2.0μg/L	2.0μg/L
碳酸锂	18～20h	1～3h	2～7 天	0.3～1.3mmol/L	1.5mmol/L
茶碱	3～13h	2～5h	11～20h	10～20mg/L	20mg/L
庆大霉素	1.5～2.7h	1.0h	10～15h	5～10mg/L	12mg/L
环孢素	不定	1～6h		100～450μg/L	600μg/L
他克莫司	不定	1～3h		5～20μg/L	20μg/L
苯妥英钠	18～30h	4～12h	11～25 天	10～20mg/L	20mg/L
阿米替林	10～20h	4～8h	4～8 天	150～250μg/L	500μg/L
利多卡因	1.8h	10～30min(IM)	5～10h	2～5mg/L	9mg/L
奎尼丁	6.2h	1～2h	25～30h	2～5mg/L	5mg/L
丙戊酸	7～10h	1～4h	2～4h	50～100mg/L	100mg/L
乙琥胺	50～60h	1～2h	8～12 天	40～100mg/L	150mg/L
苯巴比妥	50～144h	10～12h	2～3 周	10～40mg/L	30mg/L

同步练习

1. 简述空腹血糖检测及口服葡萄糖耐量试验的临床意义。

2. 简述糖化血红蛋白与糖化清蛋白检测的临床意义。

3. 简述血清脂质和脂蛋白检测的临床意义。

4. 简述血清电解质检测的临床意义。

5. 简述血清铁和血清转铁蛋白检测的临床意义。

6. 简述血清心肌酶测定的临床意义。

7. 简述血清心肌肌钙蛋白在 AMI 中的诊断价值。

8. 简述血清淀粉酶检测的临床意义。

9. 简述血清 TT_3、FT_3、TT_4、FT_4 检测的临床意义。

10. 简述 TSH 检测的临床意义。

参考答案

1. 参考答案见第 9 版教材第 371-373 页。

2. 参考答案见第 9 版教材第 374-375 页。

3. 参考答案见第 9 版教材第 376-379 页。

4. 参考答案见第 9 版教材第 380-384 页。

5. 参考答案见第 9 版教材第 385 页。

6. 参考答案见第 9 版教材第 388-390 页。

7. 参考答案见第 9 版教材第 390-392 页。

8. 参考答案见第 9 版教材第 393-394 页。

9. 参考答案见第 9 版教材第 395-397 页。

10. 参考答案见第 9 版教材第 402 页。

第八章 临床常用免疫学检测

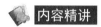

学习目标

1. **掌握** 免疫球蛋白、补体、肿瘤标志物、感染免疫等检测项目的临床意义和临床应用。
2. **熟悉** 其他检测项目的临床意义和临床应用。

内容精讲

第一节 体液免疫检测

★一、免疫球蛋白

免疫球蛋白的异常变化可反映机体的体液免疫功能状态，与临床表现相结合，有助于感染性疾病、免疫增生性疾病和免疫缺陷病等的鉴别诊断、疾病监控和预后。

免疫球蛋白因其功能和理化性质不同分为 IgG、IgA、IgM、IgD 和 IgE 五大类。

（一）免疫球蛋白 G

免疫球蛋白 G（IgG）为人体含量最多和最主要的 Ig，占总免疫球蛋白的 70%～80%，属再次免疫应答抗体，即机体再次感染的重要抗体。它对病毒、细菌和寄生虫等都有抗体活性，也是唯一能够通过胎盘的 Ig，通过天然被动免疫使新生儿获得免疫抗体。

【参考值】

血清 IgG：7.0～16.6g/L。

【临床意义】

1. 生理性变化 胎儿出生前可从母体获得 IgG，在孕期 22～28 周间，胎儿血 IgG 浓度与母体血 IgG 浓度相等；出生后母体 IgG 逐渐减少，到第 3～4 个月婴儿血 IgG 降至最低，随后体内逐渐开始合成 IgG，血清 IgG 逐渐增加，到 16 岁前达到成人水平。

2. 病理性变化

（1）IgG 增高 IgG 增高是再次免疫应答的标志。常见于各种慢性感染、慢性肝病、淋巴瘤以及自身免疫性疾病如系统性红斑狼疮（SLE）、类风湿关节炎等；单纯性 IgG 增高主要见于免疫增殖性疾病，如 IgG 型分泌型多发性骨髓瘤（MM）等。

（2）IgG 降低 见于各种先天性和获得性体液免疫缺陷病、联合免疫缺陷病、重链病、轻链病、肾病综合征、病毒感染及服用免疫抑制剂的病人。

（二）免疫球蛋白 A

免疫球蛋白 A（IgA）分为血清型 IgA 与分泌型 IgA（SIgA）两种。前者占血清总 Ig 的 10%～15%，后者主要存在于分泌液中。SIgA 由呼吸道、消化道、泌尿生殖道的淋巴样组织合成，SIgA 浓度变化与这些部位的局部感染、炎症或肿瘤等病变密切相关。

【参考值】

成人血清 IgA：0.7～3.5g/L。

【临床意义】

1. 生理性变化　儿童的 IgA 水平比成人低，且随年龄的增加而增加，到 16 岁前达到成人水平。

2. 病理性变化

（1）IgA 增高　见于 IgA 型 MM、SLE、类风湿关节炎、肝硬化、湿疹和肾脏疾病等；

（2）IgA 降低　见于反复呼吸道感染、非 IgA 型 MM、重链病、轻链病、原发性和继发性免疫缺陷病、自身免疫性疾病和代谢性疾病等。

（三）免疫球蛋白 M

免疫球蛋白 M（IgM）是初次免疫应答反应中的 Ig，不论是在个体发育中还是当机体受到抗原刺激后，IgM 都是最早出现的抗体。IgM 是分子质量最大的 Ig，约占血清总 Ig 的 5%～10%，IgM 具有强的凝集抗原的能力。

【参考值】

成人血清 IgM：0.5～2.6g/L。

【临床意义】

1. 生理性变化　从孕 20 周起，胎儿自身可合成大量 IgM。胎儿和新生儿 IgM 浓度是成人水平的 10%，随年龄的增加而增高，8～16 岁前达到成人水平。

2. 病理性变化

（1）IgM 增高　见于初期病毒性肝炎、肝硬化、类风湿关节炎、SLE 等。由于 IgM 是初次免疫应答中的 Ig，因此单纯 IgM 增加常提示为病原体引起的原发性感染。宫内感染可能引起 IgM 浓度急剧升高，若脐血中 IgM＞0.2g/L 时，表示有宫内感染。此外，在原发性巨球蛋白血症时，IgM 呈单克隆性明显增高。

（2）IgM 降低　见于 IgG 型重链病、IgA 型 MM、先天性免疫缺陷症、免疫抑制疗法后、淋巴系统肿瘤、肾病综合征及代谢性疾病等。

（四）免疫球蛋白 E

免疫球蛋白 E（IgE）为血清中最少的一种 Ig，约占血清总 Ig 的 0.002%；它是一种亲细胞性抗体，是介导 Ⅰ 型变态反应的抗体，与变态反应、寄生虫感染及皮肤过敏等有关，因此检测血清总 IgE 和特异性 IgE 对 Ⅰ 型变态反应的诊断和过敏原的确定有重要价值。

【参考值】

成人血清 IgE：0.1～0.9mg/L。

【临床意义】

1. 生理性变化　婴儿脐血 IgE 水平很低，出生后随年龄增长而逐渐升高，12 岁时达到成人水平。

2. 病理性变化

（1）IgE 增高　见于 IgE 型 MM、重链病、肝脏病、结节病、类风湿关节炎、特异性皮炎、过敏性哮喘、过敏性鼻炎、间质性肺炎、荨麻疹、寄生虫感染等疾病。

（2）IgE 降低　见于先天性或获得性丙种球蛋白缺乏症、恶性肿瘤、长期使用免疫抑制剂和共济失调性毛细血管扩张症等。

（五）M蛋白

M蛋白或称单克隆免疫球蛋白，是一种单克隆 B 细胞增殖产生的具有相同结构和电泳迁移率的免疫球蛋白分子及其分子片段。

【参考值】

阴性（蛋白电泳法、免疫比浊法或免疫电泳法）。

【临床意义】

检测到 M 蛋白，提示单克隆免疫球蛋白增殖病，见于多发性骨髓瘤、巨球蛋白血症、重链病、轻链病、恶性淋巴瘤等。

二、 补体系统

补体参与机体的抗感染及免疫调节，也可介导病理性反应。补体成分或调控蛋白的遗传缺陷可导致自身免疫性疾病、复发性感染和血管神经性水肿。补体系统功能下降及补体成分的减少对某些疾病的诊断与疗效观察有极其重要的意义。

（一） 总补体溶血活性检测

总补体溶血活性（CH50）实验检测的是补体经典途径的溶血活性，主要反映经典途径补体的综合水平。一般以 50％溶血作为检测终点（CH50）。

【参考值】

试管法：50～100kU/L。

【临床意义】

主要反映补体经典途径（C1～C9）的综合水平。

1.CH50 增高 见于急性炎症、组织损伤和某些恶性肿瘤等。

2.CH50 减低 见于各种免疫复合物性疾病（如肾小球肾炎）、自身免疫性疾病活动期、感染性心内膜炎、慢性肝病等。

（二） 补体 C1q 检测

补体 C1q（Clq）是构成补体 C1 的重要组分。目前 Clq 为常规检测项目。

【参考值】

0.18～0.19g/L（ELISA 法）；0.025～0.05g/L（免疫比浊法）。

【临床意义】

1.C1q 增高 见于骨髓炎、类风湿关节炎、痛风等。

2.Clq 降低 见于 SLE、肾病综合征、肾小球肾炎等。

★（三） 补体 C3 检测

补体 C3(C3)是一种由肝脏合成的 β2-球蛋白。C3 在补体系统各成分中含量最多，是经典途径和旁路途径的关键物质。它也是一种急性时相反应蛋白。

【参考值】

成人血清 C3：0.8～1.5g/L。

【临床意义】

1. 生理性变化 胎儿出生后随着年龄的增长，其血清 C3 水平逐渐增加，到 12 岁左右达到成人水平。

2. 病理性变化

（1）C3 增高 常见于一些急性时相反应，如急性炎症、传染病早期、肿瘤、排异反应等。

（2）C3 减低 见于系统性红斑狼疮和类风湿关节炎活动期、大多数肾小球肾炎、慢性活动性肝炎、慢性肝病、肝硬化、肝坏死、先天性补体缺乏等。它们是由于消耗或丢失过多，或是由于合成能力降低导致的。

★（四） 补体 C4 检测

补体 C4（C4）是一种多功能 β_1 球蛋白，在补体活化、促进吞噬、防止免疫复合物沉着和中和病毒等方面发挥作用。

【参考值】

成人血清 C4：0.20～0.60g/L。

【临床意义】

1. 生理性变化 胎儿出生后随着年龄的增长，其血清 C4 水平逐渐增加，到 12 岁左右达到成人水平。

2. 病理性变化

（1）C4 增高 见于各种传染病、急性炎症和组织损伤等。

（2）C4 降低 见于自身免疫性肝炎、狼疮肾炎、SLE、IgA 性肾病。

（五） 补体旁路 B 因子检测

补体旁路 B 因子是补体旁路活化途径中的一个重要成分，又称 C3 激活剂前体。

【参考值】

0.10～0.40g/L（单向免疫扩散法）。

【临床意义】

增高见于某些自身免疫性疾病、肾病综合征、慢性肾炎、恶性肿瘤等；减低见于肝病、急性肾小球肾炎、自身免疫性溶血性贫血等。

第二节 细胞免疫检测

一、 T 细胞亚群的检测

在 T 细胞发育的不同阶段以及成熟 T 细胞在静止期和活动期，其细胞膜表面分子表达的种类和数量均不相同。由于这些分子在 T 细胞表面相当稳定，故可视为 T 细胞的表面标志，可以用以分离、鉴定不同功能的 T 细胞。这些分子的单克隆抗体对临床相关疾病的诊断和治疗也具有重要应用价值。

T 细胞分化抗原测定

T 细胞膜表面有多种特异性抗原。WHO（1986 年）统称这些抗原为白细胞分化抗原（CD）。例如，$CD3^+$ 代表总 T 细胞，$CD3^+CD4^+$ 代表 T 辅助细胞（Th），$CD3^+CD8^+$ 代表 T 抑制细胞（Ts）等。

【参考值】

流式细胞术：

$CD3^+$：61%～85%；$CD3^+CD4^+$：28%～58%；$CD3^+CD8^+$：19%～48%；$CD4^+/CD8^+$：0.9～2.0。

【临床意义】

1. $CD3^+$ 降低 见于自身免疫性疾病，如 SLE、类风湿关节炎等。

2. $CD3^+CD4^+$ 降低 见于恶性肿瘤、艾滋病、应用免疫抑制剂者。

3. $CD3^+CD8^+$ 减低 见于自身免疫性疾病或变态反应性疾病。

4. $CD4^+/CD8^+$ 比值增高 自身免疫性疾病、病毒性感染、变态反应、器官移植排斥反应等；

5. $CD4^+/CD8^+$ 比值减低 见于艾滋病（常<0.5）等。

二、 B 细胞分化抗原检测

B 细胞受抗原刺激后可分化为产生抗体的浆细胞。B 细胞是体内唯一能产生抗体（免疫球蛋白分子）的细胞。

应用 CD19、CD20 和 CD22 等单克隆抗体分别与 B 细胞表面抗原结合，通过免疫荧光法、免疫酶标法或流式细胞技术进行检测，分别求出 CD19、CD20、CD22 等细胞阳性百分率和 B 淋巴细胞数。

【参考值】

CD19$^+$：（11.74±3.37）％（流式细胞术）。

【临床意义】

1. 升高 见于部分急性淋巴细胞白血病、慢性淋巴细胞白血病等。

2. 降低 见于无丙种球蛋白血症、使用化疗或免疫抑制剂后。

三、 自然杀伤细胞免疫检测

（一） 自然杀伤细胞活性测定

NK 细胞活性可作为判断机体抗肿瘤和抗病毒感染的指标之一。在血液系统肿瘤、实体瘤、免疫缺陷病、艾滋病病人中，NK 细胞活性减低；宿主抗移植物反应者，NK 细胞活性升高。

（二） 抗体依赖性细胞介导的细胞毒测定

1. 增高 见于自身免疫性疾病，如自身免疫性血小板减少症、自身免疫性溶血性贫血、甲状腺功能亢进症、移植排斥反应等。

2. 降低 见于恶性肿瘤、免疫缺陷病、慢性肝炎、肾衰竭等。

四、 细胞因子检测

细胞因子是一类由免疫细胞（淋巴细胞、单核巨噬细胞等）和相关细胞（成纤维细胞、内皮细胞等）产生的调节细胞功能的高活性、多功能、低分子蛋白质，属于分泌性蛋白质，不包括免疫球蛋白、补体和一般生理性细胞产物。

细胞因子检测是判断机体免疫功能的一个重要指标，因而具有重要的科学研究价值，同时在临床上还有诸多实用价值，如协助某些疾病的诊断、病程观察、疗效判断及细胞因子治疗监测等。目前常见的细胞因子有 IL-2、IL-4、IL-6、IL-8、肿瘤坏死因子、干扰素、集落刺激因子、红细胞生成素等，体内含量甚微，常规检测较困难。

第三节 肿瘤标志物检测

一、 蛋白质类肿瘤标志物的检测

★（一） 甲胎蛋白测定

甲胎蛋白（AFP）是在胎儿早期由肝脏和卵黄囊合成的一种血清糖蛋白，出生后 AFP 的合成很快受到抑制。当肝细胞或生殖腺胚胎组织发生恶性病变时，有关基因重新被激活，使原来已丧失合成 AFP 能力的细胞又重新开始合成 AFP，以致血中 AFP 含量明显升高。因此血中 AFP 浓度检测对诊断肝细胞癌及滋养细胞恶性肿瘤有重要的临床价值。

【参考值】

＜25μg/L（CLIA）。

【临床意义】

1. 原发性肝细胞癌 原发性肝细胞癌病人血清 AFP 增高，阳性率为 67.8％～74.4％，但也有 18％的原发性肝癌病人 AFP 不升高。

2. 其他肿瘤 生殖腺胚胎肿瘤、胃癌或胰腺癌时，血中 AFP 含量也可升高。

3. 其他肝病 病毒性肝炎、肝硬化时 AFP 有不同程度的升高，通常 $<300\mu g/L$。

4. 妊娠 妊娠 3～4 个月，孕妇 AFP 开始升高，7～8 个月达高峰，但多低于 $400\mu g/L$，分娩后 3 周恢复正常。胎儿神经管畸形、双胎、先兆流产等均会使孕妇血液和羊水中 AFP 升高。

★（二）癌胚抗原测定

癌胚抗原（CEA）是一种富含多糖的蛋白复合物。CEA 是一种广谱性肿瘤标志物，可在多种肿瘤中表达，脏器特异性低，在临床上主要用于辅助恶性肿瘤的诊断、判断预后、监测疗效和肿瘤复发等。

【参考值】

血清 $<5\mu g/L$（CLIA 法）。

【临床意义】

1. CEA 升高 主要见于胰腺癌、结肠癌、直肠癌、胃癌等病人。

2. 动态观察 一般病情好转时，CEA 浓度下降，病情加重时可升高。

3. 其他 结肠炎、胰腺炎、肝脏疾病等也常见 CEA 轻度升高。吸烟会影响 CEA 水平。

（三）组织多肽抗原测定

临床上常用于迅速增殖的恶性肿瘤的辅助诊断，特别是已知肿瘤的疗效监测，但它的增高与肿瘤发生部位和组织类型无相关性。

★（四）前列腺特异抗原测定

前列腺特异抗原（PSA）是一种由前列腺分泌的单链糖蛋白，它存在于前列腺管道的上皮细胞中，在前列腺癌时可见 PSA 血清水平明显升高。血清总 PSA（t-PSA）中有 80% 以结合形式存在，称复合 PSA（c-PSA）；20% 以游离形式存在，称游离 PSA（f-PSA）。t-PSA 及 f-PSA 升高，而 f-PSA/t-PSA 比值降低，提示前列腺癌。

【参考值】

血清：t-PSA $<4.0\mu g/L$，f-PSA $<0.8\mu g/L$，f-PSA/t-PSA 比值 >0.25。

【临床意义】

前列腺癌时，60%～90% 病人血清 t-PSA 水平明显升高；行外科切除术后，90% 病人血清 t-PSA 水平明显降低，若无明显降低或再次升高，提示肿瘤转移或复发。肛门指诊、前列腺按摩等检查，部分前列腺增生、前列腺炎等良性疾病也可见升高。当 t-PSA 处于 4.0～$10.0\mu g/L$ 时，f-PSA/t-PSA 比值对诊断更有价值，若 f-PSA/t-PSA 比值 <0.1 提示前列腺癌。

（五）鳞状上皮细胞癌抗原（SCC）测定

【参考值】

血清 $<1.5\mu g/L$（CLIA）。

【临床意义】

血清中 SCC 水平升高，可见于 25%～75% 的肺鳞状细胞癌、30% I 期食管癌、89% 的 III 期食管癌，83% 的宫颈癌。血清 SCC 浓度与宫颈鳞癌分期、肿瘤体积、治疗后肿瘤残余、肿瘤复发和病情进展、肿瘤病人生存率有关。SCC 不受性别、年龄、吸烟的影响，部分良性疾患如皮肤疾病、肾功能不全、上呼吸道感染性疾病等也可引起 SCC 浓度升高。

（六）细胞角蛋白 19 片段（CYFRA21-1）测定

【参考值】

$<2.0\mu g/L$（CLIA）。

【临床意义】

血清中 CYFRA21-1 是非小细胞肺癌的首选肿瘤标志物，可用于非小细胞肺癌与小细胞肺癌的鉴别诊断在非小细胞肺癌中的阳性率为 40%～64%，在肺鳞状细胞癌中阳性率最高。CYFRA21-1 常与 NSE、SCC、CEA 联合检测用于辅助肺癌的分型及鉴别诊断。肺炎、结核病、胃肠疾病、妇科疾病和泌尿系统疾病等良性疾病也可见 CYFRA21-1 升高，但仅为轻度升高。

二、 糖脂肿瘤标志物检测

（一） 癌抗原 50 测定

癌抗原 50（CA50）是一种肿瘤糖类相关抗原，它对肿瘤的诊断无器官特异性。增高见于 87% 的胰腺癌，80% 的胆（道）囊癌，73% 的原发性肝癌，50% 的卵巢癌，20% 的结肠癌、乳腺癌、子宫癌等。

（二） 癌抗原 724 测定

癌抗原 724（CA724）是一种肿瘤相关糖蛋白，它是胃肠道和卵巢肿瘤的标志物。

（三） 糖链抗原 199 测定

在胰腺癌、肝胆和胃肠道疾病时血中糖链抗原 199（CA199）的水平可明显升高。目前认为，CA199 是胰腺癌的首选肿瘤标志物，连续检测对病情进展、手术疗效、预后估计及复发诊断有重要价值。其他肝胆、胰腺疾病也可出现不同程度的升高。

（四） 癌抗原 125 测定

癌抗原 125（CA125）存在于卵巢癌组织细胞和浆液性腺癌组织中，不存在于黏液型卵巢癌中。卵巢上皮癌病人的 CA125 浓度可明显升高，早期诊断和复发诊断的敏感性可达 50%～90%，故对诊断卵巢癌有较大临床价值，尤其对观察治疗效果和判断复发较为灵敏。宫颈癌、乳腺癌、胰腺癌、胆道癌、肝癌、胃癌、结肠癌、肺癌等也有一定的阳性反应。肝硬化失代偿期血清 CA125 明显升高。

（五） 癌抗原 242 测定

癌抗原 242（CA242）增高主要见于胰腺癌、结肠癌等。

（六） 癌抗原 153 测定

癌抗原 153（CA153）是乳腺癌病人的治疗监测和预后判断指标。乳腺癌时，30%～50% 的病人可见 CA153 明显升高，但在早期乳腺癌时，它的阳性率仅为 20%～30% 左右，因此不能用于筛查与早期诊断，主要用于乳腺癌病人的治疗监测和预后判断。血清 CA153 浓度升高还可见于子宫肿瘤、肝癌、胰腺癌、结肠癌、肺癌、支气管肺癌等。CA153 血清水平增高还可见于乳腺、肝脏、肺等的良性疾病时。

三、 酶类肿瘤标志物检测

（一） 前列腺酸性磷酸酶测定

前列腺癌时，血清前列腺酸性磷酸酶（PAP）浓度明显升高，其升高程度与肿瘤发展基本呈平行关系。当病情好转时，PAP 浓度降低；而其水平升高常提示癌症有复发、转移及预后不良。前列腺肥大、前列腺炎等也可见血清 PAP 水平升高。

（二） 神经元特异性烯醇化酶测定

血清神经元特异性烯醇化酶（NSE）是神经母细胞瘤的标志物，其灵敏度可达 90% 以上。NSE 对小细胞肺癌的诊断、鉴别诊断有较高价值，并可用于监测放疗、化疗的效果。

四、 肿瘤标志物的选用

同一种肿瘤可含多种标志物，而一种标志物可出现在多种肿瘤中。选择特异标志物或最佳组合有利于提高肿瘤诊断的阳性率。动态检测有利于良性和恶性肿瘤的鉴别，也有利于复发、转移和预后判断。

第四节　自身抗体检测

一、 类风湿因子的检测

类风湿因子（RF）是变性 IgG 刺激机体产生的一种自身抗体，主要存在于类风湿关节炎病人的血清和关节液内。主要为 IgM 型，也有 IgG、IgA、IgD 和 IgE 型。

类风湿性疾病时，RF 的阳性率可高达 70％～90％，类风湿关节炎的阳性率为 70％。其他自身免疫性疾病、某些感染性疾病也见 RF 阳性，故本试验的特异性不高。

二、 抗核抗体检测

（一） 抗核抗体测定

广义的抗核抗体（ANA）的靶抗原不再局限于细胞核内，而是扩展到整个细胞成分，包括细胞核和细胞质。经典的 ANA 是指针对真核细胞核成分的自身抗体的总称。ANA 的类型主要是 IgG，也有 IgM、IgA。这种抗体无器官和种族的特异性。

（二） 可提取性核抗原抗体谱测定

可提取的核抗原（ENA）由多种相对分子质量不同的多肽构成，即双链 DNA、Sm、核糖体、Scl-70、Jo-1、SS-B、SS-A 和 RNP 等。利用免疫印迹试验可以对这些抗原的自身抗体进行检测，用来反映某些自身免疫病的状况。

（三） 抗 DNA 抗体测定

阳性主要见于 SLE 等。

（四） 抗胞质抗体测定

1. 抗线粒体抗体（AMA）检测　许多肝脏疾病可检出 AMA。

2. 抗肌动蛋白抗体检测　见于各种慢性肝脏疾病、肝硬化、原发性胆汁性肝硬化等。

3. 抗 Jo-1 抗体检测　对肌炎伴间质性肺纤维化有高度特异性，抗体的效价与疾病的活动性相关。

三、 抗组织细胞抗体检测

（一） 抗肾小球基底膜抗体测定

阳性见于急进型肾小球肾炎及免疫复合物型肾小球肾炎等。

（二） 抗胃壁细胞抗体测定

恶性贫血病人 90％抗胃壁细胞抗体（PCA）阳性。慢性萎缩性胃炎病人为 100％ PCA 阳性。PCA 的阳性率与胃黏膜病变的进展程度相关，但抗体效价与病变进展程度不相关，也不与治疗效果平行。

（三） 抗甲状腺抗体测定

甲状腺功能亢进症、慢性甲状腺炎、甲状腺功能减退症具有自身免疫病的特征，常可测出甲状腺抗体。抗甲状腺球蛋白抗体和抗甲状腺微粒体抗体在临床实验中应用最广，诊断价值也较高。

1. 抗甲状腺球蛋白抗体 甲状腺球蛋白（TG）是由甲状腺滤泡细胞合成的一种糖蛋白，抗甲状腺球蛋白主要是 IgG。90％～95％桥本甲状腺炎、52％～58％甲状腺功能亢进症和 35％甲状腺癌的病人可出现抗 TG 阳性。

2. 抗甲状腺微粒体抗体 抗甲状腺微粒体抗体（抗 TM）是针对甲状腺微粒体的一种抗体。桥本甲状腺炎 50％～100％、甲状腺功能减低症 88.9％抗 TM 阳性，其他甲状腺疾病、正常人也有部分阳性。

（四）抗平滑肌抗体测定

阳性主要见于自身免疫性肝炎、原发性胆汁性肝硬化、急性病毒性肝炎等。

（五）抗心肌抗体测定

阳性主要见于心肌炎、心肌衰竭等疾病。

（六）肝脏相关自身抗体测定

抗肝、肾微粒体抗体阳性主要见于自身免疫性肝炎、慢性丙型肝炎等。

四、 其他抗体检测

（一）抗中性粒细胞胞浆抗体检测

主要见于韦格纳肉芽肿，其他如坏死性血管炎、微小多动脉炎、结节性多发性动脉炎等也可见阳性。

（二）抗心磷脂抗体检测

在 SLE 病人中阳性检出率高。

（三）抗乙酰胆碱受体抗体检测

对诊断重症肌无力有意义，敏感性和特异性高，大约 90％的病人阳性，其他眼肌障碍病人全部阴性。可作为重症肌无力疗效观察的指标。

第五节　感染免疫检测

一、 细菌感染免疫检测

人感染病原体后经过一段时间产生的特异性抗体一般可持续数月或更长时间，因而检测抗体不仅可用于现症诊断，还可用于疾病追溯性调查。

（一）血清抗链球菌溶血素"O"试验

溶血素"O"是 A 群溶血性链球菌产生的具有溶血活性的代谢产物，相应抗体称抗链球菌溶血素"O"（抗 O 或 ASO）。阳性表示病人近期有 A 群溶血性链球菌感染，常见于活动性风湿热、风湿性关节炎、风湿性心肌炎、急性肾小球肾炎等。

（二）伤寒和副伤寒沙门菌免疫测定

伤寒沙门菌感染后，菌体 O 抗原和鞭毛 H 抗原可刺激人体产生相应抗体；副伤寒杆菌分甲、乙和丙三型，各自的菌体抗原和鞭毛抗原也可产生相应的抗体。

1. 肥达反应（WR） 是以伤寒和副伤寒沙门菌菌液为抗原，检测病人血清中有无相应抗体的一种凝集试验。

【参考值】

直接凝集法：伤寒 H<1∶160；O<1∶80；副伤寒甲、乙和丙<1∶80。

【临床意义】

单份血清抗体效价 O>1∶80 及 H>1∶160 者有诊断意义；若动态观察，持续超过参考值或较原效价升高 4 倍以上更有价值。

(1) O、H 均升高　提示伤寒可能性大，多数病人在病程第 2 周出现阳性。

(2) O 不高，H 升高　可能是预防接种或是非特异性回忆反应。

(3) O 升高，H 不高　则可能是感染早期或与伤寒沙门菌 O 抗原有交叉反应的其他沙门菌感染。

2. 伤寒和副伤寒沙门菌抗体 IgM 测定　IgM 抗体于发病后 1 周即出现升高，有早期诊断价值。

3. 伤寒和副伤寒沙门菌可溶性抗原测定　对确诊伤寒沙门菌感染有重要意义。

（三） 流行性脑脊髓膜炎免疫学测定

脑膜炎奈瑟菌抗原的测定可用于流行性脑脊髓膜炎的确诊。感染 1 周后，抗体逐渐增高，2 个月后逐渐下降；接受疫苗接种者高抗体效价可持续 1 年以上。

（四） 布鲁氏菌病凝集试验

效价明显升高或动态上升有助于布鲁氏菌病的诊断。

（五） 结核分枝杆菌抗体和 DNA 测定

抗体阳性表示有结核分枝杆菌感染；DNA 检测特异性更强，灵敏度更高。

（六） 幽门螺杆菌抗体测定

阳性见于胃、十二指肠幽门螺杆菌感染，如胃炎、胃溃疡和十二指肠溃疡等。

二、 病毒感染免疫检测

（一） TORCH 试验

为妇产科产前的常规检查项目。TORCH 包括弓形虫、风疹病毒、巨细胞病毒、单纯疱疹病毒Ⅰ型和Ⅱ型的病原抗体检测，主要用于指导优生优育。

（二） 其他病毒测定

婴幼儿腹泻约有 50% 由轮状病毒所致，常呈 IgM 阳性，提示现症感染；IgG 阳性提示既往感染；PCR 检测轮状病毒 RNA 具有特异性。

传染性单核细胞增多症由 EB 病毒感染所致。嗜异性凝集试验及吸收试验主要用于传染性单核细胞增多症的辅助诊断。

三、 寄生虫感染免疫检测

（一） 日本血吸虫抗体测定

IgE、IgM 阳性提示病程处于早期，是早期诊断的指标。IgG 阳性提示疾病已是恢复期，曾有过血吸虫感染，可持续数年。

（二） 疟原虫抗体和抗原测定

抗体阳性提示近期有疟原虫感染，但阴性却不排除疟疾，应加做抗原或涂片法找疟原虫。

四、 性传播疾病免疫检测

（一） 衣原体和支原体测定

阳性提示可能有衣原体和支原体的感染。

（二） 梅毒螺旋体抗体测定

梅毒螺旋体侵入人体后，在血清中除可出现特异性抗体外，还可出现非特异性抗体（反应素）。梅毒螺旋体反应素试验敏感性高；定性试验阳性的情况下，必须进行确诊试验，若阳性可确诊梅毒。

（三） 淋球菌血清学测定及 DNA 测定

协同凝集试验特异性强、敏感性高且操作简便；PCR 可做确诊试验，用于判断是否存在淋球菌感染。

（四） 人获得性免疫缺陷病毒抗体及 RNA 测定

人获得性免疫缺陷病毒（HIV）是艾滋病（AIDS）的病原体。确诊试验阳性，特别是 RT-PCR 法检测 HIV-RNA 阳性，对肯定诊断和早期诊断颇有价值。

第六节　移植免疫检测

移植免疫检测包括 ABO 血型配型、HLA 配型、淋巴细胞毒交叉配合试验等。

第七节　其他免疫检测

一、 C 反应蛋白检测

C 反应蛋白（CRP）是急性时相反应极灵敏的指标。

1. CRP 升高　见于化脓性感染、组织坏死（心肌梗死、严重创伤等）、恶性肿瘤、结缔组织病、器官移植急性排斥等。

2. 鉴别细菌性或非细菌性感染　前者 CRP 升高，后者不升高。

3. 鉴别风湿热活动期和稳定期　前者升高，后者不升高。

4. 鉴别器质性和功能性疾病　前者升高，后者不升高。

二、 特异性 IgE 检测

特异性 IgE 指能与过敏原特异性结合的 IgE。特异性 IgE 的检测是体外确定 I 型超敏反应变应原，进行脱敏治疗的关键。增高有助于寻找过敏原，并对由过敏引起的疾病如过敏性哮喘、过敏性鼻炎、过敏性休克、食物过敏症等的诊断和鉴别诊断具有重要临床应用价值。

三、 降钙素原检测

严重全身性细菌感染时，降钙素原（PCT）异常升高，升高程度与感染严重程度呈正相关。PCT 测定结果可作为开始抗生素治疗的指征，动态监测 PCT 水平可以辅助评估抗生素的治疗效果。对无菌性炎症和病毒感染，PCT 正常或仅轻度。

同步练习

1. 简述血清甲胎蛋白升高的可能原因。
2. 简述血清 NSE 测定的临床意义。
3. 简述抗 DNA 抗体测定的临床意义。
4. 血清抗 O 抗体阳性常见于哪些情况?

参考答案

1. 参考答案见第 9 版教材第 417 页。
2. 参考答案见第 9 版教材第 421 页。
3. 参考答案见第 9 版教材第 427 页。
4. 参考答案见第 9 版教材第 432 页。

第九章 临床常见病原体检测

内容精讲

第一节 标本的采集运送、 实验室评价和检查方法

★一、 标本采集和运送

正确的标本采集、储存和运送是直接关系到检验结果的基本要素。任一环节处理不当，都可能引入误差和错误，影响最后的检测结果。采集送检标本前，必须考虑选择标本的种类和采集部位，并要反映有效病程。如果不选择有效部位，再好的方法采集的标本，没有有效病原体也没多大临床价值。所有标本的采集和运送均应无菌操作，在防止污染的原则下认真进行。标本采集后应尽快送实验室分析，标本管道传递系统可加快标本传递速度和避免标本的错误传递。若标本不能及时转运到实验室或欲将标本送到上级部门或检测中心进行分析时，应采取适宜的方式进行储存后运送。要视所有标本为传染品，对具有高度危险性的标本，如 HIV 感染病人标本等，要有明显标识；急症或危重病人标本要特别注明。严禁标本直接用口吸取、接触皮肤或污染器皿的外部和实验台。用后的标本和盛标本的器皿要消毒处理、高压灭菌或焚烧。

（一） 血液

正常人的血液是无菌的，疑为菌血症、败血症和脓毒血症的病人，一般在发热初期和高峰期采集；已用过抗菌药物治疗者，在下次用药前采集。采样以无菌法由肘中静脉穿刺，成人每次 10～20ml，婴儿和儿童 1～5ml。最好能在床边接种。随着自动化血培养仪器的推广，注意在检验申请单上注明抗生素的使用情况，以选择合适类型的培养瓶。若 24h 内采血标本 3 次，并在不同部位采集，可提高血培养阳性检出率。对已应用了抗菌药物的病人，可以选择含有能吸附抗菌药物的活性物质的培养瓶，以提高培养阳性率。

（二） 尿液

外尿道寄居有正常菌群，故采集尿液时更应注意无菌操作。女性采样时先用肥皂水清洗外阴，再收集中段尿标本 10～20ml 于灭菌容器内；男性清洗阴茎头后留取中段尿标本。对于厌氧菌的培养，采用膀胱穿刺法收集、无菌厌氧小瓶运送。排尿困难者可导尿，一般插入导尿管后弃尿 15ml 后再留取培养标本，但应避免多次导尿，因其易致尿路感染。注意尿液标本中不要加入防腐剂。

（三） 粪便

取含脓、血或黏液的粪便置于清洁容器中送检。排便困难者或婴儿可用直肠拭子采集，标本拭子置于有保存液的试管内送检。根据细菌种类不同选用合适的运送培养液以提高阳性检出率，如副溶血弧菌引起腹泻的粪便应置于碱性蛋白胨水或卡-布运送培养液中。用于厌氧菌培养的标本应尽量避免与空气接触，最好床旁接种。一次粪便培养阴性不能排除胃肠道病原菌存在。

（四） 呼吸道标本

鼻咽拭子、痰及通过气管收集的标本均可作为呼吸道标本。鼻咽拭子和鼻咽灌洗液可供鼻病毒、呼吸道合胞病毒、肺炎衣原体、溶血性链球菌等的病原学诊断。痰标本应在医护人员指导下留取，符合要求的痰标本应在低倍镜视野中鳞状上皮细胞≤10 个，以及白细胞≥25 个。

（五） 脑脊液与其他无菌体液

引起脑膜炎的病原体脑膜炎奈瑟菌、肺炎链球菌、流感嗜血杆菌等抵抗力弱，不耐冷、容易死亡，故采集的脑脊液应立即保温送检或床边接种。胸水、腹水和心包积液等因标本含菌量少而宜采集较大量标本送检。标本接种于血培养瓶内，或经溶解、离心处理或过滤浓缩后再接种培养。

（六） 眼、 耳部标本

用拭子采样，亦可在局部麻醉后取角膜刮屑。外耳道疖和中耳道炎病人用拭子采样。鼓膜穿刺亦可用于新生儿和老年人。

（七） 生殖道标本

根据不同疾病的特征及检验项目采集不同标本，如性传播性疾病常取尿道口分泌物、外阴糜烂面病灶边缘分泌物等。

（八） 创伤、 组织和脓肿标本

对损伤范围较大的创伤，应从不同部位采集多份标本，采集部位应首先清除污物，以碘酒、酒精消毒皮肤，防止表面污染菌混入标本影响检测结果。如果标本较小应加无菌等渗盐水以防干燥。开放性脓肿，用无菌棉拭子采集脓液及病灶深部分泌物；封闭性脓肿，则以无菌干燥注射器穿刺抽取脓肿边缘及底部的脓汁；疑为厌氧菌感染者，取脓液后立即排净注射器内空气，针头插入无菌橡皮塞送检，否则容易因标本接触空气导致厌氧菌死亡而降低临床分离率。

（九） 血清

用于检测病人特异性抗体效价以辅助诊断感染性疾病。

二、 标本的实验室质量评估标准

标本送至病原体实验室后，工作人员应对标本信息、采集方式、采集部位、运送方式等各方面进行质量评估，决定是否接收标本进行下一步检测或建议重新采集以确保检测结果的准确性。

三、 检查方法

病原体试验检查方法主要有以下几类。

（一） 直接显微镜检查

病原体的直接显微镜检测是病原体检验中极为重要的基本方法之一，包括不染色标本检查法和染色标本检查法。

（二） 病原体特异性抗原检查

从临床标本中直接检测病原体抗原，简便快速，有较高的敏感性，适用于多种感染性疾病的早期快速诊断。

（三）病原体核酸检查

病原体核酸检测适用于目前不能分离培养或很难分离培养的微生物，尤其在病毒学研究和诊断方面，得到了广泛的应用，在判断病毒是否活是动性感染、抗病毒治疗的监测等方面也具有一定的临床意义。

（四）病原体的分离培养和鉴定

1. 细菌和真菌感染性疾病病原体的分离培养 分离培养是微生物学检验中确诊的关键步骤。在鉴定细菌的同时，需做抗菌药物敏感试验。

2. 不能人工培养的病原体感染性疾病 将标本接种易感动物、鸡胚，或行细胞培养。

（五）血清学实验

用已知病原体的抗原检测病人血清中相应抗体以诊断感染性疾病。

（六）细菌内毒素检测

细菌内毒素广泛应用于革兰氏阴性菌感染的快速诊断，可对病人的血液、尿液及脑脊液进行直接检查。

第二节 病原体耐药性检测

一、耐药性及其发生机制

（一）耐药病原体

★目前临床感染的病原微生物以革兰氏阴性菌居多（约占60％），主要是铜绿假单胞菌、大肠埃希菌、克雷伯菌和肠杆菌属细菌等，主要耐药类型有以 β-内酰胺酶介导的耐 β-内酰胺类抗生素的革兰氏阴性菌；质粒介导的产超广谱 β-内酰胺酶（ESBL）的肺炎克雷伯菌、大肠埃希菌等；染色体编码产生Ⅰ类 β-内酰胺酶的阴沟肠杆菌和产气肠杆菌等；另外多重耐药的铜绿假单胞菌、嗜麦芽窄食单胞菌和不动杆菌属细菌等都已成为临床上感染性疾病治疗的棘手问题。革兰氏阳性菌引起的感染约占30％，以葡萄球菌（金黄色葡萄球菌和血浆凝固酶阴性的葡萄球菌）和肠球菌为主，重要的耐药菌株有耐甲氧西林葡萄球菌（MRS）、耐青霉素肺炎链球菌（PRSP）、耐万古霉素肠球菌（VRE）和高耐氨基糖苷类抗生素的肠球菌等。不仅细菌可产生耐药，病毒也出现了耐药病毒株，导致抗病毒治疗逃逸现象发生。如 HBV 发生突变，对核苷类似物药物（如拉米夫定和泛昔洛韦等）产生耐药。

（二）耐药机制

对某种抗菌药物敏感的细菌变成对该药物耐受的变异称为耐药性变异。细菌耐药性的获得可以通过细菌染色体耐药基因的突变、耐药质粒的转移和转座子的插入，使细菌产生一些酶类（灭活酶或钝化酶）和多肽类物质，通过下述几种机制导致细菌耐药。

1. 细菌水平和垂直传播耐药基因的整合子系统 目前已确定有60多个耐药基因盒。

2. 产生灭活抗生素的水解酶和钝化酶 常见的有 ESBLs、AmpC β-内酰胺酶、碳青霉烯酶、氨基糖苷类钝化酶。

3. 细菌抗生素作用靶位的改变 靶位结构的改变是引起细菌耐药的一个重要因素。

4. 细菌膜的改变和外排泵出系统 如细胞壁和细胞膜屏障通透性改变、孔蛋白的改变、外排泵出系统改变。

5. 细菌生物膜的形成 细菌的多种耐药机制可协同作用，导致多耐药菌株的出现。

二、 项目检查、 结果和临床应用

常用的检查细菌是否对药物耐药的方法有定性测定的纸片扩散法、定量测定的稀释法和 E 试验法。对某些特定耐药菌株的检测除药物敏感试验外，还要附加特殊的酶检测试验、基因检测等方法。

（一） 药物敏感试验

1. K-B 纸片琼脂扩散法 世界卫生组织推荐的标准纸片扩散法，是由 Kirby 和 Bauer 建立的。按敏感（S）、中度敏感（I）、耐药（R）报告。S 是指测试菌能被测定药物常规剂量给药后在体内达到的血药浓度所抑制或杀灭；I 是指测试菌能被测定药物大剂量给药后在体内达到的血药浓度所抑制，或在测定药物浓集部位的体液（如尿）中被抑制；R 是指测试菌不能被在体内感染部位可能达到的抗菌药物浓度所抑制。

2. 稀释法 稀释法所测得的某些抗菌药物抑制检测菌肉眼可见生长的最低浓度称为最小抑菌浓度（MIC），有肉汤稀释法和琼脂稀释法两类。肉汤稀释法为临床实验室常用的一种定量试验，试验结果参照 CLSI（临床和实验室标准协会）标准判读，结果按敏感和耐药报告。

3. 浓度梯度纸条扩散法 又称 E 试验，是结合稀释法和扩散法而设计的一种方法。因价格较贵，目前尚未在临床广泛使用。

4. 耐药筛选试验 是以单一药物、单一浓度检测细菌的耐药性，临床常用于对耐甲氧西林葡萄球菌、耐万古霉素肠球菌及对庆大霉素或链霉素高水平耐药的肠球菌。

（二） 耐药菌监测试验

1. 耐甲氧西林葡萄球菌（MRS）的筛选测定 耐甲氧西林葡萄球菌包括耐甲氧西林金黄色葡萄球菌（MRSA）和耐甲氧西林凝固酶阴性葡萄球菌（MRSCoN），是目前导致医院感染的重要病原菌。此类葡萄球菌具有多重耐药性，即对全部 β-内酰胺类抗菌药物，包括青霉素族和头孢菌素族以及临床常用的其他多种抗菌药物均耐药。

2. 高浓度氨基苷类耐药肠球菌的筛选测定 对多种抗菌药物包括氨基糖苷类呈固有耐药是肠球菌的特点，故单用氨基糖苷类治疗肠球菌感染无效。

3. 耐青霉素肺炎链球菌（PRSP）的筛选测定 为早期及时筛选出此类肺炎链球菌可采用 1μg 苯唑西林纸片筛选法。

4. β-内酰胺酶测定 β-内酰胺酶能裂解青霉素族和头孢菌素族抗生素的基本结构 β-内酰胺环，从而使其丧失抗菌活性。

5. 超广谱 β-内酰胺酶（ESBL）测定 ESBL 的水解底物除第一、二代头孢菌素外，对第三代头孢菌素（如头孢噻肟、头孢他啶、头孢曲松等）以及氨曲南均有作用。

（三） 病原体耐药基因的测定

采用分子生物学方法检测病原菌耐药基因的临床意义在于：可比培养法更早检测出病原菌的耐药性；耐药基因的检出对病原菌的耐药性具有确诊意义；耐药基因的检测比常规方法检测病原菌的耐药谱更准确；耐药基因的检测可作为考核其他耐药性检测方法的金标准。

第三节 临床感染常见病原体检测

一、 流行病学和临床类型

（一） 流行病学

目前，感染性疾病的流行病学具有下述特点。

1. 疾病谱发生变迁 新传染病陆续被发现，近 20 年来在全球范围内先后发现了 30 多种新传染病，如嗜肺军团菌引起的军团病、SARS 冠状病毒引起的严重急性呼吸综合征等。

2. 多重耐药菌不断出现 导致抗感染治疗困难。

3. 病人免疫防御功能降低 器官移植、抗肿瘤化疗和放疗等的开展，降低了机体的免疫防御功能，造成医院感染及条件性致病菌感染的机会增加。

（二） 临床类型

可导致人类感染性疾病的病原体约 500 种以上，包括病毒、衣原体、立克次体、支原体、螺旋体、细菌、真菌和寄生虫等。目前，细菌感染仍然是发病率较高的感染性疾病，病原种类以革兰氏阴性条件致病菌、凝固酶阴性葡萄球菌、耐甲氧西林葡萄球菌和耐药的白色念珠菌为主。

二、 检查项目和临床应用

（一） 细菌感染

细菌感染性疾病的诊断，除个别因有特殊临床症状不需细菌学诊断外（如破伤风引起的典型肌痉挛等），一般均需进行细菌学诊断以明确病因。然而自标本中分离到细菌并不一定意味该菌为疾病的致病菌，应根据病人的临床情况、采集标本的部位、获得的细菌种类进行综合分析。细菌感染性疾病的主要检查方法：①检测细菌或其抗原；②检测抗体；③检测细菌遗传物质。其中细菌培养是最重要的确诊方法。

（二） 病毒感染

包括病毒分离与鉴定、病毒核酸与抗原的直接检出，以及特异性抗体的检测。

（三） 真菌感染

主要包括直接检查、培养检查、免疫学试验和动物试验等。形态学检查是真菌检测的重要手段。

（四） 寄生虫病

包括病原学诊断、免疫学诊断和其他实验室常规检查等，是诊断寄生虫病的主要依据。

（五） 其他病原体感染

如衣原体、支原体、立克次体等病原体，PCR 多为主要的检测手段。

（六） 实验结果分析和临床应用

各种实验诊断方法中，临床标本分离和培养的阳性结果最具有诊断价值。经病原体鉴定，可明确诊断病原体的种类，并可做药物敏感试验。然而，分离培养的阴性结果并不能完全排除感染的可能。常因标本采集运送的不当、培养条件不适合、病原体为难培养菌或病人已使用抗生素治疗而出现假阴性结果，尤其是标本直接涂片镜检见细菌而培养阴性者需考虑是否为 L 型细菌、厌氧菌或苛养菌。

第四节　病毒性肝炎检测

一、甲型肝炎病毒标志物检测

（一）甲型肝炎病毒抗原测定

【参考值】

阴性。

【临床意义】

HAVAg 阳性见于 70.6％～87.5％的甲型肝炎病人。

（二）甲型肝炎病毒抗体测定

【参考值】

ELISA 法：抗 HAV-IgM 和抗 HAV-IgA 均为阴性。

【临床意义】

1. 抗 HAVIgM 阳性　说明机体正在感染 HAV，它是早期诊断甲型肝炎的特异性指标。

2. 抗 HAV IgA 阳性　甲型肝炎早期和急性期，由粪便中测得抗 HAVIgA 呈阳性反应，是早期诊断甲型肝炎的指标之一。

3. 抗 HAVIgG 阳性　出现于恢复期且持久存在，是获得免疫力的标志，提示既往感染，可作为流行病学调查的指标。

（三）HAV-RNA 测定

【参考值】

反转录聚合酶链反应（RT-PCR）法为阴性。

【临床意义】

HAV-RNA 阳性对诊断，特别对早期诊断具有特异性。

二、乙型肝炎病毒标志物检测

现用于临床的病毒标志物有乙型肝炎病毒表面抗原（HBsAg）、乙型肝炎病毒表面抗体（抗-HBs）、乙型肝炎病毒 e 抗原（HBeAg）、乙型肝炎病毒 e 抗体（抗-HBe）、乙型肝炎病毒核心抗原（HBcAg）、乙型肝炎病毒核心抗体（抗-HBc）、乙型肝炎病毒表面抗原蛋白前 S2 和前 S2 抗体、乙型肝炎病毒 DNA。

（一）乙型肝炎六项测定

传统乙型肝炎病毒标志物检测常为五项联合检测，俗称"乙肝二对半检测"，包括 HBsAg、抗-HBs、HBeAg、抗-HBe、抗-HBc。随着方法学的发展，HBcAg 也被加入检测范围。

【参考值】

各项指标 ELISA 法均为阴性。

【临床意义】

1. HBsAg　阳性常被用来作为传染性标志之一。

2. 抗-HBs　是保护性抗体。注射过乙型肝炎疫苗或抗-HBs 免疫球蛋白者，抗-HBs 可呈现阳性反应。

3. HBeAg　阳性表明乙型肝炎处于活动期，并有较强的传染性。

4. 抗-HBe　阳性表示大部分乙型肝炎病毒被消除，复制减少，传染性减低，但并非无传染性。

5. 抗-HBc 是 HBcAg 的抗体，可分为 IgM、IgG 和 IgA 三型。抗-HBc 总抗体主要反映的是抗-HBcIgG。抗-HBc 检出率比 HBsAg 更敏感，可作为 HBsAg 阴性的 HBV 感染的敏感指标。

6. HBcAg 提示病人血清中有感染性的 HBV 存在，其含量较多，表示复制活跃，传染性强，预后较差。

常见乙型肝炎表面标志物模式及结果分析是表 4-9-1。

表 4-9-1 常见乙型肝炎表面标志物模式及结果分析

HBsAg-IgM	HBeAg	HBcAb	HBcAb-IgM	HBeAb	HBsAb	检测结果分析
+	+	—	—	—	—	急性 HBV 感染早期，HBV 复制活跃
+	+	+	+	—	—	急性或慢性乙型肝炎，HBV 复制活跃
+	—	+	+	—	—	急性或慢性乙型肝炎，HBV 复制减弱
+	—	+	+	+	—	急性或慢性乙型肝炎，HBV 复制减弱
+	—	—	—	+	—	HBV 复制停止
—	—	+	—	—	—	既往 HBV 感染，未产生 HbsAb
—	—	+	+	+	—	HBsAb 出现前阶段，HBV 低度复制
—	—	+	—	+	+	HBV 感染恢复阶段
—	—	+	—	—	+	HBV 感染恢复阶段
+	+	+	+	—	+	不同亚型 HBV 再感染
+	—	—	—	—	—	HBV-DNA 处于整合状态
—	—	—	—	—	+	病后或接种乙型肝炎疫苗后获得性免疫
—	+	+	—	—	—	HBsAg 变异的结果
+	—	—	—	+	+	表面抗原、e 抗原变异

（二）乙型肝炎病毒表面抗原蛋白前 S1 和前 S1 抗体

乙型肝炎病毒表面抗原蛋白前 S1 抗原是乙型肝炎病毒复制和活动的标志物。

（三）乙型肝炎病毒表面抗原蛋白前 S2 和前 S2 抗体

乙型肝炎病毒表面抗原蛋白前 S2（Pre-S2）是 HBV 表面蛋白成分，为 HBV 侵入肝细胞的主要结构成分；乙型肝炎病毒表面抗原蛋白前 S2 抗体（抗 Pre-S2）是 HBV 的中和抗体。

（四）乙型肝炎病毒 DNA 测定

乙型肝炎病毒 DNA（HBV-DNA）呈双股环形，是 HBV 的基因物质，也是乙型肝炎的直接诊断证据。

YMDD（酪氨酸-蛋氨酸-天冬氨酸-天冬氨酸）位点是 HBV 逆转录酶的活性部分，属高度保守序列。在 HBV 的反转录过程中，YMDD 位点中的 YM 能与模板核苷酸末端的糖基相作用，影响寡核苷酸与模板链的结合。

YMDD 是 HBV 反转录酶发挥催化活性所必需的关键结构。目前临床上广泛使用的胞苷类似物拉米夫定等抗 HBV 药物，作用靶位主要是 HBV 反转录酶，通过与底物 dNTP 竞争结合以抑制 HBV 的反转录和复制。当病毒 YMDD 中 M 突变为异亮氨酸（I）或缬氨酸（V），就可能引起 HBV 该类药物的药效丧失，从而产生耐药性。

三、丙型肝炎病毒标志物检测

（一）丙型肝炎病毒 RNA 测定

丙型肝炎病毒 RNA（HCV-RNA）阳性提示 HCV 复制活跃，传染性强；HCV-RNA 转阴提示 HCV 复制受抑，预后较好。连续观察 HCV-RNA、结合抗-HCV 的动态变化，可作为丙型肝炎的预后判断和干扰素等药物疗效的评价指标。

（二） 丙型肝炎病毒抗体 IgM 测定

主要用于早期诊断，急性期 IgM 抗体阳性率略高于 IgG 抗体。

（三） 丙型肝炎病毒抗体 IgG 测定

阳性表明已有 HCV 感染，但不能作为感染的早期指标。

四、 丁型肝炎病毒标志物检测

（一） 丁型肝炎病毒抗原和 RNA 测定

丁型肝炎病毒抗原（HDVAg）出现较早，但仅持续 1～2 周，由于检测不及时往往呈阴性反应。HDVAg 与 HBsAg 同时阳性，表示丁型和乙型肝炎病毒同时感染，病人可迅速发展为慢性或急性重症肝炎。

丁型肝炎病毒 RNA（HDV-RNA）阳性可明确诊断为丁型肝炎。HDV 与 HBV 重叠感染的病人易迅速发展成肝硬化或肝癌。

（二） 丁型肝炎病毒抗体测定

丁型肝炎病毒抗体分为抗-HDV IgG 和抗-HDV IgM 两型。

1. 抗-HDVIgG 阳性只能在 HBsAg 阳性的血清中测得，是诊断丁型肝炎的可靠指标。

2. 抗-HDVIgM 出现较早，一般持续 2～20 周，可用于丁型肝炎早期诊断。

五、 戊型肝炎病毒标志物检测

（一） 戊型肝炎病毒抗体测定

1. 抗-HEV IgM 阳性 95％的急性期病人呈阳性反应，可作为急性感染的诊断指标。

2. 抗-HEV IgG 阳性 凡戊型肝炎恢复期抗-HEV IgG 效价超过或等于急性期 4 倍者，提示 HEV 新近感染，有临床诊断意义。

（二） 戊型肝炎病毒 RNA 测定

阳性可早期诊断感染、对抗体检测结果进行确证、判断病人排毒期限以及进行分子流行病学研究等。

六、 庚型肝炎病毒标志物检测

（一） 庚型肝炎病毒抗体测定

阳性表示曾感染过 HGV，多见于输血后肝炎或使用血液制品引起 HGV 合并 HCV 感染的病人。

（二） 庚型肝炎病毒 RNA 测定

阳性表明有 HGV 存在。

第五节　性传播疾病病原体检测

一、 流行病学和临床类型

（一） 流行病学

1. 病原学 引起性传播疾病病原体的种类繁多，包括细菌、病毒、支原体、螺旋体、衣原体、真菌和原虫。

★**2. 传播途径** 主要有性行为传播、间接接触传染、血液与血制品传播、母婴传播、职业传播等。

（二） 常见临床类型

1. 获得性免疫缺陷症（AIDS） 是由人类免疫缺陷病毒（HIV）通过结合细胞表面的 CD4 蛋白受体进入易感细胞引起部分免疫系统被破坏，进而导致严重的机会感染和继发性癌变。HIV 感染传播的模式主要有三种：性传播（包括同性和异性之间）；经血传播；母婴传播。

2. 梅毒 是由密螺旋体属苍白球细菌引起的疾病，一般过程可分为三个阶段：①一期梅毒；②二期梅毒；③三期梅毒。其主要的传播途径是性接触和先天传染，微生物能通过胎盘并感染胎儿。

3. 淋病 是由淋病奈瑟菌引起的泌尿生殖系统的急性或慢性化脓性感染，是发病率最高的性传播疾病。主要通过不洁性交传播、垂直传播、产道感染及间接接触污染的毛巾、衣被、马桶等感染。

4. 非淋菌尿道炎（NGU） 是由淋菌以外的其他病原体，主要是沙眼衣原体、解脲支原体等通过性接触所引起的尿道炎症。

5. 生殖器疱疹和尖锐湿疣 生殖器疱疹主要是由单纯疱疹病毒所引起的一种性传播疾病。尖锐湿疣是由生殖器人乳头瘤病毒感染所致的以肛门生殖器部位增生性损害为主要表现的性传播疾病。

6. 软下疳 由杜克雷嗜血杆菌感染而引起，潜伏期 3～7 天。

二、 检查项目和临床应用

（一） AIDS 病原体测定

1. HIV 的分离培养 病毒培养是检测 HIV 感染最精确的方法，一般采取培养外周血单核细胞的方法进行 HIV 的诊断。

2. 抗 HIV-1 和抗 HIV-2 的检测 常用于抗体筛查。

3. HIV 核酸检测 通过检测 HIV RNA 水平来反映病毒载量，可用于 HIV 的早期诊断，如窗口期辅助诊断、病程监控、指导治疗方案及疗效测定、预测疾病进程等。

4. 其他实验室检查 ①CD4 细胞计数；②其他机会性感染病原体病原或抗体的检测。

（二） 梅毒病原体测定

1. 暗视野显微镜检查 是诊断早期梅毒唯一、快速、可靠的方法，尤其对已出现硬下疳而梅毒血清反应仍呈阴性者意义更大。

2. 梅毒血清学试验 诊断梅毒常要依靠血清学检查，潜伏期梅毒血清学诊断尤为重要。人体感染梅毒螺旋体后，可产生抗梅毒螺旋体抗体 IgM 及 IgG，也可产生反应素，用不同的抗原来检测体内是否存在抗梅毒螺旋体抗体或反应素以诊断梅毒。①非梅毒螺旋体抗原试验：目前常用 VDRL、RPR、TRUST；②梅毒螺旋体抗原试验：因抗原是梅毒螺旋体，检测血清中梅毒螺旋体抗体，其敏感性和特异性均较高，现常用 FTA-ABS 及 TPHA。

3. 脑脊液 PCR 检测 可以快速准确地诊断神经性梅毒。

4. 基因诊断技术检测梅毒螺旋体（TP-PCR） 特异性很强，敏感性很高，是目前诊断梅毒螺旋体的先进方法。

（三） 淋病病原体测定

1. 涂片检查 男性急性淋病病人直接涂片检查到多形核白细胞内革兰氏阴性双球菌即可确

定诊断，其阳性率可达 95％；女性病人阴道宫颈处杂菌很多，因此女性病人及症状轻或无症状的男性病人，均以做淋球菌培养检查为宜。

2. 培养法 培养为诊断淋病的金标准。

3. PCR 法 对淋病奈瑟菌培养阴性，临床怀疑淋病奈瑟菌感染者可应用 PCR 法。

（四）非淋菌尿道炎病原体测定

沙眼衣原体临床标本的直接检查仅适用于新生儿眼结膜炎刮片的检查，对 NGU 检查不够敏感。还可以使用培养、血清学试验和分子生物学方法检测。

（五）生殖器疱疹和尖锐湿疣病原体测定

1. 生殖器疱疹病原体检测 可使用培养法、直接检测法、改良组织培养法、细胞学法、PCR 法、血清学方法检测。

2. 尖锐湿疣病病原体检测 可使用细胞学宫颈涂片检查、5％醋酸试验、免疫组化检查、分子生物学方法检测。

（六）软下疳病原体测定

可选择直接涂片从溃疡处取材涂片做革兰染色；可进行细胞培养分离鉴定，明确为杜克雷嗜血杆菌；还可以通过血清学、PCR 技术进行检测。

第六节 医院感染常见病原体检测

一、流行病学和临床类型

（一）流行病学

1. 病原学 细菌是最常见的病原菌。病原菌种类繁多，以往以革兰氏阳性菌为主，现革兰氏阴性菌的比例正在增多，病毒、真菌也在增多。

2. 感染源 病原体来源于住院病人、医务人员、探视者、陪伴人员、医院环境及未彻底消毒灭菌的医疗器械、血液制品等。

（二）常见临床类型

1. 下呼吸道感染 为我国最常见的医院感染类型。

2. 尿路感染 住院期间有尿路器械操作史的病人，常由于保留导尿系统的交叉污染造成导管外上行感染。以大肠埃希菌、变形杆菌为主。

3. 手术切口感染 清洁伤口感染大部分为外源性感染。

4. 胃肠道感染 主要见于使用抗生素所致的肠炎。

5. 血液感染 主要为菌血症，可由静脉内输液、血液透析等引起，也可源于外科手术、下呼吸道感染或皮肤感染。

6. 皮肤和软组织感染 由金黄色葡萄球菌、溶血性链球菌等引起的蜂窝织炎、压疮和烧伤感染等。

住院病人中凡有气管插管、多次手术或延长手术时间、留置导尿、化疗、放疗、使用免疫抑制剂者以及老年病人，均应视为预防医院感染的重点对象。

二、检查项目和临床应用

（一）医院感染病原体检查项目和临床应用

★1. 标本采集和送检基本原则

（1）发现医院感染应及时采集微生物标本做病原学检查。

（2）严格执行无菌操作，减少或避免正常菌群和其他杂菌污染。

（3）标本采集后立即送至实验室，床旁接种可提高病原菌检出率。

（4）尽量在抗菌药物使用前采集标本。

（5）以棉拭子采集的标本如咽拭、肛拭或伤口拭，立即送检。

（6）盛标本容器须经灭菌处理，但不得使用消毒剂。

（7）送检标本应注明来源和检验目的，使实验室能正确选用相应的培养基和适宜的培养环境，必要时应注明选用何种抗菌药物。

（8）对混有正常菌群的污染标本应做定量（或半定量）培养，以判别是感染菌或定植菌。

（9）对分离到的病原菌应做药敏试验，提倡"分级报告"（即分阶段报告涂片镜检、初步培养、直接药敏、初步鉴定、最终鉴定与药敏结果）和"限时报告"（涂片报告 2h，普通培养 3 天）。

2. 涂片镜检 常用于呼吸道感染的痰标本，操作简便、结果快速，可取得最早期初步病原学诊断。

3. 分离培养鉴定法 该法操作简单，结果直观，特异性高，同时可做药物敏感试验指导临床用药。

尿路感染需做定量接种，当中段尿培养浓度高于 10^4 CFU/ml 的单种条件致病菌或女性脓尿症状病人浓度为 $10^3 \sim 10^4$ CFU/ml 的单种条件致病菌即可认为是感染菌。通过直接插导管采集的尿液或耻骨上穿刺膀胱所采集的尿液，所分离的细菌均应考虑为感染菌。当病人已用抗菌药物或经导尿管采集，且多次尿培养均为单一同种菌，那么细菌浓度虽未达到上述界限，也可认为是感染的病原菌。

病人手术切口感染分离到常见的化脓性细菌可认为是感染菌；较高浓度（半定量＋＋以上）的革兰氏阴性杆菌、皮肤常居菌也可认为是感染病原菌。

粪便培养分离出绝对致病菌，如霍乱弧菌、伤寒和副伤寒沙门菌等即可认为是感染菌；分离出的嗜盐弧菌、肠炎沙门菌、致病性大肠埃希菌也具有诊断意义。具有较长时间抗生素应用史、粪便中有假膜性特异性改变病人分离出金黄色葡萄球菌、念珠菌等要判为感染菌。

血培养分离的细菌（排除采样时的皮肤菌群污染）可认为是血液感染的病原体，单次血培养不易区分污染菌或感染菌，建议对疑似医院感染菌血症至少采血两次，两次培养均为同种皮肤正常菌群可认为是感染菌。静脉导管相关感染的培养分离是用无菌技术剪下体内段静脉导管尖端 $3 \sim 5$cm，置血平板上往返滚动涂布接种，生长菌落≥15 个细菌可认为是感染菌。

（二）医院环境中细菌污染的监测和消毒灭菌效果的监测

污染的环境是引起医院感染的危险因素，必须定期对空气、物体表面、医务人员手部和消毒灭菌效果等进行监测。

消毒灭菌的效果监测包括对高压蒸汽灭菌效果、紫外线杀菌效果和化学消毒剂的监测。

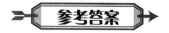
同步练习

乙型肝炎六项检测包括哪些指标？有哪些临床意义？

参考答案

参考答案见第 9 版教材第 456 页。

第十章　其他检测

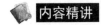
第一节　基因诊断

基因诊断是在基因水平上对疾病或人体的状态进行诊断。它是以遗传物质（如 DNA 或 RNA）为检查对象，利用分子生物学技术，通过检查基因的结构或表达量的多少来诊断疾病的方法。主要用于感染性疾病病原体诊断、先天遗传性疾病诊断、基因突变性疾病（如肿瘤）诊断、产前诊断、亲子鉴定和法医物证等。基因诊断的内容主要有：基因突变检测、基因连锁分析、基因表达分析、病原体诊断。

基因诊断主要技术有：核酸分子杂交技术、DNA 测序、聚合酶链反应、连接酶链反应、单链构象多态性分析、限制性片段长度多态性分析、单核苷酸多态性分析、基因芯片技术。

第二节　流式细胞术及其临床应用

流式细胞术（FCM）是一种集细胞生物化学技术、单克隆抗体技术、激光技术、流体力学、电子技术、计算机技术、分子生物学、临床医学等理论于一体的现代分析技术；能够对细胞或微球的生物物理、生理、生化、免疫、遗传、分子生物学性状及功能状态等进行定性或定量检测，并在必要时进行分类收集的多参数检测细胞分析技术，使用的是流式细胞仪。

FCM 在临床上应用最多且最有价值的是血液学诊断与研究方面，如白血病的分型、急性白血病微小残留病灶的监测、白血病多药耐药性的检测、血小板的研究、造血干/祖细胞的研究、白血病细胞的 DNA 分析、细胞凋亡及相关蛋白的研究、网织红细胞的检测等。另外，FCM 在免疫学、肿瘤学、分子生物学等方面也有重要的应用价值。

第三节　染色体检测

染色体检查又称染色体核型分析。该方法是将特定的细胞短期或长期培养后，经过特殊制片和显带技术，在光学显微镜下观察分裂中期的染色体，确定染色体的数目及结构是否发生畸变，是确诊染色体病的基本方法。染色体检查的标本除常用外周血外，还可以用骨髓细胞、皮肤和羊水等。

第四节 床旁检测

床旁检测（POCT），又称为"即时检验"，是检验医学中发展最快的领域之一。POCT 涉及的检测项目包括血糖、尿常规、血气/电解质、凝血、各种病原体、糖化血红蛋白、心肌标志物、激素和妊娠试验等，目前应用较为普遍的主要为三个方面：糖尿病、心血管疾病、感染性疾病。

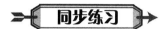

基因诊断有何意义？

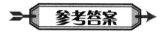

答：主要用于感染性疾病病原体诊断、先天遗传性疾病诊断、基因突变性疾病(如肿瘤)诊断、产前诊断、亲子鉴定和法医物证等。

第五篇

辅助检查

第一章　心电图

📓 学习目标

1. **掌握**　正常心电图各波段的组成及命名；常规心电图导联；心电图机的正确操作。
2. **熟悉**　常见异常心电图的特征：心房肥大、心室肥厚；心肌缺血；心肌梗死；期前收缩、心房扑动、心房颤动、心室颤动、心室扑动、房室传导阻滞、阵发性心动过速。

 内容精讲

第一节　临床心电学的基本知识

一、心电图产生原理

心脏机械收缩之前，先产生电激动，心房和心室的电激动可经人体组织传到体表。心电图（ECG）是利用心电图机从体表记录心脏每一心动周期所产生电活动变化的曲线图形。

单个细胞的除极和复极过程：细胞一端的细胞膜受到刺激（阈刺激）出现除极化，与尚未除极的细胞膜形成一对电偶。电源（正电荷）在前，电穴（负电荷）在后，电流自电源流入电穴，并沿着一定的方向迅速扩展，直到整个心肌细胞除极完毕。此时细胞膜又逐渐复原到极化状态，称为复极过程。复极与除极先后程序一致，但复极化的电偶是电穴在前、电源在后。在除极时，检测电极对向电源（即面对除极方向）产生向上的波形，背向电源（即背离除极方向）产生向下的波形，在细胞中部可记录出双向波形。复极波方向与除极波相反。

需要注意，在正常人的心电图中，记录到的复极波方向常与除极波主波方向一致，与单个心肌细胞不同。这是因为正常人心室的除极从心内膜向心外膜，而复极则从心外膜开始，向心内膜方向推进，其确切机制仍未完全清楚。

由体表所采集到的心脏电位强度与下列因素有关：①与心肌细胞数量（心肌厚度）呈正比关系；②与探查电极位置和心肌细胞之间的距离呈反比关系；③与探查电极的方位和心肌除极的方向所构成的角度有关，夹角愈大，心电位在导联上的投影愈小，电位愈弱。

★二、心电图各波段的组成和命名

心电图上的相应的波段：①P波：心房的除极过程；②PR段：心房复极过程及房室结、希氏束、束支的电活动；③PR间期：自心房开始除极至心室开始除极的时间；④QRS波群：心室除极的全过程；⑤ST 段：心室的缓慢复极过程；⑥T 波：心室的快速复极过程；⑦QT 间期：心室开始除极至心室复极完毕全过程的时间。

QRS 波群命名如下：首先出现的位于参考水平线以上的正向波称为 R 波；R 波之前的负向波称为 Q 波；S 波是 R 波之后第一个负向波；R′波是继 S 波之后的正向波；R′波后再出现负向波称为 S′波；如果 QRS 波只有负向波，则称为 QS 波。至于采用 Q 或 q、R 或 r、S 或 s 表示，应根据其幅度大小而定。

三、 心电图导联体系

在人体不同部位放置电极，并通过导联线与心电图机电流计的正负极相连，这种记录心电图的电路连接方法称为心电图导联。常规 12 导联体系如下。

1. 肢体导联　包括标准肢体导联 I、II、III 及加压肢体导联 aVR、aVL、aVF。肢体导联电极主要放置于右臂（R）、左臂（L）、左腿（F）。连接此三点即成为所谓 Einthoven 三角。在每一个标准导联正负极间均可画出一假想的直线，称为导联轴，肢体导联构成额面六轴系统。

2. 胸导联　包括 $V_1 \sim V_6$ 导联，必要时加做 $V_{7 \sim}$ 和 $V_{3R} \sim V_{6R}$ 导联。胸导联检测电极具体安放的位置：V_1 位于胸骨右缘第 4 肋间；V_2 位于胸骨左缘第 4 肋间；V_3 位于 V_2 与 V_4 两点连线的中点；V_4 位于左锁骨中线与第 5 肋间相交处；V_5 位于左腋前线与 V_4 同一水平处；V_6 位于左腋中线与 V_4 同一水平处；V_7 位于左腋后线 V_4 水平处；V_8 位于左肩胛骨线 V_4 水平处；V_9 位于左脊旁线 V_4 水平处；$V_{3R} \sim V_{6R}$ 导联电极放置于右胸部与 $V_3 \sim V_6$ 对称处。

第二节　心电图的测量和正常数据

一、 心电图测量

心电图多描记在特殊的记录纸上。当走纸速度为 25mm/s 时，每两条纵线间（1mm）表示 0.04s（即 40ms），当标准电压 1mV＝10mm 时，两条横线间（1mm）表示 0.1mV。

（一） 心率的测量

计算法，测量一个 RR（或 PP）间期的秒数，然后被 60 除。还可采用查表法或使用专门的心率尺直接读出相应的心率数。心律明显不齐时，一般采取数个心动周期的平均值来进行测算。

（二） 各波段振幅的测量

P 波振幅测量的参考水平应以 P 波起始前的水平线为准。测量 QRS 波群、J 点、ST 段、T 波和 U 波振幅，统一采用 QRS 起始部水平线作为参考水平。测量正向波形的高度时，应以参考水平线上缘垂直地测量到波的顶端；测量负向波形的深度时，应以参考水平线下缘垂直地测量到波的底端。

（三） 各波段时间的测量

1. 12 导联同步心电图仪　测量 P 波和 QRS 波时间，应分别从 12 导联同步记录中最早的 P 波起点测量至最晚的 P 波终点以及从最早 QRS 波起点测量至最晚的 QRS 波终点；PR 间期应从 12 导联同步心电图中最早的 P 波起点测量至最早的 QRS 波起点；QT 间期应是 12 导联同步心电图中最早的 QRS 波起点至最晚的 T 波终点的间距。

2. 单导联心电图仪　P 波及 QRS 波时间应选择 12 个导联中最宽的 P 波及 QRS 波进行测量；PR 间期应选择 12 个导联中 P 波宽大且有 Q 波的导联进行测量；QT 间期测量应取 12 个导联中

最长的 QT 间期。

（四）　平均心电轴

1. 概念　心电轴一般指的是平均 QRS 电轴，它是心室除极过程中全部瞬间向量的综合（平均 QRS 向量），借以说明心室在除极过程这一总时间内的平均电势方向和强度。通常可用任何两个肢体导联的 QRS 波群的电压或面积计算出心电轴。正常心电轴的范围为 $-30°\sim+90°$ 之间；电轴位于 $-30°\sim-90°$ 范围为心电轴左偏；位于 $+90°\sim+180°$ 范围为心电轴右偏；位于 $-90°\sim-180°$ 范围，为"不确定电轴"。

2. 测定方法　①目测法：临床上最常用、最简单的方法是目测 Ⅰ 和 aVF 导联 QRS 波群的主波方向，有时还需结合 Ⅱ 导联 QRS 波群的主波方向粗略估测心电轴是否发生偏移。若 Ⅰ 导联的主波方向向上，aVF 导联的主波方向也向上，或者 Ⅰ 导联的主波方向向上，aVF 导联的主波方向向下（但 Ⅱ 导联的主波方向向上），则心电轴不偏；若 Ⅰ 导联的主波方向向上，aVF 导联的主波方向向下，但 Ⅱ 导联的主波方向向下，则心电轴左偏；若 Ⅰ 导联的主波方向向下，aVF 导联的主波方向向上，则心电轴右偏；若 Ⅰ 导联的主波方向向下，aVF 导联的主波方向向下，则心电轴不确定。②作图法：分别测算 Ⅰ 和 Ⅲ 导联的 QRS 波群振幅的代数和，然后将这两个数值分别在 Ⅰ 导联及 Ⅲ 导联上画出垂直线，求得两垂直线的交叉点。③查表法：将 Ⅰ 和 Ⅲ 导联 QRS 波群振幅代数和值通过查表直接求得心电轴。

3. 临床意义　心电轴的偏移，一般受心脏在胸腔内的解剖位置、两侧心室的质量比例、心室内传导系统的功能、激动在室内传导状态以及年龄、体型等因素影响。左心室肥厚、左前分支阻滞等可使心电轴左偏；右心室肥厚、左后分支阻滞等可使心电轴右偏；不确定电轴可以发生于正常人（正常变异），亦可见于某些病理情况，如肺源性心脏病、冠心病、高血压等。

（五）　心脏循长轴转位

自心尖部朝心底部方向观察，设想心脏可循其本身长轴做顺钟向或逆钟向转位。正常时 V_3 或 V_4 导联 R/S 大致相等，为左、右心室过渡区波形。顺钟向转位时，正常在 V_3 或 V_4 导联出现的波形转向左心室方向，即出现在 V_5、V_6 导联上。逆钟向转位时，正常 V_3 或 V_4 导联出现的波形转向右心室方向，即出现在 V_1、V_2 导联上。顺钟向转位可见于右心室肥大，而逆钟向转位可见于左心室肥大。

★二、　正常心电图波形特点和正常值

1. P 波　代表心房肌除极的电位变化。

（1）形态　P 波的形态在大部分导联上一般呈钝圆形，有时可能有轻度切迹。P 波方向在 Ⅰ、Ⅱ、aVF、$V_4\sim V_6$ 导联向上，aVR 导联向下，其余导联呈双向、倒置或低平均可。

（2）时间　正常人 P 波时间一般小于 0.12s。

（3）振幅　P 波振幅在肢体导联一般小于 0.25mV，胸导联一般小于 0.2mV。

2. PR 间期　从 P 波的起点至 QRS 波群的起点，代表心房开始除极至心室开始除极的时间。心率在正常范围时，PR 间期为 0.12～0.20s。在幼儿及心动过速的情况下，PR 间期相应缩短。在老年人及心动过缓的情况下，PR 间期可略延长，但一般不超过 0.22s。

3. QRS 波群　代表心室肌除极的电位变化。

（1）时间　正常成年人 QRS 时间小于 0.12s，多数在 0.06～0.10s。

（2）形态和振幅　在胸导联，正常人 V_1、V_2 导联多呈 rS 型，V_1 的 R 波一般不超过

1.0mV。V_5、V_6 导联 QRS 波群可呈 qR、qRs、Rs 或 R 型，且 R 波一般不超过 2.5mV。正常人胸导联的 R 波自 V_1 至 V_6 逐渐增高，S 波逐渐变小。在肢体导联，Ⅰ、Ⅱ 导联的 QRS 波群主波一般向上。aVR 导联的 QRS 波群主波向下。正常人 aVR 导联的 R 波一般小于 0.5mV，Ⅰ导联的 R 波小于 1.5mV，aVL 导联的 R 波小于 1.2mV，aVF 导联的 R 波小于 2.0mV。6 个肢体导联的 QRS 波群振幅（正向波与负向波振幅的绝对值相加）一般不应都小于 0.5mV，6 个胸导联的 QRS 波群振幅（正向波与负向波振幅的绝对值相加）一般不应都小于 0.8mV，否则称为低电压。

（3）R 峰时间　指 QRS 起点至 R 波顶端垂直线的间距。如有 R′波，则应测量至 R′峰；如 R′峰呈切迹，应测量至切迹第二峰。正常成人 R 峰时间在 V_1、V_2 导联不超过 0.03s，在 V_5、V_6 导联不超过 0.05s。

（4）Q 波　除 aVR 导联外，正常人的 Q 波时间小于 0.03s，Q 波振幅小于同导联中 R 波的 1/4。正常人 V_1、V_2 导联不应出现 Q 波，但偶尔可呈 QS 波。

4. J 点　QRS 波群的终末与 ST 段起始之交接点称为 J 点。大多在等电位线上。

5. ST 段　自 QRS 波群的终点至 T 波起点间的线段，代表心室缓慢复极过程。正常的 ST 段多为一等电位线，有时亦可有轻微的偏移，但在任一导联，ST 段下移一般不超过 0.05mV；成人 ST 段上抬在 V_2 和 V_3 导联较明显，可达 0.2mV 或更高，且男性抬高程度一般大于女性。在 $V_4 \sim V_6$ 导联及肢体导联，ST 段抬高的程度很少超过 0.1mV。

6. T 波　代表心室快速复极时的电位变化。

（1）形态　在正常情况下，T 波的方向大多与 QRS 主波的方向一致。T 波方向在Ⅰ、Ⅱ、$V_4 \sim V_6$ 导联向上，aVR 导联向下，Ⅲ、aVL、aVF、$V_1 \sim V_3$ 导联可以向上、双向或向下。若 V_1 的 T 波方向向上，则 $V_2 \sim V_6$ 导联就不应再向下。

（2）振幅　除Ⅲ、aVL、aVF、$V_1 \sim V_3$ 导联外，其他导联 T 波振幅一般不应低于同导联 R 波的 1/10。T 波在胸导联有时可高达 1.2~1.5mV 尚属正常。

7. QT 间期　指 QRS 波群的起点至 T 波终点的间距，代表心室肌除极和复极全过程所需的时间。QT 间期的正常范围为 0.32~0.44s。校正的 QT 间期（QTc），通常采用 Bazett 公式计算：$QTc = QT / \sqrt{RR}$。QTc 的正常上限值设定为 0.44s，超过此时限即认为 QT 间期延长。

8. u 波　在 T 波之后 0.02~0.04s 出现的振幅很低小的波称为 u 波，其产生机制目前仍未完全清楚。与 T 波相一致。u 波在胸导联较易见到，以 $V_2 \sim V_3$ 导联较为明显。u 波明显增高常见于低血钾。

三、小儿心电图特点

小儿的生理发育过程迅速，其心电图变化也较大。总的趋势可概括为自起初的右室占优势型转变为左室占优势型的过程，其具体特点可归纳如下。

（1）小儿心率较成人快，小儿的 PR 间期较成人短，7 岁以后趋于恒定（0.10~0.17s），小儿的 QTc 间期较成人略长。

（2）小儿的 P 波时间较成人稍短（儿童<0.09s），新生儿 P 波的电压较高，以后则较成人低。

（3）婴幼儿常呈右室占优势的 QRS 图形特征。Ⅰ导联有深 S 波；V_1（V_{3R}）导联多呈高 R 波而 V_5、V_6 导联常出现深 S 波；R_{V1} 电压随年龄增长逐渐减低，Rv5 逐渐增高。小儿 Q 波较成人为深（常见于Ⅱ、Ⅲ、aVF 导联）；3 个月以内婴儿的 QRS 初始向量向左，因而 V_5、V_6 常缺乏 q 波。新生儿期的心电图主要呈"悬垂型"，心电轴>+90°，以后与成人大致相同。

（4）肢体导联及右胸导联常出现 T 波低平、倒置。

第三节　心房肥大和心室肥厚

★ 一、心房肥大

心房肥大多表现为心房的扩大而较少表现心房肌肥厚。心房扩大引起心房肌纤维增长变粗以及房间传导束牵拉和损伤，导致整个心房肌除极综合向量的振幅和方向发生变化。心电图上主要表现为 P 波振幅、除极时间及形态改变。

（一）右心房肥大

心电图主要表现为心房除极波振幅增高。

（1）P 波尖而高耸，其振幅≥0.25mV，以 Ⅱ、Ⅲ、aVF 导联表现最为突出，又称"肺型 P 波"。

（2）V_1 导联 P 波直立时，振幅≥0.15mV，如 P 波呈双向时，其振幅的算术和≥0.20mV。

（3）P 波电轴右移超过 75°。

（二）左心房肥大

心电图主要表现为心房除极时间延长。

（1）P 波增宽，其时限≥0.12s，P 波常呈双峰型，两峰间距≥0.04s，以 Ⅰ、Ⅱ、aVL 导联明显，又称"二尖瓣型 P 波"。

（2）PR 段缩短，P 波时间与 PR 段时间之比>1.6。

（3）V_1 导联上 P 波常呈先正而后出现深宽的负向波。将 V_1 负向 P 波的时间乘以负向 P 波振幅，称为 P 波终末电势（Ptf）。左房肥大时，Ptf_{V1}（绝对值）≥0.04mm·s。

除左房肥大外，心房内传导阻滞等亦可出现 P 波双峰和 P 波时间≥0.12s，应注意鉴别。

（三）双心房肥大

（1）P 波增宽≥0.12s，其振幅≥0.25mV。

（2）V_1 导联 P 波高大双相，上下振幅均超过正常范围。

★ 二、心室肥厚

心室肥厚是因心室舒张期或（和）收缩期负荷过重所致，是器质性心脏病的常见后果。一般认为其心电的改变与下列因素有关：①心肌纤维增粗、截面积增大，心肌除极产生的电压增高；②心室壁增厚及心肌细胞变性所致传导功能低下，均可使心肌激动的时程延长；③心室壁肥厚引起心室肌复极顺序发生改变。

（一）左心室肥厚

1. 左室高电压

① 胸导联　R_{V5} 或 R_{V6}>2.5mV；$R_{V5}+S_{V1}$>4.0mV（男性）或>3.5mV（女性）。

② 肢体导联　R_I>1.5mV；R_{avL}>1.2mV；R_{avF}>2.0mV；R_I+S_{III}>2.5mV。

③ Cornell 标准　$R_{avL}+S_{V3}$>2.8mV（男性）或>2.0mV（女性）。

2. 电轴左偏

3. QRS 波群时间延长　延长到 0.10～0.11s，但一般仍<0.12s。

4. 继发性 ST-T 改变　在 R 波为主的导联，其 ST 段可呈下斜型压低达 0.05mV 以上，T 波低平、双向或倒置。在以 S 波为主的导联（如 V_1 导联）则反而可见直立的 T 波。此类 ST-T 改变多为继发性改变，亦可能同时伴有心肌缺血。

在符合一项或几项 QRS 电压增高标准的基础上，结合其他阳性指标之一，一般支持左心室肥厚的诊断。符合条件越多，诊断可靠性越大。如仅有 QRS 电压增高，而无其他任何阳性指标者，诊断左心室肥厚应慎重。

（二）右心室肥厚

1. 右室高电压　V_1 导联 R/S≥1，呈 R 型或 Rs 型，重度右心室肥厚可使 V_1 导联呈 qR 型（除外心肌梗死）；V_5 导联 R/S≤1 或 S 波比正常加深；aVR 导联以 R 波为主，R/q 或 R/S≥1。

2. $R_{V1}+S_{V5}>1.05mV$（重症>1.2mV）；$R_{aVR}>0.5mV$

3. 心电轴右偏　≥+90°（重症可>+110°）。

4. 继发性 ST-T 改变　常同时伴有右胸导联（V_1、V_2）ST 段压低及 T 波倒置。

（三）双侧心室肥厚

心电图可出现以下情况：①大致正常心电图；②单侧心室肥厚心电图；③双侧心室肥厚心电图

第四节　心肌缺血与 ST-T 改变

心肌缺血通常发生在冠状动脉粥样硬化基础上。当心肌某一部分缺血时，将影响到心室复极的正常进行，并可使缺血区相关导联发生 ST-T 异常改变。心肌缺血的心电图改变类型取决于缺血的严重程度、持续时间和缺血发生部位。

★一、心肌缺血的心电图类型

1. 缺血型心电图改变　①若心内膜下心肌缺血，出现高大的 T 波；②若心外膜下心肌缺血（包括透壁性心肌缺血），出现与正常方向相反的 T 波向量。

2. 损伤型心电图改变　心内膜下心肌损伤时，出现 ST 段压低；心外膜下心肌损伤时（包括透壁性心肌缺血），引起 ST 段抬高。发生损伤型 ST 改变时，对侧部位的导联常可记录到相反的 ST 改变。

二、临床意义

临床上发现约一半的冠心病病人在未发作心绞痛时，心电图可以正常，仅于心绞痛发作时记录到 ST-T 动态改变。约 10% 的冠心病病人在心肌缺血发作时心电图可以正常或仅有轻度 ST-T 变化。变异型心绞痛（冠状动脉痉挛为主要因素）多引起暂时性 ST 段抬高并常伴有高耸 T 波和对应导联的 ST 段下移。

三、鉴别诊断

除冠心病外，其他疾病如心肌病、心肌炎、瓣膜病、心包炎、脑血管意外（尤其颅内出血）等均可出现此类 ST-T 改变。低钾、高钾等电解质紊乱，药物（洋地黄、奎尼丁等）影响以及自主神经调节障碍也可引起非特异性 ST-T 改变。此外，心室肥厚、束支传导阻滞、预激综合征等可引起继发性 ST-T 改变。

第五节　心肌梗死

绝大多数心肌梗死是因在冠状动脉粥样硬化基础上发生完全性或不完全性闭塞所致，属于冠心病的严重类型。除了出现临床症状及心肌坏死标记物升高外，心电图的特征性改变对确定心肌梗死诊断和治疗方案以及判断病人的病情和预后起着重要作用。

★一、基本图形及机制

1."缺血型改变"　冠状动脉急性闭塞后,最早出现的变化是缺血性 T 波改变。通常缺血最早出现在心内膜下肌层,使对向缺血区的导联出现高而直立的 T 波。若缺血发生在心外膜下肌层,则面向缺血区的导联出现 T 波倒置。缺血使心肌复极时间延长,特别是 3 位相延缓,引起 QT 间期延长。

2."损伤型"改变　随着缺血时间延长,缺血程度进一步加重,就会出现"损伤型"图形改变,主要表现为面向损伤心肌的导联出现 ST 段抬高。

3."坏死型"改变　更进一步的缺血导致细胞变性、坏死。坏死的心肌细胞丧失了电活动,该部位心肌不再产生心电向量,而正常健康心肌仍照常除极,致使产生一个与梗死部位相反的综合向量。面向坏死区的导联出现异常 Q 波(时间≥0.03s,振幅≥1/4R)或者呈 QS 波。

临床上,当冠状动脉某一分支发生闭塞,则受损伤部位的心肌发生坏死,靠近坏死区周围受损心肌呈损伤型改变,而外边受损较轻的心肌呈缺血型改变,体表心电图导联可同时记录到心肌缺血、损伤和坏死的图形改变。因此,若上述 3 种改变同时存在,则急性心肌梗死的诊断基本确立。

二、心肌梗死的图形演变及分期

急性心肌梗死发生后,心电图的变化随着心肌缺血、损伤、坏死的发展和恢复而呈现一定的演变规律。根据心电图图形的演变过程和演变时间可分为超急性期、急性期、亚急性期和陈旧期(表 5-1-1)。

表 5-1-1　心肌梗死的图形演变及分期

分期	时间	心电图表现
超急性期	数分钟后,持续数小时	首先产生高大的 T 波,以后迅速出现 ST 段呈斜型抬高,与高耸直立 T 波相连,但尚未出现异常 Q 波
急性期	数小时或数日,可持续到数周	ST 段呈弓背向上抬高,抬高显著者可形成单向曲线,继而逐渐下降;心肌坏死导致面向坏死区导联的 R 波振幅降低或丢失,出现异常 Q 波或 QS 波;T 波由直立开始倒置,并逐渐加深
亚急性期	梗死后数周至数月	抬高的 ST 段恢复至基线,缺血型 T 波由倒置较深逐渐变浅,坏死型 Q 波持续存在
陈旧期	数月之后	ST 段和 T 波恢复正常或 T 波持续倒置、低平,趋于恒定不变,残留下坏死型的 Q 波

三、心肌梗死的定位诊断及梗死相关血管的判断

心肌梗死的部位主要根据心电图坏死型图形(异常 Q 波或 QS 波)出现于哪些导联而作出判断。由于发生心肌梗死的部位多与相应的冠状动脉发生闭塞相关,因此,根据心电图的确定的梗死部位可大致确定与梗死相关的病变血管(表 5-1-2)。

表 5-1-2　心电图导联与心室部位及冠状动脉供血区域的关系

导联	心室部位	供血的冠状动脉
Ⅱ、Ⅲ、aVF	下壁	右冠状动脉或做左回旋支
I、aVL、V₅、V₆	侧壁	左前降支或左回旋支
V₁~V₃	前间壁	左前降支
V₃~V₅	前壁	左前降支
V₁~V₅	广泛前壁	左前降支
V₇~V₉	正后壁	左前降支或右冠状动脉
V₃R~V₄R	右心室	右冠状动脉

四、心肌梗死的分类和鉴别诊断

1.Q 波型和非 Q 波型心肌梗死　非 Q 波型心肌梗死为不典型的心肌梗死,较多见于多支冠

状动脉病变、多部位梗死（不同部位的梗死向量相互作用发生抵消）、梗死范围弥漫或局限、梗死区位于心电图常规导联记录的盲区（如右心室、基底部、孤立正后壁梗死等）。

2. ST 段抬高和非 ST 段抬高心肌梗死　心肌梗死后是否出现 Q 波通常是回顾性诊断。为了最大程度地改善心肌梗死病人的预后，近年提出把急性心肌梗死分类为 ST 段抬高和非 ST 段抬高梗死。以 ST 段改变对急性心肌梗死进行分类突出了早期干预的重要性。

3. 心肌梗死合并其他病变　心肌梗死合并室壁瘤时，可见升高的 ST 段持续存在达半年以上。心肌梗死合并右束支阻滞时，一般不影响二者的诊断。心肌梗死合并左束支阻滞，梗死图形常被掩盖，按原标准进行诊断比较困难。

4. 心肌梗死的鉴别诊断　ST 段抬高除了见于急性心肌梗死外，还可见于变异型心绞痛、急性心包炎、急性肺栓塞、主动脉夹层、急性心肌炎、高血钾、早期复极等。异常 Q 波还可见于感染、脑血管意外、心脏横位、顺钟向转位、左心室肥厚、左束支阻滞、预激综合征、右心室肥厚、心肌病、心肌炎等。

第六节　心律失常

一、概述

正常人的心脏起搏点位于窦房结，并按正常传导系统顺序激动心房和心室。如果心脏激动的起源异常或（和）传导异常，称为心律失常。心律失常目前多按形成原因进行分类（图 5-1-1）。

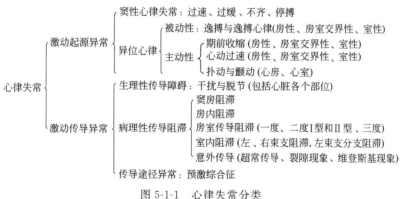

图 5-1-1　心律失常分类

二、窦性心律及窦性心律失常

凡起源于窦房结的心律，称为窦性心律。窦性心律属于正常节律。

1. 窦性心律的心电图特点　P 波规律出现，且 P 波形态表明激动来自窦房结（即 P 波在 I、II、aVF、$V_4 \sim V_5$ 导联直立，在 aVR 导联倒置）。正常人窦性心律的频率一般定义为 60～100 次/分。

2. 窦性心动过速　传统上规定成人窦性心律的频率＞100 次/分，称为窦性心动过速。窦性心动过速时，PR 间期及 QT 间期相应缩短，有时可伴有继发性 ST 段轻度压低和 T 波振幅降低。

3. 窦性心动过缓　传统上规定窦性心律的频率＜60 次/分时，称为窦性心动过缓。

4. 窦性心律不齐　窦性心律的起源未变，但节律不整，在同一导联上 PP 间期差异＞0.12s。

5. 窦性停搏　心电图上见规则的 PP 间距中突然出现 P 波脱落，形成长 PP 间距，且长 PP 间距与正常 PP 间距不成倍数关系。

6. 病态窦房结综合征（SSS） 　主要的心电图表现有：①持续的窦性心动过缓，心率<50次/分,且不易用阿托品等药物纠正；②窦性停搏或窦房传导阻滞；③慢-快综合征：在心动过缓基础上，常出现室上性快速心律失常（房性心动过速、心房扑动、心房颤动等）；④双结病变：房室传导障碍，或发生窦性停搏时，长时间不出现交界性逸搏。

★三、 期前收缩

期前收缩是指起源于窦房结以外的异位起搏点提前发出的激动，又称过早搏动，是临床上最常见的心律失常。期前收缩的产生机制包括：①折返激动；②触发活动；③异位起搏点的兴奋性增高。根据异位搏动发生的部位，可分为房性、交界性和室性期前收缩。

描述期前收缩心电图特征时常用到下列术语。①联律间期：指异位搏动与其前窦性搏动之间的时距；②代偿间歇：指期前出现的异位搏动代替了一个正常窦性搏动，其后出现一个较正常心动周期长的间歇；③间位性期前收缩：又称插入性期前收缩，指夹在两个相邻正常窦性搏动之间的期前收缩，其后无代偿间歇；④单源性期前收缩：指期前收缩来自同一异位起搏点或有固定的折返径路，其形态、联律间期相同；⑤多源性期前收缩：指在同一导联中出现2种或2种以上形态及联律间期互不相同的异位搏动。如联律间期固定而形态各异，则称为多形性期前收缩，其临床意义与多源性期前收缩相似；⑥频发性期前收缩：依据出现的频度可人为地分为偶发性和频发性期前收缩。常见的二联律与三联律就是一种有规律的频发性期前收缩。前者指期前收缩与窦性心搏交替出现；后者指每2个窦性心搏后出现1次期前收缩。

1. 室性期前收缩 　心电图表现：①期前出现的 QRS-T 波前无 P 波或无相关的 P 波；②期前出现的 QRS 形态宽大畸形，时限通常>0.12s，T 波方向多与 QRS 的主波方向相反；③往往为完全性代偿间歇。

2. 房性期前收缩 　心电图表现：①期前出现的异位 P′波，其形态与窦性 P 波不同；②P′R 间期>0.12s；③大多为不完全性代偿间歇。

3. 交界性期前收缩 　心电图表现：①期前出现的 QRS-T 波，其前无窦性 P 波，QRS-T 形态与窦性下传者基本相同；②出现逆行 P′波（P 波在 Ⅱ、Ⅲ、aVF 导联倒置，aVR 导联直立），可发生于 QRS 波群之前（P′R 间期<0.12s）或 QRS 波群之后（RP′间期<0.20s），或者与 QRS 相重叠；③大多为完全性代偿间歇。

四、 逸搏与逸搏心律

当高位节律点停搏或节律明显减慢时，低位起搏点就会发出一个或一连串的冲动，激动心房或心室。仅发生 1～2 个称为逸搏，连续 3 个以上称为逸搏心律。按发生的部位分为房性、房室交界性和室性逸搏。房性逸搏心律，频率多为 50～60 次/分。交界性逸搏心律，频率一般为 40～60 次/分。室性逸搏心律，频率一般为 20～40 次/分。

五、 异位性心动过速

异位性心动过速指异位节律点兴奋性增高或折返激动引起的快速异位心律（期前收缩连续出现3次或3次以上）。根据异位节律点发生的部位，可分为房性、交界性及室性心动过速。

★1. 阵发性室上性心动过速 　理应分为房性以及与房室交界区相关的心动过速，但常因 P′不易辨别，故统称为室上性心动过速（室上速）。心动过速发作时有突发、突止的特点，频率一般在 160～250 次/分，节律快而规则，QRS 形态一般正常（伴有束支阻滞或室内差异性传导时，可呈宽 QRS 波心动过速）。临床上最常见的室上速类型为预激旁路引发的房室折返性心动过速以及房室结双径路引发的房室结折返性心动过速。房性心动过速包括自律性和房内折返性心动过速两种类型，多发生于器质性心脏病基础上。

★**2. 室性心动过速** 属于宽 QRS 波心动过速类型，心电图表现为：①频率多在 140～200 次/分，节律可稍不齐；②QRS 波群形态宽大畸形，时限通常＞0.12s；③如能发现 P 波，并且 P 波频率慢于 QRS 波频率，PR 无固定关系（房室分离），则可明确诊断；④偶尔心房激动夺获心室或发生室性融合波，也支持室性心动过速的诊断。

除了室性心动过速外，室上速伴心室内差异性传导，室上速伴原来存在束支阻滞或室内传导延迟，室上性心律失常（房性心动过速、心房扑动或心房颤动）经房室旁路前传，经房室旁路前传的房室折返性心动过速等，亦可表现为宽 QRS 波心动过速类型，应注意鉴别诊断。

3. 非阵发性心动过速 可发生在心房、房室交界区或心室，又称加速的房性、交界性或室性自主心律。此类心动过速发作多有渐起渐止的特点。心电图主要表现为：频率比逸搏心律快，比阵发性心动过速慢，交界性心律频率多为 70～130 次/分，室性心律频率多为 60～100 次/分。

4. 双向性室性心动过速 心电图特征：心动过速时，QRS 波群的主波方向出现上、下交替改变。

5. 扭转型室性心动过速 发作时可见一系列增宽变形的 QRS 波群，以每 3～10 个心搏围绕基线不断扭转其主波的正负方向，典型者常伴有 QT 间期延长，每次发作持续数秒到数十秒而自行终止，但极易复发或转为心室颤动。

★**六、 扑动与颤动**

扑动、颤动可出现于心房或心室。主要的电生理基础为心肌的兴奋性增高，不应期缩短，同时伴有一定的传导障碍，形成环形激动及多发微折返。

1. 心房扑动 典型心房扑动的发生机制属于房内大折返环路激动。心电图特点是：正常 P 波消失，代之连续的大锯齿状扑动波（F 波），多数在 Ⅱ、Ⅲ、aVF 导联中清晰可见；F 波间无等电位线，波幅大小一致，间隔规则，频率为 240～350 次/分，大多不能全部下传，常以固定房室比例（2∶1 或 4∶1）下传，故心室律规则。

2. 心房颤动 心房颤动可以是阵发性或持续性。发生心房颤动的机制比较复杂，至今仍未完全清楚，多数可能由多个小折返激动所致。心电图特点是：正常 P 波消失，代以大小不等、形状各异的颤动波（f 波），通常以 V₁ 导联最明显；心房颤动波的频率为 350～600 次/分；RR 绝对不齐，QRS 波一般不增宽。心房颤动时，如果出现 RR 绝对规则，且心室率缓慢，常提示发生完全性房室传导阻滞。

3. 心室扑动 多数人认为心室扑动是心室肌产生环形激动的结果。心电图特点是无正常 QRS-T 波，代之以连续快速而相对规则的大振幅波动，频率达 200～250 次/分。

4. 心室颤动 往往是心脏停搏前的短暂征象，也可以因急性心肌缺血或心电紊乱而发生。心电图上 QRS-T 波完全消失，出现大小不等、极不匀齐的低小波，频率 200～500 次/分。

七、传导异常

心脏传导异常包括病理性传导阻滞、生理性干扰脱节及传导途径异常。

（一）传导阻滞

心脏传导阻滞按发生的部位分为窦房传导阻滞、房内传导阻滞、房室传导阻滞和室内传导阻滞；按阻滞程度可分为一度（传导延缓）、二度（部分激动传导发生中断）和三度（传导完全中断）；按传导阻滞发生情况，可分为永久性、暂时性、交替性及渐进性。

1. 窦房传导阻滞 心电图表现为 PP 间距逐渐缩短，于出现漏搏后 PP 间距又突然延长呈文氏现象，称为二度Ⅰ型窦房传导阻滞。在规律的窦性 PP 间距中突然出现一个长间歇，这一长间歇恰等于正常窦性 PP 间距的倍数，此称二度Ⅱ型窦房传导阻滞。

2. 房内传导阻滞 心电图表现为 P 波增宽≥0.12s，出现双峰，切迹间距≥0.04s，要注意与左房肥大相鉴别。

★**3. 房室传导阻滞** 通常分析 P 与 QRS 波的关系可以了解房室传导情况。房室传导阻滞可发生在不同水平：房内的结间束，房室结和希氏束，左、右束支或三支（右束支及左束支的前、后分支）同时出现传导阻滞。阻滞部位愈低，潜在节律点的稳定性愈差，危险性也就愈大。

（1）一度房室传导阻滞 心电图主要表现为 PR 间期延长，成人 PR 间期>0.20s（老年人 PR 间期>0.22s）。

（2）二度房室传导阻滞 心电图主要表现为部分 P 波后 QRS 波脱漏，分两种类型。①二度Ⅰ型房室传导阻滞（称 Morbiz Ⅰ型）表现为 P 波规律地出现，PR 间期逐渐延长，直到 P 波下传受阻，脱漏 1 个 QRS 波群；②二度Ⅱ型房室传导阻滞（称 Morbiz Ⅱ型）：表现为 PR 间期恒定（正常或延长），部分 P 波后无 QRS 波群。

（3）三度房室传导阻滞 又称完全性房室传导阻滞。当来自房室交界区以上的激动完全不能通过阻滞部位时，在阻滞部位以下的潜在起搏点就会发放激动，出现交界性逸搏心律（QRS 形态正常，频率一般为 40～60 次/分）或室性逸搏心律（QRS 形态宽大畸形，频率一般为 20～40 次/分），以交界性逸搏心律为多见。心电图上表现为 P 波与 QRS 波毫无关系（PR 间期不固定），心房率快于心室率。

4. 室内传导阻滞 希氏束穿膜进入心室后，在室间隔上方分为右束支和左束支分别支配右室和左室。左束支又分为左前分支和左后分支。它们可以分别发生不同程度的传导障碍。根据 QRS 波群的时限是否≥0.12s 而分为完全性与不完全性束支阻滞。

（1）右束支阻滞 完全性右束支阻滞心电图表现：①成人 QRS 波群时间≥0.12s；②V₁ 或 V₂ 导联 QRS 呈 rsR′型或 M 形；③V₁ 导联 R 峰时间>0.05s；④V₁、V₂ 导联 ST 段轻度压低，T 波倒置。如 QRS 波群时间<0.12s，为不完全性右束支阻滞。

（2）左束支阻滞 完全性左束支阻滞的心电图表现：①成人 QRS 波群时间≥0.12s；②V₁、V₂ 导联呈 rS 波（其 r 波极小，S 波明显加深增宽）或呈宽而深的 QS 波，Ⅰ、aVL、V₅、V₆ 导联 R 波增宽、顶峰粗钝或有切迹；③Ⅰ、V₅、V₆ 导联 q 波一般消失；④V₅、V₆ 导联 R 峰时间>0.06s；⑤ST-T 方向与 QRS 主波方向相反。如 QRS 波群时间<0.12s，为不完全性左束支阻滞。

（3）左前分支阻滞 心电图表现：①QRS 波群心电轴左偏在−45°～−90°；②Ⅱ、Ⅲ、aVF 导联 QRS 波呈 rS 型，Ⅰ、aVL 导联呈 qR 型；③aVL 导联 R 峰时间≥45ms；④QRS 时间轻度延长，但<0.12s。

（4）左后分支阻滞 心电图表现：①QRS 波群心电轴右偏在+90°～+180°；②Ⅰ、aVL 导联 QRS 波呈 rS 型；③Ⅲ、aVF 导联呈 qR 型；④QRS 时间轻度延长，但<0.12s。

（二）干扰与脱节

正常的心肌细胞在一次兴奋后具有较长的不应期，因而对于两个相近的激动，前一激动产生的不应期必然影响后面激动的形成和传导，这种现象称为干扰。当心脏两个不同起搏点并行地产生激动，引起一系列干扰，称为干扰性房室脱节。

（三）预激综合征

预激综合征属传导途径异常，是指在正常的房室结传导途径之外，沿房室环周围还存在附加的房室传导束（旁路）。预激综合征有以下类型。

1. WPW 综合征 又称经典型预激综合征，属显性房室旁路。其解剖学基础为房室环存在直接连接心房与心室的一束纤维（Kent束）。窦房结激动或心房激动可经传导很快的旁路纤维下传，预先激动部分心室肌，同时经正常房室结途径下传激动其他部分心室肌，形成特殊的心电图特征：①PR间期缩短＜0.12s；②QRS波增宽≥0.12s；③QRS波起始部有预激波（delta波）；④P-J间期正常；⑤出现继发性ST-T改变。

根据 V_1 导联 delta 波极性及 QRS 主波方向可对旁路进行初步定位。如 V_1 导联 delta 波正向且以 R 波为主，则一般为左侧旁路；如 V_1 导联 delta 波负向或 QRS 主波以负向波为主，则大多为右侧旁路。

部分病人的房室旁路没有前向传导功能，仅有逆向传导功能，心电图上 PR 间期正常，QRS 起始部无预激波，但可反复发作房室折返性心动过速（AVRT），此类旁路称之为隐匿性旁路。

2. LGL 综合征　又称短 PR 综合征。心电图上表现为 PR 间期＜0.12s，但 QRS 起始部无预激波。

3. Mahaim 型预激综合征　心电图上表现为 PR 间期正常或长于正常值，QRS 波起始部可见预激波。

预激综合征多见于健康人，其主要危害是常可引发房室折返性心动过速。WPW 综合征如合并心房颤动，还可引起快速的心室率，甚至发生心室颤动，属一种严重心律失常类型。

第七节　电解质紊乱和药物影响

一、　电解质紊乱

1. 高血钾　QT 间期缩短和 T 波高尖，基底部变窄；QRS 波群增宽，PR 及 QT 间期延长，R 波电压降低及 S 波加深，ST 段压低。有时窦室传导。高血钾的最后阶段，宽大的 QRS 波甚至与 T 波融合呈正弦波。高血钾可引起室性心动过速、心室扑动或颤动，甚至心脏停搏。

2. 低血钾　典型改变为 ST 段压低，T 波低平或倒置以及 u 波增高，QT-u 间期延长。明显的低血钾可使 QRS 波群时间延长，P 波振幅增高。低血钾可引起房性心动过速、室性异位搏动和室性心动过速、室内传导阻滞、房室传导阻滞等各种心律失常。

3. 高血钙和低血钙　高血钙的主要改变为 ST 段缩短或消失，QT 间期缩短。严重高血钙（例如快速静注钙剂时），可发生窦性静止、窦房传导阻滞、室性期前收缩、阵发性室性心动过速等。低血钙的主要改变为 ST 段明显延长、QT 间期延长、直立 T 波变窄、低平或倒置，一般很少发生心律失常。

二、　药物影响

1. 洋地黄对心电图的影响

（1）洋地黄效应　心电图特征性表现：①ST 段下垂型压低；②T 波低平、双向或倒置，双向 T 波往往是初始部分倒置，终末部分直立变窄，ST-T 呈"鱼钩型"；③QT 间期缩短。

（2）洋地黄中毒　出现各种心律失常，常见的有：频发性（二联律或三联律）及多源性室性期前收缩、室性心动过速（特别是双向性心动过速）、心室颤动、交界性心动过速伴房室脱节、房性心动过速伴不同比例的房室传导阻滞、房室传导阻滞、窦性停搏或窦房传导阻滞、心房扑动、心房颤动等。

2. 奎尼丁　可引起 QT 间期延长，T 波低平或倒置，u 波增高，P 波增宽并有切迹，PR 间期延长等表现。

第八节　心电图的分析方法和临床应用

一、心电图分析方法和步骤

（1）结合临床资料的重要性。

（2）对心电图描记技术的要求。

（3）熟悉心电图的正常变异分析。

（4）心电图的定性和定量分析。

二、心电图的临床应用

心电图对各种心律失常和传导障碍的诊断分析具有肯定价值；特征性的心电图改变和演变是诊断心肌梗死可靠而实用的方法；有助于诊断房室肥大、心肌受损和心肌缺血、药物和电解质紊乱；广泛应用于各种危重病人的抢救、手术麻醉、用药观察、航天、登山运动的心电监测等。

同步练习

1. 简述胸导联放置的位置。

2. 简述正常心电图各波段的组成与命名。

3. 简述右心房肥大的心电图特征。

4. 简述左心房肥大的心电图特征。

5. 简述左心室肥厚的心电图特征。

6. 简述心肌梗死的心电图分期。

7. 简述心肌梗死的定位诊断。

8. 简述心房扑动的心电图特征。

9. 简述心房颤动的心电图特征。

参考答案

1. 参考答案见第 9 版教材第 481 页。
2. 参考答案见第 9 版教材第 489-490 页。
3. 参考答案见第 9 版教材第 493 页。
4. 参考答案见第 9 版教材第 494 页。
5. 参考答案见第 9 版教材第 496 页。
6. 参考答案见第 9 版教材第 502-503 页。
7. 参考答案见第 9 版教材第 503 页。
8. 参考答案见第 9 版教材第 514 页。
9. 参考答案见第 9 版教材第 515 页。

第二章 其他常用心电学检查

第一节 动态心电图

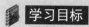 **学习目标**

1. **掌握** 动态心电图的临床应用；心电图运动负荷试验的适应证、禁忌证及结果判断。
2. **了解** 动态心电图仪的基本结构、导联系统及分析报告。

 内容精讲

动态心电图是指连续记录 24h 或更长时间的心电图，又称之为 Holter 监测。

一、 仪器的基本结构

动态心电图仪主要由记录系统和回放分析系统组成。

二、 导联系统

目前多采用双极导联，电极一般固定在躯体胸部。导联的选择应根据不同的检测目的而定，常用导联及电极放置部位如下：①CM$_5$ 导联，正极置于左腋前线、平第 5 肋间处（即 V$_5$ 位置），负极置于右锁骨下窝中 1/3 处；②CM$_1$ 导联，正极置于胸骨右缘第 4 肋间（即 V$_1$ 位置）或胸骨上，负极置于左锁骨下窝中 1/3 处；③M$_{avF}$ 导联，正极置于左腋前线肋缘，负极置于左锁骨下窝内 1/3 处；④CM$_2$ 或 CM$_3$ 导联，正极置于 V$_2$ 或 V$_3$ 的位置，负极置于右锁骨下窝中 1/3 处；⑤无关电极一般置于右胸第 5 肋间腋前线或胸骨下段中部。

★三、 临床应用范围

（1）心悸、气促、头昏、晕厥、胸痛等症状性质的判断。

（2）心律失常的定性和定量诊断。

（3）心肌缺血的诊断和评价，是发现无症状心肌缺血的重要手段。

（4）心肌缺血及心律失常药物疗效的评价。

（5）心脏病病人预后的评价。

（6）选择安装起搏器的适应证，评定起搏器的功能，检测与起搏器有关的心律失常。

（7）医学科学研究和流行病学调查。

四、 注意事项

应要求病人在佩带记录器检测过程中作好日志，按时间记录其活动状态和有关症状。动态心电图常受监测过程中病人体位、活动、情绪、睡眠等因素的影响，因此结果的分析，尤其是 ST-T 改变，还应结合病史、症状及其他临床资料综合分析以作出正确的诊断。

五、 分析报告

分析报告应包括以下内容。

（1）监测期间的基本节律、24h心搏总数、平均心率、最高与最低心率及发生的时间。

（2）各种心律失常的类型，异常心搏总数，发生频度，持续时间，形态特征及心律失常与症状、日常活动和昼夜的关系等。

（3）监测导联ST段改变，ST段异常改变与心率变化及症状的关系。

（4）应选择和打印有代表性的正常和异常的实时心电图片段作为动态心电图诊断报告的依据。

（5）对安装起搏器的病人，报告中还应包括起搏器功能的评价和分析。

第二节　心电图运动负荷试验

心电图运动负荷试验是发现早期冠心病的一种检测方法，简便实用、无创伤、安全，被公认为是一项重要的临床心血管疾病检查手段。

一、 运动试验的生理和病理基础

运动负荷增加心肌耗氧量，冠状动脉血流量因血管狭窄不能相应增加时，即引起心肌缺氧，心电图上可出现异常改变。

二、 运动负荷量的确定和运动方法的选择

运动负荷量分为极量与亚极量两档。极量是指心率达到自己的预计最大心率：220－年龄数；亚极量是指心率达到85%～90%最大心率的负荷量，在临床上大多采用亚极量负荷试验。

三、 运动试验的导联系统

采用Mason-Likar改良后的12导联电极放置部位。

四、 运动试验方法

目前采用踏车运动试验和平板运动试验。踏车运动试验是让病人在装有功率计的踏车上做踏车运动，以速度和阻力调节负荷大小，负荷量分级依次递增。平板运动试验是目前应用最广泛的运动负荷试验方法。让受检者在活动的平板上走动，根据所选择的运动方案，仪器自动分级，依次递增平板速度及坡度以调节负荷量，直到心率达到受检者的预期心率。运动试验前应描记受检者卧位和立位12导联心电图并测量血压作为对照。运动中通过监视器对心率、心律及ST-T改变进行监测，并按预定的方案每3min记录心电图和测量血压一次。运动终止后，每2min记录1次心电图，一般至少观察6min。

五、 运动试验的适应证和禁忌证

1. 适应证　①对不典型胸痛或可疑冠心病病人进行鉴别诊断；②评估冠心病病人的心脏负荷能力；③评价冠心病的药物或介入手术治疗效果；④进行冠心病易患人群流行病学调查筛选试验。

2. 禁忌证　①急性心肌梗死或心肌梗死合并室壁瘤；②不稳定型心绞痛；③心力衰竭；④中、重度瓣膜病或先天性心脏病；⑤急性或严重慢性疾病；⑥严重高血压病人；⑦急性心包炎或心肌炎；⑧急性肺栓塞、主动脉夹层；⑨严重主动脉瓣狭窄；⑩严重残疾不能运动者。

六、 运动试验结果的判断

目前国内外较公认的判断踏车或平板运动试验的阳性标准为：

（1）运动中出现典型的心绞痛。

（2）运动中心电图出现ST段下斜型或水平型下移≥0.1mV，持续时间大于1min。

同步练习

1. 简述动态心电图记录的注意事项。
2. 简述运动试验的阳性标准。

参考答案

1. 答：①要求病人在佩带记录器检测过程中作好日志，按时间记录其活动状态和有关症状；②结果的分析，尤其是ST-T改变，还应结合病史、症状及其他临床资料综合分析以作出正确的诊断。

2. 答：①运动中出现典型的心绞痛；②运动中心电图出现ST段下斜型或水平型下移≥0.1mV，持续时间大于1min。

第三章　肺功能检查

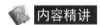 内容精讲

第一节　通气功能检查

一、肺容积

肺通气功能检查是呼吸功能检查中最基本的检查项目。四种基础肺容积由潮气容积、补吸气容积、补呼气容积和残气容积组成，它们之间彼此互不重叠。四种基础肺容量包括深吸气量、功能残气量、肺活量、肺总量。

1. 潮气容积（VT） 指平静呼吸时，一次吸入和呼出的气量。正常成人参考值约为500ml。VT受吸气肌功能的影响，呼吸肌功能不全时VT降低。

2. 补呼气容积（ERV） 指平静呼气末再尽最大力量呼气所呼出的气量。正常成人参考值：男性（1609±492）ml、女性（1126±338）ml。ERV可随呼气肌功能的改变而发生变化。

3. 补吸气容积（IRV） 指平静吸气末再尽最大力量吸气所吸入的气量。正常成人参考值：男性约2160ml、女性约1400ml。IRV受吸气肌功能的影响。

4. 深吸气量（IC） 指平静呼气末尽最大力量吸气所吸入的最大气量，即潮气容积加补吸气容积（VT+IRV）。正常成人参考值：男性为（2617±548）ml，女性为（1970±381）ml。当呼吸功能不全时，尤其是吸气肌力障碍以及胸廓、肺活动度减弱和气道阻塞时均降低。

5. 肺活量（VC） 指尽力吸气后缓慢而又完全呼出的最大气量，即深吸气量加补呼气容积（IC+ERV）或潮气容积加补吸气容积加补呼气容积（VT+IRV+ERV）。

（1）正常成人参考值 男性（4217±690）ml、女性（3105±452）ml；实测值占预计值的百分比<80%为减低，其中60%~79%为轻度、40%~59%为中度、<40%为重度。

（2）临床意义 肺活量减低提示有限制性通气功能障碍，也可提示有严重的阻塞性通气功能障碍。临床上常见于胸廓畸形、广泛胸膜增厚、大量胸腔积液、气胸、肺不张、弥漫性肺间质纤维化和大量腹腔积液、腹腔巨大肿瘤等，以及重症肌无力、膈肌麻痹、传染性多发性神经根炎和严重的慢性阻塞性肺疾病及支气管哮喘等疾病。

6. 功能残气量（FRC） 指平静呼气末肺内所含气量，即补呼气量（IRV）＋残气量（RV）。FRC测定时只需受检者平静呼吸，不受受检者主观用力呼吸与否的影响。

（1）正常成人参考值　男性（3112±611）ml、女性（2348±479）ml。

（2）临床意义　FRC反映胸廓弹性回缩和肺弹性回缩力之间的关系。肺弹性回缩力下降，可使FRC增高，如阻塞性肺气肿等。反之FRC下降，如肺间质纤维化、急性呼吸窘迫综合征等。另外，当胸廓畸形致肺泡扩张受限，或肥胖伴腹压增高使胸廓弹性回缩力下降时，FRC也下降。

7. 残气量（RV）　指平静呼气末肺内所含气量。正常成人参考值：男性（1615±397）ml、女性（1245±336）ml。正常情况下，RV/TLC小于或等于35%，超过40%提示肺气肿。

8. 肺总量（TLC）　指最大限度吸气后肺内所含气量，即肺活量加残气量。正常成人参考值：男性约5020ml、女性约3460ml。肺总量减少见于广泛肺部疾病，如肺水肿、肺不张、肺间质性疾病、胸腔积液、气胸等。在肺气肿时，TLC可正常或增高。

二、 通气功能

通气功能又称为动态肺容积，指单位时间内随呼吸运动进出肺的气量和流速。

（一） 肺通气量

1. 每分钟静息通气量（VE）　指静息状态下每分钟呼出气的量，等于潮气容积（VT）×每分钟呼吸频率（次/分）。正常成人参考值：男性（6663±200）ml、女性（4217±160）ml。>10L/min提示通气过度，可造成呼吸性碱中毒。<3L/min提示通气不足，可造成呼吸性酸中毒。

2. 最大自主通气量（MVV）　指在1min内以最大的呼吸幅度和最快的呼吸频率呼吸所得的通气量。临床上常用作通气功能障碍、通气功能储备能力考核的指标。

（1）成人正常参考值　男性（104±2.71）L、女性（82.5±2.17）L。作为通气功能障碍考核指标时常以实测值占预计值%进行判定，占预计值%<80%为异常。

（2）临床意义

① MVV降低：无论是阻塞性或限制性通气障碍均可使之降低。临床常见于阻塞性肺气肿、呼吸肌功能障碍，胸廓、胸膜、弥漫性肺间质疾病和大面积肺实变等。

② 作为通气储备能力考核指标：通气储备百分比被认为是胸部手术术前判断肺功能状况、预计肺合并症发生风险的预测指标以及职业病劳动能力鉴定的指标。正常值>95%，低于86%提示通气储备不足，气急阈为60%~70%。

★（二） 用力肺活量

用力肺活量（FVC）　指深吸气至肺总量位后以最大力、最快的速度所能呼出的全部气量。第1秒用力呼气容积（$FEV_{1.0}$）是指最大吸气至肺总量位后，开始呼气第1秒内的呼出气量。

1. 正常成人参考值　$FEV_{1.0}$/FVC%均大于80%。

2. 临床意义　测定呼吸道有无阻力的重要指标。阻塞性通气障碍病人，如慢性阻塞性肺疾病、支气管哮喘急性发作的病人，$FEV_{1.0}$和$FEV_{1.0}$/FVC%均降低。但在可逆性气道阻塞中，如支气管哮喘，在应用支气管扩张剂后，其值可较前改善。限制性通气障碍时，如弥漫性肺间质疾病、胸廓畸形等病人可正常，甚至可达100%。

（三） 最大呼气中段流量

最大呼气中段流量（MMEF或MMF）是根据用力肺活量曲线而计算得出用力呼出25%~75%的平均流量。

临床意义：可作为评价早期小气道阻塞的指标。MMF主要取决于FVC非用力依赖部分，仅受小气道直径影响。MMF比$FEV_{1.0}$/FVC%能更好地反映小气道阻塞情况。

（四）肺泡通气量

肺泡通气量（VA）指安静状态下每分钟进入呼吸性细支气管及肺泡进行气体交换的有效通气量。正常成人潮气容积为500ml，其中150ml为无效腔气。无效腔气不参与气体交换，仅在呼吸细支气管以上气道中起传导作用，也称为解剖无效腔。进入肺泡中的气体，若无相应肺泡毛细血管血流与之进行气体交流，也同样会产生无效腔效应，称肺泡无效腔。解剖无效腔加肺泡无效腔称生理无效腔。

★（五）临床应用

1. 通气功能的判断 根据上述各项指标，并结合气速指数（正常为1），可对通气功能作出初步判断、判断肺功能状况和通气功能障碍类型。可用于以下情况。

（1）肺功能不全分级 见表5-3-1。

表 5-3-1 肺功能不全分级

级别	VC 或 MVV 实测值/预测值%	$FEV_{1.0}/FVC\%$
基本正常	＞80	＞70
轻度减退	80～71	70～61
显著减退	70～51	60～41
严重减退	50～21	≤40
呼吸衰竭	≤20	

（2）通气功能障碍分型 阻塞性通气功能障碍的特点是以流速（如 $FEV_{1.0}/FVC\%$）降低为主，限制性通气障碍则以肺容量（如 VC）减少为主。其分型见表5-3-2。

表 5-3-2 通气功能障碍分型

分型	$FEV_{1.0}/FVC\%$	MVV	VC	气速指数	RV	TLC
阻塞性	↓↓	↓↓	正常或↓	＜1.0	↑	正常或↑
限制性	正常或↑	↓或正常	↓↓	＞1.0	正常或↓	↓
混合性	↓	↓	↓	＝1.0	不定	不定

2. 阻塞性肺气肿的判断 可根据 RV/TLC%结合肺泡氮浓度的测定，对阻塞性肺气肿的程度作出判断（表5-3-3）。

表 5-3-3 阻塞性肺气肿程度判断

程度	RV/TLC/%	平均肺泡氮浓度/%
无肺气肿	≤35	2.47
轻度肺气肿	36～45	4.43
中度肺气肿	46～55	6.15
重试肺气肿	≥56	8.40

3. 气道阻塞的可逆性判断及药物疗效的判断 可通过支气管舒张试验来判断有无可逆性及药物疗效。

（1）结果判断 改善率＞15%，判定为阳性。15%～24%为轻度可逆，25%～40%为中度可逆，＞40%为高度可逆。支气管哮喘病人改善率至少应达12%以上，慢性阻塞性肺疾病病人改善率不明显。

（2）注意事项 在评价通气改善率时须特别注意 $FEV_{1.0}$的绝对值，只有当其绝对值增加200ml，$FEV_{1.0}$改善超过12%才能认为气道可逆。

4. 最大呼气流量（PEF） 指用力肺活量测定过程中，呼气流速最快时的瞬间流速，也称峰值呼气流速，主要反映呼吸肌的力量及气道有无阻塞。正常人一日内不同时间点的 PEF 值可有差异，称为日变异率或昼夜波动率。正常值一般＜20％，≥20％对支气管哮喘诊断有意义。常作为哮喘病人病情监测的指标，若日变异率明显增大，提示病情加重。

5. 支气管激发试验 气道高反应性是支气管哮喘的特征，而支气管激发试验是测定气道反应性的一种方法。该试验是用某种刺激使支气管平滑肌收缩，再行肺功能检查，依据检查结果的相关指标判定支气管狭窄的程度，借以判定气道反应性。

临床意义：主要用于协助支气管哮喘的诊断。对于无症状、体征，或有可疑哮喘病史，或在症状缓解期，肺功能正常者，或仅以咳嗽为主要表现的咳嗽变异性哮喘者，若支气管激发试验阳性可确定诊断。

第二节　换气功能检查

（一）气体分布

肺泡是气体交换的基本单位，只有吸入的气体能均匀地分布于每个肺泡，才能发挥最大的气体交换效率。但是，即使是健康人，肺内气体分布也存在区域性差异，导致气体分布的不均一性。其原因与气道阻力、顺应性和胸腔内压的不一致有关。有阻塞性气道病变时，由于气道阻力不一致，吸入气体容易进入气道阻力低的肺内。呼气过程中肺泡压不能达到平衡和呼吸频率增加均会加重气体分布不均。测定方法：单次呼吸法。

临床意义：吸入气体分布不均匀主要是由于不均匀的气流阻力和顺应性。临床上支气管痉挛、受压可出现不均匀的气流阻力；间质性肺炎、肺纤维化、肺气肿、肺淤血、肺水肿等可降低肺顺应性。

（二）通气/血流比值

肺有效的气体交换不仅要求有足够的通气量和血流量，而且要求通气与血流灌注（即通气/血流比值，V/Q）在数量上比例适当。在静息状态下，V/Q 比值为 0.8。在病理情况下，局部血流障碍时，进入肺泡的气体，由于未能和充足血流交换，V/Q 比值＞0.8，出现无效腔气增加；反之，局部气道阻塞，V/Q 比值＜0.8，成为无效灌注，而导致静-动脉分流效应。

临床意义：V/Q 比值失调是肺部疾病产生缺氧的主要原因。临床上见于肺实质、肺血管疾病，如肺炎、肺不张、呼吸窘迫综合征、肺栓塞和肺水肿等。

（三）肺泡弥散功能

肺泡弥散是肺泡内气体中和肺泡壁毛细血管中的氧和二氧化碳，通过肺泡壁毛细血管膜进行气体交换的过程。以弥散量（D_L）作为判定指标。影响肺泡毛细血管弥散的因素有弥散面积、弥散距离（厚度）、肺泡与毛细血管的氧分压差、气体分子量、气体在介质中的溶解度、肺泡毛细血管血流以及气体与血红蛋白的结合力。CO_2 的弥散速率为 O_2 的 21 倍。

临床意义：弥散量如小于正常预计值的 80％，提示有弥散功能障碍。弥散量降低常见于肺间质纤维化、石棉肺、肺气肿、肺结核、气胸、肺部感染、肺水肿、先天性心脏病、风湿性心脏病、贫血等。弥散量增加可见于红细胞增多症、肺出血等。

第三节　小气道功能检查

（一）闭合容积

闭合容积原称闭合气量，是指平静呼气至残气位时，肺下垂部小气道开始闭合时所能继续呼出的气体量；而小气道开始闭合时肺内留存的气体量称为闭合总量。

（二）最大呼气流量-容积曲线

最大呼气流量-容积曲线（MEFV）为受试者在做最大用力呼气过程中，将呼出的气体容积与相应的呼气流量所记录的曲线，或称流量-容积曲线（V-V 曲线）。

临床上常用 VC50％和 VC25％时的呼气瞬时流量（Vmax50 和 Vmax25）作为检测小气道阻塞的指标，凡两指标的实测值/预计值小于 70％，且 $V_{50}/V_{25} < 2.5$ 即认为有小气道功能障碍。通过观察 MEFV 曲线的下降支斜率的形状可判断气道阻塞的部位，特别是上气道阻塞，其曲线形态具有特征性。

低密度混合气体流量不仅可以更敏感地早期发现小气道阻塞和功能障碍，而且可以用于鉴别小气道阻塞的部位及是否具有可逆性。

（三）频率依赖性肺顺应性

肺顺应性是指单位压力改变时所引起的容积变化，用以反映肺组织的弹性，通常包括肺顺应性、胸壁顺应性和总顺应性。肺顺应性分为静态顺应性（Cstat）和动态顺应性（Cdyn）两种。静态顺应性指在呼吸周期中气流被短暂阻断时测得的肺顺应性，它反映肺组织的弹性；动态顺应性则是在呼吸周期中气流未被阻断时测得的肺顺应性，它受气道阻力的影响，并根据呼气和吸气末肺容量与不同胸腔内压改变来确定。动态顺应性又分为正常呼吸频率（20 次/分）和快速呼吸频率（约 60 次/分）两种，后者又称为频率依赖性顺应性（FDC），它比前者更敏感。肺静态弹性回缩力增加和 Cstat 降低，见于肺纤维化等疾病；肺静态弹性回缩力降低和 Cstat 增加，见于肺气肿。

第四节　血气分析和酸碱测定

临床上测血气分析的标本多采用动脉血。

一、血气分析的指标

（一）动脉血氧分压

动脉血氧分压（PaO_2）指血液中物理溶解的氧分子所产生的压力。

【参考值】

95～100mmHg（12.6～13.3kPa）。

【临床意义】

1. 判断有无缺氧和缺氧的程度　低氧血症分为轻、中、重三型：轻度，80～60mmHg（10.7～8.0kPa）；中度，60～40mmHg（8.0～5.3kPa）；重度，<40mmHg（5.3kPa）。

2. 判断有无呼吸衰竭的指标　呼吸衰竭根据动脉血气分为Ⅰ型和Ⅱ型。Ⅰ型是指缺氧而无 CO_2 潴留（$PaO_2 < 60$mmHg，$PaCO_2$ 降低或正常）；Ⅱ型是指缺氧伴有 CO_2 潴留（$PaO_2 < 60$mmHg，$PaCO_2 > 50$mmHg）。

（二）肺泡-动脉血氧分压差

肺泡-动脉血氧分压差指肺泡氧分压（P_AO_2）与动脉血氧分压（PaO_2）之差 $[P_{(A-a)}O_2]$。$P_{(A-a)}O_2 = P_AO_2 - PaO_2$，是反映肺换气功能的指标。

【参考值】

正常青年人为 $15\sim20$mmHg（$2-2.7$kPa），随年龄增加而增大，但最大不超过 30mmHg（4.0kPa）。

【临床意义】

1. $P_{(A-a)}O_2$ 增大伴有 PaO_2 降低　提示肺本身受累所致氧合障碍，主要见于：①向分流或肺血管病变使肺内动-静脉解剖分流增加致静脉血掺杂；②弥漫性间质性肺病、肺水肿、急性呼吸窘迫综合征等所致的弥散障碍；③V/Q 比例严重失调，如阻塞性肺气肿、肺不张或肺栓塞。

2. $P_{(A-a)}O_2$ 增大无 PaO_2 降低　见于肺泡通气量明显增加，而大气压、吸入气氧浓度与机体耗氧量不变时。

（三）动脉血氧饱和度

动脉血氧饱和度（SaO_2）指动脉血氧与血红蛋白（Hb）结合的程度，是单位 Hb 含氧百分数。

【参考值】

$95\%\sim98\%$。

【临床意义】

可作为判断机体是否缺氧的一个指标，但是反映缺氧并不敏感，而且有掩盖缺氧的潜在危险。SaO_2 在较轻度的缺氧时尽管 PaO_2 已有明显下降，SaO_2 可无明显变化。

（四）混合静脉血氧分压

混合静脉血氧分压（$P_{\bar{v}}O_2$）指物理溶解于混合静脉血中的氧产生的压力。$P_{(a-\bar{v})}DO_2$ 指动脉氧分压与混合静脉血氧分压之差。

【参考值】

$P_{\bar{v}}O_2$：$35\sim45$mmHg（$4.7\sim6.0$kPa）；平均 40mmHg（5.33kPa）。$P_{(a-\bar{v})}DO_2$：60mmHg（8.0kPa）。

【临床意义】

1. $P_{\bar{v}}O_2$ 常作为判断组织缺氧程度的一个指标　该指标存在生理变异，老年人或健康青壮年剧烈运动后均可降低。

2. $P_{(a-\bar{v})}DO_2$ 是反映组织摄氧的状况　$P_{(a-\bar{v})}DO_2$ 值变小，表明组织摄氧受阻；$P_{(a-\bar{v})}DO_2$ 值增大，表明组织需氧增加。

（五）动脉血氧含量

动脉血氧含量（CaO_2）指单位容积（每升）的动脉血液中所含氧的总量（mmol）或每百毫升动脉血含氧的毫升数。

【参考值】

$8.55\sim9.45$mmol/L（$19\sim21$ml/dl）。

【临床意义】

CaO_2 是反映动脉血携氧量的综合性指标。高原缺氧、慢性阻塞性肺疾病缺氧的病人，CaO_2 随 PaO_2 降低而降低，但 Hb 正常或升高；贫血、CO 中毒、高铁血红蛋白血症的病人，虽 PaO_2 正常，但 CaO_2 随 Hb 的降低而降低。

（六）动脉血二氧化碳分压

动脉血二氧化碳分压（$PaCO_2$）指物理溶解在动脉血中的 CO_2（正常时每 100ml 中溶解

2.7ml）分子所产生的张力。

【参考值】

$35\sim45$mmHg（$4.7\sim6.0$kPa），平均值 40mmHg（5.33kPa）。

★【临床意义】

1. 判断呼吸衰竭类型与程度的指标　Ⅰ型呼吸衰竭，$PaCO_2$ 可正常或略降低；Ⅱ型呼吸衰竭，$PaCO_2$ 必须 >50mmHg（6.67kPa）；肺性脑病时，$PaCO_2$ 一般应 >70mmHg（9.93kPa）。

2. 判断呼吸性酸碱平衡失调的指标　$PaCO_2 > 45$mmHg（6.0kPa）提示呼吸性酸中毒；$PaCO_2 < 35$mmHg（4.7kPa）提示呼吸性碱中毒。$PaCO_2$ 升高可由通气量不足引起，如慢性阻塞性肺疾病、哮喘、呼吸肌麻痹等；呼吸性碱中毒表示通气量增加。

3. 判断代谢性酸碱失调的代偿反应　代谢性酸中毒时经肺代偿后 $PaCO_2$ 降低，最大代偿极限为 $PaCO_2$ 降至 10mmHg（1.33kPa）。代谢性碱中毒时经肺代偿后 $PaCO_2$ 升高，其最大代偿极限为 $PaCO_2$ 升至 55mmHg（7.33kPa）。

（七）pH 值

pH 值是表示体液氢离子的浓度的指标或酸碱度。

【参考值】

pH：$7.35\sim7.45$，平均 7.40；$[H^+]$：$35\sim45$mmol/L，平均 40mmol/L。

【临床意义】

可作为判断酸碱失调中机体代偿程度的重要指标。pH <7.35 为失代偿性酸中毒，存在酸血症；pH >7.45 为失代偿性碱中毒，有碱血症；pH 值正常可有三种情况：无酸碱失衡、代偿性酸碱失衡、混合性酸碱失衡。

（八）标准碳酸氢盐

标准碳酸氢盐（SB）是指在 38℃，血红蛋白完全饱和，经 $PaCO_2$ 为 40mmHg 的气体平衡后的标准状态下所测得的血浆 HCO_3^- 浓度。

【参考值】

$22\sim27$mmol/L，平均 24mmol/L。

【临床意义】

准确反应代谢性酸碱平衡的指标。SB 一般不受呼吸的影响。

（九）实际碳酸氢盐

实际碳酸氢盐（AB）是指在实际 $PaCO_2$ 和血氧饱和度条件下所测得的血浆 $[HCO_3^-]$ 含量。

【参考值】

$22\sim27$mmol/L。

【临床意义】

（1）AB 同样反映酸碱平衡中的代谢性因素，与 SB 的不同之处在于 AB 在一定程度上受呼吸因素的影响。

（2）AB 增高可见于代谢性碱中毒，也可见于呼吸性酸中毒经肾脏代偿时的反映；慢性呼吸性酸中毒时，AB 最大代偿可升至 45mmol/L。AB 降低既见于代谢性酸中毒，又见于呼吸性碱中毒经肾脏代偿的结果。

（3）AB 与 SB 的差数，反映呼吸因素对血浆 HCO_3^- 影响的程度。当呼吸性酸中毒时，AB $>$ SB；当呼吸性碱中毒时，AB $<$ SB；相反，代谢性酸中毒时，AB $=$ SB $<$ 正常值；代谢性碱中毒时，AB $=$ SB $>$ 正常值。

（十） 缓冲碱

缓冲碱（BB）是指血液（全血或血浆）中一切具有缓冲作用的碱性物质（负离子）的总和，是反映代谢性因素的指标。

【参考值】

45～55mmol/L，平均50mmol/L。

【临床意义】

（1）反映机体对酸碱平衡失调时总的缓冲能力，不受呼吸因素、CO_2改变的影响。

（2）BB减少提示代谢性酸中毒，BB增加提示代谢性碱中毒。

（十一） 剩余碱

剩余碱（BE）是指在38℃，血红蛋白完全饱和，经$PaCO_2$为40mmHg的气体平衡后的标准状态下，将血液标本滴定至pH等于7.40所需要的酸或碱的量，表示全血或血浆中碱储备增加或减少的情况。

【参考值】

（0±2.3）mmol/L。

【临床意义】

BE只反映代谢性因素的指标，与SB的意义大致相同。

（十二） 血浆CO_2含量

血浆CO_2含量（T-CO_2）是指血浆中结合的和物理溶解的CO_2总含量。

【参考值】

25.2mmol/L。

【临床意义】

T-CO_2因受呼吸影响，故在判断混合性酸碱失调时其应用受到限制。

（十三） 阴离子间隙

阴离子间隙（AG）是指血浆中的未测定阴离子（UA）与未测定阳离子（UC）的差值。

【参考值】

8～16mmol/L。

【临床意义】

（1）高AG代谢性酸中毒以产生过多酸为特征，常见于乳酸酸中毒、尿毒症、酮症酸中毒等。

（2）正常AG代谢性酸中毒，又称为高氯型酸中毒，可由HCO_3^-减少（如腹泻）、酸排泄衰竭（如肾小管酸中毒）或过多使用含氯的酸（如盐酸精氨酸）所致。

（3）判断三重酸碱失衡中AG增大的代谢性酸中毒＞30mmol/L时肯定酸中毒；20～30mmol/L时酸中毒可能性很大；17～19mmol/L只有20%的可能为酸中毒。

★二、 酸碱平衡失调类型及血气特点

酸中毒或碱中毒是指机体内以HCO_3^-、$PaCO_2$为原发改变引起pH值变化的病理生理过程。以HCO_3^-下降为原发改变称为代谢性酸中毒，以HCO_3^-升高为原发改变称为代谢性碱中毒；以$PaCO_2$升高为原发改变称为呼吸性酸中毒；以$PaCO_2$下降为原发改变称为呼吸性碱中毒。

（一） 单纯性酸碱平衡失调

1. 代谢性酸中毒 代谢性酸中毒主要是由机体产酸过多、排酸障碍和碱性物质损失过多等

原因所致。临床上机体产酸过多可见于糖尿病、禁食时间过长、急慢性酒精中毒所致的酮症酸中毒；高热、外伤、严重感染与休克、缺氧、大量使用水杨酸类药物等所致的乳酸酸中毒；肾脏疾病所致尿毒症和碱的丢失以及酸摄入过多等所致的酸中毒。

血气改变的特点为：AB、SB、BB 下降，pH 接近或达到正常，BE 负值增大，$PaCO_2$ 下降。当机体不能代偿时，$PaCO_2$ 正常或增高，pH 下降。

2. 呼吸性酸中毒 多种呼吸系疾病如慢性阻塞性肺疾病、哮喘、胸廓畸形、呼吸肌麻痹、异物阻塞以及其他可以累及呼吸系统的疾病均可降低肺泡通气量，致 CO_2 潴留，产生呼吸性酸中毒。

血气改变的特点为：急性呼吸性酸中毒时，$PaCO_2$ 增高，pH 下降，AB 正常或略升高、BE 基本正常；肾脏代偿时，$PaCO_2$ 每升高 1.0mmHg（0.133kPa），HCO_3^- 约可增加 0.07mmol/L。慢性呼吸性酸中毒时，$PaCO_2$ 增高，pH 正常或降低，AB 升高，AB＞SB，BE 正值增大；$PaCO_2$ 每升高 1.0mmHg（0.133kPa），HCO_3^- 经代偿后约可增加 0.3～0.4mmol/L（平均 0.35mmol/L）。但肾脏代偿有一定的限度，急性呼吸性酸中毒时，HCO_3^- 不超过 32mmol/L；慢性呼吸性酸中毒时 HCO_3^- 不超过 45mmol/L。

3. 代谢性碱中毒 临床常见的原因包括大量丢失胃液、严重低血钾或低血氯、库欣综合征等致经肾脏丢失 H^+ 以及输入过多碱性物质等。

血气改变的特点为：AB、SB、BB 增高，pH 接近正常，BE 正值增大，$PaCO_2$ 上升。机体失代偿时，$PaCO_2$ 反而降低或正常，pH 上升。

4. 呼吸性碱中毒 呼吸性碱中毒是指由于过度通气使血浆 $PaCO_2$ 下降引起的一系列病理生理过程。各种导致肺泡通气增加、体内 CO_2 排出减少的疾病（如癔症、颅脑损伤、脑炎、脑肿瘤以及缺氧等），均可发生呼吸性碱中毒。机械通气应用不当也容易引起呼吸性碱中毒。

血气改变的特点为：$PaCO_2$ 下降，pH 正常或升高，AB 在急性呼吸性碱中毒时正常或轻度下降，慢性呼吸性碱中毒时下降明显，AB＜SB，BE 负值增大。肾脏代偿反应效率在急、慢性期不同。急性呼吸性碱中毒时 $PaCO_2$ 每下降 0.133kPa（1.0mmHg），HCO_3^- 减少 0.2mmol/L；慢性呼吸性碱中毒时 $PaCO_2$ 每下降 0.133kPa（1.0mmHg），HCO_3^- 减少 0.5mmol/L，Cl^- 内移，血清 Ca^{2+} 降低。

（二）二重酸碱平衡失调

1. 呼吸性酸中毒合并代谢性酸中毒 指急、慢性呼吸性酸中毒合并不适当的 HCO_3^- 下降，或者代谢性酸中毒合并不适当的 $PaCO_2$ 增加所致呼吸性酸中毒合并代谢性酸中毒。多见于慢性阻塞性肺疾病病人，由于呼吸道阻塞，肺泡通气量下降，CO_2 潴留，导致呼吸性酸中毒；又由于缺氧、体内乳酸堆积，导致代谢性酸中毒。

血气改变的特点为：$PaCO_2$ 上升、正常或轻度下降，pH 明显降低，AB、SB、BB 减少、正常或轻度升高，BE 负值增大。

2. 呼吸性酸中毒合并代谢性碱中毒 指急、慢性呼吸性酸中毒合并不适当的 HCO_3^- 浓度升高，或者代谢性碱中毒合并不适当的 $PaCO_2$ 增加所致呼吸性酸中毒合并代谢性碱中毒。见于慢性阻塞性肺疾病病人，除有 CO_2 潴留、呼吸性酸中毒外，还可因利尿不当、低血钾、低血氯等引起代谢性碱中毒。

血气改变的特点为：$PaCO_2$ 上升，pH 值升高、正常或下降，AB 明显增加，并超过预计代偿的限度；急性呼吸性酸中毒时 HCO_3^- 的增加不超过 3～4mmol/L，BE 正值增大。

3. 呼吸性碱中毒合并代谢性酸中毒 指为呼吸性碱中毒伴有不适当的 HCO_3^- 下降或代谢性

酸中毒伴有不适当的 $PaCO_2$ 减少。各种引起肺泡通气量增加的疾病如肺炎、肺间质性疾病、感染性发热等可产生呼吸性碱中毒，同时因肾功能障碍、机体排酸减少而产生代谢性酸中毒。

血气改变特点为：$PaCO_2$ 下降，AB、SB、BB 减少，BE 负值增大，pH 升高或大致正常。并可根据公式计算机体的代偿限度以区别呼吸性碱中毒机体发挥代偿功能。慢性呼碱代偿最大范围 $12\sim15mmol/L$；急性呼碱代偿最大范围 $18mmol/L$。若 HCO_3^- 的减少量在上述范围内则属机体代偿功能，若超出上述范围则有代谢性酸中毒同时存在。

4. 呼吸性碱中毒合并代谢性碱中毒　指血浆 HCO_3^- 浓度增加同时合并 $PaCO_2$ 减少，为呼吸性碱中毒合并代谢性碱中毒。各种引起肺泡通气量增加的疾病如肝硬化病人并肝肺综合征时，由于肺内分流、低氧血症致通气量增加、体内 CO_2 减少而发生呼吸性碱中毒，同时又因利尿药治疗而发生代谢性碱中毒。

血气改变的特点为：$PaCO_2$ 下降、正常或轻度升高，pH 明显上升，AB 增加、正常或轻度下降，BE 正值增大。

（三）三重酸碱失衡

三重酸碱失衡指在代谢性酸中毒合并代谢性碱中毒的基础上同时又伴有呼吸性酸中毒或呼吸性碱中毒。

1. 呼吸性酸中毒合并高 AG 型代谢性酸中毒和代谢性碱中毒　如慢性呼吸衰竭病人因 CO_2 潴留出现呼吸性酸中毒，由于缺氧致代谢性酸中毒，又由于输入碱性液体和利尿不当等致代谢性碱中毒。

血气改变的特点为：$PaCO_2$ 升高，AB、SB、BB 增加，BE 正值加大，$[Cl^-]$ 降低，AG 增高，pH 多下降。

2. 呼吸性碱中毒合并高 AG 型代谢性酸中毒和代谢性碱中毒　可见于在呼吸性碱中毒伴代谢性碱中毒的基础上，再合并高 AG 代谢性酸中毒，也可见于呼吸性碱中毒伴高 AG 代谢性酸中毒的基础上，由于补碱过多再合并代谢性碱中毒。

血气改变的特点为：$PaCO_2$ 下降，AB、SB、BB 增加，AG 升高，pH 多下降。

三、酸碱平衡失调的判断方法

（一）酸碱平衡诊断卡

查阅酸碱平衡诊断卡时先将临床实测血气结果 pH、$PaCO_2$ 值分别与图中 pH、$PaCO_2$ 值相对应，然后依据实测 HCO_3^- 值与图中相应 HCO_3^- 值范围来判断是单纯性酸碱失调还是混合性酸碱失调。

（二）临床应用动脉血气判断酸碱失调的步骤

1. 根据 pH 判断酸中毒或碱中毒　pH 在正常范围内通常表示不存在酸碱平衡失调或存在代偿性的酸碱平衡失调。pH＞7.45 说明存在碱中毒，pH＜7.35 说明存在酸中毒。单纯看 pH 不能说明是否存在代偿性酸碱平衡失调，也不能明确原发因素为代谢性因素还是呼吸性因素。

2. 查找原发因素确定代偿性或呼吸性酸碱平衡失调

（1）代谢性因素　原发性 HCO_3^- 增多或减少为代谢性碱中毒或代谢性酸中毒的因素。代谢性碱中毒的常见原因为低氯或低钾。而代谢性酸中毒的原因多为产酸增多如乳酸或酮体、排酸障碍如肾脏疾病及失碱增多如腹泻等。

（2）呼吸性因素　原发性 H_2CO_3 增多或减少是呼吸性酸中毒或呼吸性碱中毒的因素。呼吸性酸中毒多为呼吸系统疾病如慢性阻塞性肺疾病、哮喘、胸廓畸形、呼吸肌麻痹、异物阻塞等。而呼吸性碱中毒多为过度通气所致，如癔症、颅脑损伤等。

3. 通过确定代偿情况明确是否为单纯性或混合性酸碱平衡失调　在单纯性酸碱紊乱时 $[HCO_3^-]/[H_2CO_3]$ 其中一个因素确定为原发性因素后，另一个因素即为继发性代偿性反应。机体的代偿反应有一定的规律，包括代偿方向、代偿时间、代偿预计值与代偿极限。①代偿方向：一般与原发因素改变方向一致，即一个变量增高，另一个变量也随之增高以保证 pH 在正常范围。②代偿时间：代谢性酸碱失调引起呼吸性完全代偿需要 12～24h，呼吸性酸碱失调引起代谢性完全代偿急性者最短需要数分钟，慢性者需 3～5 天。③代偿预计值：继发性改变在代偿预计值范围内为单纯性酸碱失衡，如代偿不足或代偿过度则为混合性酸碱失衡。④代偿极限：当超出了机体肺及肾脏代偿极限就会发生混合性酸碱失衡。若代偿结果在预计值极限范围内，为单纯性酸碱失衡；若超过极限，为混合性酸碱失衡。

4. 根据 AG 值判断代谢性酸中毒情况　一般情况下，AG＞16mmol/L 可能存在代谢性酸中毒；若 AG＞30mmol/L 则肯定存在代谢性酸中毒。根据 AG 值可以判定合并代谢性酸中毒的二重及三重酸碱失衡。

根据以上步骤可大致判断酸碱失衡的情况，判定时还需结合病人的原发病、并发症、电解质及治疗用药情况等综合分析，以指导纠正酸碱失衡的解决方法。

同步练习

1. 简述肺活量的定义及临床意义。
2. 简述用力肺活量的定义及临床意义。
3. 简述支气管激发试验的定义及临床意义。
4. 简述肺泡弥散的定义及临床意义。
5. 简述代谢性酸中毒的定义及血气特点。
6. 简述呼吸性酸中毒的定义及血气特点。

参考答案

1. 参考答案见第 9 版教材第 540 页。
2. 参考答案见第 9 版教材第 541 页。
3. 参考答案见第 9 版教材第 543 页。
4. 参考答案见第 9 版教材第 544 页。
5. 参考答案见第 9 版教材第 550 页。
6. 参考答案见第 9 版教材第 550 页。

第四章　内镜检查

 学习目标

1. **掌握**　上消化道内镜检查、下消化道内镜检查、纤维支气管镜检查的适应证、并发症。
2. **熟悉**　上消化道内镜检查、下消化道内镜检查、纤维支气管镜检查的禁忌证和临床应用。
3. **了解**　上消化道内镜检查、下消化道内镜检查、纤维支气管镜检查的检查方法。

内容精讲

第一节　概述

自 1869 年德国医生制成硬式胃镜以来，胃镜检查经历了由硬式至可曲，由纤维至电子的发展历程。电子内镜与各种先进诊疗技术的结合，进一步拓宽了内镜诊治的领域，如超声内镜、色素与放大内镜、共聚焦内镜、胶囊内镜等。多种诊疗新技术的开展也使内镜技术成为微创治疗的重要措施，如息肉切除、黏膜切除、黏膜剥离、圈套结扎、经口内镜下肌切开及支架放置等。根据类似原理制成的内镜还有结肠镜、小肠镜、十二指肠镜、气管镜、胆道镜、膀胱镜、腹腔镜、胸腔镜等，不仅可以对大肠、小肠、胆管、胰管等部位进行检查治疗，尚可延伸到对呼吸系统、泌尿系统、生殖系统、胸腹腔病变进行诊断治疗，因而形成一个崭新的诊治领域，称为内镜学，达到内镜技术发展的全新境界。

第二节　上消化道内镜检查

上消化道内镜检查包括食管、胃、十二指肠的检查，通常也称胃镜检查。

★一、　适应证

（1）吞咽困难、胸骨后疼痛、烧灼、上腹部疼痛、不适、饱胀、食欲下降等。

（2）不明原因的上消化道出血。

（3）X 线钡餐检查不能确诊或不能解释的上消化道病变。

（4）需要随访观察的病变，如消化性溃疡、萎缩性胃炎等。

（5）药物治疗前后对比观察或手术后随访。

（6）内镜下治疗，如异物取出、止血、上消化道息肉切除、黏膜切除等。

★二、　禁忌证

（1）严重心肺疾病，如严重心律失常、心力衰竭、严重呼吸衰竭及支气管发作期等。

（2）休克、昏迷等危重状态。

（3）神志不清、精神失常、不能合作者。

（4）食管、胃、十二指肠穿孔急性期。

(5) 严重咽喉疾病、腐蚀性食管炎和胃炎、主动脉瘤及严重颈胸段脊柱畸形等。

(6) 慢性乙、丙型肝炎或病原携带者，艾滋病病人等应具备特殊的消毒措施。

三、 检查方法

（一） 检查前准备

(1) 签署知情同意书，检查前禁食 8h。

(2) 阅读胃镜申请单，简要询问病史，了解胃镜检查的适应证，作好解释工作。

(3) 麻醉：检查前 5～10min，吞服含 1% 丁卡因胃镜胶，兼具麻醉及润滑作用。

(4) 镇静剂：一般无需使用镇静剂。

(5) 口服去泡剂：可用二甲硅油去除胃十二指肠黏膜表面泡沫，使视野更加清晰。

(6) 检查胃镜及配件：注意光源、送水、送气阀及吸引装置，操纵部旋钮所控制的角度等。

（二） 检查方法要点

(1) 病人取左侧卧位，双腿屈曲，头垫低枕，使颈部松弛，松开领口及腰带，取下义齿。

(2) 口边置弯盘，嘱病人咬紧牙垫，铺上无菌巾或毛巾。

(3) 医生左手持胃镜操纵部，右手持胃镜先端约 20cm 处，直视下将胃镜经口插入咽部，缓缓沿舌背、咽后壁插入食管。

(4) 胃镜先端通过齿状线缓缓插入贲门后，可逐一检查十二指肠、胃窦、胃角、胃体、胃底及食管各段。注意各部位管腔的大小、形态、黏膜皱襞、黏膜下血管、分泌物性状以及胃动情况等。

(5) 对病变部位可摄像、染色、局部放大、活检、刷取细胞涂片及抽取胃液检查以助诊。

(6) 退出胃镜时尽量抽气，被检查者 2h 后进食。

★四、 并发症

1. 一般并发症 喉头痉挛、下颌关节脱臼、咽喉部损伤等。

2. 严重并发症

(1) 心搏骤停、心肌梗死、心绞痛等 一旦发生应立即停止检查，积极抢救。

(2) 食管、胃肠穿孔 X 线摄片可确诊，应急诊手术治疗。

(3) 感染 操作时间过长有发生吸入性肺炎的可能。内镜下治疗如注射硬化剂、激光、扩张等治疗可发生局部继发感染。

(4) 低氧血症 多由内镜压迫呼吸道引起通气障碍或病人紧张憋气所致。

(5) 出血 多由操作粗暴、活检创伤或内镜下治疗后止血不当所致。

五、 常见上消化道疾病的内镜表现

1. 慢性胃炎 分为非萎缩性、萎缩性和特殊类型三大类。

(1) 慢性非萎缩性胃炎 胃镜下主要表现为红斑、黏膜粗糙不平、出血点、黏膜水肿、渗出等。

(2) 慢性萎缩性胃炎 胃镜下慢性萎缩性胃炎有两种类型，即单纯萎缩性炎和萎缩性胃炎伴增生。前者主要表现为黏膜红白相间，白相为主、血管显露、色泽灰暗、皱襞变平甚至消失；后者主要表现为黏膜呈颗粒状或结节状。

(3) 特殊类型胃炎 包括感染性胃炎、化学性胃炎、嗜酸细胞性胃炎、淋巴细胞性胃炎、非感染性肉芽肿性胃炎、放射性胃炎、充血性胃病等。

2. 溃疡 分为活动期、愈合期和瘢痕期。

(1) 活动期 圆形或椭圆形凹陷，底部覆以白苔、血痂或血块，周围黏膜充血。

(2) 愈合期 溃疡缩小、变浅、表面薄白苔，边缘光滑整齐，周边水肿消失。

（3）瘢痕期　溃疡消失，为再生上皮覆盖。

3. 肿瘤　胃镜是最佳检查方法。胃癌分为进展期胃癌和早期胃癌两类。进展期胃癌分型，即包曼Ⅰ型：肿块型或隆起型；包曼Ⅱ型：溃疡型；包曼Ⅲ型：浸润溃疡型；包曼Ⅳ型：弥漫浸润型。应仔细观察，多处活检，行病理检查确诊。

第三节　下消化道内镜检查

下消化道内镜检查包括乙状结肠镜、结肠镜和小肠镜检查。在此仅介绍结肠镜检查。

★一、 适应证

（1）不明原因的便血、大便习惯改变；有腹痛、腹块等。

（2）钡剂灌肠或乙状结肠镜检查结肠有狭窄、溃疡、息肉、癌肿、憩室等病变。

（3）转移性腺癌、CEA、CA199等肿瘤标志物升高，需寻找原发病灶者。

（4）炎症性肠病的诊断与随诊。

（5）结肠癌术前确诊，术后随访，息肉摘除术后随访。

（6）行镜下止血、息肉切除及放置支架解除肠梗阻等治疗。

★二、 禁忌证

（1）肛门、直肠严重狭窄。

（2）急性重度结肠炎，如急性细菌性痢疾等。

（3）急性弥漫性腹膜炎、腹腔脏器穿孔等。

（4）妊娠期妇女。

（5）严重心肺疾病。

三、 检查方法

（一） 检查前准备

（1）签署知情同意书，检查前1天流质饮食，当天禁食。

（2）肠道清洁，可于检查前3h嘱病人饮主要含氯化钠的平衡电解质液3000~4000ml。也可用20％甘露醇500ml和5％葡萄糖生理盐水1000ml混合液于检查前1天傍晚口服，导致渗透性腹泻。如行高频电凝术，禁用甘露醇。

（3）阅读申请单，简要询问病史，了解检查的适应证，作好解释工作消除病人恐惧。

（4）必要时可术前用药。

（5）检查结肠镜及配件同胃镜前准备，以确保结肠镜性能及质量。

（二） 检查方法要点

（1）单人或双人操作。

（2）嘱病人穿上带孔洞的检查裤，取左侧卧位，双腿屈曲。

（3）术者先做直肠指检，了解有无肿瘤、狭窄、痔疮、肛裂等。在肠镜先端涂上润滑剂后，嘱病人张口呼吸，放松肛门括约肌，以右手示指按压镜头，使镜头滑入肛门。

（4）遵照循腔进镜原则，少量注气，适当钩拉，去弯取直，防袢、解袢。

（5）助手按检查要求以适当的手法按压腹部，对检查特别有帮助。

（6）到达回盲部的标志为内侧壁皱襞夹角处可见圆形或椭圆形漏斗状的阑尾开口，Y 字形（画盘状）的盲尖皱襞及鱼口样的回盲瓣。

（7）退镜时，操纵上下左右旋钮，灵活旋转前端，环视肠壁，适量注气、抽气，逐段仔细观察。

（8）对有价值的部位取活检并做细胞学等检查以助诊。

（9）做息肉切除及止血治疗者，应用抗生素数天，半流食和适当休息 3～4 天。

四、 并发症

1. 肠穿孔　可发生剧烈腹痛、腹胀，有急性弥漫性腹膜炎体征者 X 线腹部透视可见膈下游离气体。

2. 肠出血　多由插镜损伤、活检过度、电凝止血不足等引起。

3. 肠系膜裂伤　罕见于操作粗暴。

4. 心脑血管意外　由于检查时过度牵拉刺激迷走神经引起反射性心律失常甚至心搏骤停，应立即拔出镜子，进行抢救。

5. 气体爆炸　口服 20％甘露醇做肠道准备后再做息肉电切时，可能会引起肠道气体爆炸。

五、 结肠疾病的内镜诊断

结肠疾病的基本病变是炎症、溃疡及肿瘤，与上消化道疾病有相似之处。各种疾病在内镜下有其特征性的表现，如溃疡性结肠炎病人镜下见黏膜广泛充血、水肿、糜烂或表浅溃疡，表面有脓苔和渗出物，形态多样，并伴炎性息肉形成。

第四节　纤维支气管镜检查

★（一） 适应证

（1）不明原因咯血需明确出血部位和咯血原因者，或原因和病变部位明确但内科治疗无效或反复大咯血而又不能行急诊手术需局部止血治疗者。

（2）X 线胸片示块影、肺不张、阻塞性肺炎，疑为肺癌者。

（3）X 线胸片阴性，但痰细胞学阳性的"隐性肺癌"者。

（4）性质不明的弥漫性病变、孤立性结节或肿块，需钳取或针吸肺组织做病理切片或细胞学检查者。

（5）原因不明的肺不张或胸腔积液者。

（6）原因不明的喉返神经麻痹和膈神经麻痹者。

（7）不明原因的干咳或局限性喘鸣者。

（8）吸收缓慢或反复发作性肺炎。

（9）需用双套管吸取或刷取肺深部细支气管的分泌物做病原学培养者，以避免口腔污染。

（10）用于治疗，如取支气管异物、肺化脓症吸痰及局部用药、手术后痰液潴留吸痰、肺癌局部瘤体的放疗和化疗等；另外，对于气道狭窄病人，可在纤维支气管镜下行球囊扩张或放置镍钛记忆合金支架等介入治疗。

（11）肺部手术术前评估。

（二）禁忌证

（1）对麻醉药过敏以及不能配合检查的受检者。

（2）有严重心肺功能不全、严重心律失常、频发心绞痛者。

（3）全身状况极度衰弱不能耐受检查者。

（4）凝血功能严重障碍以致无法控制的出血倾向者。

（5）主动脉瘤有破裂危险者。

（6）新近有上呼吸道感染或高热、哮喘发作、大咯血者需待症状控制后再考虑作纤维支气管镜检查。

（三）检查方法

1. 做好术前准备　术前向病人说明检查目的、意义、大致过程和配合方法，以消除病人的顾虑，使检查顺利进行。受检者需有近期胸片，包括正侧位片，必要时有断层或胸部 CT 片，以确定病变位置。有出血倾向者需做凝血时间和血小板计数等检查。对年老体弱、心肺功能不佳者做心电图和肺功能检查。术前受检者禁食 4h。术前半小时肌内注射阿托品 0.5mg 和地西泮 10mg。

2. 局部麻醉　常用 2% 利多卡因溶液，可在纤维支气管镜镜管插入气管后滴入或经环甲膜穿刺注入。

3. 操作步骤　病人一般取平卧位，不能平卧者可取坐位。术者用左手或右手持纤维支气管镜的操纵部，拨动角度调节环和钮，持镜经鼻或口腔插入，找到会厌与声门，观察声门活动情况。当声门张开时，将镜快速送入气管，在直视下边向前推进边观察气管、隆突，先进入健侧再进入患侧。依据各支气管的位置，拨动操纵部调节钮，依次插入各段支气管，分别观察支气管黏膜是否光滑，色泽是否正常，有无充血水肿、渗出、出血、糜烂、溃疡、增生、结节与新生物，以及间嵴是否增宽、管壁有无受压、管腔有无狭窄等。

（四）临床应用

1. 协助疾病诊断　①肺癌的诊断；②肺不张的诊断；③对胸片正常的咯血病人的诊断；④肺部感染性病变的诊断；⑤弥漫性肺部间质性疾病的诊断；⑥胸膜疾病的诊断。

2. 协助疾病的治疗　①用于呼吸衰竭的救治，可利用纤维支气管镜通过气管插管的内径口或气管切开的气管套管口或直接插镜进行床边吸痰；②胸外伤及胸腹手术后并发症的治疗，由于胸外伤、胸腹手术术后限制了病人的咳嗽动作，易使血液或痰液滞留导致肺不张或肺部感染等并发症，通过纤维支气管镜吸引可避免或减少并发症的发生；③取异物；④肺部感染性疾病的治疗，可通过纤维支气管镜吸引分泌物以及进行局部给药治疗；⑤用于各种原因导致大气道狭窄的介入治疗；⑥肺泡蛋白沉积症的治疗。

★（五）并发症

主要并发症有喉痉挛、低氧血症、术中术后出血、气胸、术后发热等。

同步练习

1. 简述上消化道内镜检查的适应证。

2. 纤维支气管镜检查的并发症有哪些？

参考答案

1. 答：①吞咽困难、胸骨后痛、上腹部疼痛等上消化道症状；②不明原因的上消化道出血；③X线钡餐检查不能确诊或不能解释的上消化道病变；④需要随访观察的病变；⑤药物治疗前后对比观察或术后随访；⑥需作内镜治疗的病人。

2. 答：①喉痉挛；②低氧血症；③术中术后出血；④气胸；⑤术后发热。

第六篇

病历书写

 内容精讲

病历是指医务人员在医疗活动过程中形成的文字、符号、图表、影像、切片等资料的总和，包括门（急）诊病历和住院病历。

病历书写是指医务人员通过问诊、查体、辅助检查、诊断、治疗、护理等医疗活动获得资料，并进行归纳、分析、整理形成医疗活动记录的行为。

★ 第一章　病历书写的基本要求

（一）内容真实，书写及时

内容的真实性来源于认真仔细的问诊，全面细致的体格检查，辩证而客观的分析，正确科学的判断。门（急）诊病历应及时书写，入院记录应于病人入院后24h内完成，危急病人的病历应及时完成。因抢救危急病人未能及时书写病历的，应在抢救结束后6h内据实补记，并注明抢救完成时间和补记时间。各项记录应注明时间，急诊、抢救等记录应注明至时、分，一律使用阿拉伯数字书写日期和时间，采用24h制记录。

（二）格式规范，项目完整

病历具有特定的格式，临床医师必须按规定格式进行书写。各种表格栏内必须按项认真填写，无内容者画"/"或"－"。每张记录用纸均须完整填写眉栏及页码。度量衡单位一律采用中华人民共和国法定计量单位。各种检查报告单应分门别类按日期顺序整理好归入病历。

（三）表述准确，用词恰当

要运用规范的汉语和汉字书写病历，要使用通用的医学词汇和术语。两位以上的数字一律用阿拉伯数字书写。病历书写应当使用中文、医学术语以及通用的外文缩写。

（四） 字迹工整， 签名清晰

病历应当使用蓝黑墨水或碳素墨水书写，需复写的资料可用蓝色或黑色油墨的圆珠笔书写。各项记录书写结束时应在右下角签全名，字迹应清楚易认。

（五） 审阅严格， 修改规范

实习医务人员、试用期医务人员书写的病历，应当经过在本医疗机构注册的医务人员审阅、修改并签名，并注明修改时间。进修医务人员由接收进修的医疗机构根据其胜任本专业工作实际情况认定后书写病历。在书写过程中，若出现错字、错句，应在错字、错句上用双横线标示，不得抹去原来的字迹。

（六） 法律意识， 尊重权利

在病历书写中应注意体现病人的知情权和选择权。对按照有关规定须取得病人书面同意方可进行的医疗活动，应当由病人本人签署同意书。

第二章　病历书写格式及内容

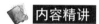

第一节　住院病历

★ 一、 入院记录的内容和格式

入院记录是指病人入院后，由经治医师通过问诊、查体、辅助检查获得有关资料，并对这些资料归纳分析书写而成的记录，可分为入院记录、再次或多次入院记录、24h 内入出院记录、24h 内入院死亡记录。入院记录、再次或多次入院记录要求在病人入院后 24h 内完成。24h 内入出院记录应当在病人出院后 24h 内完成，24h 内入院死亡记录应当于病人死亡后 24h 内完成。

（一）入院记录

1. 一般项目　包括姓名、性别、年龄、民族、婚姻状况、出生地、职业、工作单位、住址、入院时间、记录时间、病史叙述者，需逐项填写，不可空缺。

2. 主诉　指促成病人就诊的主要症状（或体征）及持续时间。主诉多于一项则按发生的先后次序列出并记录每个症状的持续时间。主诉要简明精炼，一般在 1～2 句，20 字左右。

3. 现病史　指病人本次疾病的发生、演变、诊疗等方面的详细情况，应按时间顺序书写。主要内容应包括：①发病情况；②主要症状特点及其发展变化情况；③伴随症状；④发病以来诊治经过及结果；⑤发病以来一般情况。

4. 既往史　包括既往一般健康状况、疾病史、传染病史、预防接种史、手术外伤史、输血史、食物或药物过敏史等。

5. 系统回顾　对呼吸系统、循环系统、消化系统、泌尿系统、造血系统、内分泌系统、神经精神系统、肌肉骨骼系统等进行系统回顾。

6. 个人史　应包括出生地及长期居留地、生活习惯及嗜好、职业和工作条件等。

7. 婚姻史　记录婚姻状况、结婚年龄、配偶健康状况、子女状况、性生活情况等。

8. 月经史、生育史　女性病人月经史记录格式为：

$$初潮年龄 \frac{行经期天数}{月经周期天数} 末次月经时间（或绝经年龄）$$

并记录月经量、颜色，有无血块、痛经、白带等情况。

生育史按下列顺序写明：足月分娩数-早产数-流产或人流数-存活数。并记录计划生育措施。

9. 家庭史　父母、兄弟、姐妹及子女的健康情况，有否患有与病人同样的疾病；如已死亡，应记录死亡原因及年龄。家族中有无传染性疾病、有无家族性遗传性疾病。

10. 体格检查 （略）

11. 专科情况 外科、耳鼻咽喉头颈外科、眼科、妇产科、口腔科、介入放射科、神经精神等专科需写"外科情况""妇科情况"……主要记录与本专科有关的体征。

12. 辅助检查 记录与诊断相关的实验室及器械检查结果及检查日期，如是在其他医院所做的检查，应注明该医院名称及检查日期。

13. 病历摘要 高度概述病人病史要点、体格检查、实验室及器械检查的重要阳性和具重要鉴别意义的阴性结果，字数以不超过 300 字为宜。

14. 诊断 诊断名称应确切，分清主次，顺序排列，主要疾病在前，次要疾病在后，并发症列于有关主病之后，伴发病排列在最后。诊断应尽可能地包括病因诊断、病理解剖部位和功能诊断。在临床诊疗过程中，诊断包括初步诊断和修正诊断。

15. 医师签名

（二）再次或多次入院记录

病人因同一种疾病再次或多次住入同一医疗机构时可书写再次或多次入院记录，要求及内容基本同入院记录。

（三）24h 内入出院记录或 24h 内入院死亡记录

病人入院不足 24h 出院，可书写 24h 内入出院记录。病人入院不足 24h 死亡的，可写 24h 内入院死亡记录。

二、病程记录

病程记录是指继入院记录后，对病人病情和诊疗过程所进行的连续性记录。内容包括病人的病情变化、重要的检查结果及临床意义、上级医师查房意见、会诊意见、医师分析讨论意见、所采取的诊疗措施及效果、医嘱更改及理由，向病人及其近亲属告知的重要事项等。病程记录的内容及要求如下。

（一）首次病程记录

首次病程记录是指病人入院后由经治医师或值班医师书写的第一次病程记录，应当在病人入院后 8h 内完成，注明书写时间。应包括病例特点、拟诊讨论及诊疗计划。

（二）日常病程记录

日常病程记录由经治医师书写，也可由实习医务人员或试用期医务人员书写，但应由经治医师签名。书写时首先标明记录时间，病情稳定的病人至少 3 天记录一次病程记录，病重病人至少 2 天记录一次病程记录，病危病人每天至少记录一次。病人病情有变化时随时书写病程记录，时间具体到分钟。

（三）上级医师查房记录

上级医师查房记录指上级医师在查房时对病人病情、诊断、鉴别诊断、当前治疗措施疗效的分析及下一步诊疗意见的记录，属于病程记录的重要内容，代表上级医生及本医院的医疗水平。三级查房（主任、主治、住院医师）记录是卫健委规定的必做项目。

（四）疑难病例讨论记录

疑难病例讨论记录指由科主任或副主任医师以上专业技术任职资格的医师主持、召集有关医务人员对确诊困难或疗效不确切病例讨论的记录。

（五）交（接）班记录

交（接）班记录指病人的经治医师发生变更之际，交班医师和接班医师分别对病人病情及诊疗情况进行的简要总结的记录。交班记录应当在交班前由交班医师书写完成；接班记录应当由接班医师于接班后 24h 内完成。

（六）转科记录

转科记录指病人住院期间需转科时，经转入科室会诊并同意接收后，由转出科室和转入科室经治医师分别书写的记录。包括转出记录和转入记录。转出记录应由转出科室经治医师在病人转出科室前书写完成。转入记录由转入科室医师于病人转入后及时书写，最迟不超过 24h。

（七）阶段小结

阶段小结指病人住院时间较长，由经治医师每月所作的病情及诊疗情况的总结。

（八）抢救记录

抢救记录指病人病情危重，采取抢救措施时需做的记录。内容包括病情变化情况、抢救时间及措施、参加抢救的医务人员姓名及专业技术职称等，记录抢救时间应当具体到分钟。抢救记录应当在抢救结束的后 6h 内据实记录。

（九）有创诊疗操作记录

有创诊疗操作记录指在临床诊疗活动过程中进行的各种诊断、治疗性操作的记录，应当在操作完成后即刻书写。

（十）会诊记录（含会诊意见）

会诊记录（含会诊意见）指病人在住院期间需要他科（院）医师协助诊疗时，分别由申请医师和会诊医师书写的记录，包括申请会诊记录和会诊意见记录。常规会诊意见记录应当由会诊医师在会诊申请发出后 48h 内完成，急会诊时会诊医师应当在会诊申请发出后 10min 内到场，并在会诊结束后即刻完成会诊记录。

（十一）术前小结

术前小结指病人施行手术前由经治医师对病人病情所作的总结，重点记录术前病情、手术指征、拟施手术名称和方式、拟施麻醉方式、注意事项等。手术前小结由经治医师书写，主治医师审签。

（十二）术前讨论记录

术前讨论记录指因病人病情较重或手术难度较大，手术前在科主任或具有副主任医师以上专业技术任职资格的医师主持下，对拟实验手术方式和术中可能出现的问题及应对措施所作的讨论。

（十三）麻醉术前访视记录

麻醉术前访视记录指在麻醉实施前，由麻醉医师对病人拟施麻醉进行风险评估的记录。

（十四）麻醉记录

麻醉记录指麻醉医师在麻醉实施过程中书写的麻醉经过和处理措施的记录。

（十五）手术记录

手术记录指手术者书写的反映手术一般情况、手术经过、术中发现及处理等情况的特殊记录，应当在术后 24h 内完成。

（十六） 手术安全核查记录

手术安全核查记录指由手术医师、麻醉医师和巡回护士三方，在麻醉实施前、手术开始前和病人离室前，共同对病人身份、手术部位、手术方式、麻醉及手术风险、手术使用物品清点等内容进行核对的记录。

（十七） 手术清点记录

手术清点记录指巡回护士对手术病人术中所用的器械、血液、敷料等清点的记录，应当在手术结束后立即完成。

（十八） 术后（首次） 病程记录

术后（首次）病程记录指手术者或第一助手医师在病人术后即时完成的病程记录。术后病程记录应连记3天，以后按病程记录规定要求记录。

（十九） 麻醉术后访视记录

麻醉术后访视记录指在麻醉实施后，由麻醉医师对术后病人麻醉恢复情况进行访视的记录。

（二十） 出院记录

出院记录指经治医师对病人此次住院期间诊疗情况的总结，在病人出院后24h内完成。

（二十一） 死亡记录

死亡记录指经治医师对死亡病人住院期间诊疗和抢救经过的记录，在病人死亡后24h内完成，应包括死亡原因及死亡诊断，记录死亡时间应当具体到分钟。

（二十二） 死亡病例讨论记录

死亡病例讨论记录指在病人死亡1周内，由科主任或副主任医师以上专业技术职务任职资格的医师主持，对死亡病例进行讨论、分析意见的记录。

（二十三） 病重（病危） 护理记录

病重（病危）护理记录指护士根据医嘱和病情对病重（病危）病人住院期间护理过程的客观记录。

三、 同意书

凡在临床诊治过程中需行手术治疗、特殊检查、特殊治疗、实验性临床医疗和医疗美容的病人，应对其履行告知义务，并详尽填写同意书。

经治医师必须亲自使用通俗语言向病人或其授权人、法定代理人告知病人的病情、医疗措施、目的、名称、可能出现的并发症及医疗风险等，并及时解答其咨询。同意书必须经病人或其授权人、法定代理人签字。由病人授权人或其法定代理人签字的，应提供授权人的授权委托书。主要包括以下内容。

（1）手术同意书。

（2）麻醉同意书。

（3）输血治疗知情同意书。

（4）特殊检查、特殊治疗同意书。

四、 住院病历中其他记录和文件

（一） 病危（重） 通知书

病危（重）通知书指因病人病情危、重时，由经治医师或值班医师向病人家属告知病情，并由患方签名的医疗文书。

（二）医嘱单

医嘱指医师在医疗活动中下达的医学指令。医嘱单分为长期医嘱单和临时医嘱单。医嘱内容应当准确、清楚，每项医嘱应当只包含一个内容，并注明下达时间，应具体到分钟。

（三）辅助检查报告单

辅助检查报告单指病人住院期间所做各项检验、检查结果的记录。

（四）体温单

体温单为表格式，由护士填写。

五、住院病案首页

住院病案首页是医务人员使用文字、符号、代码、数字等方式，将病人住院期间相关信息精练汇总在特定表格中形成的病历数据摘要，内容包括病人基本信息、住院过程信息、诊疗信息、费用信息等，由经治医师于病人出院或死亡后24h内完成。住院病案首页应当使用规范的疾病诊断和手术操作名称。

第二节 门（急）诊病历

一、门（急）诊病历首页（封面）

（1）门（急）诊病历首页（封面）的各个栏目如姓名、性别、年龄、药物过敏史等需认真填写完整。

（2）儿科病人、意识障碍病人、创伤病人、精神病病人就诊须写明陪伴者姓名及联系方式。

二、门（急）诊病历记录

（一）初诊病历记录

（1）主诉。主要症状及持续时间。

（2）病史。现病史要重点突出，并简要叙述与本次疾病有关的既往史、个人史及家族史。

（3）体格检查。一般情况，重点记录阳性体征及有助于鉴别诊断的阴性体征。

（4）实验室检查，特殊检查或会诊记录。

（5）初步诊断。如暂不能明确，可在病名后用"?"，并尽可能注明复诊医师应注意的事项。

（6）处理措施。

（7）法定传染病，应注明疫情报告情况。

（8）医生签全名。

（二）复诊病历记录

（1）上次诊治后的病情变化和治疗反应，不可用"病情同前"字样。

（2）体格检查应着重记录原来阳性体征的变化和新的阳性发现。

（3）需补充的实验室或器械检查项目。

（4）3次不能确诊的病人，接诊医生应请上级医师会诊，上级医师应写明会诊意见及会诊日期和时间并签名。

（5）对上次已确诊的病人，如诊断无变更，可不再写诊断。

（6）处理措施要求同初诊。

（7）持通用门诊病历变更就诊医院、就诊科别或与前次不同病种的复诊病人，应视作初诊。

（8）医生签全名。

三、 急诊留观记录

重点记录观察期间病情变化和诊疗措施，记录简明扼要并注明病人去向。

四、 门（急）诊抢救记录

书写内容及要求按照住院病历抢救记录要求执行。

第三节 表格式住院病历

表格式住院病历主要对主诉和现病史以外的内容进行表格化书写，项目内容完整且省时，有利于资料储存和病历的规范化管理。表格式住院病历要规范，需报省卫生行政部门备案并审批后方能使用。

第三章　电子病历

📓 **学习目标**

熟悉　电子病历的概念。

💻 **内容精讲**

电子病历系统是指医疗机械内部支持电子病历信息的采集、存储、访问和在线帮助，并围绕提高医疗质量、保障医疗安全、提高医疗效率而提供信息处理和智能化服务功能的计算机信息系统，既包括应用于门（急）诊、病房的临床信息系统，也包括检查检验、病理、影像、心电、超声等医技科室的信息系统。

◆〔 同步练习 〕◆

1. 现病史主要内容有哪些？
2. 病历书写的基本要求是什么？

◆〔 参考答案 〕◆

1. 答：①发病情况：病人发病的时间、起病缓急、前驱症状、可能的原因或诱因；②主要症状特点及其发展变化情况；③伴随症状；④发病以来诊治经过及结果；⑤发病以来一般情况。

2. 答：①内容真实，书写及时；②格式规范，项目完整；③表述准确，用词恰当；④字迹工整，签名清晰；⑤审阅严格，修改规范；⑥法律意识，尊重权利。

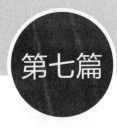

第七篇

诊断疾病的步骤和临床思维方法

📓 **内容精讲**

　　临床思维是指在临床实践中用来收集和评价资料以及做出诊断和处理判断的推理过程。诊断疾病过程中的临床思维就是将疾病的一般规律应用到判断特定个体所患疾病的思维过程，即临床诊断推理。

第一章　诊断疾病的步骤

★诊断疾病包括以下四个步骤。

一、　搜集临床资料

　　1. 病史采集　症状是病史的主体。病史采集要全面系统、真实可靠，病史要反映出疾病的动态变化及个体特征。

　　2. 体格检查　在病史采集的基础上，经全面、有序、重点、规范和正确的体格检查所发现的阳性体征和阴性表现是诊断疾病的重要依据。

　　3. 实验室及辅助检查　在选择检查时应考虑：①检查的意义；②检查的时机；③检查的敏感性、准确性和特异性；④检查的安全性；⑤成本与效果分析等。

二、　分析、综合、评价资料

　　1. 确定主要临床问题　包括症状、体格检查发现、实验结果的异常等。

　　2. 准确表达临床问题　从临床资料中提取疾病的关键信息，是鉴别诊断至关重要的切入点。

　　3. 辅助检查必须与临床资料相结合　在利用检查结果时必须考虑：①假阴性和假阳性问题；②准确性，误差大小；③稳定性，有无影响检查结果的因素；④真实性，结果与其他临床资料是否相符，如何解释等。

三、 提出初步诊断

在对各种临床资料进行分析、评价和整理以后，结合医生掌握的医学知识和临床经验，将可能性较大的几个疾病排列出来，逐一进行鉴别，形成初步诊断。

四、 验证或修正诊断

提出初步诊断之后给予必要的治疗；观察病情；复查某些检查项目及必要的特殊检查等，进行验证或修正诊断。

第二章 临床思维方法

临床思维方法是医生认识疾病、判断疾病和治疗疾病等临床实践过程中采用的一种逻辑推理方法。在临床推理中存在分析性推理和非分析性推理两种方式。

一、临床思维的两大要素及应注意的问题

(一) 临床思维的两大要素

1. 临床实践 通过各种临床实践活动，细致而周密地观察病情，发现问题，分析问题，解决问题。

2. 科学思维 是对具体的临床问题比较、推理、判断的过程，在此基础上建立疾病的诊断。即使暂时诊断不清，也可对各种临床问题的属性范围作出相对正确的判断。

(二) 诊断思维中应注意的问题

1. 现象与本质 现象指病人的临床表现，本质则为疾病的病理改变。在诊断分析过程中，要求现象能反映本质，现象要与本质统一。

2. 主要与次要 反映疾病本质的是主要临床资料，缺乏这些资料则临床诊断不能成立，次要资料虽然不能作为主要的诊断依据，但可为确立临床诊断提供旁证。

3. 局部与整体 局部病变可引起全身改变，因此不仅要观察局部变化，也要注意全身情况，不可"只见树木，不见森林"。

4. 典型与不典型 造成临床表现不典型的因素有：①年老体弱病人；②疾病晚期病人；③治疗的干扰；④多种疾病的干扰影响；⑤婴幼儿；⑥器官移位者；⑦医生的认识水平等。

二、临床诊断的几种思维方法

1. 推理 医师获取临床资料或诊断信息之后到形成结论的中间思维过程。推理有前提和结论两个部分。

(1) 演绎推理 是从一般到个别的推理方法。这是从带有共性或普遍性的原理出发来推论对个别事物的认识并导出新的结论。结论是否正确，取决于临床资料的真实性。

假设演绎推理为临床上最常用的临床思维方法。指在观察和分析基础上提出问题后，通过推理和想象提出解释问题的假说，根据假说进行演绎推理，再通过实验检验演绎推理的结论。如果实验结果与预期结论相符，就证明假说是正确的，反之则说明假说是错误的。

(2) 归纳推理 从个别和特殊的临床表现导出一般性或普遍性结论的推理方法。医生所搜集的每个诊断依据都是个别的，根据这些诊断依据提出临床初步诊断，就是由个别上升到一般，由特殊性上升到普遍性的过程和结果。

(3) 类比推理 是医生认识疾病的重要方法之一。类比推理是根据两个或两个以上疾病在临床表现上有某些相同或相似，但也有不同之处，经过比较、鉴别、推论而确定其中一个疾病的推理方法。

2. 横向列举 根据疾病临床表现应考虑哪些可能，逐一列举，再进一步根据其他临床特征包括实验室检验结果，逐渐查找其诊断依据或选择实验检查或其他检查，逐步将思维导航到正确的方向，或者逐步缩小诊断范围，最后得到最可能的诊断。

3. 模式识别 临床医生见到经长期临床实践反复验证的某些"典型特征"、特定的"症状组合",可以帮助医生迅速建立起初步诊断。

4. 其他方法 对具体病例的诊断,可应用以下的临床思维程序。

(1)从解剖的观点,有何结构异常?

(2)从生理的观点,有何功能改变?

(3)从病理生理的观点,提出病理变化和发生机制的可能性。

(4)考虑几个可能的致病原因。

(5)考虑病情的轻重,勿放过严重情况。

(6)提出1~2个特殊的假说。

(7)检验该假说的真伪,权衡支持与不支持的症状体征。

(8)寻找特殊的症状体征组合,进行鉴别诊断。

(9)缩小诊断范围,考虑诊断的最大可能性。

(10)提出进一步检查及处理措施。

三、 诊断思维的基本原则

★在疾病诊断过程中,必须掌握以下几项诊断思维的基本原则。

1. 首先考虑常见病与多发病 在选择第一诊断时首先选择常见病、多发病。当几种诊断可能性同时存在的情况下,要首先考虑常见病的诊断。

2. 首先考虑器质性疾病的存在 在器质性疾病与功能性疾病鉴别有困难时,首先考虑器质性疾病的诊断,以免延误治疗,甚至给病人带来不可弥补的损失。诊断功能性疾病之前必须肯定排除器质性疾病。

3. 首先考虑可治性疾病的诊断 当诊断有两种可能时,一种是可治且疗效好,而另一种是目前尚无有效治疗且预后甚差,此时,在诊断上应首先考虑前者。当然,对不可治的或预后不良的疾病亦不能忽略。

4. 应考虑当地流行和发生的传染病与地方病

5. 尽可能以一种疾病去解释多种临床表现 尽可能选择单一诊断,以一种疾病去解释多种临床表现。

6. 实事求是原则 医生必须实事求是地对待客观现象,不能仅仅根据自己的知识范围和局限的临床经验任意取舍。不应将临床现象牵强附会地纳入自己理解的框架之中,以满足不切实际的所谓诊断的要求。

7. 以病人为整体的原则 在诊断时应充分考虑心理-社会因素,要避免见病不见人的现象。以病人为整体,但要抓准重点、关键的临床现象。

四、 循证医学在临床诊断思维中的应用

临床医学从经验医学向循证医学转变,临床医生应转变临床思维方法,建立起在循证医学基础之上的现代临床思维模式。

1. 循证医学的核心思想 寻找和收集最佳临床证据,旨在得到更敏感和更可靠的诊断方法,更有效和更安全的治疗方案。将最佳临床证据、医师经验与病人意愿相结合来制定医疗决策,从而达到最佳诊断和治疗效果。

2. 循证医学重视当前可得的最佳临床证据 循证医学强调将临床证据按质量进行分级,在诊治病人时,优先参照当前可得(最新)的最高级别证据进行诊治决策,如果没有最高级别证据,再按证据级别顺次考虑低级别证据。

五、 临床诊断思维的特点与常见诊断失误的原因

（一） 临床诊断思维的特点

1. 对象的复杂性 临床医学的认识对象是人，人体是极其复杂的，加上个体的差异，使得病情变化、临床表现千差万别。病人有时会将自己的主观因素加入到病史及临床症状中，从而干扰临床医生的诊断思维。

2. 时间的紧迫性 临床思维的一个重要特点，就是时间观念很强，很多时候必须在很短的时间内作出诊断、及时治疗。

3. 资料的不完备性 临床资料的内容极其广泛，项目繁多，在收集时常常会遇到各种困难和疾病进程的限制，因此采集的资料往往不够充分。

4. 诊断的概然性 临床诊断是主观的，具有概然性，是相对的，不是绝对的。

5. 诊断的动态性 在疾病进程中得到的诊断往往具有"暂时诊断"的特征，随着病情进展变化，诊断可能会修正。

（二） 常见诊断失误的原因

1. 病史资料不完整、不确切 病史资料未能反映疾病进程和动态以及个体的特征，因而难以作为诊断的依据。亦可能由于资料失实、分析取舍不当导致误诊、漏诊。

2. 观察不细致或检查结果误差较大 临床观察和检查中遗漏关键征象，不加分析地依赖检查结果或对检查结果解释错误，都可能得出错误的结论，也是误诊的重要因素。

3. 医学知识不足，缺乏临床经验 对一些病因复杂、临床罕见疾病的知识匮乏、经验不足，再加上未能及时有效地学习各种知识，是构成误诊的另一种常见原因。

4. 其他原因 其他如病情表现不典型、诊断条件不具备以及复杂的社会原因等，均可能是导致诊断失误的因素。

第三章　临床诊断的内容

★一、 诊断的内容与格式

1. 病因诊断　根据临床的典型表现，明确提出致病原因。病因诊断对疾病的发展、转归、治疗和预防都有指导意义，因而是最重要的、也是最理想的临床诊断内容。

2. 病理解剖诊断　对病变部位、性质、细微结构变化的判断，其中有的需要组织学检查，有的也可由临床表现联系病理学知识而提出。

3. 病理生理诊断　是疾病引起的机体功能变化，它不仅是机体和脏器功能判断所必需的，也可由此作出预后判断和劳动力鉴定。

4. 疾病的分型与分期　不少疾病有不同的分型与分期，其治疗及预后意义各不相同，诊断中亦应予以明确。对疾病进行分型、分期可以充分发挥其对治疗选择的指导作用。

5. 并发症的诊断　指原发疾病的发展或是在原发病的基础上产生和导致机体脏器的进一步损害。虽然与主要疾病性质不同，但在发生机制上有密切关系。

6. 伴发疾病诊断　伴发疾病是指同时存在的、与主要诊断的疾病不相关的疾病，其对机体和主要疾病可能发生影响。

7. 症状或体征原因待诊诊断　对于待诊病例应尽可能根据临床资料的分析和评价，提出一些诊断的可能性，按可能性大小排列，反映诊断的倾向性。

二、 诊断书写要求

1. 疾病诊断名称的书写要符合国际疾病分类的基本原则　人类所有的病伤名目繁多，诊断书写要规范。要将诊断写全，特别是修饰词和限定词一定不能省略；一定要把疾病的部位写具体，避免出现笼统的诊断。

2. 如初步诊断为多项时，应当主次分明　病历中疾病诊断的顺序可按传统习惯先后排列，一般是主要的、急性的、原发的、本科的疾病写在前面；次要的、慢性的、继发的、他科的疾病写在后面。

3. 病案首页选择好第一诊断　当就诊者存在着一种以上的疾病损伤和情况时，需选择对就诊者健康危害最大、花费医疗精力最多、住院时间最长的疾病作为病例首页的主要诊断；将导致死亡的疾病作为第一诊断。

4. 不要遗漏不常见的疾病及其他疾病的诊断

同步练习

1. 简述诊断疾病的四个步骤。

2. 临床诊断思维的基本原则有哪些？

3. 临床诊断的内容有哪些？

参考答案

1. 答：①搜集临床资料；②分析、综合、评价资料；③提出初步诊断；④验证或修正诊断。

2. 答：①首先考虑常见病与多发病；②首先考虑器质性疾病的存在；③首先考虑可治性疾病的诊断；④应考虑当地流行和发生的传染病与地方病；⑤尽可能以一种疾病去解释多种临床表现；⑥实事求是原则；⑦以病人为整体的原则。

3. 答：诊断内容包括：病因诊断、病理解剖诊断、病理生理诊断、疾病的分型与分期、并发症的诊断、伴发疾病诊断、症状或体征原因待诊诊断。

第八篇

临床常用诊断技术

第一章　导尿术

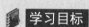 **学习目标**

1. 掌握　导尿术的适应证。

2. 熟悉　导尿术的操作。

 内容精讲

导尿术是通过导尿管将尿液引出体外，为临床诊断和治疗疾病的一种常用手段。

★**【适应证】**

（1）尿潴留导尿减压。

（2）留尿做细菌培养。

（3）泌尿系统手术后。

（4）尿路梗阻者。

（5）测定膀胱残余尿量、容量和压力。

（6）膀胱病变诊断不明时，注入造影剂、膀胱冲洗、探测尿道有无狭窄。

（7）盆腔器官术前准备等。

【禁忌证】

（1）急性下尿路感染。

（2）尿道狭窄或先天性畸形无法留置尿管者。

（3）相对禁忌为女性月经期，严重的全身出血性疾病。

【方法】

（1）术前准备。

（2）清洁外阴部。

（3）消毒尿道口。

（4）插入导尿管。

（5）拔出导尿管。

【注意事项】

（1）严格无菌操作。

（2）插入尿管动作要轻柔。

（3）根据不同病人选择不同型号的导尿管。

（4）对膀胱过度充盈者，排尿宜缓慢。

（5）测定残余尿时，嘱病人先自行排尿，然后导尿。

（6）因病情需要留置导尿时，应经常检查尿管固定情况。

（7）长时间留置导尿管时，拔管前三天应定期钳夹尿管。

同步练习

1. 导尿术的适应证有哪些？
2. 导尿术的禁忌证有哪些？

参考答案

1. 答：①尿潴留导尿减压；②留尿做细菌培养；③泌尿系统手术后；④尿路梗阻者；⑤测定膀胱残余尿量、容量和压力；⑥膀胱病变诊断不明时，注入造影剂、膀胱冲洗、探测尿道有无狭窄；⑦盆腔器官术前准备等。

2. 答：①急性下尿路感染；②尿道狭窄或先天性畸形无法留置尿管者；③相对禁忌为女性月经期，严重的全身出血性疾病。

第二章 胸膜腔穿刺术和经皮胸膜、肺穿刺活体组织检查术

 学习目标

1. **掌握** 胸膜腔穿刺术和经皮胸膜、肺穿刺活体组织检查术的适应证。
2. **熟悉** 胸膜腔穿刺术和经皮胸膜、肺穿刺活体组织检查术的注意事项。
3. **了解** 胸膜腔穿刺术和经皮胸膜、肺穿刺活体组织检查术的操作方法。

内容精讲

第一节 胸膜腔穿刺术

胸膜腔穿刺术常用于检查胸腔积液的性质、抽液减压或通过穿刺胸膜腔内给药。

★【适应证】

（1）诊断性 原因未明的胸腔积液，可做诊断性穿刺，做胸水涂片、培养、细胞学和生化学检查以明确积液的性质，寻找引起积液的病因。

（2）治疗性 ①通过抽液、抽气，缓解病人的呼吸困难等症状；②抽吸胸膜腔的脓液，进行胸腔冲洗，治疗脓胸；③胸膜腔给药，向胸腔内注射抗生素、促进胸膜粘连药物以及抗肿瘤药等。

★【禁忌证】

（1）体质衰弱、病情危重难以耐受穿刺术者。

（2）对麻醉药过敏者。

（3）凝血功能障碍、严重出血倾向病人在未纠正前不宜穿刺。

（4）有精神疾病或不合作者。

（5）疑为胸腔包虫病病人，穿刺可引起感染扩散，不宜穿刺。

（6）穿刺部位或附近有感染者。

【方法】

（一）术前准备

（1）熟悉病人病情。

（2）与病人家属谈话，交代检查目的、大致过程、可能出现的并发症等，并签署知情同意书。

（3）器械准备，如胸腔穿刺包、无菌胸腔引流管及引流瓶、皮肤消毒剂、麻醉药、无菌棉球、手套、洞巾、注射器、纱布及胶布。

（二）操作步骤

1. 体位　病人取坐位，面向背椅，两前臂置于椅背上，前额伏于前臂上。不能起床病人可取半坐位，前臂上举抱于枕部。

2. 穿刺点　选胸部叩诊实音最明显部位进行穿刺。胸腔积液较多时一般常取肩胛线或腋后线第 7～8 肋间；有时也选腋中线第 6～7 肋间或腋前线第 5 肋间。包裹性积液可结合 X 线或超声检查确定，穿刺点用蘸甲紫（龙胆紫）的棉签或其他标记笔在皮肤上标记。

3. 操作程序

（1）常规消毒皮肤。

（2）打开胸腔穿刺包，戴无菌手套，覆盖消毒洞巾，检查胸腔穿刺包内物品。

（3）局部浸润麻醉。

（4）穿刺与抽液。

（5）抽液结束拔出穿刺针，局部消毒，覆盖无菌纱布，稍用力压迫片刻，用胶布固定。

4. 术后处理　术后嘱病人卧位或半卧位休息半小时，测血压并观察有无病情变化；根据临床需要填写检验单，分送标本；清洁器械及操作场所；做好穿刺记录。

★【注意事项】

（1）操作前应向病人说明穿刺目的，消除其顾虑；对精神紧张者，可于术前半小时给地西泮（安定）10mg，或可待因 0.03g 以镇静止痛。

（2）操作中应密切观察病人的反应，如有头晕、面色苍白、出汗、心悸、胸部压迫感或剧痛、昏厥等胸膜过敏反应，或出现连续性咳嗽、气短、咳泡沫痰等现象时，立即停止抽液，并皮下注射 0.1% 肾上腺素 0.3～0.5ml，或进行其他对症处理。

（3）一次抽液不宜过多、过快，诊断性抽液 50～100ml 即可；减压抽液，首次不超过 600ml，以后每次不超过 1000ml；如为脓胸，每次尽量抽尽。做细胞学检查至少需 100ml，并应立即送检，以免细胞自溶。

（4）严格无菌操作，操作中要防止空气进入胸腔，始终保持胸腔负压。

（5）应避免在第 9 肋间以下穿刺，以免穿透膈肌损伤腹腔脏器。

（6）操作前、后测量病人生命体征，操作后嘱病人卧位休息 30min。

（7）恶性胸腔积液，可在胸腔内注入抗肿瘤药或硬化剂诱发化学性胸膜炎，促使脏层与壁层胸膜粘连，闭合胸腔。

★【并发症和处理原则】

1. 气胸　无症状者应严密观察，摄片随访。如有症状，则需行胸腔闭式引流术。

2. 出血　少量出血一般无需处理。大量出血需立即止血，抽出胸腔内积血。

3. 胸膜反应　部分病人穿刺过程中出现头晕、面色苍白、出汗、心悸、胸部压迫感或剧痛、昏厥等症状，称为胸膜反应。多见于精神紧张病人，为血管迷走神经反射增强所致。此时应停止穿刺，嘱病人平卧、吸氧，必要时皮下注射肾上腺素 0.5mg。

4. 胸腔内感染　全身使用抗菌药物，并进行胸腔局部处理，形成脓胸者应行胸腔闭式引流术，必要时外科处理。

5. 复张性肺水肿　病人表现为剧烈咳嗽、呼吸困难、胸痛、烦躁、心悸等，继而咳大量白色或粉红色泡沫痰，有时伴发热、恶心及呕吐，甚至出现休克及昏迷。处理措施包括纠正低氧血症，稳定血流动力学，必要时给予机械通气。

第二节　经皮胸膜、肺穿刺活体组织检查术

★　【适应证】

（一）胸膜针刺活检的适应证

（1）不明原因的胸腔积液，尤其是渗出性胸腔积液，通过胸膜活检，获得小片胸膜组织，可进行病理和微生物学检查，对病因诊断意义极大。

（2）原因不明的胸膜肥厚者，无论伴或不伴胸腔积液，均应行胸膜针刺活检。

（3）胸膜腔内局限性肿块。

（二）肺穿刺活检的适应证

（1）原因不明的周围型肺内孤立性结节或肿块，尤其疑为恶性者。

（2）原因不明的纵隔肿块。

（3）经痰液和纤维支气管镜的细胞学、微生物学及组织学检查无法定性的肺部疾病。

（4）对肺部转移瘤，或扩展至肺门、纵隔的恶性肿瘤确定组织学类型。

【禁忌证】

（1）有出血性倾向的病人。

（2）严重的器质性心脏病病人。

（3）严重的肺功能不全伴呼吸困难，不能平卧者。

（4）严重的肺动脉高压，肺动、静脉瘤，或其他血管性肿瘤病人。

（5）肺包虫病、肺大疱、胸膜下大疱病人，只有在穿刺部位证实无病变时方可进行。

（6）穿刺部位皮肤和胸膜腔急性化脓性感染者暂不宜进行。

（7）不合作病人不宜穿刺。

【方法】

（一）术前准备

1. 术前检查　应包括血常规、凝血全套、肝肾功能、心电图及肺功能测定（尤其是动脉血气检查）等，最近的胸部 CT 扫描片。

2. 知情同意书　术前应向病人解释穿刺目的、意义、操作方法、可能出现的并发症，征得病人的同意并签署知情同意书。

3. 术前用药　对紧张不安、咳嗽、气道分泌物较多的病人，术前 30min 可应用阿托品和（或）可待因，也可用地西泮或异丙嗪。

（二）胸膜活检的操作步骤

1. 确定进针点　原则上应该选择胸部叩诊实音最明显的部位或以超声进行定位。积液较多时，通常选取肩胛下线或腋后线第 7、8 肋间。

2. 体位　病人取面向椅背的骑跨坐位，双臂置于椅背，额部枕于臂上，嘱病人轻度弓背，使肋间隙增宽。

3. 活检方法　常规消毒，铺无菌洞巾。2%利多卡因局部浸润麻醉。使用麻醉针试穿抽得胸腔积液。麻醉满意后换用胸膜活检针进行穿刺。用 Cope 针切下小块胸膜壁层组织。如此改变钩针切口方向，重复切取 3～4 次。将切取组织放入 10%甲醛溶液中固定送检。

4. 影像引导下的胸膜活检　在活检前，通过 CT 扫描确定胸膜增厚的区域，使用体表定位卡选取最佳进针点，设计好进针方向、深度和角度。穿刺点常规消毒铺巾后，使用同轴套针沿设计

好的进针路径缓慢进针,达到计划深度后再次行 CT 扫描;确定针尖已达到目标部位后,使用切割针进行穿刺活检。超声引导无射线暴露的顾虑,且通过超声引导能实时精细调整穿刺针位置。

(三) 肺活检的操作步骤

1. 针刺抽吸术　是目前常见的肺活检方法之一。对于肺部实质性肿块,尤其是周围型或胸膜下孤立性病灶,针刺抽吸标本可行细胞学病理学诊断;而对肺部感染性病变针刺抽吸可避免标本污染,得到可靠的病原学诊断。

操作方法:术前根据胸部 CT 扫描确定肺内病变部位。术时通常采用仰卧位或俯卧位。常规消毒和局部麻醉。将带针芯的穿刺针向病灶部位穿刺,移去针芯,接上 50ml 空针筒,在持负压抽吸下将针头在病灶内来回戳刺 2~3 次。将穿刺物送检。

2. 肺切割针活检术　是目前最常用的肺组织活检技术。

操作方法:病灶定位、病人体位及局部麻醉同针刺抽吸术。将活检针拉开针芯,使针芯在套管内,穿刺至病灶边缘,将针芯向前推进入肿块实质内。然后按动针柄末端的弹簧柄,外套管即射入。

★【并发症及处理】

(一) 胸膜穿刺活检的并发症

1. 胸膜反应　病人出现剧烈咳嗽、头晕、胸闷、血压下降、心悸、冷汗甚至晕厥等一系列反应。如出现立即停止操作,让病人平卧休息,必要时吸氧、输注葡萄糖及皮下注射肾上腺素。

2. 气胸　有症状者行胸腔穿刺抽气。

3. 血胸　立即拔针。止血治疗,必要时行闭式引流。

4. 邻近脏器损伤　如有大出血则需要手术处理。

★(二) 肺穿刺活检的并发症

1. 气胸　有症状者行胸腔穿刺抽气。

2. 出血　如出现致命的大咯血,紧急情况下可采用气管插管、支气管动脉栓塞等。

3. 空气栓塞　予纯氧吸入。

同步练习

1. 简述胸膜腔穿刺时出现胸膜过敏反应的症状及处理?

2. 胸膜腔穿刺的并发症有哪些?

参考答案

1. 答:可出现头晕、面色苍白、出汗、心悸、胸部压迫感或剧痛、昏厥、或连续性咳嗽、气短等症状。处理:立即停止穿刺,让病人平卧,并立即皮下注射肾上腺素 0.5ml,或进行其他对症处理。

2. 答:①气胸;②出血;③胸膜反应;④胸腔内感染;⑤复张性肺水肿。

第三章　心包腔穿刺术

 学习目标

掌握　心包腔穿刺术的目的和方法。

 内容精讲

★心包腔穿刺术主要用于对心包积液性质的判断与协助病因的诊断，同时有心脏压塞时，通过穿刺抽液可以减轻病人的临床症状。对于某些心包积液（如化脓性心包炎），经过穿刺排脓、冲洗和注药也可达到一定的治疗作用。

【适应证】

原因不明的大量心包积液，有心脏压塞症状需进行诊断性或治疗性穿刺者。

【禁忌证】

以心脏扩大为主而积液量少的病人。

★【方法】

1. 体位　病人取坐位或半卧位，以清洁布巾盖住面部。

2. 选取穿刺点　仔细叩出心浊音界，选好穿刺点。目前，多在穿刺术前采用心脏超声定位，决定穿刺点、进针方向和进针距离。通常采用的穿刺点为剑突与左肋弓缘夹角处或心尖部内侧。

3. 局部浸润麻醉

4. 穿刺　一般选择剑突下为穿刺点，进针时应使针体与腹壁成 $30°\sim40°$ 角，向上、向后并稍向左刺入心包腔后下部；选择心尖部进针时，根据横膈位置高低，一般在左侧第 5 肋间或第 6 肋间心浊音界内 2.0cm 左右进针，应使针自下而上，向脊柱方向缓慢刺入；也可在超声引导下确定穿刺点位置及穿刺方向。待针尖抵抗感突然消失时，提示穿刺针已穿过心包壁层。

5. 抽液

6. 引流与标本送检

7. 拔管，盖消毒纱布

【注意事项】

（1）严格掌握适应证。心包腔穿刺术有一定危险性，应由有经验的医师操作或指导，并应在心电监护下进行穿刺。

（2）术前须进行心脏超声检查，确定液平段大小、穿刺部位、穿刺方向和进针距离，选液平段最大、距体表最近点作为穿刺部位，或在超声引导下进行心包腔穿刺抽液更为准确、安全。

（3）术前应向病人作好解释，消除病人顾虑，并嘱其在穿刺过程中切勿咳嗽或深呼吸。穿刺前半小时可服地西泮 10mg 或可待因 30mg。

（4）麻醉要完善，以免因疼痛引起神经源性休克。

（5）第一次抽液量不宜超过 $100\sim200ml$，重复抽液可逐渐增至 $300\sim500ml$。抽液速度要慢，如过快、过多，会使大量血液回心而导致肺水肿。

（6）如抽出鲜血，应立即停止抽吸，并严密观察有无心脏压塞症状出现。

（7）取下空针前夹闭引流管，以防空气进入。

（8）术中、术后均需密切观察呼吸、血压、脉搏等的变化。

同步练习

1. 心包腔穿刺术的适应证有哪些？

2. 试述心包腔穿刺抽液量的规定。

参考答案

1. 答：原因不明的大量心包积液，有心脏压塞症状需进行诊断性或治疗性穿刺者。

2. 答：第一次抽液量不宜超过 100～200ml，重复抽液可逐渐增至 300～500ml。

第四章　腹膜腔穿刺术

📓 **学习目标**

1. **掌握**　腹膜腔穿刺术的适应证、禁忌证。
2. **熟悉**　腹膜腔穿刺术的方法。
3. **了解**　腹膜腔穿刺术的注意事项。

📝 **内容精讲**

　　腹膜腔穿刺术指对有腹腔积液的病人，为了诊断和治疗疾病进行腹腔穿刺，抽取积液进行检验的操作过程。

★ **【适应证】**

（1）抽取腹腔积液进行各种实验室检验，以便寻找病因，协助临床诊断。

（2）大量腹腔积液引起严重胸闷、气促、少尿等症状，可适当抽放腹腔积液以缓解症状。

（3）因诊断或治疗目的行腹膜腔内给药或腹膜透析。

（4）各种诊断性或治疗性腹腔置管。

★ **【禁忌证】**

（1）有肝性脑病先兆者。

（2）粘连型腹膜炎、棘球蚴病、卵巢囊肿。

（3）腹腔内巨大肿瘤（尤其是动脉瘤）。

（4）腹腔内病处被内脏粘连包裹。

（5）胃肠高度胀气。

6 腹壁手术瘢痕区或明显肠袢区。

（7）妊娠中后期。

（8）躁动、不能合作者。

【操作前准备】

1. 病人准备　签署知情同意书，查血常规、凝血功能，必要时查心、肝、肾功能，穿刺前1周停服抗凝药。术前嘱病人排空尿液。

2. 材料准备

（1）腹腔穿刺包1个。

（2）常规消毒治疗盘1套。

（3）其他物品，如皮尺、多头腹带、盛腹腔积液容器、培养瓶（需要做细菌培养时）。如需腹腔内用药，准备所需药物。

3. 操作者准备

（1）洗手。术者按六步洗手法清洗双手，戴口罩和帽子。

（2）放液前应测量体重、腹围、脉搏、血压和腹部体征，以观察病情变化。

（3）根据病情，安排病人适当的体位，协助病人解开上衣，松开腰带，暴露腹部，背部铺好腹带（放腹腔积液时）。

★【方法】

1. 体检 术前行腹部体格检查，叩诊移动性浊音，确认有腹腔积液。

2. 体位 取平卧、半卧、稍左侧卧位或扶病人坐在靠椅上。

3. 定位 结合腹部叩诊浊音最明显区域和超声探查结果选择适宜穿刺点，一般常选于左下腹处进行穿刺。

4. 消毒

5. 局部浸润麻醉

6. 穿刺与放液 医生左手固定穿刺处皮肤，右手持针经麻醉处逐步刺入腹壁，待感到针尖抵抗感突然消失时，表示针尖已穿过腹膜壁层，即可抽取和引流腹腔积液。诊断性穿刺可直接用无菌的 20ml 或 50ml 注射器和 7 号针头进行穿刺。大量放液时可用针尾连接橡皮管的 8 号或 9 号针头。放液结束后拔出穿刺针，常规消毒后，盖上消毒纱布，并用多头绷带将腹部包扎。

7. 术后的处理 术后测量血压、脉搏、腹围；交代病人注意事项；医疗垃圾分类处理。

【注意事项】

（1）术中应密切观察病人，如发现头晕等立即停止操作并做适当处理。

（2）腹腔放液不宜过快过多。治疗性放液，一般初次不宜超过 1000ml，以后一般每次放液不超过 3000～6000ml。针尖避开腹壁下动脉，血性腹腔积液留取标本后停止放液。肝硬化病人一次放腹腔积液一般不超过 3000ml。

（3）在放腹腔积液时若流出不畅，可将穿刺针稍作移动或变换体位。

（4）大量腹腔积液病人，为防止腹腔穿刺后腹腔积液渗漏，要行迷路穿刺。

（5）抽出物为胃肠内容物时需要鉴别是误穿胃肠还是自发性胃肠穿孔。

（6）术后应严密观察有无出血和继发感染等并发症。

同步练习

1. 简述腹膜腔穿刺检查的适应证。
2. 试述腹腔穿刺放液量的规定。

参考答案

1. 答：①抽取腹腔积液进行各种实验室检验，以便寻找病因，协助临床诊断；②大量腹腔积液引起严重胸闷、气促、少尿等症状，可适当抽放腹腔积液以缓解症状；③因诊断或治疗目的行腹膜腔内给药或腹膜透析；④各种诊断性或治疗性腹腔置管。

2. 答：一般初次不宜超过 1000ml，以后一般每次放液不超过 3000～6000ml。

第五章 肝脏穿刺活体组织检查术及肝穿刺抽脓术

学习目标

1. **掌握** 肝脏穿刺活体组织检查术、肝穿刺抽脓术的适应证、禁忌证。
2. **熟悉** 肝脏穿刺活体组织检查术、肝穿刺抽脓术的方法。
3. **了解** 肝穿刺抽脓术的注意事项。

内容精讲

第一节 肝脏穿刺活体组织检查术

通过肝脏穿刺吸取组织行病理检查，称为肝脏穿刺活体组织检查术，简称肝活检。

★ **【适应证】**

（1）原因不明的肝脏肿大。

（2）原因不明的黄疸。

（3）原因不明的肝功能异常。

（4）肝脏实质性占位的鉴别。

（5）代谢性肝病如脂肪肝、淀粉样变性、血色病等疾病的诊断。

（6）原因不明的发热怀疑为恶性组织细胞病者。

【禁忌证】

（1）肝血管瘤、肝棘球蚴病病人。

（2）有大量腹腔积液者。

（3）肝外梗阻性黄疸病人。

（4）昏迷、严重贫血或其他疾病不配合者。

（5）右胸膜腔或右膈下感染、脓肿，局部皮肤感染、腹膜炎等。

【方法】

1. 快速穿刺术

（1）术前应光　行血小板计数、出血时间、凝血酶原时间测定；术前超声定位，确定穿刺方向和深度。

（2）穿刺时，常取仰卧位，病人身体右侧靠床沿，并将右臂上举于脑后，左背垫一薄枕。

（3）穿刺点一般取右侧腋前线第 8、9 肋间，腋中线第 9、10 肋间肝实音处穿刺；或于超声定位下穿刺。

（4）局部浸润麻醉。

（5）备好肝脏快速穿刺针。

（6）穿刺。医生先用皮肤穿刺针在穿刺点皮肤上刺孔，再持穿刺针由此孔进入，并沿肋骨上缘与胸壁垂直方向刺入 0.5～1.0cm，然后将注射器内生理盐水推出 0.5～1.0ml。

（7）在穿入肝脏前，将注射器抽成 5～6ml 空气负压，并嘱病人于深呼气末屏气，同时，医生双手持针按超声所定方向和深度将穿刺针迅速刺入肝内并立即拔出。

（8）拔针后盖上无菌纱布，立即用手按压创面 5～10min，待无出血后用 2％碘酊消毒，用无菌纱布覆盖，再以胶布固定，用小沙袋压迫，并以多头腹带束紧。

（9）送检。推动注射器用生理盐水从针内冲出肝组织条于弯盘中，用针尖挑出肝组织置于 4％甲醛小瓶中固定送病理检查。

（10）术后处理。穿刺后每隔 15～30min 测呼吸、血压、脉搏一次，连续观察 4h，卧床休息 24h。

2. 超声引导下细针穿刺术

（1）超声定位穿刺点，消毒、铺巾、局部浸润麻醉同快速穿刺术。

（2）用手术刀尖将穿刺点皮肤刺一小口，用无菌穿刺探头再次确定进针点和穿刺途径，稍稍侧动探头，当病灶显示最清晰且穿刺引导线正好通过活检部位时，立即固定探头。

（3）先将带针芯穿刺针从探头引导器穿刺腹壁，于肝包膜前停针，嘱病人于深呼气末屏气，迅速将穿刺针沿引导线刺入肝脏病灶边缘，拔出穿刺针针芯，将穿刺针与 10ml 空注射器紧密连接，迅速将穿刺针推入病灶内 2～3cm，用 5～6ml 空气负压抽吸病灶组织，针尖在病灶上下提插 3～4 次后去除负压，迅速拔出穿刺针。

（4）将注射器内抽出物推注于盛有 4％甲醛小瓶中固定送病理检查。

（5）穿刺后处理同快速穿刺术。

第二节　肝穿刺抽脓术

★【适应证】

（1）超声检查可以显示的肝内脓肿且液化充分者。

（2）有安全的穿刺和（或）置管路径。

（3）较小或多发脓肿可采用多次单纯穿刺抽液及冲洗，较大的脓肿采用置管引流效果更佳。

★【禁忌证】

（1）血检显示出凝血指标重度超标者。

（2）脓肿早期、脓肿尚未液化者。

（3）脓肿因胃肠胀气、肺气肿等难以显示者。

（4）穿刺针道无法避开大血管及重要脏器者。

【方法】

（1）术前准备同肝脏穿刺活体组织检查术。疑为阿米巴性肝脓肿时，应先用抗阿米巴药治疗。

（2）穿刺部位同前。如有明显压痛点，可在压痛点明显处穿刺；或在超声脓腔定位后再行穿刺。

（3）常规消毒局部皮肤，铺无菌洞巾，局部浸润麻醉要深达肝包膜。

（4）先将连接肝穿刺针的橡皮管夹住，然后将穿刺针刺入皮肤，嘱病人在深呼气末屏气，迅速将针头刺入肝内并徐徐前进，如抵抗感突然消失提示穿刺针已进入脓腔。

（5）将 50ml 注射器接于穿刺针尾的橡皮管上，松开钳夹的橡皮管进行抽吸。

（6）注意抽出脓液的颜色与气味，尽可能抽尽脓液。

（7）拔针后用 2％碘酊消毒，无菌纱布按压数分钟，胶布固定，小沙袋加压，并用多头带将下胸部扎紧。

（8）如脓腔较大需反复穿刺抽脓者，可经套管针穿刺后插入引流管，置管于脓腔内持续引流。

【注意事项】

（1）术前检测血小板计数、出血时间、凝血酶原时间、血型等。

（2）穿刺前进行胸部 X 线、肝脏超声检查，测血压、脉搏。

（3）术前应向病人作好解释，嘱穿刺过程中切勿咳嗽，并训练深呼气末屏气的动作。

（4）术前 1h 服地西泮 10mg。

（5）术后应密切观察有无出血、胆汁渗漏、气胸、损伤其他脏器及是否有感染的征象。

（6）肝穿刺抽脓时进针最大深度不能超过 8cm，以免损伤下腔静脉。

同步练习

1. 肝穿刺抽脓术的适应证有哪些？

2. 怎样选取肝脏穿刺活体组织检查术的穿刺点？

参考答案

1. 答：①超声检查可以显示的肝内脓肿且液化充分者；②有安全的穿刺和(或)置管路径；③较小或多发脓肿可采用多次单纯穿刺抽液及冲洗，较大的脓肿采用置管引流效果更佳。

2. 答：一般取右侧腋前线第 8、9 肋间，腋中线第 9、10 肋间肝实音处穿刺；或于超声定位下穿刺。

第六章 肾穿刺活体组织检查术

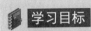 学习目标

1. **掌握** 肾穿刺活体组织检查术的适应证、禁忌证及并发症。
2. **熟悉** 肾穿刺活体组织检查术的操作方法。

📖 内容精讲

肾活检技术目前最常用的是经皮穿刺肾活检。

★【适应证】

1. 原发性肾小球疾病 包括：①急性肾炎综合征伴肾功能急剧下降，怀疑急进性肾炎或治疗后病情未见缓解；②原发性肾病综合征；③无症状性血尿；④无症状性蛋白尿，持续性尿蛋白＞1g/d。

2. 继发性肾脏病 临床怀疑但不能确诊或为了明确病理诊断、指导治疗、判断预后。

3. 疑为遗传性家族性的肾小球疾病

4. 急性肾衰竭 病因不明或肾功能恢复迟缓时。

5. 缓慢进展的肾小管、肾间质疾病

6. 移植肾疾病 包括：①原发病再次导致移植肾发病；②移植肾的肾功能下降；③移植肾排斥反应；④环孢素等抗排斥反应药物引起的肾毒性损害。

7. 重复肾活检

【禁忌证】

1. 绝对禁忌证 包括：①孤立肾；②精神病，不能配合者；③严重高血压无法控制者；④有明显出血倾向者；⑤肾体积缩小者。

2. 相对禁忌证 包括：①尿路感染；②肾脏恶性肿瘤或大动脉瘤；③多囊肾或肾多发性囊肿；④肾位置不佳，游离肾；⑤慢性肾衰竭，虽然原发病不一，但发展到肾衰竭期则肾脏病理基本一致，可以不穿刺；⑥过度肥胖、大量腹水、妊娠；⑦严重心力衰竭、贫血、休克、低血容量及年迈者。

【穿刺方法】

1. 穿刺针 现多采用自动穿刺针，穿刺针的规格 16G×（15～20）cm。

2. 穿刺点选择 肾下极偏外侧。

3. 穿刺的定位和引导 用B超穿刺探头实时定位。

4. 穿刺步骤

（1）超声探头消毒。

（2）病人取俯卧位，腹部肾区相应位置垫以 10～16cm 长布垫，使肾脏紧贴腹壁。

（3）常规消毒局部皮肤。

（4）用 2% 利多卡因做穿刺点局部麻醉。

（5）B超穿刺探头实时定位下穿刺针刺入，到肾包膜脂肪囊时随呼吸摆动。令病人吸气末屏气，立即快速将穿刺针刺入肾实质 3cm 左右取组织并迅速拔出，嘱病人正常呼吸。

（6）观察取材满意度。

（7）加压压迫穿刺点 5min 以上。

5. 标本的分割与处理

【注意事项】

（1）术前准备　训练病人屏气，术前检查，控制血压等。

（2）术后观察处理　术后平卧 24h，观察生命体征及尿液改变，多饮水等。

★ **【并发症】**

包括：①血尿；②肾周血肿；③感染；④梗阻；⑤肾撕裂伤；⑥动静脉瘘形成；⑦肾绞痛；⑧大量出血导致休克等。

同步练习

1. 肾穿刺活体组织检查术的并发症有哪些？

2. 肾穿刺活体组织检查术的绝对禁忌证有哪些？

参考答案

1. 答：①血尿；②肾周血肿；③感染；④梗阻；⑤肾撕裂伤；⑥动静脉瘘形成；⑦肾绞痛；⑧大量出血导致休克等。

2. 答：①孤立肾；②精神病，不能配合者；③严重高血压无法控制者；④有明显出血倾向者；⑤肾体积缩小者。

第七章　骨髓穿刺术及骨髓活体组织检查术

学习目标

1. 掌握　骨髓穿刺术和骨髓活体组织检查术的方法。

2. 了解　骨髓穿刺术和骨髓活体组织检查术的注意事项。

内容精讲

（一）骨髓穿刺术

【方法】

1. 穿刺部位　①髂前上棘；②髂后上棘；③胸骨；④腰椎棘突。

2. 体位　若髂前上棘和胸骨穿刺时，取仰卧位；若髂后上棘或腰椎棘突穿刺时，取侧卧位。

3. 局部浸润麻醉

4. 固定穿刺针　将骨髓穿刺针的固定器固定在适当的长度上。髂骨穿刺约1.5cm，胸骨穿刺约1.0cm。

5. 穿刺　操作者左手拇指和示指固定穿刺部位，右手持骨髓穿刺针垂直骨面刺入，若为胸骨穿刺应与骨面成30°～40°角刺入。当有骨质感后，再缓慢旋转着向前进针直至刺入骨质。当有落空感，针已固定时，表明穿刺针已进入骨髓腔。若穿刺针尚未固定，则再刺入少许到固定为止。

6. 抽取标本　穿刺针固定后拔出针芯，接干燥的注射器抽取骨髓液0.1～0.2ml。忌用力过猛或抽吸过多，会导致骨髓液稀释。若需要做骨髓液细菌培养，应之后再抽取1～2ml。

7. 涂片　将骨髓液滴在载玻片上，立即制备骨髓液涂片数张。

8. 固定　抽取骨髓液完毕后，插回针芯，再拔出穿刺针，用无菌纱块敷盖创口，按压1～2min，再用胶布加压固定。

【注意事项】

（1）穿刺前应查凝血功能，有出血倾向者禁止骨髓穿刺检查。

（2）穿刺时如果感到骨质坚硬，难以进入骨髓腔，不可强行进针，以免断针。

（3）送检骨髓液涂片时，应同时附送2～3张血涂片。

（二）骨髓活体组织检查术

【方法】

1. 检查部位　髂前上棘或髂后上棘。

2. 体位　采用髂前上棘检查时，取仰卧位；采用髂后上棘检查时，取侧卧位。

3. 麻醉　常规消毒穿刺部位皮肤，术者戴无菌手套，铺无菌洞巾，用2％利多卡因作局部麻醉。

4. 穿刺　将骨髓活组织检查穿刺针的针管套在手柄上。术者左手拇指和示指将穿刺部位皮肤固定，右手持穿刺针手柄以顺时针方向进针至骨质一定的深度后，拔出针芯，在针座后端连接上接柱，再插入针芯，继续按顺时针方向进针，其深度达 1.0cm 左右，再转动针管 360°，针管前端的沟槽即可将骨髓组织离断。

5. 取材　按顺时针方向退出穿刺针，取出骨髓组织，立即置于 95％乙醇或 10％甲醛溶液中固定，并及时送检。

6. 固定　用碘伏棉球轻压创口后再用干棉球压迫，敷盖无菌纱块并用胶布加压固定。

【**注意事项**】

（1）穿刺前应查凝血功能，有出血倾向者禁止骨髓活组织检查。

（2）开始进针不要太深，否则不易取得骨髓组织。

➤➤ 同步练习 ➤➤

1. 骨髓穿刺部位有哪些？

2. 骨髓穿刺术留取多少量的标本？

➤➤ 参考答案 ➤➤

1. 答：①髂前上棘；②髂后上棘；③胸骨；④腰椎棘突。

2. 答：一般抽取骨髓液 0.1～0.2ml。若需要做骨髓液细菌培养，应之后再抽取 1～2ml。

第八章　淋巴结穿刺术及淋巴结活体组织检查术

内容精讲

（一）淋巴结穿刺术

【方法】

1. 穿刺部位　选择明显肿大且适于穿刺的淋巴结。

2. 消毒　常规消毒穿刺部位皮肤和术者的手指。

3. 穿刺　术者以左手拇指和示指固定淋巴结，右手持已充气的干燥注射器，沿淋巴结长轴刺入淋巴结内，然后边拔针边用力抽吸，利用负压吸出淋巴结内的液体和细胞成分。

4. 涂片　拔出针头后，将针头内的抽取液喷射到载玻片上，并及时制备涂片。

5. 包扎固定　穿刺完毕，创口敷盖无菌纱块，用胶布固定。

【注意事项】

（1）要选择远离大血管的淋巴结。

（2）若穿刺未能获得抽取液时，可在不同方向连续穿刺。

（3）最好餐前穿刺，以免脂质过多影响结果。

（二）淋巴结活体组织检查术

【方法】

1. 穿刺部位　选择明显肿大且易于穿刺的淋巴结。

2. 麻醉　常规消毒穿刺部位皮肤，术者戴无菌手套，铺无菌洞巾，用2%利多卡因做局部麻醉。

3. 取材　常规方法摘取淋巴结。

4. 送检　摘取淋巴结后，立即置于95%乙醇或10%甲醛溶液中固定，并及时送检。

5. 包扎固定　根据切口大小适当缝合数针并用碘伏消毒后，敷盖无菌纱块，用胶布固定。

【注意事项】

（1）避免损伤大血管。

（2）疑有恶性肿瘤转移者，应按淋巴结引流方向选择相应组群淋巴结。

同步练习

1. 淋巴结穿刺术选择淋巴结时应注意什么？

2. 淋巴结活体组织检查术应注意什么？

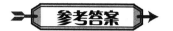

1. 答：要选择远离大血管、明显肿大且适于穿刺的淋巴结。

2. 答：①避免损伤大血管；②疑有恶性肿瘤转移者，应按淋巴结引流方向选择相应组群淋巴结。

第九章　腰椎穿刺术

 学习目标

掌握　腰椎穿刺的方法及注意事项。

内容精讲

【方法】

★**1. 体位**　病人侧卧于硬板床上，背部与床面垂直，头部向前胸屈曲，屈髋抱膝使脊柱尽量后凸。

2. 穿刺点　髂嵴最高点连线与后正中线的交会处为穿刺点，相当于第 3～4 腰椎棘突间隙，也可在上 1 个或下 1～2 个椎间隙进行。

3. 局部浸润麻醉

4. 穿刺　术者用左手固定穿刺点皮肤，右手持穿刺针以垂直背部、针尖稍斜向头部的方向缓慢刺入，有落空感时可将针芯慢慢拔出，可见脑脊液流出。

5. 测压　留取脑脊液前先接上测压管测量压力。

6. 收集脑脊液　测压后撤去测压管，留取 2～5ml 脑脊液送检。

7. 术毕　将针芯插入后一起拔出穿刺针，覆盖无菌纱块，用胶布固定。

8. 术后　去枕平卧 4～6h，以免引起术后低颅压头痛。

【注意事项】

(1) 脑疝、颅后窝有占位性病变、休克、衰竭或濒危状态、局部皮肤有炎症等，禁忌穿刺。

(2) 术中病人出现呼吸、脉搏、面色异常时，立即停止操作，并做相应处理。

(3) 鞘内给药时，应先放出与置换性药液等量脑脊液。

同步练习

1. 简述需禁忌腰椎穿刺术检查的情况。

2. 简述腰椎穿刺术的穿刺点。

参考答案

1. 答：脑疝、颅后窝占位性病变、休克、衰竭或濒危状态、局部皮肤炎症等。

2. 答：髂嵴最高点连线与后正中线的交会处为穿刺点，相当于第 3～4 腰椎棘突间隙，也可在上 1 个或下 1～2 个椎间隙进行。

第十章 中心静脉压测定

 学习目标

了解 中心静脉压测定的适应证、方法。

内容精讲

中心静脉压（CVP）是指右心房及上、下腔静脉胸腔段的压力。CVP反映右心房压，主要受心功能、循环血容量及血管张力影响，是临床观察血流动力学的主要指标之一，对了解有效循环血量和心功能有重要意义。CVP有别于周围静脉压。CVP正常值为50～120mmH$_2$O，小儿为30～100mmH$_2$O，降低与增高均有重要临床意义。

【适应证】

（1）急性循环功能不全等病人。

（2）大量输液或心脏疾病病人输液。

（3）危重病人或体外循环手术病人。

（4）需长期输液或完全肠外营养的病人。

【禁忌证】

（1）穿刺或切开局部有感染。

（2）凝血功能障碍。

【方法】

（1）病人仰卧，选好插管部位，常规消毒皮肤，铺无菌洞巾。

（2）局部麻醉后静脉插管方法有两种：①经皮穿刺法，较常采用，经锁骨下静脉或右侧颈内/颈外静脉插管至上腔静脉，或经股静脉插管至下腔静脉；②静脉剖开法，现仅用于经大隐静脉插管至下腔静脉。插入深度经锁骨下静脉者左侧为12～15cm，右侧约10cm，右侧颈内静脉约15cm，右侧颈外静脉12～15cm。

（3）测压。

【注意事项】

（1）如测压过程中发现静脉压突然出现显著波动性升高时，提示导管尖端进入右心室，因心室收缩时压力明显升高所致，应立即退出一小段后再测。

（2）如导管阻塞无血液流出，应当用输液瓶中的液体冲洗导管或变动其位置；若仍不通畅，则用肝素液或3.8％枸橼酸钠溶液冲洗。

（3）测压管留置时间一般不超过5天；时间过长易发生静脉炎或血栓性静脉炎；留置3天以上时，需用抗凝剂冲洗，以防血栓形成。

同步练习

1. 何为中心静脉压？

2. 简述需测定中心静脉压的情况。

参考答案

1. 答：中心静脉压指右心房及上、下腔静脉胸腔段的压力。

2. 答：①急性循环功能不全等病人；②大量输液或心脏疾病病人输液；③危重病人或体外循环手术病人；④需长期输液及完全肠外营养的病人。

第十一章 眼底检查法

学习目标

了解 眼底检查的方法及观察内容。

 内容精讲

【方法】

1. 环境与体位 暗室检查，病人取坐位，检查者取站立位。检查者位于病人的右侧，用右眼观察其右眼；检查左眼时，则反之。

2. 检查眼底 嘱病人向正前方直视，一手放置于病人额部并用拇指轻抬其上睑，另一手握持检眼镜。先将镜盘拨到"0"，再将检眼镜尽可能移近到受检眼，观察眼底。看不清时，可拨动镜盘至看清为止。按顺序查视神经盘，各象限视网膜动、静脉分支及黄斑部等。观察视神经盘的形状、大小、色泽、边缘，视网膜动、静脉的粗细、行径、管壁及动、静脉交叉处有无压迹，视网膜有无水肿、渗出、出血、脱落及新生血管等，黄斑部中心凹反射是否存在及有无水肿、出血、渗出等。

3. 检查记录 通常以视神经盘，视网膜中央动、静脉行径及黄斑部为标志，表明病变部位与这些标志的位置、距离和方向关系。距离和范围大小一般以视神经盘直径 PD（1PD＝1.5mm）为标准计算。记录病变隆起或凹陷程度以看清病变区周围视网膜面与看清病变隆起最高处或凹陷最低处的屈光度（D）差来计算，每差 3 个屈光度（3D）等于 1mm。

【注意事项】

（1）检查眼底前，先用透照法检查眼的屈光间质是否混浊。

（2）拨动任一镜盘，均不能看清眼底，说明屈光间质有混浊。

（3）小儿或瞳孔过小不易窥入时，可先散瞳，但必须排除青光眼。

同步练习

1. 眼底检查应观察的内容有哪些？
2. 简述眼底检查的环境要求。

参考答案

1. 答：视神经盘的形状、大小、色泽、边缘，视网膜动、静脉的粗细、行径、管壁及动、静脉交叉处有无压迹，视网膜有无水肿、渗出、出血、脱落及新生血管等，黄斑部中心凹反射是否存在及有无水肿、出血、渗出等。

2. 答：检查宜在暗室中进行。

第十二章　PPD 皮肤试验

内容精讲

PPD 皮肤试验是采用结核菌素纯蛋白衍生物为抗原的结核菌素试验。

【适应证】

胸部影像学检查异常的病人；与涂阳肺结核病人亲密接触者；涂阴病人和需与其他病鉴别诊断的病人。

【方法】

（1）结核菌素纯蛋白衍生物　0.1ml（5U）于左或右前臂内侧行皮内注射。

（2）48～72h 测量和记录注射后在穿刺处周围皮肤出现的红晕、硬结反应面积。

（3）我国规定以硬结为判断标准　硬结直径≤5mm 为阴性/（－），5～9mm 为一般阳性/（＋），10～19mm 为中度阳性/（＋＋），≥20mm 或虽不足 20mm 但有水泡或坏死为强阳性/（＋＋＋）。

（4）根据皮试结果判断临床意义　①阴性：常见于未曾感染过结核菌或还处于结核感染早期（4～8 周）或血行播散型肺结核等重症结核病病人、使用免疫抑制剂或糖皮质激素者、HIV（＋）或恶性肿瘤者以及结节病者等；②阳性：常提示有结核感染。我国儿童普遍接种卡介苗，阳性对诊断意义不大，但对未接种卡介苗的儿童，需按活动性结核处理；成人强阳性需考虑有活动性结核病可能。

【注意事项】

（1）皮试前若前臂内侧皮肤有损伤或恰遇假期时，需重新安排皮试时间。

（2）老年人对 PPD 的反应较年轻人慢，可能 72h 后才能检查到反应结果。

（3）约有 20% 的活动性肺结核病人可呈假阴性，建议初次注射 1～3 周后重复 PPD 试验，可由于助强效应呈现阳性反应。

（4）PPD 含多种抗原成分多数与其他分枝杆菌有交叉，故特异性差，无法与其他分枝杆菌感染鉴别，亦较难区分自然感染与卡介苗接种后反应。

同步练习

1. 简述 PPD 皮肤试验反应结果的临床意义。

2. 简述 PPD 皮肤试验的阳性标准。

参考答案

1. 答：①阴性：常见于未曾感染过结核菌或还处于结核感染早期(4～8周)或血行播散型肺结核等重症结核病病人、使用免疫抑制剂或糖皮质激素者、HIV(＋)或恶性肿瘤者以及结节病者等；②阳性：常提示有结核感染。我国儿童普遍接种卡介苗，阳性对诊断意义不大，但对未接种卡介苗的儿童，需按活动性结核处理；成人强阳性需考虑有活动性结核病可能。

2. 答：硬结直径≤5mm为阴性/(－)，5～9mm为一般阳性/(＋)，10～19mm为中度阳性/(＋＋)，≥20mm或虽不足20mm但有水泡或坏死为强阳性/(＋＋＋)。

综合模拟测试卷

综合模拟测试卷（一）

一、单项选择题（每题 1 分，共 50 题）

1. 下列不属于感染性发热的是（　　　）
    A. 大叶性肺炎　　　　　　　B. 肺脓肿　　　　　　　C. 伤寒
    D. 中暑　　　　　　　　　　E. 流行性脑脊髓膜炎

2. 皮下出血直径为多少称为紫癜（　　　）
    A. 小于 2mm　　　　　　　　B. 2～4mm　　　　　　　C. 3～5mm
    D. 5～6mm　　　　　　　　　E. 大于 6mm

3. 下列哪一种情况常不发生心悸（　　　）
    A. 心律规则且心率约 70 次/分
    B. 先天性心脏病致心房心室增大
    C. 饮酒或喝浓茶或饮咖啡后
    D. 严重贫血
    E. 感染性发热

4. 搏动性头痛多见于下列哪种疾病（　　　）
    A. 脑炎　　　　　　　　　　B. 紧张性头痛　　　　　C. 三叉神经痛
    D. 脑肿瘤　　　　　　　　　E. 偏头痛

5. 三度房室传导阻滞常致心悸，其最可能的原因为（　　　）
    A. 心室收缩期延长
    B. 房室活动无内在联系
    C. 心房率大于心室率
    D. 血压增高
    E. 心率缓慢，舒张期延长，心室充盈增加，心搏强而有力

6. 昏迷病人口唇呈樱桃红色见于（　　　）
    A. 二氧化碳潴留　　　　　　B. 一氧化碳中毒　　　　C. 氰化物中毒
    D. 有机磷中毒　　　　　　　E. 地西泮中毒

7. 一般而言，水肿这一术语，不包括下列哪种情况（　　　）
    A. 脑水肿　　　　　　　　　B. 胸腔积液　　　　　　C. 心包积液
    D. 心源性水肿　　　　　　　E. 肝源性水肿

8. 肝细胞性黄疸时，血清总胆红素的浓度为（　　　）
    A. 17.1～171μmol/L　　　　B. <85.5μmol/L　　　　C. 171～265μmol/L
    D. 265～342μmol/L　　　　　E. >342μmol/L

9. 下列疾病均有胸痛表现，请问哪种病因所致胸痛可伴有恐惧感、濒死感（　　　）
    A. 干性胸膜炎　　　　　　　B. 胸部带状疱疹　　　　C. 心绞痛
    D. 急性心肌梗死　　　　　　E. 夹层动脉

10. 正常体温腋测法为（　　　）

　　A. 36.3～37.2℃　　　　　　B. 36.5～37.5℃　　　　　C. 36.5～37℃

　　D. 36～37℃　　　　　　　　E. 36.2～37.3℃

11. 下列哪项不是问诊的基本方法与技巧（　　　）

　　A. 问诊从礼节性交谈开始

　　B. 尽量让病人陈述他认为重要的情况和感受

　　C. 避免医学用语

　　D. 提问时注意系统性和目的性

　　E. 可以进行诱导性提问

12. 下列哪项不是现病史的内容（　　　）

　　A. 起病情况与患病时间

　　B. 主要症状的特点

　　C. 病因与诱因

　　D. 药物过敏的情况

　　E. 伴随症状

13. 体格检查时，鉴别是否为黄疸，下列判断哪项是正确的（　　　）

　　A. 皮肤有黄染肯定是黄疸

　　B. 巩膜有黄染肯定为黄疸

　　C. 巩膜黄染仅出现在角膜缘周围

　　D. 皮肤黄染仅在手掌、足底

　　E. 巩膜均匀黄染

14. 瞳孔正常直径为（　　　）

　　A. 2～5mm　　　　　　　　B. 1～2mm　　　　　　　　C. 3～4mm

　　D. 5～6mm　　　　　　　　E. 3～5mm

15. 浅部触诊法适用于下列哪项检查（　　　）

　　A. 阑尾压痛点　　　　　　　B. 腹部压痛及腹肌紧张度　　C. 腹部反跳痛

　　D. 胆囊压痛点　　　　　　　E. 肝、脾触诊

16. 甲状腺肿大分为三度，Ⅲ度指（　　　）

　　A. 不能看到仅能触及

　　B. 能看到又能触及

　　C. 超过胸锁乳突肌外缘

　　D. 甲状腺上有结节

　　E. 甲状腺肿大且有脓性分泌物

17. 临床上用于计算前肋和肋间隙的标志是（　　　）

　　A. 胸骨角　　　　　　　　　B. 肩胛下角　　　　　　　　C. 第7颈椎

　　D. 锁骨上窝　　　　　　　　E. 胸骨上窝

18. 慢性阻塞性肺气肿患者的胸廓形态是（　　　）

　　A. 鸡胸　　　　　　　　　　B. 扁平胸　　　　　　　　　C. 桶状胸

　　D. 串珠胸　　　　　　　　　E. 漏斗胸

19. 下列哪种病变不会出现浊音（　　　）

　　A. 肺炎　　　　　　　　　　B. 肺气肿　　　　　　　　　C. 肺脓肿

　　D. 肺结核　　　　　　　　　E. 肺肿瘤

20. 心浊音界呈三角形提示（ 　　 ）
   A. 心包积液　　　　　　　 B. 左、右心室增大　　　　 C. 左、右心房增大
   D. 大量腹腔积液　　　　　 E. 左心房显著增大

21. 成人高血压标准为（ 　　 ）
   A. 收缩压＞120mmHg、舒张压＞80mmHg
   B. 收缩压＞130mmHg、舒张压＞85mmHg
   C. 收缩压＞140mmHg、舒张压＞90mmHg
   D. 收缩压≥140mmHg、舒张压≥90mmHg
   E. 收缩压≥150mmHg、舒张压≥95mmHg

22. Austin Flint 杂音为何种杂音（ 　　 ）
   A. 相对性三尖瓣关闭不全杂音
   B. 器质性主动脉瓣狭窄杂音
   C. 器质性肺动脉瓣狭窄
   D. 相对性二尖瓣狭窄杂音
   E. 功能性二尖瓣关闭不全杂音

23. 下列哪种病变可使肝浊音界下移（ 　　 ）
   A. 肺不张　　　　　　　　 B. 肺气肿　　　　　　　　 C. 大叶性肺炎
   D. 肝硬化　　　　　　　　 E. 肝脓肿

24. 共济运动检查不包括（ 　　 ）
   A. 是否有震颤　　　　　　 B. 指鼻试验　　　　　　　 C. 跟-膝-胫试验
   D. 快速轮替动作　　　　　 E. 闭目难立征

25. 以下哪项属于病理反射（ 　　 ）
   A. 跟腱反射　　　　　　　 B. 角膜反射　　　　　　　 C. Babinski 征
   D. 脑膜刺激征　　　　　　 E. 膝反射

26. 以下关于肌力的说法哪项不正确（ 　　 ）
   A. 0级：完全瘫痪
   B. 1级：肢体可在床面上水平移动
   C. 3级：肢体抬离床面，但不能抗阻力
   D. 5级：正常肌力
   E. 2级：肢体可在床面上水平移动，但不能抬离床面

27. 为坐位患者进行全身体格检查时一般顺序为（ 　　 ）
   A. 一般情况和生命体征→头颈部→后背部→前侧胸部→腹部→四肢→肛门外生殖器（卧位）→神经系统
   B. 一般情况和生命体征→上肢→头颈部→后背部（卧位）→前侧胸部→腹部→下肢→肛门外生殖器→神经系统
   C. 一般情况和生命体征→四肢→头颈部（卧位）→前侧胸部→腹部坐位→后背部→肛门外生殖器（卧位）→神经系统
   D. 一般情况→头颈部→四肢卧位→前侧胸部、后背部→腹部→肛门外生殖器→生命体征（站位）→神经系统
   E. 生命体征→神经系统→四肢→头颈部→肛门外生殖器（卧位）→前侧胸部、后背

部→腹部

28. 血液中淋巴细胞增多最常见的原因是 （   ）
    A. 病毒性感染   B. 化脓性感染   C. 过敏性疾病
    D. 寄生虫感染   E. 皮肤病

29. 粪便隐血试验持续阳性常见于 （   ）
    A. 消化性溃疡   B. 胃癌   C. 钩虫病
    D. 肠结核   E. 溃疡性结肠炎

30. 血清总胆红素和结合胆红素增高，粪便呈白陶土色常见于 （   ）
    A. 溶血性黄疸
    B. 不完全性胆汁淤积性黄疸
    C. 肝细胞性黄疸
    D. 新生儿黄疸
    E. 完全性胆汁淤积性黄疸

31. 血管壁功能异常所致的出血性疾病为 （   ）
    A. 特发性血小板减少性紫癜   B. 血友病
    C. 弥散性血管内凝血   D. 过敏性紫癜
    E. 肝病

32. 下列哪项不是血钾增高的原因 （   ）
    A. 高钾饮食   B. 输入大量库存血
    C. 急性肾功能衰竭少尿期   D. 大面积烧伤
    E. 营养不良

33. 特异性最高的心肌损伤标志物是 （   ）
    A. 肌红蛋白   B. 肌酸激酶   C. 肌酸激酶同工酶
    D. 肌钙蛋白   E. 乳酸脱氢酶

34. "无尿"是指每日的尿量不超过 （   ）
    A. 17ml   B. 100ml   C. 400ml
    D. 2000ml   E. 2500ml

35. 尿淀粉酶在急性胰腺炎发作后可持续升高 （   ）
    A. 7d   B. 3d   C. 5d
    D. 6d   E. 2d

36. 有关窦性P波的描述，下列哪项是错的 （   ）
    A. 在大部分导联呈钝圆形，可有轻度切迹
    B. P波方向在Ⅱ导联可向下
    C. P波时限小于0.12s
    D. P波方向在aVR导联向下
    E. 心率在正常范围时，成人P-R间期为0.12~0.20s

37. 心电图的哪一部分代表心室的除极过程 （   ）
    A. P波   B. T波   C. QRS波
    D. U波   E. S-T段

38. 以下哪项提示有慢性冠状动脉供血不足 （   ）

  A. ST 段抬高，弓背向上

  B. ST 段下移 0.2mV，T 波平坦

  C. ST 段抬高，弓背向下

  D. ST 段水平型下移 0.05mV，T 波倒置

  E. QRS 波群低电压

39. P-R 间期一般为 （　　　）

  A. 0.08～0.10s   B. 0.10～0.12s   C. 0.12～0.20s

  D. 0.20～0.24s   E. 0.24～0.28s

40. 下列哪项不适进行上消化道内镜检查 （　　　）

  A. 上消化道出血   B. 溃疡病   C. 萎缩性胃炎

  D. 食管肿瘤   E. 腐蚀性胃炎

41. 正常成人的潮气容积 （　　　）

  A. 约 500ml   B. 约 800ml   C. 约 1000ml

  D. 约 1500ml   E. 约 4000ml

42. 判断酸碱平衡调节中机体代偿性程度最重要的指标是 （　　　）

  A. PaO_2 B. $PaCO_2$ C. BE

  D. HCO_3^- E. pH

43. 代谢性酸中毒的代偿反应为 （　　　）

  A. HCO_3^- 升高   B. PaO_2 升高   C. PaO_2 下降

  D. $PaCO_2$ 升高   E. $PaCO_2$ 下降

44. 中心静脉压的正常值为 （　　　）

  A. 10～50mmH_2O   B. 50～120mmH_2O   C. 120～150mmH_2O

  D. 100～150mmH_2O   E. 100～200mmH_2O

45. 胸膜腔穿刺术进针点应在 （　　　）

  A. 上一肋骨的下缘   B. 下一肋骨的上缘   C. 肋间隙的中间

  D. 在肋间隙均可   E. 以上都不是

46. 心包腔穿刺抽液量第一次不宜超过 （　　　）

  A. 100ml   B. 200ml   C. 300ml

  D. 350ml   E. 400ml

47. 首次病程记录应当在患者入院后几小时内完成 （　　　）

  A. 6h   B. 8h   C. 10h

  D. 12h   E. 24h

48. 抢救记录应当在抢救结束后多少小时内据实记录 （　　　）

  A. 1h   B. 6h   C. 8h

  D. 10h   E. 12h

49. 何种诊断是最重要的，也是最理想的临床诊断内容 （　　　）

  A. 病理生理诊断   B. 病理解剖诊断   C. 病因诊断

  D. 并发症的诊断   E. 合并症的诊断

50. 在疾病诊断过程中下列哪项不是诊断思维的基本原则 （　　　）

  A. 首先考虑常见病与多发病

B. 首先应考虑器质性疾病

C. 首先应考虑可治性疾病的诊断

D. 首先应考虑社会影响大的疾病

E. 首先应考虑当地流行和发生的传染病与地方病

二、名词解释（每题 4 分，共 5 题）

1. Kussmaul 呼吸

2. 震颤

3. 移动性浊音

4. 病理性 Q 波

5. 网织红细胞

三、简答题（每题 10 分，共 3 题）

1. 简述第一、第二心音的区别要点。

2. 简述脾大的测量法及临床分度。

3. 简述湿啰音的发生机制及听诊特点。

综合模拟测试卷（二）

一、单项选择题（每题 1 分，共 50 题）

1. 外源性致热原的特点，正确的是（　　　）
    A. 分子量小
    B. 致热性可被蛋白酶类水解
    C. 能激活血液中的中性粒细胞
    D. 直接作用体温调节中枢
    E. 在体内最终由肝肾灭活和排泄

2. 下列各项均为急性胆囊炎体征，但除外（　　　）
    A. 墨菲征（＋）
    B. 胆囊叩击痛
    C. 右上腹压痛
    D. 右上腹反跳痛
    E. Courvosier 征（＋）

3. 关于反跳痛的触诊手法描述下列各项均正确，但除外（　　　）
    A. 首先轻轻地浅触全腹部
    B. 常常选择腹部压痛明显部位触诊
    C. 手触及压痛部位后，嘱患者深吸气
    D. 手触及压痛部位后于原处稍停片刻
    E. 手触及压痛部位后当压痛感觉稳定时迅速将手抬起

4. 风湿性心脏病二尖瓣关闭不全的主要体征是（　　　）
    A. Graham-Steell 杂音
    B. 心尖部听到舒张期隆隆样杂音
    C. Austin Flint 杂音
    D. Duroziez 双重杂音
    E. 心尖部听到吹风样全收缩期杂音，向左腋下传导

5. 不符合干啰音听诊特点的是（　　　）
    A. 吸气、呼气均可听到
    B. 部位易变性大
    C. 吸气时音强而高
    D. 咳嗽时可多可少
    E. 不同性质的干啰音可同时存在

6. 下列哪项提示滑车神经受损（　　　）
    A. 眼上睑下垂
    B. 眼球向内活动受限
    C. 眼球向下及外展运动减弱
    D. 眼球向上活动受限
    E. 视野变小

7. 正常人听诊可闻及下列声音，除了（　　　）
    A. 第一心音
    B. 肱动脉血流音
    C. 呼吸音

D. 肠鸣音　　　　　　　　　E. 第三心音

8. 正常成年人体内 HbF 占（　　）

    A. 0.98　　　　　　　　B. 0.6　　　　　　C. 0.5

    D. 0.03　　　　　　　　E. ＜0.01

9. 下列是关于舒张晚期奔马律的正确描述，但应除外（　　）

    A. 也称收缩前期奔马律

    B. 也称第四心音奔马律

    C. 也称房性奔马律

    D. 也称室性奔马律

    E. 实际上是由病理性第四心音与第一、第二心音构成

10. 高血压时心电图最不可能出现下列哪种改变（　　）

    A. 左室面高电压　　　　　B. 电轴左偏　　　　C. 复极异常

    D. QRS 波轻度增宽　　　　E. 胸前导联 T 波高尖

11. 下列哪项是检查脑膜刺激征的（　　）

    A. Babinski 征　　　　　　B. Oppenheim 征　　　C. Hoffmann 征

    D. 踝阵挛　　　　　　　　E. 颈项强直

12. 水肿患者，下列伴随症状中考虑心源性可能性大的是（　　）

    A. 颜面水肿　　　　　　　B. 肝颈静脉回流征阳性　C. 肝大

    D. 腹水　　　　　　　　　E. 伴胸水和肺部啰音

13. 下列说法正确的是（　　）

    A. 心悸即心跳加快

    B. 心脏神经官能症时心悸，但不伴有心前区疼痛

    C. 心悸可见于窦性心动过缓

    D. 心悸与心律失常发生的严重程度成正比

    E. 心悸代表患有心脏疾病

14. 下列描述符合正常心电图表现，除了（　　）

    A. V_1 导联 P 波可以是直立的，也可以双向

    B. QRS 波宽度不应超过 0.12s

    C. $V_2 \sim V_3$ 导联 Q 波宽度可达 0.04s

    D. V_1 导联 R 波在成人不应超过 1.0mV

    E. V_1 导联可出现孤立的 QS 波或 Qr 波

15. 肝细胞中与胆红素结合的主要物质是（　　）

    A. 乙酰基　　　　　　　　B. 硫酸根　　　　　C. 甲基

    D. 葡萄糖醛酸　　　　　　E. 甘氨酸

16. 二尖瓣脱垂综合征是指（　　）

    A. 收缩中期喀喇音合并收缩晚期杂音

    B. 收缩晚期喀喇音合并收缩中期杂音

    C. 收缩早期喀喇音合并收缩中期杂音

    D. 收缩晚期喀喇音合并收缩早期杂音

    E. 收缩中期喀喇音合并收缩早期杂音

17. 判定腹部膨隆时的体位是（　　）

    A. 立位　　　　　　　　　B. 左侧卧位　　　　　　C. 坐位

    D. 仰卧位　　　　　　　　E. 右侧卧位

18. 下列疾病叩诊浊音，但须除外哪一项（　　）

    A. 胸膜肥厚　　　　　　　B. 胸腔积液　　　　　　C. 肺实变

    D. 肺肝界上移　　　　　　E. 肺含量增多

19. 下列哪项不是导致假性血尿的原因（　　）

    A. 服用利福平　　　　　　B. 食用甜菜　　　　　　C. 痔疮出血

    D. 精囊腺炎　　　　　　　E. 卟啉代谢障碍或损伤引起的肌红蛋白尿

20. 阻塞性黄疸的原因最常见的是（　　）

    A. 肝细胞内胆红素蓄积过多

    B. 大量红细胞破坏

    C. 肝细胞膜通透性增大

    D. 肝内胆管胆汁淤积

    E. 肝细胞内胆红素结合过多

21. 关于移动性浊音检查手法下列各项均正确，但除外（　　）

    A. 患者仰卧位时，腹中部呈鼓音，两侧浊音

    B. 左侧卧位后，右侧腹叩呈鼓音，左侧浊音

    C. 右侧卧位后，右侧腹叩呈浊音，左侧鼓音

    D. 常常采用轻叩手法

    E. 常常采用多次变换体位反复叩诊

22. 重叠型奔马律见于（　　）

    A. 心功能不全伴心动过速

    B. 心功能不全伴心动过缓

    C. 风湿性心脏病伴二度房室传导阻滞

    D. 冠心病伴三度房室传导阻滞

    E. 肥厚型心肌病

23. 局部视诊包括下列各项，但应除外（　　）

    A. 胸廓　　　　　　　　　B. 腹形　　　　　　　　C. 包块硬度

    D. 关节外形　　　　　　　E. 骨骼

24. 下列疾病肝浊音界均可扩大，但除外（　　）

    A. 肝癌　　　　　　　　　B. 肝炎后肝硬化（晚期）C. 酒精性肝硬化

    D. 右心功能不全　　　　　E. 多囊肝

25. 用袖带法测量上、下肢血压，正常时下肢血压较上肢血压高，其范围为（　　）

    A. 5～10mmHg　　　　　　B. 20～40mmHg　　　　C. 10～20mmHg

    D. 30～40mmHg　　　　　 E. 40～60mmHg

26. S_1 强弱不等可见于下列情况，但除外（　　）

    A. 窦性心动过速　　　　　B. 室性心动过速　　　　C. 心房颤动

    D. 频发期前收缩　　　　　E. 三度房室传导阻滞

27. 体温调节中枢的高级部分是（　　）

A. 视前区-前下丘脑　　　　　　B. 延脑　　　　　　C. 脑桥

D. 中脑　　　　　　E. 脊髓

28. 下列各项为产生局部性水肿的原因，但应除外（　　　）

A. 淋巴回流受阻　　　　　　B. 局部蜂窝织炎　　　　　　C. 低蛋白血症

D. 局部静脉受压　　　　　　E. 毛细血管通透性增加

29. 急性内脏穿孔引起急性弥漫性腹膜炎的腹痛特点为（　　　）

A. 全腹持续性剧烈疼痛　　　　　　B. 阵发性绞痛　　　　　　C. 钻顶样疼痛

D. 烧灼样疼痛　　　　　　E. 间歇性钝痛

30. 下列能鉴别腹壁肿块的是（　　　）

A. 患者仰卧抬头　　　　　　B. 侧卧抬头　　　　　　C. 站立抬头

D. 平卧低头　　　　　　E. 侧卧低头

31. 腹腔渗出液常见于以下哪种疾病（　　　）

A. 慢性心功能不全　　　　　　B. 结核性腹膜炎　　　　　　C. 重度营养不良

D. 肾病综合征　　　　　　E. 肝硬化

32. 下列不引起腹式呼吸减弱的是（　　　）

A. 腹膜炎症　　　　　　B. 腹水　　　　　　C. 急性腹痛

D. 腹腔内巨大肿物　　　　　　E. 胸腔积液

33. 成年男性血红蛋白参考值为（　　　）

A. 110～150g/L　　　　　　B. 120～160g/L　　　　　　C. 110～140g/L

D. 120～150g/L　　　　　　E. 120～140g/L

34. 气管移向患侧的疾病是（　　　）

A. 肺实变　　　　　　B. 肺气肿　　　　　　C. 胸腔积液

D. 气胸　　　　　　E. 胸膜粘连

35. 下列哪一项是左室肥厚的可靠体征（　　　）

A. 心尖冲动向左下移位　　　　　　B. 心尖抬举性搏动　　　　　　C. 心界向左扩大

D. 心界向右扩大　　　　　　E. 心尖冲动向左移位

36. 心电图上的P波反映的是（　　　）

A. 窦房结除极　　　　　　B. 窦房结复极　　　　　　C. 心房除极

D. 心房复极　　　　　　E. 房室结除极

37. 下列正常人胆红素代谢相关的检查结果，错误的是（　　　）

A. 结合胆红素 0～6.8μmol/L

B. 非结合胆红素 1.7～10.2μmol/L

C. 总胆红素 1.7～21.1μmol/L

D. 尿胆原阳性

E. 尿胆红素阴性

38. 心绞痛引起的放射痛最可能的机制是（　　　）

A. 肋间神经感觉纤维受刺激

B. 心脏交感神经的传入纤维受刺激

C. 支配左肩，左臂的体表神经受刺激

D. 膈神经的感觉纤维受刺激

E. 心脏迷走神经受刺激

39. 奇脉的产生与下列因素有关（　　　）

    A. 周围血管弹性差　　　　　B. 呼气时胸腔压力改变　　　　　C. 心肌收缩力差

    D. 左心室心搏出量低　　　　E. 周围血管扩张

40. 关于黄疸的叙述，下列哪项是正确的（　　　）

    A. 黄疸是体征而不是症状

    B. 黄疸一定可出现皮肤明显黄染

    C. 巩膜黄染一定是黄疸

    D. 皮肤黄染不一定是黄疸

    E. 黄疸患者血中胡萝卜素的含量超过 2.5g/L

41. 周围血管征不见于（　　　）

    A. 伤寒　　　　　　　　　　B. 动静脉瘘　　　　　　　　　C. 主动脉瓣关闭不全

    D. 甲状腺功能亢进症　　　　E. 严重贫血

42. 下列关于出血性疾病的皮肤黏膜出血情况，描述不正确的是（　　　）

    A. 可由血小板数量或功能异常引起

    B. 可由止血与凝血功能障碍引起

    C. 可引起全身性皮肤黏膜自发性出血

    D. 严重伤后出血不止

    E. 受轻伤后出血不止

43. 下述引起局部性水肿疾病的原因均正确，但除外（　　　）

    A. 肢体局部炎症　　　　　　B. 肢体静脉血栓形成　　　　　C. 上腔静脉阻塞

    D. 门静脉压力增高　　　　　E. 象皮腿

44. 心电图检查的标准走纸速度是（　　　）

    A.10mm/s　　　　　　　　　B.75mm/s　　　　　　　　　　C.25mm/s

    D.40mm/s　　　　　　　　　E.50mm/s

45. 肝硬化与右心衰竭的水肿鉴别点是（　　　）

    A. 有无肝大　　　　　　　　B. 有无肝功能异常　　　　　　C. 有无腹水

    D. 有无颈静脉怒张　　　　　E. 有无下肢水肿

46. 急性肾盂肾炎所致腰背痛的特点不包括（　　　）

    A. 伴肾区叩痛

    B. 尿检异常

    C. 伴有尿频尿急

    D. 常伴腹部、腹股沟区绞痛感

    E. 伴有高热、寒战等全身中毒症状

47. 诊断过程中，进一步检查的选择原则，下列错误的是（　　　）

    A. 首先考虑可能性小的诊断

    B. 首先考虑简易的诊断方法

    C. 首先考虑无创的诊断方法

    D. 首先考虑证实诊断的措施

    E. 首先考虑可能性大的诊断

48. 病史中最重要的是（　　）

    A. 个人史   B. 婚姻史   C. 家族史

    D. 既往史   E. 现病史

49. 既往史不应包括（　　）

    A. 既往的不健康状况   B. 过去患过的疾病   C. 外科手术史

    D. 预防接种史   E. 出生地、居住地及居留时间

50. 腹腔内有多少游离液体时，可感到液波震颤（　　）

    A. 1000ml   B. 1500ml   C. 2000ml

    D. 2500ml   E. 3000～4000ml

二、名词解释（每题 4 分，共 5 题）

1. 昏迷

2. 深反射

3. 发绀

4. 牵涉痛

5. 晕厥

三、简答题（每题 10 分，共 3 题）

1. 腹膜腔穿刺术的适应证有哪些？

2. 试述嗜酸性粒细胞增多的病因。

3. 简述左心室肥厚心电图的特点。

综合模拟测试卷（三）

一、单项选择题（每题 1 分，共 50 题）

1. 风湿性心脏病、二尖瓣狭窄最常合并的心律失常是（　　　）
    A. 房室传导阻滞　　　　　B. 室性期前收缩　　　　　C. 心房颤动
    D. 心室颤动　　　　　　　E. 阵发性室上速

2. 第一心音的组成主要是由于（　　　）
    A. 半月瓣开放　　　　　　B. 心房收缩　　　　　　　C. 房室瓣关闭
    D. 乳头肌收缩　　　　　　E. 血流冲击大血管

3. 右心衰竭时引起淤血的主要器官是（　　　）
    A. 肺、肝、肾及胃肠道　　B. 肝、脾及胃肠道　　　　C. 肾、肺及胃肠道
    D. 肺、脑、肝、脾等　　　E. 脑、肺及胃肠道

4. 心前区触及心包摩擦感提示（　　　）
    A. 右侧胸膜炎　　　　　　B. 主动脉瓣狭窄　　　　　C. 二尖瓣狭窄
    D. 心包炎　　　　　　　　E. 室间隔缺损

5. 诊断下壁心肌梗死的导联为（　　　）
    A. V_1、V_2、V_3　　　　　B. Ⅱ、Ⅲ、aVF　　　　　C. Ⅰ、aVL
    D. V_4、V_5、V_6　　　　　E. V_7、V_8、V_9

6. 以下哪项不是室性期前收缩的心电图特征（　　　）
    A. P' 波提前出现
    B. 有完全性代偿间歇
    C. QRS 波宽大畸形
    D. T 波与 QRS 波主波方向相反
    E. 心律绝对不整

7. 能够通过肝细胞膜的胆红素为（　　　）
    A. 结合胆红素　　　　　　B. 非结合胆红素　　　　　C. 游离胆红素
    D. 旁路胆红素　　　　　　E. 以上都不是

8. 关于皮肤弹性检查的部位，下列哪项是正确的？（　　　）
    A. 上腹部　　　　　　　　B. 手背或前臂内侧部　　　C. 前臂内侧或上臂内侧部
    D. 手背或上臂内侧部　　　E. 手背或胫前

9. 患者采取屈膝仰卧位常见于下列哪种疾病（　　　）
    A. 大量心包积液　　　　　B. 大量胸腔积液　　　　　C. 肾绞痛
    D. 全腹膜炎　　　　　　　E. 胆绞痛

10. 呕吐大量暗红色血液常见于（　　　）
    A. 急性胃炎　　　　　　　B. 急性胃黏膜病变　　　　C. 胃底食管静脉曲张破裂出血
    D. 消化溃疡并出血　　　　E. 胃癌

11. 下列哪种疾病引起腹泻的原因主要为吸收不良 （　　）

    A. 霍乱　　　　　　　　　B. 伤寒　　　　　　　　C. 甲状腺功能亢进症

    D. 小肠大部切除术后　　　E. 胃泌素瘤

12. 下列哪种疾病可出现急性腹痛？（　　）

    A. 反流性食管炎　　　　　B. 慢性胃炎　　　　　　C. 肝炎

    D. 胃、十二指肠溃疡　　　E. 肠梗阻

13. 小儿囟门闭合的时间大多是 （　　）

    A. 6～16 个月　　　　　　B. 12～16 个月　　　　C. 12～18 个月

    D. 18～24 个月　　　　　E. 12～20 个月

14. 单侧上睑下垂见于 （　　）

    A. 动眼神经麻痹　　　　　B. 先天性上睑下垂　　　C. 重症肌无力

    D. 面神经麻痹　　　　　　E. 视神经萎缩

15. 下列哪项不属于意识障碍 （　　）

    A. 嗜睡　　　　　　　　　B. 谵妄　　　　　　　　C. 精神萎靡

    D. 昏睡　　　　　　　　　E. 昏迷

16. 巴宾斯基征阳性的典型表现为 （　　）

    A. 拇指背屈，其余各趾散开　B. 脚趾均背屈　　　　C. 脚趾均跖屈

    D. 下肢迅速回收　　　　　E. 脚趾均不动

17. 下列不属于感染性发热的是 （　　）

    A. 大叶性肺炎　　　　　　B. 肺脓肿　　　　　　　C. 中暑

    D. 伤寒　　　　　　　　　E. 流行性脑脊髓膜炎

18. 哮喘发作时的肺部典型体征为 （　　）

    A. 双肺密布湿啰音　　　　B. 双肺密布干啰音　　　C. 干湿啰音同时存在

    D. 双肺可闻支气管呼吸音　E. 双肺可闻捻发音

19. 触觉语颤增强可见于 （　　）

    A. 大叶性肺炎实变期　　　B. 阻塞性肺不张　　　　C. 肺气肿

    D. 气胸　　　　　　　　　E. 大量胸腔积液

20. 以下何种情况可使气管拉向患侧 （　　）

    A. 大量胸腔积液　　　　　B. 气胸　　　　　　　　C. 单侧甲状腺肿大

    D. 阻塞性肺不张　　　　　E. 大叶性肺炎实变期

21. 疟疾的典型热型为 （　　）

    A. 稽留热　　　　　　　　B. 弛张热　　　　　　　C. 间歇热

    D. 回归热　　　　　　　　E. 波状热

22. 一老年男性慢性支气管炎患者近期咳嗽加重，今因突发右侧胸痛，呼吸困难加重来我院急诊，如果你是接诊医生，据下述哪一项查体发现，可以区别气胸和胸腔积液 （　　）

    A. 患侧胸廓饱满　　　　　B. 颈部气管位置异常　　C. 患者叩诊音异常

    D. 患侧呼吸音异常　　　　E. 患侧触觉语颤异常

23. 尿中出现红细胞管型常见于 （　　）

    A. 急性肾小球肾炎　　　　B. 肾结石　　　　　　　C. 急性肾盂肾炎

    D. 肾肿瘤　　　　　　　　E. 肾动脉硬化

24. 24h尿蛋白定量正常不应超过（　　）

    A. 80mg   B. 40mg   C. 150mg

    D. 200mg   E. 400mg

25. 正常成年男性血红蛋白低于多少为贫血（　　）

    A. 120g/L   B. 125g/L   C. 110g/L

    D. 115g/L   E. 130g/L

26. 网织红细胞计数减低常见于以下哪种疾病（　　）

    A. 再生障碍性贫血   B. 溶血性贫血   C. 缺铁性贫血

    D. 以上都是   E. 以上都不是

27. 贫血的形态学分类中大细胞性贫血见于（　　）

    A. 巨幼细胞性贫血   B. 缺铁性贫血   C. 再生障碍性贫血

    D. 铁粒幼细胞性贫血   E. 以上都不是

28. 典型阿米巴痢疾粪便是（　　）

    A. 黑便无臭味   B. 粥样黏液便   C. 水样红白冻子便

    D. 果酱色黏液便腥臭味 E. 米泔水样便

29. 血清总胆红素和结合胆红素增高，粪便呈白陶土色常见于（　　）

    A. 先天性黄疸   B. 溶血性黄疸   C. 不完全性胆汁淤积性黄疸

    D. 肝细胞性黄疸   E. 完全性胆汁淤积性黄疸

30. 浆膜腔积液检验的主要目的是（　　）

    A. 观察疗效

    B. 了解有无肿瘤细胞

    C. 了解浆膜腔内是否有积液

    D. 为了细胞计数和生化检验

    E. 鉴别积液的性质和引起积液的致病原因

31. 下列结晶易在碱性尿中出现的是（　　）

    A. 非晶体尿酸盐结晶   B. 亮氨酸结晶   C. 酪氨酸结晶

    D. 胱氨酸结晶   E. 非晶形磷酸盐结晶

32. 下列为意识障碍的检体所见，但除外（　　）

    A. 嗜睡   B. 意识模糊   C. 昏睡

    D. 梦游   E. 昏迷

33. 对病程记录的时间要求，不正确的是（　　）

    A. 病程记录一般2天记录一次

    B. 危重病人应随病情变化及时记录，并注明时间

    C. 对病情稳定者至少3天记录一次

    D. 对病情稳定的慢性病或恢复期病人至少5天记录一次

    E. 手术后病人应连续记录3次，以后视病情要求进行记录

34. 痰中带血最常见于（　　）

    A. 肺结核   B. 支气管肺癌   C. 慢性肺脓肿

    D. 慢性支气管炎   E. 支原体肺炎

35. 对主诉的正确理解是（　　）

    A. 症状加持续时间   B. 体征加持续时间   C. 病名加持续时间

D. 症状和体征加持续时间　　E. 症状、体征和病名加持续时间

36. 发热伴寒战最不常见于（　　）
    A. 大叶性肺炎　　　　　B. 败血症　　　　　C. 药物热
    D. 淋巴瘤　　　　　　　E. 输血反应

37. 在各种免疫球蛋白中，与分泌片有关的是（　　）
    A. IgG　　　　　　　　B. IgA　　　　　　C. IgM
    D. IgE　　　　　　　　E. IgD

38. 关于弛张热的描述，不正确的是（　　）
    A. 又称败血症热型，常见于败血症、风湿热
    B. 体温常在 39℃ 以上
    C. 体温波动幅度大
    D. 体温有时在正常水平
    E. 24h 内体温波动范围超过 2℃

39. 下列各项均为"急腹症"的病因，但除外（　　）
    A. 肠梗阻　　　　　　　B. 胃肠穿孔　　　　C. 卵巢扭转
    D. 宫外孕　　　　　　　E. 肝淤血

40. 下列体征，提示心源性水肿特异性最高的是（　　）
    A. 肝颈静脉回流征阳性　B. 腹腔积液　　　　C. 肝脾肿大
    D. 胸腔积液　　　　　　E. 双下肢水肿

41. 抗 ds-DNA 抗体阳性最常见于（　　）
    A. 系统性红斑狼疮　　　B. 类风湿关节炎　　C. 肝硬化
    D. 皮肌炎　　　　　　　E. 干燥综合征

42. 下列属于病理性 Q 波的是（　　）
    A. aVR 导联 QS 波　　　B. aVR 导联 Q 波，时限 0.05s　　C. V_1 导联 QS 波
    D. V_5 导联 q 波，时限<0.04s　　E. I，aVL 导联 R 波 1.0mV，Q 波深度 0.5mV

43. 血浆内常被测定的主要阴离子是（　　）
    A. Cl^- 与 HCO_3^-　　B. Cl^- 与 SO_4^{2-}　　C. HCO_3^- 与 SO_4^{2-}
    D. HCO_3^- 与 HPO_4^-　　E. Cl^- 与 HPO_4^-

44. 咳嗽与咳痰中，下列错误的是（　　）
    A. 咳嗽是一种保护性反射动作
    B. 咳嗽亦属一种病理现象
    C. 咳嗽控制中枢在延髓
    D. 咳痰是一种病态现象
    E. 胸膜疾病或心血管疾病不会出现咳嗽

45. 下述何种情况肺下界移动度不消失（　　）
    A. 膈神经麻痹　　　　　B. 肺气肿　　　　　C. 血气胸
    D. 胸腔大量积液　　　　E. 广泛胸膜肥厚粘连

46. 内生致热原是（　　）
    A. 由中枢神经系统产生的能引起体温升高的内在介质
    B. 由产热器官产生的能引起体温升高的内在介质
    C. 由产热原细胞产生的能引起体温升高的神经激素

D. 由产 EP 细胞在发热激活物的作用下，产生和释放的能引起体温升高的物质

E. 由产 EP 细胞在磷酸激酶的作用下，产生和释放的能引起体温升高的物质

47. 下列各项为捻发音的特点，但应除外（　　）

    A. 是一种极细而均匀一致的湿啰音

    B. 颇似在耳边用手指捻发时发出之音

    C. 产生是由于黏着、陷闭的肺泡壁被气流冲开重新充气

    D. 正常人在临床上不可能出现此种改变

    E. 少数人在数次深吸气或咳嗽后可消失

48. 下列叙述正确地描述了心前区震颤的是（　　）

    A. 常见于瓣膜关闭不全的病变

    B. 它是触诊时感觉到的较强烈的振动感

    C. 它的出现表明心力衰竭

    D. 狭窄越重，震颤越强，极度狭窄时，震颤最强

    E. 它是器质性心脏病的特征性体征

49. 体格检查时，对淋巴结的检查，正确的是（　　）

    A. 先全身各部分查体，再系统地检查浅表淋巴结

    B. 查体一般只能检查身体各部浅表淋巴结

    C. 检查淋巴结应该双手同时触诊

    D. 肿大淋巴结的个数对判断良恶性疾病最重要

    E. 肿大淋巴结的大小对判断良恶性疾病最重要

50. 上消化道出血除呕血外常出现黑便，其机制是（　　）

    A. 血红蛋白与肠内硫化物结合形成硫化铁

    B. 血红蛋白与肠内硫化物结合形成硫化亚铁

    C. 血红蛋白与肠内细菌分泌的氨基酸氧化酶结合

    D. 血红蛋白与肠内的肠激酶结合

    E. 血红蛋白与肠内的黏液结合

二、名词解释（每题 4 分，共 5 题）

1. 类白血病反应

2. 惊厥

3. 回归热

4. 心源性哮喘

5. 移动性浊音

三、简答题（每题 10 分，共 3 题）

1. 何谓呼吸音？正常呼吸音有哪几种？

2. 简述黄疸的分类。

3. 简述心脏听诊的主要内容。

综合模拟测试卷（四）

一、单项选择题（每题 1 分，共 50 题）

1. 心房颤动时可发生（　　）
   - A. 奇脉
   - B. 重搏脉
   - C. 交替脉
   - D. 水冲脉
   - E. 脉搏短绌

2. 急性纤维蛋白性心包炎最具特征的体征是（　　）
   - A. 心尖搏动减弱
   - B. 心包叩击音
   - C. 心包摩擦音
   - D. 颈静脉怒张
   - E. 腹水

3. 心尖区闻及隆隆样舒张期杂音，提示下列哪种疾病（　　）
   - A. 二尖瓣关闭不全
   - B. 主动脉瓣关闭不全
   - C. 二尖瓣狭窄
   - D. 肺动脉瓣狭窄
   - E. 三尖瓣狭窄

4. 心源性休克最常见病因是（　　）
   - A. 心律失常
   - B. 瓣膜性心脏病
   - C. 大量失血
   - D. 急性心肌梗死
   - E. 急性心肌炎

5. 急性前间壁心肌梗死，特征性心电图改变见于（　　）
   - A. V_1、V_2、V_3
   - B. Ⅱ、Ⅲ、aVF
   - C. V_3、V_4、V_5
   - D. V_4、V_5、V_6
   - E. V_7、V_8、V_9

6. 二度Ⅰ型房室传导阻滞的心电图特征（　　）
   - A. P-R 间期≥0.20s
   - B. P-R 间期≥0.12s
   - C. P-R 间期恒定
   - D. P 波与 QRS 波完全不相关
   - E. P-R 间期逐渐延长，直到一个 P 波后无 QRS 波群

7. 呕吐伴上腹痛、发热、黄疸可见于（　　）
   - A. 急性胆囊炎
   - B. 急性胰腺炎
   - C. 急性腹膜炎
   - D. 急性胃炎
   - E. 急性肾盂肾炎

8. 腹痛伴里急后重者可见于（　　）
   - A. 急性细菌性痢疾
   - B. 伤寒
   - C. 副伤寒
   - D. 肠结核
   - E. Crohn 病

9. 区别肝外或肝内胆管阻塞的部位，下列哪项检查最好（　　）
   - A. X 线检查
   - B. B 型超声波
   - C. 十二指肠引流
   - D. 经皮肝穿刺胆管造影
   - E. 经十二指肠镜逆行胰胆管造影

10. 关于呕血，下列叙述哪项不正确（　　）
    - A. 病因多为消化性溃疡
    - B. 出血方式为呕出
    - C. 血中混有食物残渣、胃液
    - D. 出血前有喉部痒感、咳嗽等

E. 出血前有上腹部不适、恶心、呕吐等

11. 最能反映腹膜炎的体征是（　　　）
A. 腹部压痛　　　　　　　B. 腹肌紧张　　　　　　C. 肠鸣音亢进
D. 有反跳痛　　　　　　　E. 移动性浊音阳性

12. 下列哪种类型的黄疸可引起皮肤瘙痒、大便颜色变浅（　　　）
A. 溶血性黄疸　　　　　　B. 肝细胞性黄疸　　　　C. 梗阻性黄疸
D. 先天性非溶血性黄疸　　E. 隐性黄疸

13. 双侧睑下垂见于（　　　）
A. 颅内高压　　　　　　　B. 白喉　　　　　　　　C. 脑脓肿
D. 脑炎　　　　　　　　　E. 重症肌无力

14. 小儿囟门闭合过早可形成下列哪种畸形（　　　）
A. 尖颅　　　　　　　　　B. 小颅　　　　　　　　C. 方颅
D. 长颅　　　　　　　　　E. 巨颅

15. 以下那项不属于浅反射（　　　）
A. 肛门反射　　　　　　　B. 腹壁反射　　　　　　C. 膝反射
D. 角膜反射　　　　　　　E. 提睾反射

16. 下列哪项属于深反射（　　　）
A. 腹壁反射　　　　　　　B. 踝反射　　　　　　　C. 提睾反射
D. 咽反射　　　　　　　　E. 角膜反射

17. 稽留热最常见的疾病是（　　　）
A. 大叶性肺炎　　　　　　B. 肺结核　　　　　　　C. 疟疾
D. 胸膜炎　　　　　　　　E. 急性肾盂肾炎

18. 对于发热、胸痛、咳嗽的病人，下列哪些体征有助于肺炎（实变期）与胸腔积液的鉴别（　　　）
A. 语颤增强　　　　　　　B. 呼吸急促　　　　　　C. 呼吸音减低
D. 叩诊为浊音　　　　　　E. 捻发音

19. 正常人肺部可听到（　　　）
A. 干啰音　　　　　　　　B. 肺泡呼吸音　　　　　C. 支气管呼吸音
D. 捻发音　　　　　　　　E. 支气管肺呼吸音

20. 呼气性呼吸困难可见于（　　　）
A. 气管内异物　　　　　　B. 气胸　　　　　　　　C. 支气管哮喘
D. 贫血　　　　　　　　　E. 癔症

21. 下列哪一种情况，不会出现触觉语颤的减弱消失（　　　）
A. 肺气肿　　　　　　　　B. 阻塞性肺不张　　　　C. 胸腔积液
D. 胸膜增厚　　　　　　　E. 肺炎肺实变

22. 关于胸壁静脉的叙述，下列哪项是错误的（　　　）
A. 正常胸壁静脉不明显
B. 当血流受阻侧支循环建立时胸壁静脉曲张
C. 可根据静脉血流方向，鉴别上、下腔静脉阻塞
D. 上腔静脉阻塞时，静脉血流方向自下而上
E. 下腔静脉阻塞时，静脉血流方向自下而上

23. 急性肾小球肾炎时的肉眼血尿特点是（　　　）
    A. 伴血块和疼痛
    B. 混浊、暗红色或洗肉水样
    C. 无痛性伴新鲜血块
    D. 酱油色伴血红蛋白尿
    E. 乳糜血尿

24. 选择性蛋白尿的特点（　　　）
    A. 24h 尿蛋白量超过 3.5g　　　B. 多为大分子蛋白尿　　　C. 多为球蛋白
    D. 以白蛋白为主的蛋白尿　　　E. 24h 尿蛋白量＜150mg

25. 中性粒细胞值低于多少称为粒细胞缺乏症（　　　）
    A. $0.5 \times 10^9 / L$　　　B. $0.6 \times 10^9 / L$　　　C. $1.0 \times 10^9 / L$
    D. $1.5 \times 10^9 / L$　　　E. 以上都不是

26. POX 染色强阳性见于以下哪类白血病（　　　）
    A. 急性淋巴细胞白血病　　　B. 急性粒细胞白血病　　　C. 慢性淋巴细胞白血病
    D. 以上都不是　　　E. 以上都是

27. 红细胞染色呈小细胞低色素性改变常见于以下哪类贫血（　　　）
    A. 缺铁性贫血　　　B. 巨幼细胞性贫血　　　C. 再生障碍性贫血
    D. 自身免疫性溶血性贫血　　　E. 以上都不是

28. 血液中性粒细胞增多最常见的原因有（　　　）
    A. 化脓性感染　　　B. 病毒性感染　　　C. 过敏性疾病
    D. 寄生虫感染　　　E. 皮肤病

29. 关于渗出液下列叙述错误的是（　　　）
    A. 外观因病因不同而变化　　　B. 易自行凝固　　　C. 细胞数常＞$500 \times 10^6 / L$
    D. 黏蛋白定性为阳性　　　E. 总蛋白＜20g/L

30. 正常人尿液中偶见的管型有（　　　）
    A. 透明管型　　　B. 颗粒管型　　　C. 蜡样管型
    D. 白细胞管型　　　E. 脂肪管型

31. 患者，男性，38岁，6年来反复上腹疼，夜间加重伴反酸，2周来呕吐隔日酸臭食物，腹胀加重。下列哪项体征最有诊断意义（　　　）
    A. 肠鸣音亢进　　　B. 有反跳痛　　　C. 可见胃蠕动波
    D. Murphy 氏征阳性　　　E. 季肋点有压痛

32. 女，28岁，恶心、尿色变黄6天，体检发现巩膜中度黄染，肝肋下 2cm 可及，血谷丙转氨酶 840U/L，总胆红素 85μmol/L。对本例明确诊断最有意义的检查为（　　　）
    A. 腹部超声检查　　　B. 肝炎病毒标志物检查　　　C. 全套肝脏生化检查
    D. 腹部增强 CT 检查　　　E. 肥达反应

33. 患者，女性，52岁。有"风湿性心脏病"病史，入院后检查心电图：心室率85次/min，电轴150°，P_I、P_{II}、P_{avL}切迹明显，P波时限＞0.13s，V_1Ptf 为 0.08mms，V_1R/S＞1，V_5R/S＜1，P-R 间期 0.22s，应考虑为（　　　）
    A. 右心室肥大
    B. 左心房、右心室肥大
    C. 右心房、右心室肥大

  D. 左心房、右心室肥大伴一度房室传导阻滞

  E. 右心室肥大伴一度房室传导阻滞

34. 患者，男性，70岁，皮肤瘀斑2天。有心肌梗死病史。长期服用阿司匹林肠溶片。下列实验室检查不符合的是（ ）

  A. 血小板P-选择素增高   B. 血小板聚集率降低   C. 出血时间延长

  D. 血小板黏附功能降低   E. APTT延长

35. 6岁男童，因水肿2周就诊，外院检查发现尿蛋白阳性。为明确诊断，以下哪项检查不是首先考虑的（ ）

  A. 尿常规   B. 肾功能   C. 24h尿蛋白定量

  D. 肾活检   E. 血白蛋白

36. 某风湿性心脏病患者，心电图表现为：P波增宽，呈双峰型，P波时限0.12s，两峰间距0.05s，以Ⅰ、Ⅱ、aVL导联明显，应考虑为（ ）

  A. 左室肥大   B. 双房肥大   C. 左房肥大

  D. 右房肥大   E. 右室肥大

37. 男患者，36岁，反复上腹烧灼样痛5年，近1个月来上腹胀痛，恶心呕吐胃内容物，吐后胀痛可缓解，最可能的诊断是（ ）

  A. 急性胰腺炎   B. 幽门梗阻   C. 胰腺癌

  D. 慢性胆囊炎   E. 胃黏膜脱垂

38. 患者，女性，18岁，2月前重感冒，近1月来心累气紧，呈进行性加重。查体BP90/60mmHg，交替脉，心界双侧扩大，心律120次/min，可闻及舒张期奔马律，心音低弱，未及确切杂音。则诊断最可能是（ ）

  A. 甲状腺功能减退症   B. 缩窄性心包炎   C. 心包积液

  D. 大面积心肌梗死   E. 心肌炎

39. 女患，42岁，进食后突发右上腹痛、恶心呕吐，伴寒战、发热。查体：巩膜黄染，心肺听诊正常，腹软，右上腹压痛，无反跳痛，肝脾未触及。最可能的诊断是（ ）

  A. 急性胃肠炎   B. 肝脓肿   C. 胆总管结石

  D. 幽门梗阻   E. 急性出血坏死性肠炎

40. 男性，28岁，自幼身体常易出现瘀斑，其姐姐也有相同的症状，完善相关检查，诊断为异常纤维蛋白原血症，下列哪项实验室检查肯定是存在的（ ）

  A. TT延长   B. TT缩短   C. APTT延长

  D. AT延长   E. APTT缩短

41. 患者，男，56岁。胸骨后压榨性疼痛半天口含硝酸甘油不缓解而就诊，心电图显示Ⅱ、Ⅲ、aVF导联出现异常Q波，ST段弓背抬高，查体：BP150/90mmHg，心率92次/min。最可能的诊断是（ ）

  A. 高血压   B. 心包积液   C. 急性心肌梗死

  D. 心律失常   E. 肺源性心脏病

42. 一患者20年前患乙型肝炎，3h前突然呕吐鲜红色血液约1000ml，心悸头晕，血压下降，查体：可见蜘蛛痣，脾大、肋下2cm。最可能的诊断是（ ）

  A. 急性胃黏膜病变   B. 胃溃疡   C. 胆管癌

  D. 食管静脉曲张破裂   E. MAllory-WEiss综合征

43. 女，60岁，心悸2h来急诊，心电图提示R-R间期绝对不齐，最可能的诊断是（ ）

A. 房扑不等比下传

B. 房颤

C. 房性心动过速伴房室结文氏传导

D. 室速

E. 室颤

44. 患者，女性，34岁，3年前开始出现面部水肿，晨起明显，伴双下肢轻度水肿。1周前着凉后水肿加重，尿少、乏力、食欲缺乏来诊。患者可能的面容是（　　）

A. 急性病容

B. 贫血面容

C. 肾病面容

D. 肝病面容

E. 伤寒面容

45. 一年轻人因用力后突然感到一侧胸痛，进行性呼吸困难，伴大汗淋漓。查体：一侧胸部语音震颤减弱，呼吸音消失，气管向健侧移位，首先应想到患哪种疾病（　　）

A. 支气管哮喘

B. 胸腔积液

C. 大叶肺炎

D. 气胸

E. 肺不张

46. 患者，女性，34岁，近1年来反复上腹痛，进食半小时后腹痛明显，伴反酸、烧心，1h前突发上腹部剧烈疼痛，伴恶心、呕吐。该患者查体所见除外下列哪项（　　）

A. 肠鸣音消失

B. 肠型

C. 腹式呼吸减弱

D. 板状腹

E. 压痛、反跳痛

47. 患者，男性，50岁。喜食肥肉。心前区阵发性疼痛2个月，活动后加重。查体：心率83次/min，律齐。心电图示ST段下移，冠脉CTA示冠脉降支80%狭窄，TG6.8mmol/L。该患者引起冠状动脉狭窄最可能的原因是（　　）

A. 冠心病

B. 高脂血症

C. 高尿酸血症

D. 糖尿病

E. 肥胖

48. 患者，女性，40岁，发热牙龈出血伴月经量增多2周。体温39.2℃，贫血貌，浅表淋巴结未及，胸骨压痛，肝肋下1cm，脾肋下2cm。RBC3.0×10^{12}/L，Hb72g/L，WBC32×10^9/L，BPC28×10^9/L。为明确诊断，最有必要进行下列哪项检查（　　）

A. 骨髓涂片检查

B. 肝肾功能检查

C. 骨髓活检组织学检查

D. X线检查

E. 血培养

49. 男性，65岁，肝硬化8年，近来出现低热，右上腹疼痛，伴明显消瘦，查体：面色晦暗，颈部及前胸可见蜘蛛痣，腹膨隆，肝于右肋下3cm，触痛（＋），移动性浊音（＋）。为明确诊断该患首选的生化检查为（　　）

A. AFP

B. T/A

C. ALT

D. 胆红素测定

E. 血清蛋白电泳

50. 患儿，男，1岁，出生1月时发现心脏杂音。查体：于胸骨左缘2肋间及3/6级粗糙收缩期杂音，伴P2增强，S2固定分裂。10年后患者渐感劳力性心累气紧，活动后出现发绀，杵状指，则患者考虑（　　）

A. 左心衰竭

B. 右心衰竭

C. 法洛四联症

D. 肺静脉异位引流

E. 艾森曼格综合征

二、名词解释（每题4分，共5题）

1. 夜间阵发性呼吸困难

2. 胆红素的肠肝循环

3. 肾性尿崩症

4. 肠鸣音

5. Murphy 征

三、简答题（每题 10 分，共 3 题）

1. 触觉语颤减弱或消失常见于什么情况？

2. 简述梗阻性黄疸患者血清总胆红素、结合胆红素、未结合胆红素及尿胆红素、尿胆原有何变化。

3. 简述主动脉瓣关闭不全有哪些周围血管征。

综合模拟测试卷 (一) 参考答案

一、单项选择题

1. D 2. C 3. A 4. E 5. E 6. B 7. A 8. A
9. D 10. D 11. E 12. D 13. E 14. C 15. B
16. C 17. A 18. C 19. B 20. A 21. D 22. D
23. B 24. A 25. C 26. B 27. E 28. A 29. D
30. E 31. D 32. E 33. D 34. B 35. A 36. B
37. C 38. B 39. C 40. E 41. A 42. E 43. E
44. B 45. B 46. A 47. B 48. B 49. C 50. D

二、名词解释

1. 严重代谢性酸中毒时，出现深而慢的呼吸，常见于糖尿病酮症酸中毒和尿毒症酸中毒等，此种深长的呼吸又称为 Kussmaul 呼吸。

2. 震颤是触诊时手掌感到的一种细小的震动感，与在猫喉部摸到的呼吸震颤类似，又称猫喘。为心血管器质性病变的体征。

3. 腹腔内有较多的液体时，因重力关系，液体多潴积于腹腔的低处，通过改变体位，使液体流动，这种因体位不同而出现浊音区变动的现象称为移动性浊音。

4. Q 波的宽度≥0.04s，深度超过同导联 R 波的 1/4，称为病理性 Q 波，可见于心肌梗死、脑血管意外等。

5. 网织红细胞指晚幼红细胞到成熟红细胞之间的未完全成熟的红细胞，因胞浆中尚残存多少不等的核糖核酸等嗜碱性物质，用煌焦油蓝或新亚甲蓝染色后形成网状结构。

三、简答题

1. 答：第一心音与第二心音的区别：①S_1 音调较 S_2 低，时限较长，在心尖区最响；S_2 时限较短，在心底部较响；②S_1 至 S_2 的距离较 S_2 至下一心搏 S_1 的距离短。 在复杂心律失常时的判别：①心尖或颈动脉的向外搏动与 S_1 同步或几乎同步，其中利用颈动脉搏动判别 S_1 更为方便；②当心尖部听诊难以区分 S_1 和 S_2 时，可先听心底部即肺动脉瓣区和主动脉瓣区，心底部的 S_1 与 S_2 易于区分，再将听诊器体件逐步移向心尖部，边移边默诵 S_1、S_2 节律，进而确定心尖部的 S_1 和 S_2。

2. 答：脾大的测量法：①第 I 线测量；②第 II 线测量和第 III 线测量。

临床记录中，常将脾大分为轻、中、高三度。脾缘不超过肋下 2cm 为轻度肿大；超过 2cm，在脐水平线以上为中度肿大；超过脐水平线或前正中线则为高度肿大即巨脾。

3. 答：湿啰音又称水泡音，是由于气管或支气管内有较稀薄的液体，如渗出液、痰液、血液、黏液、脓液等，呼吸时气流通过液体，形成水泡破裂所产生的声音。

湿啰音的听诊的特点是：①断续而短暂，一次常连续多个出现；②于吸气时或吸气终末较为明显，有时也出现于呼气早期；③部位较恒定，性质不易变；④中、小湿啰音可同时存在，咳嗽后可减轻或消失。

综合模拟测试卷（二）参考答案

一、单项选择题

1. C　2. E　3. C　4. E　5. D　6. C　7. B　8. E

9. D　10. E　11. E　12. B　13. C　14. C　15. D

16. A　17. D　18. E　19. E　20. D　21. D　22. A

23. C　24. B　25. B　26. A　27. A　28. C　29. A

30. A　31. B　32. E　33. B　34. E　35. B　36. C

37. C　38. C　39. B　40. D　41. A　42. A　43. D

44. C　45. C　46. D　47. A　48. E　49. E　50. E

二、名词解释

1. 昏迷是严重的意识障碍，表现为意识持续的中断或完全丧失。

2. 深反射为刺激骨膜、肌腱经深部感受器完成的反射，又称腱反射。

3. 发绀也称紫绀，指血液中还原血红蛋白增多使皮肤和黏膜呈青紫色改变的一种表现。常发生在皮肤较薄、色素较少和毛细血管较丰富的部位，如口唇、指（趾）、甲床等。

4. 牵涉痛指内脏性疼痛牵涉到身体体表部位，即内脏痛觉信号传至相应脊髓节段，引起该节段支配的体表部位疼痛。

5. 晕厥是由于一过性广泛性脑供血不足所致病人短暂意识丧失、肌张力消失而跌倒的一组征群。

三、简答题

1. 答：①抽取腹腔积液进行各种实验室检验，以便寻找病因，协助临床诊断；②大量腹腔积液引起严重胸闷、气促、少尿等症状，可适当抽放腹腔积液以缓解症状；③因诊断或治疗目的行腹膜腔内给药或腹膜透析；④各种诊断或治疗性腹腔置管。

2. 答：①过敏性疾病；②寄生虫病；③皮肤病；④血液病；⑤某些恶性肿瘤；⑥某些传染病。

3. 答：①胸导联 V_5 或导联 V_6 的 R 波 > 2.5ms，或 V_5 的 R 波 + V_1 的 S 波 > 4.0mV(男性)或 > 3.5mV(女性)。肢体导联中，Ⅰ导联的 R 波 > 1.5ms，aVL 的 R 波 > 1.2mV，aVF 导联的 R 波 > 2.0ms，或 Ⅰ 导联的 R 波 + Ⅲ 导联的 S 波 > 2.5mS；②可出现额面心电轴左偏；③QRS 波群时间延长到 0.10～0.11s，但一般 < 0.12s；④出现 ST-T 的改变。

综合模拟测试卷（三）参考答案

一、单项选择题
1. C 2. C 3. B 4. D 5. C 6. A 7. A 8. D
9. D 10. C 11. D 12. E 13. C 14. A 15. C
16. A 17. C 18. B 19. A 20. D 21. C 22. C
23. B 24. A 25. D 26. A 27. A 28. D 29. E
30. E 31. E 32. D 33. A 34. B 35. A 36. D
37. B 38. D 39. E 40. A 41. A 42. E 43. A
44. E 45. B 46. D 47. D 48. E 49. B 50. B

二、名词解释
1. 类白血病反应指机体受某些疾病或外界因素刺激而产生白细胞总数显著增多，和(或)外周血中出现幼稚细胞，类似白血病表现的血象反应。

2. 惊厥是指肌群收缩表现为强直性或阵挛性。惊厥的抽搐一般为全身性对称性，伴有或不伴有意识丧失。

3. 回归热指体温急骤上升至39℃或以上，持续数天后又骤然下降至正常水平，高热期与无热期各持续若干天后规律性交替一次。

4. 重度呼吸困难，呼吸有哮鸣声，咳浆液性粉红色泡沫样痰；两肺底部有较多湿啰音，心率增快，有奔马律。此种呼吸困难称"心源性哮喘"。

5. 当腹腔内有中等量以上腹水时让病人取仰卧位，腹部两侧因腹水沉积而叩诊呈浊音，腹中部因肠管漂浮在液面上而叩诊呈鼓音；让病人侧卧位时，因腹水积于下部，肠管上浮，故下部叩诊呈浊音，上侧腹部转为鼓音。此种因体位不同而出现浊音区变动的现象，称移动性浊音。

三、简答题
1. 答：正常人呼吸时，气流进出呼吸道及肺泡，产生湍流引起振动，该振动传到胸壁，在体表可以听到，即呼吸音。正常呼吸音有：①支气管呼吸音；②支气管肺泡呼吸音；③肺泡呼吸音。

2. 答：①肝细胞性黄疸；②溶血性黄疸；③梗阻性黄疸；④先天性非溶血性黄疸。

3. 答：①心率：指每分钟心搏次数；②心律：指心脏跳动的节律；③心音和心音有无改变及有无额外心音；④心脏杂音；⑤心包摩擦音。

综合模拟测试卷（四）参考答案

一、单项选择题

1. E　2. C　3. C　4. D　5. A　6. E　7. A　8. A
9. E　10. D　11. D　12. C　13. E　14. B　15. C
16. B　17. A　18. A　19. B　20. C　21. E　22. D
23. B　24. D　25. A　26. B　27. A　28. A　29. E
30. A　31. C　32. B　33. D　34. E　35. D　36. C
37. B　38. E　39. C　40. A　41. C　42. D　43. B
44. C　45. D　46. B　47. A　48. A　49. A　50. E

二、名词解释

1. 夜间阵发性呼吸困难表现为夜间睡眠中突感胸闷气短、被迫坐起，惊恐不安。轻者数分钟至数十分钟后症状逐渐减轻、消失；重者可见端坐呼吸、面色发绀、大汗、有哮鸣音，咳浆液性粉红色泡沫样痰，两肺底有较多湿啰音，心率加快，可有奔马律。

2. 胆红素的肠肝循环指小部分尿胆原在肠内被吸收，经肝门静脉回到肝内，其中的大部分再转变为结合胆红素。又随胆汁排入肠内，形成"胆红素的肠肝循环"。

3. 肾性尿崩症指肾远曲小管和集合管先天或获得性缺陷，对抗利尿激素反应性降低，水分重吸收减少而出现多尿。

4. 当肠蠕动时，肠内气体积液随之流动，产生一种断断续续的咕噜音称肠鸣音。

5. Murphy 征又称胆囊触痛征，医生左手掌放在病人的右肋缘部，将拇指放在腹直肌外缘与肋弓交界处，首先以拇指中度压力按压腹壁，然后让病人深吸气，此时膈肌下降，使肿大的胆囊碰到触诊的拇指，病人因疼痛而突然屏气，称为 Murphy 征阳性。

三、简答题

1. 答：①肺泡内含气量过多，如肺气肿；②支气管阻塞，如阻塞性肺不张；③大量胸腔积液或气胸；④胸膜高度增厚粘连；⑤胸壁皮下气肿和水肿等。

2. 答：①血清总胆红素升高；②结合胆红素增加；③未结合胆红素轻度增加；④尿胆红素阳性；⑤尿胆原阴性(或减少)。

3. 答：①脉压增大；②水冲脉；③毛细血管搏动；④枪击音；⑤Duroziez 双重杂音。